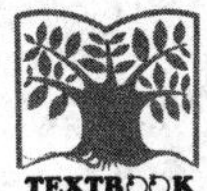

全国医药院校高职高专规划教材

供高职高专医药卫生类各专业使用

生理学

SHENGLIXUE

主　编　赵修燕　罗桂霞

副主编　宋云梅　王　璐

编　者（以姓氏笔画排序）

王　璐　济南护理职业学院

未小明　南阳医学高等专科学校

刘玉芹　山东现代学院

宋云梅　南阳医学高等专科学校

张　庆　山东现代学院

张会爱　安徽省淮北卫生学校

陈雁容　合肥职业技术学院

罗桂霞　安徽省淮南卫生学校

郑　丽　邢台医学高等专科学校

赵修燕　济南护理职业学院

董克江　滁州城市职业学院

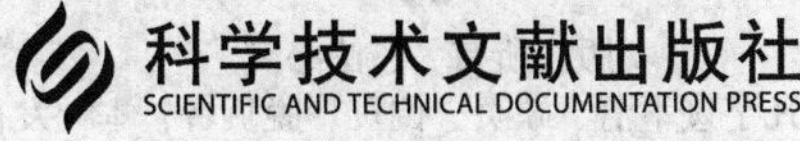

科学技术文献出版社

SCIENTIFIC AND TECHNICAL DOCUMENTATION PRESS

·北京·

图书在版编目（CIP）数据

生理学/赵修燕，罗桂霞主编. —北京：科学技术文献出版社，2017.5
ISBN 978-7-5189-2596-4

Ⅰ.①生… Ⅱ.①赵… ②罗… Ⅲ.①人体生理学—高等职业教育—教材
Ⅳ.① R33

中国版本图书馆 CIP 数据核字（2017）第 081734 号

生理学

策划编辑：朱志祥　责任编辑：马永红　成　洁　责任校对：文　浩　责任出版：张志平

出 版 者　科学技术文献出版社
地　　址　北京市复兴路15号　邮编 100038
编 务 部　(010) 58882938，58882087（传真）
发 行 部　(010) 58882868，58882874（传真）
邮 购 部　(010) 58882873
官方网址　www.stdp.com.cn
发 行 者　科学技术文献出版社发行　全国各地新华书店经销
印 刷 者　北京京师印务有限公司
版　　次　2017 年 5 月第 1 版　2017 年 5 月第 1 次印刷
开　　本　787×1092　1/16
字　　数　457千
印　　张　18.5　彩插2面
书　　号　ISBN 978-7-5189-2596-4
定　　价　45.00元

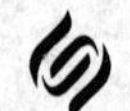

全国医药院校高职高专规划教材
编审委员会

出版说明

“十三五”期间，我国职业教育全面启动现代职业教育体系建设，进入了“加快发展”的新阶段。为了全面贯彻落实习近平总书记有关职业教育一系列讲话精神和国务院《关于加快发展现代职业教育的决定》，在“十三五”开局之年，科学技术文献出版社专门组织全国50余所医药院校300多位专家、教授编写《全国医药院校高职高专规划教材》，供临床医学、护理等专业使用，并成立了全国医药院校高职高专规划教材编审委员会。

课程改革和以教材为主的教学资源建设一直是高职高专教育教学改革和内涵建设的重点，也是提高人才培养质量的重要抓手。教材是为实现不同层次的人才培养目标服务的，体现了不同培养层次人才培养目标的教学内容和教学要求（知识、技能、素质）。

科学技术文献出版社在深入调研的基础上，结合当前的教育改革形势和各院校的教学成果，在2016年分别召开了教材的主编会议、定稿会议，明确了编写思路、编写规则、编写要求和完成进度，保证了教材的编写顺利完成及教材的出版质量。

综观该教材具有以下特点：

1. 以加快发展现代职教为先导，体现了新的职教理念。根据加快发展现代职业教育的要求和卫生事业发展的需要，进一步明确了两个专业的人才培养目标和培养规格，融入全国执业（助理）医师、执业护士资格考试大纲的内容和要求，构建了新的课程体系，优化了课程结构，精选教学内容，进行了课程内容的优化重组，并补充了近几年临床医疗、护理学科的新知识、新技术、新进展，使其更具科学性、先进性。

2. 以实践动手能力为主线，培养提高学生的岗位胜任力。教材以案例导入，设疑解惑，重视临床思维能力的培养，突出案例的临床诊疗路径方法的教育；重视护理评估工作能力的培养，突出护理工作措施方法的教育，来提高启发学生引发新的思考和解决问题的具体方式、方法。既要重视基础理论、基本知识的学习，更要重视基本技能的训练，增加基本技能训练课时和考核比重，以及毕业实习前多项实践技能综合考核等教学环节，并编写与教材相匹配的实训教材，夯实基础，提高学生的岗位胜任力和就业竞争力。

3. 以“三贴近”为原则，培养高素质技术技能型人才。“三贴近”，即贴近临床、贴近岗位、贴近服务对象。根据新构建的课程体系，围绕未来就业岗位的实际需要，制定课程标准和明晰教学要求，彰显任务引领、项目驱动、过程导向等新的课程观，充分利用校内、校外实训基地，设计仿真情境或利用合作医院真实情境中的病例实施教学，把人文关怀贯穿于反复的教学实践中，陶冶学生高尚的道德情操，使学生真正成为高素质技术技能型人才。

4. 以纸质教材为基础，结合当今“互联网 +”的技术。综合运用“互联网 +”的技术优势融入纸质教材，采用网络电子教材、教学资源、互动教学、操作视频、教学管理、课后训练等内容的网络平台配套纸质教材使用，以期达到教师教学、学生自学、课后训练等多种学习形式的交融，极大地丰富了教材内涵，提高了学生学习、实践的能力。

5. 以创新性教材编写形式，提高学生自主学习能力及临床实践能力。该套教材以“授人以鱼不如授人以渔”的思想，采用“案例引入”形式，案例要求与临床知识结合，创新性地加入了“临床思维”及“护理措施”，引导学生在初学阶段即进入临床工作思维的角色，灌输学生以职业目标为导向的实践能力和工作能力的训练，结合基础知识的理解，强化学生综合能力的运用。教材以“学习目标”“重点提示”“考点提示”“知识链接”“课后练习”“综合模拟测试”等栏目形式提高学生理解所学内容，促进学生理论联系实际和提高学生独立思考的能力。

教材建设是一项长期而艰巨的任务，是一项十分严谨的工作。我们希望该套教材在各位主编、编委的辛勤耕耘下，发扬教材的特色及优势，引领教材改革发展的趋势，为卫生职业教育的教学改革和人才培养做出应有的贡献。

特别感谢该套教材在编写过程中各卫生职业院校及相关领导、专家的大力支持及辛勤付出，希望各院校及各位编委在使用教材过程中，继续总结经验和教学成果，使我们的教材能够不断地完善提高，并更好地融入到学校的教学改革中，出版更多、更好的精品教材来回报和服务于学校和学生。

前　言

我国现代医疗卫生体制的改革对高职高专教材的编写提出了更高的要求，为适应高职高专教育教学改革的需要，满足医药卫生行业人才的需求，我们组织编写了这本教材。教材的编写借鉴了国内外医学教育教学的经验和成果，兼具思想性、科学性、创新性、启发性和实用性。本教材突出体现了基础理论、基本知识和基本技能，丰富了表现形式和内容，将生理学知识、最新研究进展、相关的医学知识和人文知识进行了整合，突出了重点，化解了难点，并对部分知识做了跨学科延伸。在内容上尽量做到科学准确、简明清晰，使教材易教易学，实用够用。本书除了基本知识的应用和实践能力的培养外，还特别强调知识的先进性和系统性，为学生后续课程的学习和临床实践打下良好的基础。本教材是全国高职高专医药卫生类专业课程改革教材，可供普通专科及本科层次的临床医学、护理学等专业使用。

本教材按人体系统分十二章，全面阐述了人体系统、器官及细胞的基本功能。在编排上分为学习目标、正文、知识链接、课后练习四个部分。在知识点上与临床执业（助理）医师资格考试和护士执业资格考试紧密结合，为学生后续的专业课学习奠定基础，增加护士执业考试通过率。正文部分结合高职高专学生的特点，体现实用性，注重基本技能的培养。知识链接部分，适当介绍了生理学史话及临床应用等有趣的知识，以提高学生的学习兴趣，开拓学生的学习思路。同时，增加了实验实训的内容，以提高学生的动手能力，巩固学生所学的课堂知识。编写中，注重内容的系统性与科学性，使本书的使用者，既能深刻理解和记忆生理学的有关知识，又能增强辩证思考问题和综合分析问题的能力，符合高职高专各专业的实际需要。

本书在编写过程中，得到了出版社及各位编委所在单位的大力支持，在此表示感谢。

由于我们的水平有限，加上教材编写时间紧迫，书中难免有不足之处，衷心希望各位老师和专家批评指正，以便再版时改进。

编　者

目 录

第一章 绪论

学习目标

1. 掌握 兴奋性、内环境、稳态的概念和内环境稳态的意义；负反馈、正反馈的概念。

2. 熟悉 生命活动的基本特征和兴奋、抑制、刺激、阈值、反射的概念；人体功能活动的主要调节方式；比较神经调节、体液调节、自身调节的特点。

3. 了解 生理学的研究对象和任务，生理学研究的方法和水平。

生物体也称有机体，是自然界中一切有生命的物体的总称。生理学（physiology）是研究生物体正常生命功能活动和活动规律的一门科学，是生物科学的一个分支。根据研究对象的不同，生理学可分为植物生理学、动物生理学、人体生理学（human physiology）。通常情况下，将人体生理学简称为生理学。人体生理学是研究正常人体生命活动和活动规律的科学。

生理学的发展和医学的发展是紧密联系在一起的，生理学的发展为医学的发展奠定了基础，而医学的发展进步又对生理学的研究提出了更高的要求。在现代医学课程体系中，人体生理学是一门重要的专业基础课程，它以人体解剖学等课程为基础，并为后续的临床专业课程打基础，发挥着承上启下的作用。作为一名医护工作者，掌握生理学的基本知识和基本方法，能够为临床上正确的认识疾病和治疗疾病打下坚实的基础。

人体由不同的细胞、组织、器官、系统组成。细胞是人体基本结构和功能的组成单位，不同细胞构成不同的组织器官，相关器官有机地联合成不同的功能系统，各系统相互协调共同构成一个统一的整体，完成不同的生命活动。例如，血液循环、呼吸、消化、排泄、肌肉收缩等，各种生命活动的进行都遵循一定的规律，同时受到内外环境的影响，人体及其组成部分具有适应环境变化的能力。此外，体内各器官系统在神经和体液等调节作用下，互相协调、互相制约和配合，以维持生命和各项生理功能的正常进行。生理学的任务就是要解释人体各种正常生命活动的活动规律、产生条件和机制，内环境、外环境变化对机体的影响及机体所进行的相应调节，研究不同系统、器官、细胞之间的相互作用关系，从而揭示生命活动的规律，为防病治病、增进人类健康提供理论依据。因此，生理学的研究要在分子水平和细胞水平、器官和系统水平，以及整体水平三方面进行，并将各个水平的研究结果相互结合，才能全面完整地了解人体生理学的基本知识，为更好地学习和掌握专业知识、专业技能奠定良好的理论基础。

生理学是一门实验科学，现代生理学实验通常通过动物实验来推断人体的功能活动规律。动物实验的方法有急性动物实验和慢性动物实验两种。急性动物实验是以完

重点·考点·笔记

整的动物或动物材料为实验对象，在短时间内对动物某些生理活动进行观察和记录的实验，通常会导致动物个体的死亡；慢性动物实验是以清醒完整的动物为实验对象，长时间观察和记录动物的某些生理功能的改变。

生理学是高职高专各专业重要的基础课程之一。在临床上，要求医务工作者为服务对象提供关心和治疗，或与团队合作，从生理、心理、行为等各方面对服务对象采取必要的措施，维护和促进健康。因此，要求医务工作者必须有扎实的生理学基础知识。

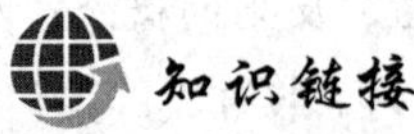

近代生理学的诞生

英国医生哈维（William Harvey，1578—1657 年）是近代生理学的奠基人，1628 年哈维所著的《心与血的运动》一书中提出的“血液循环学说”的观点，标志着近代生理学的诞生。哈维首次用动物活体解剖的方法，经过多次反复实验观察后提出血液循环的路径：心脏是血液循环的中心，血液由心脏射入动脉，再由静脉回流入心脏。右心室血液并非通过中间隔流入左心室，而是从右心室经过肺动脉，又通过肺组织，再由肺静脉流入左心室。这样右心室的静脉血经过肺变成了新鲜动脉血，回到左心房、左心室，由此血液周而复始地循环。

第一节　生命的基本特征

生命（life）与非生命的本质区别是生命科学最基本的问题。观察生物的基本结构和活动，生物表现出高度的秩序性和严密的组织性；根据对生物的化学元素构成和生物大分子化学成分的分析，不同物种之间有很大的同一性；按照进化论的观点，生物又表现出不断演变和进化的趋势。从生理学角度分析和研究，人类生命活动的基本特征主要包括以下几个方面。

一、新陈代谢

生物和周围环境不断进行着物质和能量的交换，机体破坏和清除已经衰老的结构，重新构筑新结构的自我更新的过程，称为新陈代谢（metabolism）。新陈代谢包括两个相辅相成的过程：合成代谢（anabolism），是指机体从环境中摄取营养物质，合成自身物质的过程；分解代谢（catabolism），是指机体分解自身成分，并将分解产物排出体外的过程。物质合成需要摄取和利用能量，而物质分解又需要将蕴藏在化学键内的能量释放出来，用于提供机体各种生理活动所需的能量和维持体温。物质代谢和能量代谢是新陈代谢过程中两个密不可分的过程。新陈代谢是生命的标志，是一切生物体最基本的生命特征。新陈代谢一旦停止，就意味着生命结束。

重点·考点·笔记

人体内各种物质的合成、分解、转化、利用都是由生物催化剂——酶所催化的酶促反应。各种生物分子在水溶液（体液）中进行一系列生物化学反应，这些反应的进行都需要不同酶的参与。体内绝大多数的酶是蛋白质，酶促反应既遵循一般无机物化学变化的规律，又具有复杂的特殊表现形式。生物体内的新陈代谢过程是一种复杂的物质运动形式，生命活动就是这种复杂运动形式的表现。

二、兴奋性

兴奋性（excitability）是指机体对刺激产生反应的能力或特性，是机体生命活动的基本特征之一。生理学中将能够引起机体产生反应的内环境、外环境条件的变化称为刺激（stimulus），而将刺激引起的机体功能状态的变化称为反应（reaction）。按照刺激性质的不同将刺激划分为：物理性刺激、化学性刺激、生物性刺激和社会心理性刺激等。机体在接受刺激后产生的反应形式有两种，即兴奋（excitation）和抑制（inhibition）。细胞和组织由相对静止状态转化为活动状态，或活动状态加强，称为兴奋；细胞和组织由活动状态转化为相对静止状态，或活动状态减弱，称为抑制。

（一）兴奋性的指标

刺激引起机体产生反应需要具备三个基本条件，即刺激强度、刺激作用的时间和刺激强度－时间变化率。作用于机体的刺激必须达到一定的强度才能引起组织或细胞的兴奋。但是如果刺激作用时间过短，即便刺激强度足够大也不能引起兴奋的产生。因此，刺激作用的时间是引起可兴奋组织产生兴奋的必要条件。除了刺激强度和刺激时间以外，刺激强度－时间变化率也是引起组织兴奋必不可少的基本条件之一。

单位时间内，在刺激强度－时间变化率不变的条件下，引起组织细胞产生反应的最小刺激强度称为阈强度，简称阈值（threshold）。我们把刺激强度等于阈强度的刺激称为阈刺激，刺激强度高于阈强度的刺激称为阈上刺激，刺激强度低于阈强度的刺激称为阈下刺激。不同组织或同一组织在不同的功能状态下，有不同的阈值。要引起组织兴奋，一次刺激的强度必须为阈刺激或阈上刺激。

> **考点提示**
> 阈值：引起组织细胞产生反应的最小刺激强度称为阈强度，简称阈值。

引起组织兴奋的阈值越大说明其兴奋性越低，相反，阈值越小说明该组织的兴奋性越高，所以阈值的大小和组织兴奋性的高低呈反变关系。神经组织、肌肉组织和腺体组织的兴奋性较高，对刺激的反应迅速而明显，在生理学中将这些组织称为可兴奋组织。

（二）兴奋性的周期性变化

大多数组织、细胞受刺激后可在细胞膜上产生动作电位，在生理学中将组织或细胞接受刺激后产生动作电位的能力称为该组织或细胞的兴奋性。当组织、细胞受到一次刺激发生兴奋时，其兴奋性将产生一系列有规律的周期性变化。组织、细胞兴奋过程中兴奋性的周期性变化可依次分为绝对不应期（absolute refractory period，ARP）、相对不应期（relative refractory period，RRP）、超常期（supernormal period，SNP）和低常期（subnormal period）。

三、适应性

在外界环境变化（刺激）时，机体不断地调整其内部各部分的功能活动和相互关

重点·考点·笔记

系以适应变化的环境，生理学把这个过程称为适应，机体的适应环境变化的能力或特性称为适应性（adaptability）。机体的适应性包括行为性适应和生理性适应两种。行为性适应是生物界普遍存在的本能，但是人类的行为性适应更主动；生理性适应以体内各器官、系统的协调活动和功能变化为主，是指身体内部的协调性反应。

四、生殖

生物体发育成熟后，生产出与自己相似的个体的过程称为生殖（reproduction）。生物个体的生命是有限的，终究会面临消亡，但通过生殖行为，生命的遗传物质得以延续。所以生殖是生物体繁衍后代、延续种系的基本生命特征。

第二节　机体与环境

一、内环境

人体环境发生改变时，人体的功能活动会随之受到影响。人体生活的环境包括外环境和内环境。

外环境（external environment）是指人生活的自然环境和社会环境。人体所处的外环境不断发生着变化，如光照、温度、气压、湿度等的变化。变化产生的刺激作用于人体后，引起人体产生适应性反应，以维持正常的生命活动。

组成人体的细胞生活在细胞外液之中，绝大多数并不直接与外界环境接触。生理学中常将机体细胞所直接生存的体内环境——细胞外液，称为内环境（internal environment）。细胞外液主要包括组织液、血浆和淋巴液等。分布在细胞内的液体称为细胞内液。细胞外液和细胞内液共同组成体液，体液总量约占成人体重的60%（表1–1）。

表1–1　人体内体液分布

	占成年人体重(%)	占新生儿体重(%)
体液	60	75
细胞内液	40	40
细胞外液	20	35
血浆	4	5
组织液	16	30

考点提示

内环境：生理学中常将机体细胞直接生存的体内环境——细胞外液叫作内环境。细胞外液主要包括组织液、血浆和淋巴液等。

内环境是细胞进行新陈代谢的场所，为细胞新陈代谢提供所需要的氧和营养物质，同时将细胞代谢产生的二氧化碳等代谢产物通过血液的运输，由排泄器官排出体外。因此，内环境对细胞生存和正常生理功能的维持起着十分重要的作用。

二、稳态

内环境的理化性质保持相对稳定的状态称为稳态（homeostasis），也称自稳态，是指内环境的各项物理、化学因素，如温度、酸碱度、渗透压、各种离子和营养成分浓度等在一个非常小的范围内波动。

内环境稳态并不是说内环境的理化因素完全静止不变。细胞在不停地进行新陈代谢，不断和内环境进行物质交换，破坏或打乱内环境稳态；同时外环境的变化也会干扰内环境稳态。机体会通过一系列的功能调节，维持内环境的稳态。例如，气温升高或降低会改变内环境的温度，机体则通过改变内部功能活动、改变产热和散热来维持体温恒定；剧烈运动时内环境缺氧，机体则通过改变呼吸活动调节氧气吸入和二氧化碳的排出，使细胞外液中氧和二氧化碳相对恒定；进入机体的药物、毒素和各种代谢产物通过肾的排泄排出体外，以维持细胞外液营养物质和代谢产物浓度的相对恒定等。因此，内环境理化性质保持相对稳定状态是通过机体各组织、器官、系统的功能活动调节来实现的，是一个复杂的生理过程。人体的生命活动就是在内环境的稳态不断被破坏和恢复的动态平衡中进行的。

稳态具有十分重要的生理意义。细胞的各种代谢活动都是酶促反应，因此，细胞外液中需要有足够的营养物质、氧、水分，以及适宜的温度、酸碱度、离子浓度和渗透压等。如果内环境稳态遭到严重破坏，甚至超过机体的调节能力，将会影响人体细胞的正常活动，并导致细胞功能的严重损害，引发疾病甚至危及生命。因此，稳态是细胞进行正常生命活动的必要条件。

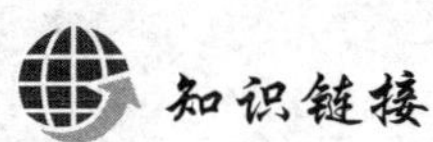

稳态概念的扩展

目前，稳态的概念已大大扩展，不再局限于内环境的理化性质，而是扩大到泛指体内从细胞和分子水平、器官和系统水平到整体水平的各种生理功能活动在神经和体液等因素调节下保持相对稳定的状态。维持各种生理功能活动的稳态主要依靠体内的负反馈控制系统。

第三节　人体功能的调节

组成人体的各种组织、器官和系统，具有较完备的调节系统和控制系统，是一个有序的整体。在机体的内环境、外环境发生变化时，各器官和系统能够做出相应的功能改变，使机体适应环境的变化，维持内环境稳态。机体对内环境、外环境变化的适应性反应和内部各器官系统间的协调稳定，都是通过机体的调节系统来实现的。

一、人体生理功能的调节方式

人体生理功能的调节是指当内环境、外环境发生改变时，机体各种功能活动发生相应变化来维持内环境相对稳定的过程。

人体生理功能调节的方式有三种，分别为神经调节（nervous regulation）、体液调

重点·考点·笔记

节（humoral regulation）和自身调节（autoregulation）。

（一）神经调节

神经调节是人体最重要的调节方式，是通过神经系统的活动来实现的。神经调节的基本的方式是反射。反射（reflex）是指在中枢神经系统参与下，机体对体内外的刺激产生的规律性应答活动。反射活动的结构基础是反射弧（reflex arc）（图 1–1）。反射弧由五个部分组成，即感受器、传入神经、中枢、传出神经和效应器。感受器能够感受内环境、外环境变化的刺激，并将各种刺激的能量转化成神经冲动，沿传入神经传向中枢；中枢是反射弧的整合部分，对传入神经信息进行分析、处理、综合，并发出信号，沿传出神经到达效应器，从而改变效应器的功能状态。反射弧任何一个部分的结构受到破坏，反射活动都不能进行。例如，当肢体皮肤受到外界伤害性刺激时，皮肤感受器将刺激信息转变成神经冲动，通过传入神经传到中枢，中枢经过综合、分析和整合后再发出神经冲动，沿传出神经到达效应器，即相关肌群，使屈肌收缩产生逃避反应。因此，只有保证反射弧各部分结构的完整性，反射功能才能完成。

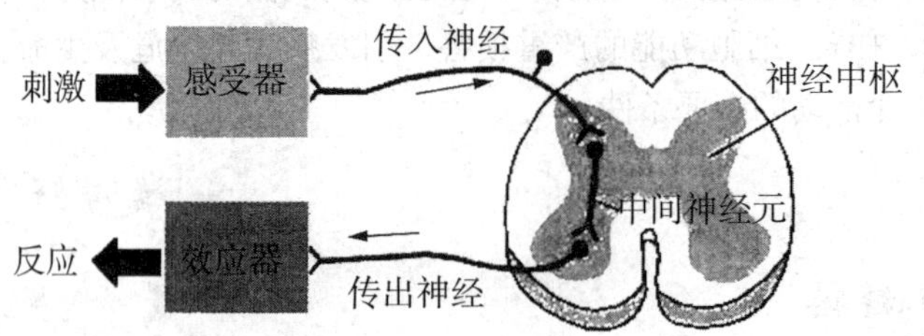

图 1–1　反射弧

人和其他高等动物的反射分为非条件反射和条件反射两大类。非条件反射（unconditioned reflex）是人类先天就有的一种原始的、初级的神经活动，其反射弧和反射活动都比较固定，数量有限，多与维持人或其他动物生命的本能活动有关。例如，肢体被伤害时迅速产生逃避反应，食物刺激口腔引起唾液分泌等。条件反射（conditioned reflex）是一种高级神经活动，是建立在非条件反射的基础上，经过后天学习训练获得的反射，如“望梅止渴”“谈虎色变”等。条件反射数量无限，既可以在大脑皮层建立又可以消失，必须不断强化才可以长久保留，具有不固定、灵活可变的特点。

考点提示

神经调节的特点是反应迅速、精确，作用部位局限，作用时间短暂，具有高度的协调和整合功能。

神经调节的特点是反应迅速、精确，作用部位局限，作用时间短暂，具有高度的协调和整合功能。

（二）体液调节

体液调节是指某些化学物质通过体液运输对人体细胞、组织、器官的功能活动进行的调节。体液调节的化学物质主要是指内分泌细胞分泌的激素，如生长素、甲状腺激素、性激素等，还包括人体某些组织细胞产生的特殊化学物质或代谢产物，如二氧化碳、组胺、细胞因子、腺苷等。随着现代生物技术的发展，发现越来越多调节机体活动的化学物质（如心房钠尿肽、一氧化氮等），也越来越复杂。体液调节的方式主要有：旁分泌、自分泌、远距分泌和神经分泌。各种化学物质对人体功能的作用和作用机制将在今后各章的体液调节和内分泌章节中详细讨论。

体液调节的特点是作用缓慢、范围广泛、持续时间长等，对调节机体的生长、发育、代谢和生殖等生理过程具有重要意义。

人体的内分泌腺大多数是直接或间接接受神经系统支配，从某种意义上讲，体液调节实际上是神经调节的一部分，是反射传出通路的延长，人体内的神经调节和体液调节通常共同发挥调节作用。这种以神经为主导，有体液调节参加的复合调节方式称为神经 – 体液调节（nervous–humoral regulation），这种复合式调节普遍存在于人体的功能调节过程中。如肾上腺髓质受交感神经节前纤维的支配，交感神经兴奋时，可引起肾上腺髓质释放肾上腺素和去甲肾上腺素，使神经系统与体液因素共同参与机体的调节（图 1–2）。

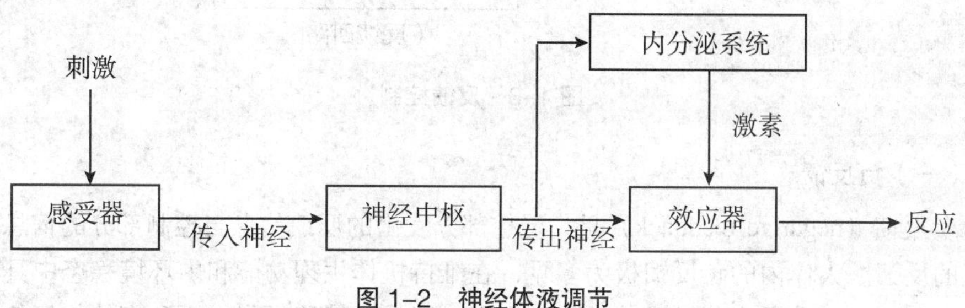

图 1–2 神经体液调节

（三）自身调节

自身调节是指细胞和组织器官不依赖于神经调节和体液调节，而依靠自身特性对刺激产生适应性反应的过程。这种调节方式目前只存在于少数的组织和器官内。例如，肾小球入球小动脉可以改变自身管腔的大小，从而控制进入肾小球的血流量；当动脉血压在一定范围内变动时，脑血管会发生收缩或舒张，以保证脑血流量的相对稳定。

自身调节的特点是调节方式较简单、调节范围有限、调节幅度小和灵敏度低，但对某些组织器官生理活动的维持具有一定的意义。

通过神经调节、体液调节和自身调节的相互配合，机体的生理功能活动更趋完善。

二、人体功能调节的反馈控制系统

研究发现人体功能活动的调节机制可以用控制论理论来研究和分析，生理学常用工程技术中控制论的术语来说明人体功能调节的控制调节系统。控制系统由控制部分和受控部分组成，发出指令或信号的部分叫作控制部分，接收信号或指令后功能状态发生改变的部分叫受控部分。大多情况下，控制部分和受控部分之间并不是单向信息联系。按照作用方式和作用机制可以将控制系统分为非自动控制系统、前馈控制系统、反馈控制系统。其中，反馈控制系统属于最为重要的自动控制系统，该系统的基本特点是控制部分与受控制部分之间存在往返双向联系，形成一个闭环（图 1–3）。控制部分发送到受控部分的信息称为控制信息；受控部分返送到控制部分的信息称为反馈信息。对人体而言，可将反射中枢或内分泌腺看作控制部分，将其支配的效应器或靶器官看作受控部分，把受控部分发出信息调整控制部分功能活动的过程称为反馈

重点·考点·笔记

(feedback)。

根据反馈信息的作用性质不同，可将反馈分为负反馈和正反馈两种。

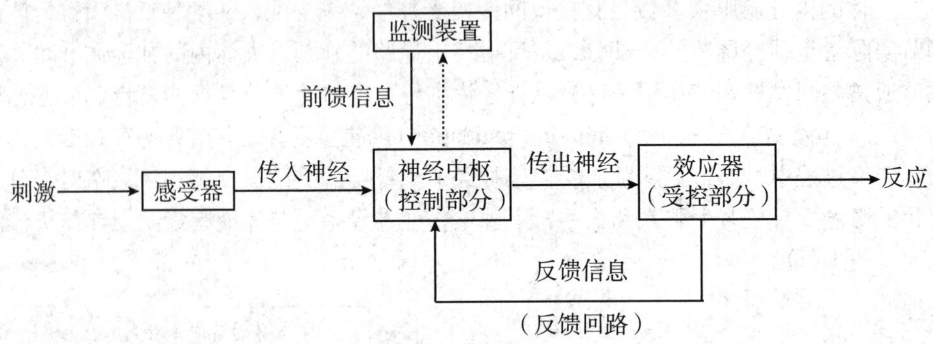

图 1-3 反馈控制

（一）负反馈

负反馈（negative feedback）是指受控部分发出的反馈信息与控制部分的信息作用相反的反馈。人体内的负反馈极为多见，在维持机体生理功能和内环境稳态中具有重要意义。例如，人受到刺激后动脉血压升高，通过反馈路径将血压升高的信息传至心血管中枢，再由心血管中枢发出信号到达心脏和血管，使血管舒张、心跳减慢减弱，使升高的血压逐渐降低，恢复到变化前的正常水平；当动脉血压降低时，又可通过负反馈增强心血管的活动，使心脏功能增强，血压升高，从而维持血压的稳定。人体生理活动中，神经调节、体液调节和自身调节的过程中有许多环节都可通过负反馈而实现自动控制。

考点提示

负反馈的作用：在维持机体生理功能和内环境稳态中具有重要意义。

负反馈控制调节围绕调定点进行。调定点是指自动控制系统所设定的一个工作点，受控部分的活动只能在调定点附近一个狭小的范围内变动。因此，负反馈的生理意义在于调节机体的某种机体生理功能活动相对稳定，不至发生过大波动。在机体功能调节中，负反馈最为多见。

（二）正反馈

正反馈（positive feedback）是指受控部分发出的反馈信息与控制部分的信息作用相同的反馈。

正反馈在体内生理调节过程中比较少见，排尿反射、血液凝固和分娩过程都是正反馈。这些过程一旦被启动，正反馈调节就会加强加快，直到全部过程完成为止。因此，正反馈的生理意义在于能使机体的某种生理功能逐步加强并迅速完成。

总之，机体通过反馈控制系统及时、准确、适度地对外界的刺激产生反应，维持了人体与外环境的统一和人体内环境的相对稳定。

（赵修燕）

课后练习

A_1 型题（单项选择题）

1. 人体生理学的任务是（　　）

A. 人体化学变化的规律　B. 人体物理学变化的规律　C. 人体细胞的功能　D. 正常人体功能活动的规律　E. 内环境、外环境的关系

2. 衡量组织兴奋性高低的指标是（　　）

A. 动作电位　B. 静息电位　C. 刺激　D. 反应　E. 阈值

3. 下列生理过程中，属于负反馈作用的是（　　）

A. 分娩　B. 血液凝固　C. 降压反射　D. 排尿反射　E. 排便反射

4. 神经调节的特点是（　　）

A. 调节幅度小　B. 作用广泛而持久　C. 作用迅速、准确和短暂　D. 反应速度慢　E. 调节的敏感性差

5. 体液调节的特点是（　　）

A. 调节幅度小　B. 作用广泛而持久　C. 作用迅速、准确和短暂　D. 反应速度慢　E. 调节的敏感性差

重点·考点·笔记

第二章　细胞的基本功能

学习目标

1. 掌握　细胞膜的跨膜物质转运方式和特点。

2. 掌握　兴奋－收缩耦联、阈电位、静息电位和动作电位的概念；熟悉静息电位和动作电位产生的基本原理及动作电位传导的特点。

案例引入

患者，女性，30岁。近3个月来感觉全身乏力和易疲劳，近1周上述症状明显加重，梳头困难并伴有眼睑下垂，上楼时多次跌倒在地，上述症状休息后可缓解。使用新斯的明治疗后肌力恢复。体格检查：血中抗胆碱能受体数量增多；肌电图显示重复刺激运动神经元时骨骼肌的反应下降。

病情诊断：重症肌无力。

讨论分析：重症肌无力患者肌肉无法正常收缩和舒张的原理。

解析问题路径导航：

兴奋由神经末梢向接头后膜传递，接头前膜发生去极化→膜对 Ca^{2+} 通透性增加→ Ca^{2+} 内流→神经末梢释放递质 ACh → ACh 通过接头间隙扩散到接头后膜（终板膜）并与 N 型受体结合→终板膜对 Na^{+}、K^{+}（以 Na^{+} 为主）通透性增高→ Na^{+} 内流→终板电位→总和达阈电位→肌细胞产生动作电位→肌细胞收缩。抗胆碱能受体数量增多，导致 ACh 无法与胆碱能受体结合，动作电位不能正常产生，则肌肉不能正常收缩和舒张。

细胞是构成人体最基本的结构和功能单位，人体的细胞约有细胞 10^{14} 个，按功能可分为200多种。细胞可以完成特定的生理功能，人体的各种生理活动都是在细胞的基础上进行的。因此，学习细胞的基本功能有助于深入地认识整个机体及各器官、各系统的生命活动。不同种类的细胞结构和功能有很大的差异，但其基本的功能活动有许多共同的特征。本章主要介绍细胞膜的跨膜物质转运功能、细胞膜的跨膜信号转导功能、细胞的生物电现象和骨骼肌的收缩功能。

第一节　细胞膜的跨膜物质转运功能

细胞新陈代谢需要许多营养物质，同时也会产生多种代谢产物，细胞外液的营养物质运至细胞内，细胞新陈代谢产生的代谢产物排至细胞外液，都需要经过细胞膜的跨膜物质转运。细胞膜是细胞与其周围环境的分界，是一种具有特殊结构和功能的生物半透膜，它对物质的通过有着严格的选择性，如此才能保证细胞新陈代谢所需理化环境的相对稳定。

细胞膜主要由脂质、蛋白质和极少量的糖类等物质组成。1972 年 Singer 和 Nicholson 提出的细胞膜结构的液态镶嵌模型理论已被学术界公认。该模型学说认为，细胞膜是以液态的脂质双分子层为基架，其间镶嵌着许多具有不同结构和生理功能的蛋白质（图 2–1）。

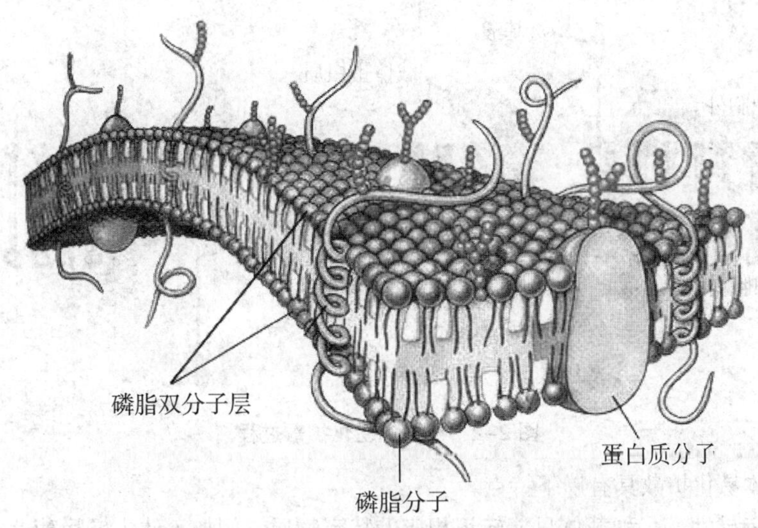

图 2–1 细胞膜的液态镶嵌模型（后附彩图）

细胞膜主要是由液态的脂质双分子层构成，理论上只有脂溶性的物质才可能通过。实际上，细胞在进行新陈代谢时，不断有各种各样的物质进出，而且大多数不溶于脂质。这些物质中除极少数能够直接通过脂质双分子层进出细胞外，大多数物质的分子或离子的跨膜转运都与镶嵌在细胞膜上的各种特殊蛋白质有关。一些大分子物质或物质团块进出细胞，则与细胞膜更复杂的生物学过程有关。因此，不同物质通过细胞膜的跨膜转运方式是不同的。

一、单纯扩散

物质从高浓度一侧向低浓度一侧跨细胞膜转运的过程，称为单纯扩散（simple diffusin）。这是一种简单的物理现象，不需要消耗细胞本身的能量。一般来说，只有脂溶性的小分子物质才能通过细胞膜的脂质分子间隙进行单纯扩散。人体内依靠单纯扩散方式进出细胞的物质主要有 O_2、CO_2、N_2、乙醇和尿素等。

影响单纯扩散的因素主要有：①细胞膜两侧浓度差。膜两侧浓度差越大，扩散速度越快；反之，扩散速度越慢。②细胞膜对该物质的通透性。通透性越大，扩散速度越快；反之，扩散速度越慢。

二、易化扩散

非脂溶性物质在细胞膜上镶嵌的特殊蛋白质的帮助下顺浓度差或顺电位差进行的跨膜转运过程称为易化扩散（facilitated diffusion）。易化扩散可按镶嵌蛋白质的作用特

重点·考点·笔记

点分为经载体易化扩散和经通道易化扩散两种类型。

1. 经载体易化扩散　细胞膜结构中存在载体蛋白（简称载体），载体分子中有一个或数个能与某种被转运物质结合的位点。载体先与细胞膜高浓度一侧的被转运物质分子选择性地结合，并引起本身构型改变，使被转运物质运至细胞膜的低浓度一侧，此时载体恢复原有构型，准备新一轮的转运（图2–2）。体内葡萄糖、氨基酸等物质就是由相应的载体转运的。

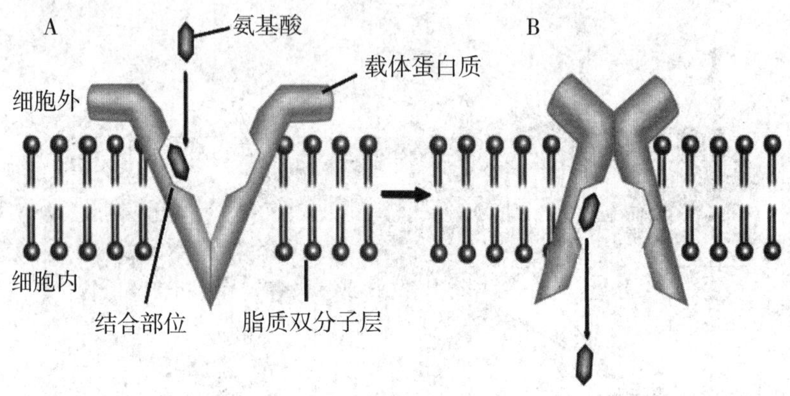

图2–2　经载体易化扩散过程

经载体易化扩散具有以下特点。

（1）特异性：一种载体只能转运相应的特定物质。例如，体内转运葡萄糖的载体只能转运葡萄糖，转运氨基酸的载体只能转运氨基酸。

（2）饱和现象：当被转运物质浓度达到一定数值时，转运速度不再随被转运物质浓度的增加继续增大，此时转运速度达到最大值。

（3）竞争性抑制：有的载体特异性不高，能同时转运两种或两种以上结构相似的物质。一种物质浓度差增大，使该物质转运增多的同时另一种物质的转运将减少。

2. 经通道易化扩散　细胞膜结构中存在通道蛋白（简称通道），它像贯通细胞膜的一条管道。开放时，被转运的物质顺浓度梯度通过管道进行扩散；关闭时，该物质不能通过细胞膜。当膜电位改变或膜受到某些化学物质的作用时，通道蛋白的构型可发生改变，于是出现通道的开放或关闭（图2–3）。由膜电位改变引起开或关的通道称为电压依从性通道；由化学物质引起开或关的通道称为化学依从性通道。通道对被转

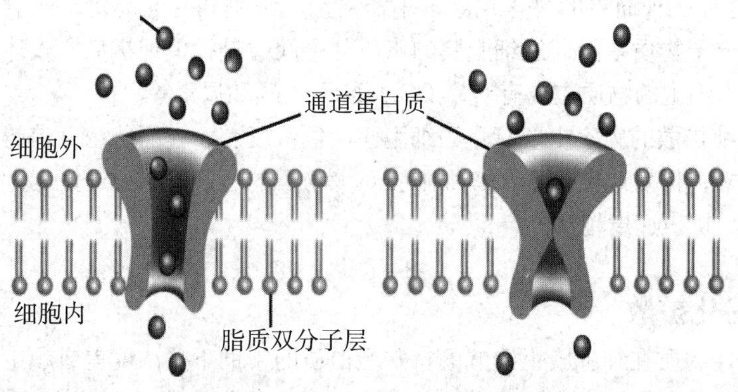

图2–3　经通道易化扩散过程

运物质有一定的特异性，Na^+、K^+、Ca^{2+} 等都借助于专用通道即钾通道、钠通道、钙通道等进行顺浓度梯度转运。

易化扩散和单纯扩散都是顺浓度差或电位差进行的，细胞本身不消耗能量，都属于被动转运。

三、主动转运

离子或小分子物质在细胞膜上离子泵的作用下，逆浓度差或电位差的耗能性跨膜转运的过程，称为主动转运（active transport）或泵转运。主动转运是逆浓度差或电位差进行的，如同水从低处流向高处一样，需要要消耗能量。例如，小肠上皮细胞对营养物质的吸收和肾小管上皮细胞对某些物质的重吸收，均属于主动转运。

细胞膜上有多种离子泵，如钠－钾泵（简称钠泵）、钙泵、负离子泵、氢泵和碘泵等，其中研究得最充分的是钠泵。钠泵是细胞膜上的一种 Na^+－K^+ 依赖式 ATP 酶，当细胞内 Na^+ 或细胞外 K^+ 增加时，钠泵就被激活，分解 ATP 释放能量，并利用此能量逆浓度梯度将细胞内的 Na^+ 移出膜外，同时将细胞外的 K^+ 移入膜内。钠泵每分解 1 分子 ATP 可将 3 个 Na^+ 移出胞外，同时将 2 个 K^+ 移入胞内，从而形成和维持细胞内外 Na^+、K^+ 的不均匀分布和一定的浓度差（图 2-4）。这种细胞内外 Na^+、K^+ 的不均匀分布是维持细胞正常兴奋性的离子基础。

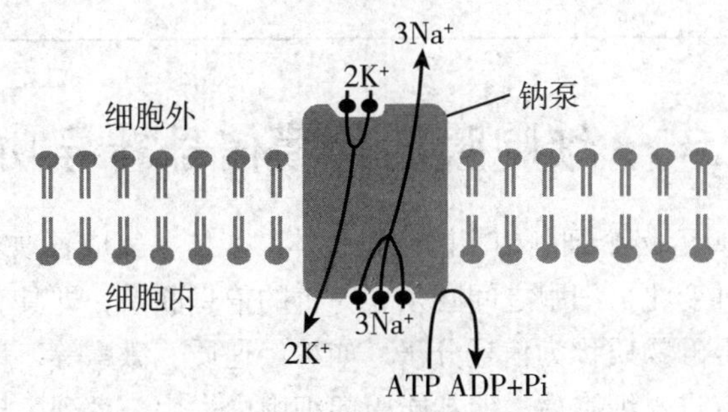

图 2-4　钠泵主动转运

四、膜泡运输

大分子物质和颗粒物质进出细胞并不直接穿过细胞膜，而是由膜包围形成囊泡，通过膜包裹、膜融合和膜断离等一系列过程完成转运，称为膜泡运输（vesicular transport）。膜泡运输是一个主动的过程，包括入胞和出胞两种形式，需要消耗能量。

（一）入胞

大分子物质或物质团块通过细胞膜的运动，从细胞外进入细胞内的跨膜转运过程称为入胞（endocytosis）。例如，白细胞吞噬细菌就属于入胞。物质入胞时，首先要与细胞膜接触，然后接触处的细胞膜向内凹陷或伸出伪足把物质包裹起来，进而物质与细胞膜离断，使物质连同包裹它的细胞膜一起进入细胞，形成包含摄入物在内的吞噬小泡，接下来吞噬小泡与溶酶体融合，溶酶体中的蛋白水解酶将被吞入的物质消化分解。根据摄入物的不同，入胞又分为吞噬和吞饮两种类型。如果进入细胞的物质是固

重点·考点·笔记

态，称为吞噬；如果进入细胞的物质呈液态，则称为吞饮。

（二）出胞

大分子物质或物质团块通过细胞膜的运动，从细胞内排出细胞外的跨膜转运过短程称为出胞（exocytosis）。例如，内分泌腺细胞分泌激素，神经末梢释放递质等。

不同运输方式的特点与区别见表2-1。

考点提示

细胞膜的跨膜物质转运方式、概念、特点和转运的物质。

表2-1 不同运输方式的特点与区别

转运方式	概念	特点	转运物质
单纯扩散	脂溶性物质，顺浓度差转运	直接进行，不耗能	脂溶性小分子（O_2、CO_2 等）
经通道易化扩散	非脂溶性物质，通道蛋白帮助，顺浓度差转运	通道帮助，不耗能	离子（K^+、Na^+ 等）
经载体易化扩散	非脂溶性物质，载体蛋白帮助，顺浓度差转运	载体帮助，不耗能	非脂溶性小分子（葡萄糖等）
主动转运	离子或小分子，逆浓度差耗能转运	离子泵参与，耗能	离子（K^+、Na^+ 等）
入胞和出胞	大分子物质或物质团块的转运	细胞膜运动，耗能	大分子、物质团块

第二节 细胞膜的跨膜信号转导功能

人体是由约1800万亿个细胞构成的有机整体，人体要完成各项复杂的生命活动，又要适应环境的各种变化，细胞之间必须有完善的信息联系，即具有信号转导功能。能在细胞间传递信号的物质称为信号分子，如神经递质、激素等。许多研究表明，外界的信号分子并没有进入细胞内，但却能引起细胞内发生一系列生理生化反应。其原因就是信号分子与细胞膜上的受体结合而发挥作用。

受体是能与某些化学物质特异性结合而产生一定生理效应的蛋白质。根据存在部位的不同可将受体分为膜受体和细胞内受体，而细胞内受体又可分为胞质受体和核受体两种。一般说的受体是指膜受体。目前已被克隆的膜受体有数百种，根据它们的分子结构和功能特征大体可分为三类，即G蛋白耦联受体、离子通道受体和酶耦联受体。

一、G蛋白耦联受体介导的信号转导

G蛋白耦联受体是存在于细胞膜上的一类整合蛋白，其分子结构中都具有典型的七个跨膜段（七次跨膜），因此也称七跨膜受体。由于这类膜受体要通过与膜上的G蛋白耦联才能发挥作用，故称为G蛋白耦联受体。

G蛋白耦联受体介导的信号转导过程比较复杂，涉及膜上和膜内多种蛋白或信号分子。首先，G蛋白耦联受体与细胞外的信号分子（第一信使）发生特异性结合，由此激活位于细胞膜内侧面的由三个亚单位组成的G蛋白（鸟苷酸调节蛋白）；激活的G蛋白激活膜上的G蛋白效应器，包括多种效应器酶和离子通道；效应器酶又可进一

步催化膜上或膜内的某些物质，产生细胞质内的信号分子，即第二信使，如腺苷酸环化酶催化细胞内的 ATP，产生环磷酸腺苷（cAMP）；第二信使在细胞内可以激活相应的蛋白激酶，如 cAMP 可以激活 cAMP 依赖性的蛋白激酶 A；激活的蛋白激酶则可使其底物功能蛋白如离子通道、受体等发生磷酸化，从而调节细胞功能。

目前认为，细胞内较重要的第二信使除 cAMP 外，还有三磷酸肌醇、二酰甘油、环磷酸鸟苷和 Ca^{2+} 等。

典型的 G 蛋白耦联受体包括肾上腺素能 α 受体、肾上腺素能 β 受体和胆碱能 M 受体等，视网膜上接受光量子的视紫红质（与光信号转导和视觉产生有关）也属于 G 蛋白耦联受体。临床上许多药物正是通过 G 蛋白耦联受体发挥作用的。例如，阿托品能够特异性阻断胆碱能 M 受体，可用于扩瞳和解除胃肠痉挛。

二、离子通道受体介导的信号转导

离子通道受体的本质就是前面提到的参与离子跨膜转运的各种离子通道，但通常指的是化学门控性通道。这种通道除了本身具有“孔道”允许离子通过外，还具有能够与化学信号（主要是神经递质）结合的位点。化学门控性通道实现信号转导的过程比较简单，当配体（如神经递质）与受体上的特异性位点结合后，受体蛋白的构象发生改变，这种构象变化直接操纵了离子通道的开关，改变了细胞膜对离子的通透性，从而引起离子跨膜移动和膜电位改变。神经－肌肉接头的传递就是典型例子，当神经末梢释放的乙酰胆碱（ACh）与骨骼肌细胞终板膜上的胆碱能受体（AChR）结合后，受体构象发生改变，通道开放，Na^+、K^+ 等离子跨膜移动，由此引起终板电位的产生。

此外，离子通道还包括电压门控性通道和机械门控性通道。

三、酶耦联受体介导的信号转导

酶耦联受体也是一种跨膜蛋白，本身具有酶活性或可激活膜内侧与之相连的酶，又有与信号分子结合的位点（起受体的作用）。酶耦联受体主要有三种。

1. 酪氨酸激酶受体（TKR） 这类受体在膜外侧有结合配体的位点，伸入细胞质的一端具有酪氨酸激酶活性，能够使底物的酪氨酸残基发生磷酸化。大部分生长因子是与这种受体结合的配体。

2. 酪氨酸激酶结合型受体 这类受体与上述酪氨酸激酶不同的是，其深入细胞质的一端，不具有蛋白激酶活性。这类受体与细胞外的配体结合后可以结合并激活细胞质内的某种酪氨酸激酶。各种细胞因子是这类受体的配体。

3. 鸟苷酸环化酶受体 这类受体的膜外侧有结合配体的位点，伸入细胞质的一端具有鸟苷酸环化酶（GC）活性。一旦配体结合受体，激活的 GC 可使细胞质内的三磷酸鸟苷（GTP）环化生成环磷酸鸟苷（cGMP），环磷酸鸟苷是一种第二信使。心房钠尿肽（ANP）由心房肌细胞合成和分泌后，在靶器官肾小管和平滑肌细胞上产生利尿、利钠和舒张血管效应。心房钠尿肽正是作为鸟苷酸环化酶受体的配体，通激活鸟苷酸环化酶受体，增加细胞内 cGMP 水平实现的。

第三节　细胞的生物电现象

细胞在安静和活动时伴有的电现象称为生物电现象。细胞的生物电现象主要有两种表现形式：一种是安静状态下的静息电位，另一种活动状态下的动作电位。

生物电已被广泛应用于医学科研和临床实践。借助不同的仪器，可以将不同器官的电变化记录出来。临床上心电图、脑电图、肌电图等检查，对相关疾病的诊断、疾病进程的观察与治疗效果的评估有着重要的意义。

一、静息电位

（一）静息电位的概念

静息电位是指细胞在安静状态下（未受刺激时），存在于细胞膜两侧的电位差。由于这一电位差存在于安静细胞膜的两侧，又称跨膜静息电位（resting potential）。如图 2–5 所示，当两个测量电极置于安静的细胞表面任何两点时，示波器荧屏上的光点在等电位线（零点）水平扫描，表明细胞膜表面不存在电位差。如果将示波器的一个电极置于细胞膜外表面任意一点时，另一个电极置于膜内任意一点时，示波器屏幕上的光点迅速从零电位线下降，到一定水平时保持稳定，表明在细胞膜内外两侧存在着电位差，且膜外电位高，膜内电位低，即外正内负，这个电位差就是静息电位。生理学中，把膜外的电位规定为零，膜内电位即为负值。静息电位用膜内电位表示，因此，静息电位是负值。

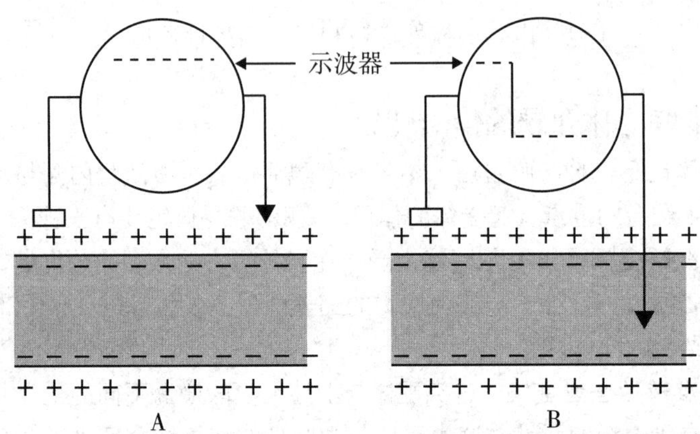

图 2–5　静息电位测量

大多数细胞的静息电位都在 −50 ～ −100mV 之间。例如，神经细胞的静息电位为 −70mV，心室肌细胞的静息电位为 −90mV 等。细胞在安静状态下，膜外带正电、膜内带负电的状态称为极化。如果膜两侧电位差增大（膜内电位向着负值增大的方向变化，如从 −70mV 到 −80mV），表明极化状态加强，称为超极化；膜两侧电位差减小（膜内电位向着负值减小的方向变化，如从 −70mV 到 −60mV），表明极化状态减弱，称为去极化；膜两侧极化反转，由外正内负变为外负内正，称为反极化；细胞发生去极化或反极化后，再恢复到极化状态，称为复极化。

（二）静息电位的产生机制

静息电位的产生有两个前提备件：①细胞内外的各种离子的分布不均，存在很大的浓度差；②细胞膜在安静状态下对各种离子的通透性不同。如表 2–2 所示，安静状态下，细胞外的正离子主要是 Na^+，负离子主要是 Cl^-。细胞内的正离子主要是 K^+，负离子主要是大分子蛋白质有机负离子（A^-）。安静状态下，细胞膜对 K^+ 的通透性较大（K^+ 通道开放），对 Na^+ 和 Cl^- 的通透性很小，而对蛋白质有机负离子（A^-）几乎没有通透性。

表 2–2　安静状态下细胞膜内外主要离子分布及膜对离子通透性

主要离子	离子浓度（mmol/L）		膜内与膜外离子比例	膜对离子通透性
	膜内	膜外		
Na^+	14	142	1 ∶ 10	通透性很小
K^+	155	5	31 ∶ 1	通透性大
Cl^-	8	110	1 ∶ 14	通透性次之
A^-（蛋白质）	60	15	4 ∶ 1	无通透性

由于安静状态下细胞膜主要对 K^+ 通透性大，并且细胞内的 K^+ 浓度远远高于细胞膜外，K^+ 顺着浓度差从细胞内向细胞外扩散（K^+ 外流）。此时，细胞内的蛋白质有机负离子（A^-）在 K^+ 的吸引下也有随着 K^+ 外流的趋势，但因细胞膜对它几乎没有通透性而被阻隔在膜的内表面。这使膜外带正电，电位升高，膜内带负电，电位下降，由此产生膜两侧电位差。而电位差形成的电场力对 K^+ 的继续外流构成阻力（膜内负电场吸引 K^+，膜外正电场排斥 K^+）。随着 K^+ 的外流，膜两侧 K^+ 浓度差（动力）逐渐减小，电位差（阻力）逐渐增大。当促使 K^+ 外流的浓度差与阻止 K^+ 外流的浓度差及阻止 K^+ 外流的电位差这两种相互拮抗的力量达到平衡时，K^+ 的净外流停止，膜两侧电位差不再继续增大，而是稳定在一定数值范围不变，这就是静息电位。简言之，静息电位是 K^+ 外流所形成的电 – 化学平衡电位。

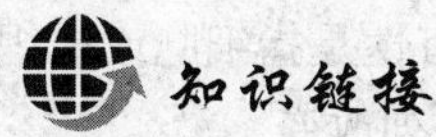

低血钾对静息电位的影响

低血钾时，细胞内外 K^+ 浓度差增大，使静息电位数值增大，静息电位与阈电位的差值也随之增大，造成神经肌肉的兴奋性降低。临床上，低血钾的患者可以出现腹部饱胀、烦躁不安、四肢无力等症状。

重点·考点·笔记

二、动作电位

（一）动作电位的概念

细胞接受刺激时，在静息电位基础上产生的快速的、可扩布的电位变化称为动作电位（action potential）。动作电位是细胞兴奋的标志。

动作电位可用上述微电极插入细胞内测量记录下来。以神经细胞为例，在测出静息电位的基础上，给予神经细胞一个有效刺激，此时示波器屏幕上即显示出动作电位图形（图2–6）。动作电位包括上升支和下降支。上升支表示膜的去极化过程，此时膜内原有的负电位消失，膜内电位由 –70mV 迅速升高到 0mV（去极化），进而升高到 +30mV 左右，即由 –70 ～ –90mV 变成 +20 ～ +40mV，出现膜两侧电位倒转（反极化），整个膜电位变化的幅度可达 90 ～ 130mV，其超出 0 的部分称为超射。下降支代表膜的复极化过程，是膜内电位从上升支顶端下降到静息电位水平的过程。由于神经细胞动作电位上升支和下降支电位变化幅度大、持续时间短，电位波形呈尖锋形，故称为锋电位。

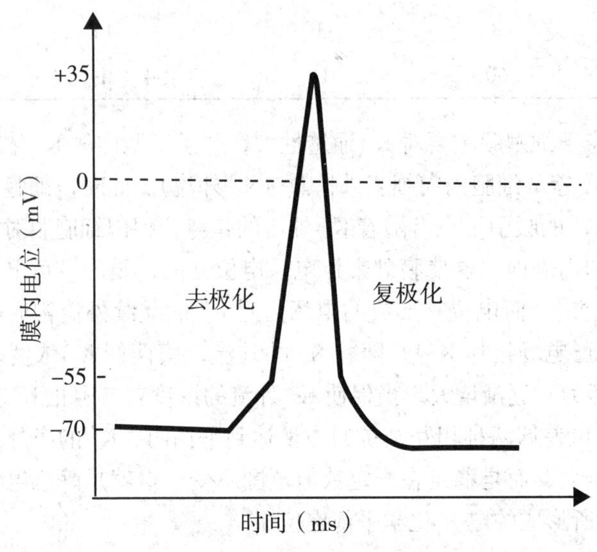

图2–6　动作电位

从细胞的生物电角度来看，动作电位与兴奋是同义语。兴奋性是指细胞或组织产生动作电位的能力。动作电位一旦产生，它的兴奋性也发生一系列改变。

（二）动作电位的产生机制

当细胞受到有效刺激时，首先使细胞膜上少量 Na^+ 通道开放，少量 Na^+ 顺浓度差内流，使静息电位减小。当静息电位减小到一定数值时，膜上大量 Na^+ 通道开放，大量 Na^+ 内流从而产生动作电位，这个使膜对 Na^+ 通透性突然增大的临界膜电位值称为阈电位。任何刺激必须使膜电位达到阈电位才能产生动作电位。这样，由于 Na^+ 的快速大量内流，使膜内负电位减小，甚至转为正电位。随着 Na^+ 内流，细胞膜内外 Na^+ 浓度差逐渐减小，促使 Na^+ 内流的化学驱动力减小，而膜内正电位所形成的电场阻力逐渐增大，一旦两者达到平衡时，Na^+ 的净内流停止。此时膜电位为 Na^+ 平衡电位。简言之，动作电位上升支是 Na^+ 内流所形成的电－化学平衡电位。

在上升支接近 Na^+ 平衡电时，膜上 Na^+ 通道迅速关闭，膜对 Na^+ 的通透性迅速下降。与此同时，细胞膜上 K^+ 通道开放，对 K^+ 的通透性增大。于是，K^+ 在浓度差和电位差双重动力的推动下快速外流（经通道易化扩散），使膜内电位迅速恢复到静息电位水平，形成动作电位下降支，即膜电位从 Na^+ 平衡电位又回到 K^+ 平衡电位。简言之，动作电位下降支主要是由 K^+ 快速外流形成。

在复极化后，跨膜电位虽然恢复，但离子分布并未恢复。此时，细胞内 Na^+ 浓度增加，细胞外的 K^+ 浓度增加。这时便激活了细胞膜上的钠泵，逆着浓度差将 Na^+ 转运到细胞外，同时将 K^+ 转运到细胞内，重新恢复动作电位之前细胞内外的离子分布，以维持细胞正常的兴奋性。

（三）动作电位传导

1. 传导特点

> **考点提示**
> 动作电位的传导特点："全或无"现象、不衰减性传导、双向性传导。

（1）"全或无"现象：动作电位要么不产生（无），一旦产生就达到最大（全），幅度不会随刺激强度的增加而增大。

（2）不衰减性传导：动作电位幅度不因传导距离的加大而减小。

（3）双向性传导：如果刺激神经纤维中段，动作电位可沿细胞膜向神经纤维两端传导。

2. 传导原理　局部电流学说认为，当细胞某一局部受到刺激而兴奋时，其兴奋部位膜电位由原来的外正内负转变为外负内正的去极化状态，于是兴奋部位和邻近的静息部位之间出现了电位差，导致局部的电荷移动，即膜外正电荷由静息部位移向兴奋部位，膜内正电荷由兴奋部位移向静息部位，形成局部电流环路。这种局部电流使邻近未兴奋部位膜内电位升高和膜外电位降低，发生去极化，去极化达到阈电位产生新的动作电位。这个新的兴奋部位又与它邻近的未兴奋部位之间出现局部电流，如此沿细胞膜连续移动就表现为动作电位的传导（图 2–7）。

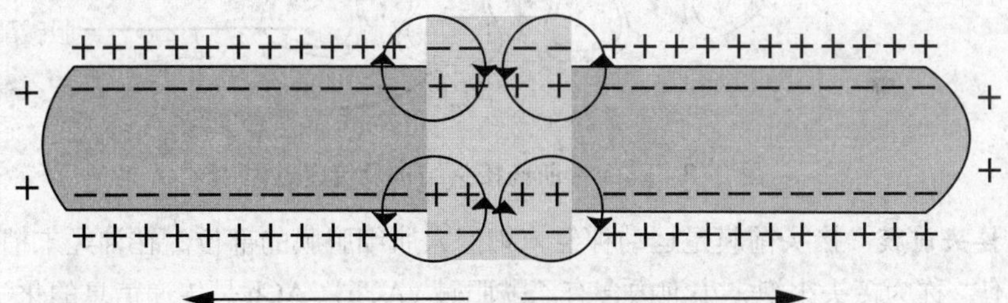

说明：黄色区域代表静息部位，白色区域代表兴奋部位弯箭头代表局部电流流动的方向，直箭头代表兴奋传导的方向

图 2–7　局部电流学说（后附彩图）

简言之，动作电位的传导是细胞的兴奋部位与静息部位之间产生局部电流导致的结果。动作电位在神经纤维上的传导，称为神经冲动。

重点·考点·笔记

第四节 骨骼肌的收缩功能

人体各种形式的运动都要靠细胞的收缩来完成，如骨骼肌、平滑肌和心肌。不同的肌组织虽然在结构上各有特点，但基本功能都是收缩，其收缩原理也基本相似。现以骨骼肌为例，讨论肌细胞的收缩功能。

一、神经－肌肉接头的兴奋传递

兴奋（动作电位）从一个细胞传给另一个细胞称为传递，如运动神经纤维通过神经－肌肉接头，将兴奋传递到骨骼肌，使骨骼肌兴奋和收缩。

（一）神经－肌肉接头的结构

运动神经末梢在接近骨骼肌细胞时失去髓鞘，裸露的轴突末梢膨大，并嵌入到肌细胞膜的凹陷内形成神经－肌肉接头。神经－肌肉接头包括接头前膜、接头后膜和接头间隙三个部分（图 2–8）。

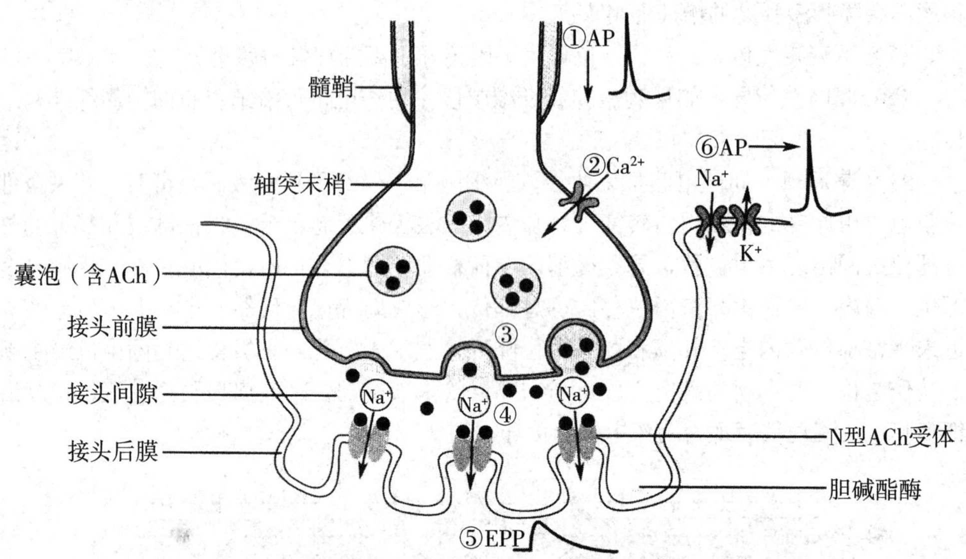

图 2–8 神经－肌肉接头结构及传递过程

1. **接头前膜** 接头前膜是运动神经末梢嵌入肌细胞膜的部位。在神经末梢含有大量的囊泡，称为接头小泡，小泡内含有乙酰胆碱（ACh）。ACh 是传递信息的化学物质，属于神经递质。

2. **接头后膜** 与接头前膜相对应的肌细胞膜为接头后膜，又称终板膜，由肌细胞膜增厚形成。在接头后膜上存在胆碱受体及分解乙酰胆碱的胆碱酯酶。

3. **接头间隙** 接头前膜与接头后膜之间充满细胞外液的窄小空隙称为接头间隙。

（二）神经－肌肉接头处兴奋传递过程

如图 2–8 所示，当神经冲动沿神经纤维传到轴突末梢时，引起接头前膜 Ca^{2+} 通道开放，Ca^{2+} 从细胞外液进入轴突末梢，触发接头小泡以胞吐的方式将小泡内的 ACh

释放到突触间隙；ACh 通过接头间隙到达终板膜时，立即与终板膜上的 N 型胆碱受体结合，引起终板膜上 Na^+ 通道开放，Na^+ 内流，从而导致终板膜去极化，称为终板电位；去极化达到阈电位产生动作电位，动作电位传遍整个肌膜，引起肌细胞的兴奋；进而通过兴奋－收缩耦联引起肌细胞收缩。

ACh 在刺激终板膜产生终板电位的同时可被胆碱酯酶迅速分解，所以终板电位的持续时间是短暂的，这保证了神经－肌肉接头一对一的传递。许多药物可以作用于神经－肌肉接头传递过程中的不同环节，影响兴奋的正常传递和肌肉的收缩功能。

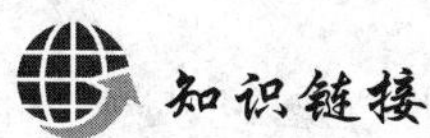

有机磷农药中毒的表现

有机磷农药能抑制胆碱酯酶的活性，造成组织中 ACh 的积聚，ACh 持续激动接头后膜上的 N 型胆碱受体，使骨骼肌持续兴奋而出现肌纤维震颤。常由小肌群开始，如眼睑、颜面、舌肌等，逐渐发展为肌肉跳动、牙关紧闭、颈项强直、全身抽搐等。碘解磷定能恢复胆碱酯酶的活性，是治疗有机磷农药中毒的特效解毒药。

二、骨骼肌的兴奋－收缩耦联

把肌细胞的电兴奋和机械收缩联系起来的中介机制或过程称为兴奋－收缩耦联（excitation−contraction coupling）。兴奋－收缩耦联的结构基础是三联管。

（一）肌管系统

肌管系统是围绕在肌原纤维周围的横管系统和纵管系统（图 2−9）。其中横管系统是肌细胞膜向内凹陷形成的，与肌原纤维垂直；纵管系统是与肌原纤维平行的管道，相互吻合成网，称为肌质网；纵管在靠近横管处膨大，称为终池，内含大量的 Ca^{2+}。每一横管和它两侧的终池合称为三联管。三联管能将从横管传来的动作电位和终池 Ca^{2+} 的释放联系起来，完成信息传递。

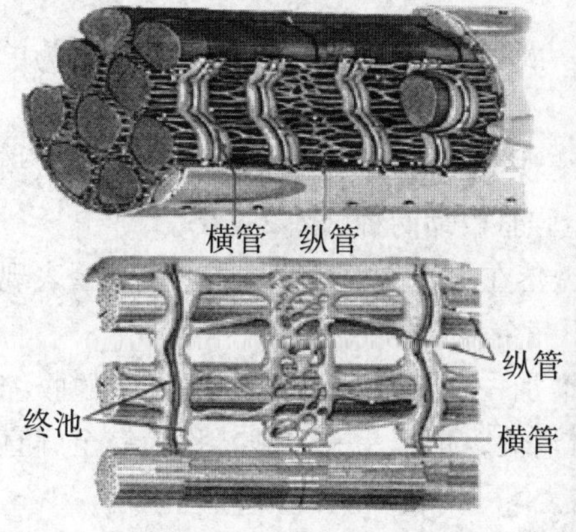

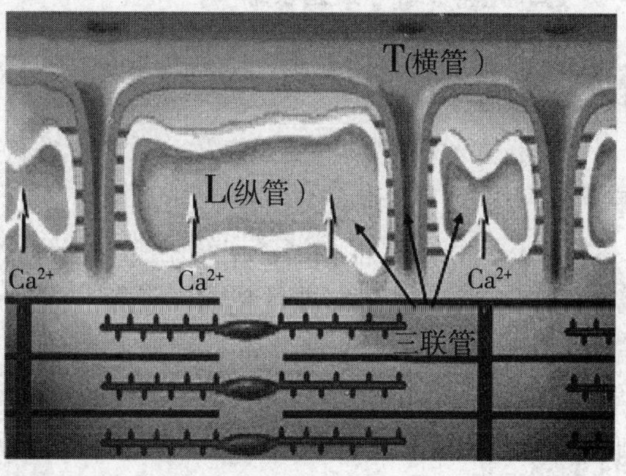

图 2−9　肌管系统（后附彩图）

重点·考点·笔记

考点提示

兴奋－收缩耦联过程中的耦联因子是Ca^{2+}。

（二）兴奋－收缩耦联的过程

当神经冲动沿神经纤维传到肌细胞，兴奋沿着细胞膜迅速传到三联管，使终池膜上Ca^{2+}通道开放，Ca^{2+}顺浓度差进入肌质中，肌质中Ca^{2+}浓度增加，引起肌细胞收缩。

当神经冲动停止时，随着肌细胞恢复静息电位，终池膜上Ca^{2+}通道关闭，Ca^{2+}泵激活，将肌质中Ca^{2+}泵回终池，使肌质中Ca^{2+}浓度降低，引起肌细胞舒张。

从以上过程可以看出，兴奋－收缩耦联过程中的耦联因子是Ca^{2+}。如果肌质网中缺乏Ca^{2+}，即使肌细胞能够兴奋，也不能引起肌细胞的收缩。

三、骨骼肌的收缩形式

人体内，骨骼肌收缩时产生的变化主要有两种：一是长度的缩短，二是张力的增加。在不同情况下，肌肉收缩有不同的表现形式。

（一）等长收缩与等张收缩

1. 等长收缩 是指肌肉收缩时只有张力增加而无长度的变化，其主要作用是维持人体姿势。例如，人体站立时，为了对抗重力和维持一定的姿势而发生的相关肌肉的收缩主要是等长收缩。

2. 等张收缩 是指肌肉收缩时只有长度的缩短而无肌张力的变化，其主要作用是移动物体，完成做功。

肌肉以哪种形式收缩，关键要看肌肉所承受的负荷。肌肉在收缩之前所承受的负荷称为前负荷。前负荷使肌肉在收缩之前就处于被拉长状态，可使肌肉收缩时产生的张力相应增大。肌肉开始收缩时才遇到的负荷或阻力称为后负荷。由于后负荷阻碍了肌肉的缩短，肌肉首先表现为增加张力，以克服负荷，即处于等长状态；当张力增加到等于或大于后负荷时，肌肉开始以一定的速度缩短，使负荷产生位移，此后肌肉处于等张状态。由此可见，肌肉在有后负荷的条件下开始收缩时，先是肌张力的增加，当肌张力克服负荷时肌肉才会出现缩短。

在整体情况下，骨骼肌收缩时，既改变长度又增加张力，属于混合形式。但由于机体内肌肉的功能特点和附着部位的不同，在收缩形式上有所侧重，如咬肌收缩偏于等长收缩；眼外肌收缩偏于等张收缩。

（二）单收缩与强直收缩

1. 单收缩 肌肉受到一次有效刺激，产生一次收缩和舒张，这种收缩形式称为单收缩（图2–10）。

2. 强直收缩 肌肉受到连续刺激产生的持续收缩状态称为强直收缩。依据刺激频率的不同，强直收缩又分不完全强直收缩和完全强直收缩两种（图2–10）。

（1）不完全强直收缩：连续刺激时，新刺激落在前一次收缩的舒张期内，会表现出舒张不完全，记录的曲线形成锯齿形，称为不完全强直收缩。

（2）完全强直收缩：如果刺激频率继续增加，新刺激落在前一次收缩的收缩期内，就会出现收缩的叠加，记录的曲线锯齿消失，顶端呈一平线，称为完全强直收缩。

重点·考点·笔记

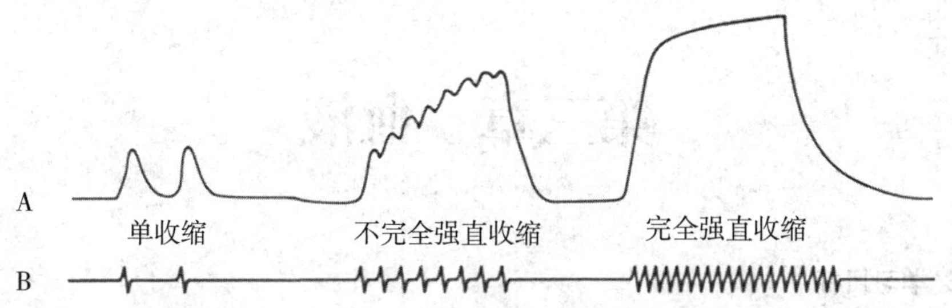

图 2-10　骨骼肌的单收缩与强直收缩曲线

人体内，支配骨骼肌的运动神经冲动是连续多个的动作电位，因此在生理情况下，体内骨骼肌收缩都是强直收缩。

（罗桂霞）

课后练习

A_1 型题（单项选择题）

1. 下列需要耗能的生理过程是（　　）

A. 静息状态下 K^+ 外流　　B. 经通道易化扩散　　C. 经载体易化扩散

D. 单纯扩散　　E. 入胞与出胞

2. 安静状态下，细胞内 K^+ 外流属于（　　）

A. 主动转运　　B. 经通道易化扩散　　C. 经载体易化扩散

D. 单纯扩散　　E. 入胞与出胞

3. 有机磷农药中毒时，可使（　　）

A. 乙酰胆碱释放增加　　B. 乙酰胆碱释放减少

C. 接头前膜 Ca^{2+} 内流减少　　D. 胆酯酶活性降低

E. 骨骼肌终板膜处乙酰胆碱受体障碍

4. 神经末梢释放递质是（　　）

A. 单纯扩散　　B. 易化扩散　　C. 主动转运　　D. 出胞　　E. 入胞

5. 细胞内外正常的 Na^+ 和 K^+ 的浓度差的形成和维持是由于（　　）

A. 细胞膜在安静时对 K^+ 的通透性大

B. 细胞膜在兴奋时对 Na^+ 的通透性大

C. 细胞膜上 ATP 的作用

D. 细胞膜上钠泵的作用

E. 细胞膜上钙泵的作用

第三章　血液

学习目标

1. 掌握　血液的组成，血浆渗透压的形成和生理意义；各类血细胞的正常值及功能，红细胞生成的条件；血液凝固的基本过程；ABO 血型系统和 Rh 血型系统分型的依据及血型与输血的关系。

2. 熟悉　血浆的成分和作用；红细胞生成的调节；人体主要的抗凝物质。

3. 了解　血液的理化特性、红细胞的生理特性。

案例引入

患者，女性，25 岁。临床表现为贫血、黄疸，有十多年的贫血病史，并且一般是在发热后更为严重。体格检查：明显的脾大。实验室检查：红细胞大部分是小的球形红细胞。

病情诊断：遗传性球型红细胞增多症。

讨论分析：红细胞正常的形态和数量?

解析问题路径导航：

正常的红细胞呈双凹碟形，直径约为 8μm，无细胞核。我国正常成人红细胞的数量，男性为（4.0 ~ 5.5）$\times 10^{12}$/L，平均为 5.0$\times 10^{12}$/L；女性为（3.5 ~ 5.0）$\times 10^{12}$/L，平均为 4.2$\times 10^{12}$/L；新生儿红细胞数可达（6.0 ~ 7.0）$\times 10^{12}$/L。

第一节　血液的组成和理化性质

血液（blood）是在心血管系统中循环流动的液体组织，具有运输、调节、缓冲、防御和保护功能，对于维持机体内环境的稳态起着非常重要的作用。血液化验检查在临床医学诊断过程中也具有极为重要的价值。

一、血液的组成

血液是由血浆和血细胞组成的。血细胞包括红细胞、白细胞、血小板三类。将新采集的血液经抗凝处理并离心沉淀后，抗凝血分三层（图 3-1）：上层淡黄色透明的液体即血浆（blood plasma），占总容积的 50% ~ 60%；中间一薄层灰白色不透明的部分为白细胞和血小板，下层不透明的深红色血柱即红细胞。

血细胞占全血容积的百分比称为血细胞比容（hematocrit，HTC）。正常成年男性为 40% ~ 50%，女性为 37% ~ 48%，新生儿约为 55%。妊娠期妇女，血容量增加，

重点·考点·笔记

且血浆增加多于红细胞增加，血液稀释，因此血细胞比容会有所下降，形成“生理性贫血”；严重腹泻或大面积烧伤时，体液丧失使血浆量减少，血细胞比容会增高。临床上可通过测定血细胞比容，判断临床贫血的类型、程度及机体脱水的程度等。

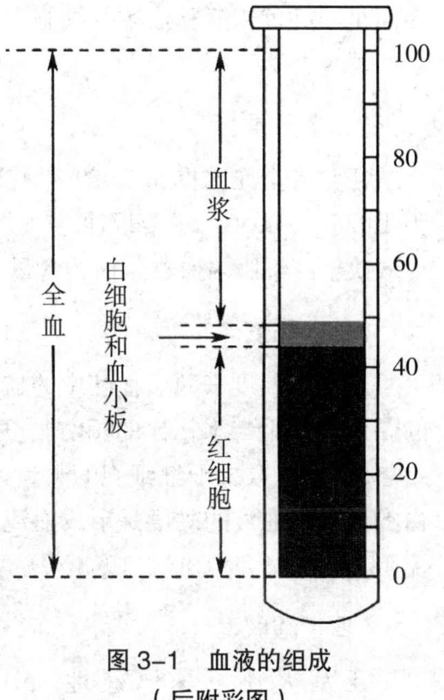

图 3–1　血液的组成

（后附彩图）

考点提示

血细胞比容：血细胞占全血容积的百分比。

血浆是机体内环境的重要组成部分，它不仅与组织液进行物质交换，还通过肺、肾、胃肠道、皮肤等器官与外环境进行物质交换。因此，血浆是沟通机体内外环境的桥梁。

血浆是含有多种溶质的水溶液，其中水占91% ~ 92%，溶质主要由小分子晶体物质及大分子胶体物质组成。小分子晶体物质如 Na^+、K^+、Ca^{2+}、Mg^{2+}、Cl^-、HCO_3^-、HPO_4^{2-} 等，主要参与血浆晶体渗透压的形成及维持细胞的正常生理功能；大分子胶体物质即血浆蛋白，它是血浆中多种蛋白质总称，主要有清蛋白、球蛋白和纤维蛋白原三类。正常成人血浆蛋白含量为 65 ~ 85g/L，其中清蛋白 40 ~ 48g/L，球蛋白 15 ~ 30g/L，纤维蛋白原 2 ~ 4g/L。清蛋白和大多数球蛋白主要由肝产生，肝病时常出现清蛋白与球蛋白比值下降（正常值为 1.5 ~ 2.5 ∶ 1），甚至倒置。血浆蛋白的主要功能是：形成血浆胶体渗透压，调节血管内外水的分布；参与血液凝固和纤维蛋白溶解；参与营养物质、代谢产物等物质的运输等。

二、血量

血量是指人体内血液的总量。正常成人血量占体重的 7% ~ 8%，相当于每千克体重有 70 ~ 80ml 血液。安静时，人体内绝大部分血液在心血管系统中快速循环流动，称为循环血量；小部分滞留在肝、脾、肺及静脉内，流动很慢，称为储存血量。剧烈运动、急性大量失血等情况下，储存血量可释放出来补充循环血量，维持正常血压及心、脑等重要器官的血液供应。

考点提示

血量是指人体内血液的总量。正常成人血量占体重的 7% ~ 8%，相当于每千克体重有 70 ~ 80ml 血液。

健康成人一次失血量不超过总血量的 10% 时，一般不会影响健康。丢失的水、电解质可在 1 ~ 2 小时内得到恢复；丢失的血浆蛋白经肝加速合成，可在 1 ~ 2 天内得到恢复；献血后骨髓造血功能加强，红细胞约 1 个月内得到恢复。一次失血量达到总血量的 20% 时，机体代偿功能不足，可出现脉搏细微、四肢冰冷、口渴、乏力、眩晕甚至晕倒。一次失血达到总血量的 30% 以上时，如不及时抢救，将会危及生命，最有效的抢救措施是立即输血。

三、血液的理化特性

（一）颜色

血液的颜色取决于红细胞内血红蛋白的颜色。动脉血中的红细胞内血红蛋白携氧

重点·考点·笔记

多而呈鲜红色，静脉血中红细胞内血红蛋白携氧较少而呈暗红色。血浆因含胆色素而呈淡黄色。

（二）比重

正常人全血比重为 1.050 ~ 1.060，其高低主要取决于红细胞的数量；血浆的比重为 1.025 ~ 1.030，主要取决于血浆蛋白的含量；红细胞的比重为 1.090 ~ 1.092，主要取决于红细胞内血红蛋白的含量。以上三种情况，均成正比关系。

（三）黏度

血液的黏度来源于血液中的血细胞及血浆蛋白等分子或颗粒之间的摩擦力。血液的黏度通常用与水相比的相对黏度来表示。如果水的黏度为 1，则全血的相对黏度为 4 ~ 5，主要取决于红细胞的数量；血浆的相对黏度为 1.6 ~ 2.4，主要取决于血浆蛋白的含量。血液的黏度是形成血流阻力的重要因素之一，若血液浓缩，黏度升高，血流阻力就会增大，血流速度减慢，引起组织器官供血不足。

（四）酸碱度

正常人血浆呈弱碱性，pH 为 7.35 ~ 7.45。若 pH<7.35，即为酸中毒；若 pH>7.45，即为碱中毒。酸中毒或碱中毒都会影响机体正常的功能活动。如果 pH 低于 6.9，或高于 7.8，将危及生命。

血浆酸碱度的相对稳定依赖于血液中的缓冲物质，以及肺、肾的正常功能。血浆中最重要缓冲物质是 $NaHCO_3/H_2CO_3$。生理状态下，当血液中酸性或碱性物质增多时，血浆中的缓冲物质可有效地减轻酸性或碱性物质对血浆 pH 的影响；同时，肺和肾排出体内过多的酸或碱，这些机制共同维持机体的酸碱平衡。

（五）血浆渗透压

> **考点提示**
> 血浆渗透压的种类和成因：血浆晶体渗透压是由血浆中的无机盐、葡萄糖、尿素等小分子晶体物质形成；血浆胶体渗透压是由血浆蛋白，尤其是清蛋白形成。

溶液渗透压的高低取决于溶液中所含溶质颗粒数目的多少，而与溶质的种类和颗粒大小无关。血浆渗透压包括血浆晶体渗透压和血浆胶体渗透压两部分。血浆总渗透压约为 770kPa（5800mmHg）。血浆晶体渗透压是由血浆中的无机盐、葡萄糖、尿素等小分子晶体物质形成，80% 来自于 Na^+ 和 Cl^-。这类物质颗粒小，但数量非常大，形成的渗透压很大，血浆晶体渗透压占总血浆渗透压的 99% 以上。血浆胶体渗透压是由血浆蛋白，尤其是清蛋白形成。由于血浆蛋白分子量大，分子数量少，所形成的渗透压很小，正常值约为 3.3kPa（25mmHg）。

由于细胞膜和毛细血管壁具有不同的通透性，因此血浆晶体渗透压和胶体渗透压表现出不同的生理作用（图 3−2）。

示意图中红细胞内晶体渗透压与血浆晶体渗透压基本相等，可维持红细胞正常形态；而血浆胶体渗透压大于组织液胶体渗透压，可将组织液中的水转移到血管内。

正常时细胞内外的渗透压基本相等，红细胞能保持正常的形态和功能。若将红细胞置于低渗溶液中，红细胞内液渗透压相对较高，水分向红细胞内渗透，引起红细胞体积增大，最后膨胀破裂，血红蛋白逸出，称为溶血。相反，将红细胞置于高渗溶液中，红细胞内的水分向外渗出，使红细胞皱缩。溶血与皱缩的红细胞都难以发挥正常功能。因此，血浆晶体渗透压的相对稳定，对调节红细胞内外的水平衡，保持红细胞

重点·考点·笔记

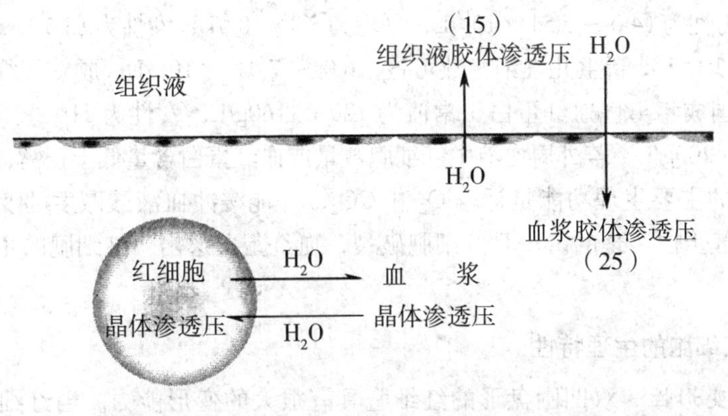

图 3-2　血浆晶体渗透压与血浆胶体渗透压作用（数字单位为 mmHg）

的正常形态具有重要作用。

由于血浆中小分子晶体物质能够自由通过毛细血管壁，故血浆与组织液的晶体渗透压几乎相等。毛细血管允许水分子和晶体物质通过，但不允许血浆蛋白自由通过。因此，毛细血管内外水分的交换和分布主要取决于血管内外的胶体渗透压。正常情况下，血浆中蛋白浓度高于组织液，血浆胶体渗透压高于组织液胶体渗透压，水分将从组织液向毛细血管扩散，从而维持正常的血浆容量。当某些因素如肝、肾病等引起机体血浆蛋白合成不足或丢失过多，会引起血浆胶体渗透压降低，组织间隙的水分积聚过多，以及组织水肿。因此，血浆胶体渗透压对调节毛细血管内外水分的交换，维持正常血浆容量有重要作用。

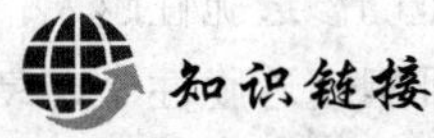

等渗溶液

渗透压与血浆渗透压相近或相等的溶液称为等渗溶液。常用的等渗溶液有 0.9% 氯化钠溶液和 5% 葡萄糖溶液。低于血浆渗透压的溶液称为低渗溶液；高于血浆渗透压的溶液称为高渗溶液。静脉输入大量的高渗或低渗溶液均会影响红细胞的正常形态和血浆渗透压的水平衡。

第二节　血细胞

一、红细胞

（一）红细胞的数量及功能

正常成熟的红细胞（RBC）呈双凹圆盘形，是数量最多的血细胞。我国正常成人红细

重点·考点·笔记

考点提示

贫血：外周血液中红细胞数量或血红蛋白含量低于正常。

胞的数量，男性为（4.0 ~ 5.5）$\times 10^{12}$/L，平均为5.0 $\times 10^{12}$/L；女性为（3.5 ~ 5.0）$\times 10^{12}$/L，平均为4.2 $\times 10^{12}$/L；新生儿红细胞数可达（6.0 ~ 7.0）$\times 10^{12}$/L。成熟红细胞内充满血红蛋白，我国成年男性血红蛋白正常值为120 ~ 160g/L，女性为110 ~ 150g/L，新生儿可达170 ~ 200g/L。若外周血液中红细胞数量或血红蛋白含量低于正常，称为贫血。

红细胞的主要生理功能是运输 O_2 和 CO_2，并能缓冲血液酸碱度的变化。这些功能都是靠血红蛋白实现的。一旦红细胞破裂，血红蛋白逸出，红细胞的生理功能将随之丧失。

（二）红细胞的生理特性

1. 可塑变形性 双凹圆盘形的红细胞具有很大的变形能力。当红细胞在通过口径小于其直径的毛细血管和血窦孔隙时，红细胞将发生变形，通过后又恢复原状。衰老、受损的红细胞变形能力会降低。

2. 渗透脆性 红细胞在低渗盐溶液中发生膨胀、破裂的特性，称为红细胞的渗透脆性。在红细胞渗透脆性实验中，将红细胞置于一系列不同浓度的氯化钠溶液中，红细胞将发生不同的变化（表3–1）。

表3–1 红细胞在不同浓度的氯化钠溶液中的变化

氯化钠溶液浓度（%）	渗透压	红细胞的变化
0.9	等渗	红细胞形态正常
0.6 ~ 0.8	低渗	红细胞膨胀成球形
0.4 ~ 0.45	低渗	红细胞进一步膨胀，部分红细胞破裂
0.3 ~ 0.35	低渗	红细胞由于过度膨胀，全部破裂

实验表明，红细胞膜对低渗盐溶液有一定的抵抗力。红细胞的渗透脆性越大，对低渗盐溶液抵抗力越小，越容易发生破裂溶血。一般新生的红细胞渗透脆性小，衰老的红细胞渗透脆性大。

3. 悬浮稳定性 红细胞在血浆中保持悬浮状态而不易下沉的特性，称为红细胞的悬浮稳定性。临床上常用红细胞沉降率（简称血沉，ESR）来表示。测量方法是将抗凝处理的血置于血沉管中，垂直静置，观察第1小时末血柱上方血浆层的高度，该值可反映红细胞下沉的速率，称为红细胞沉降率。红细胞沉降率正常值成年男性为0 ~ 15mm/h，女性为0 ~ 20mm/h。血沉越快，说明红细胞的悬浮稳定性越差。

红细胞的悬浮稳定性与红细胞形态、红细胞表面带的负电荷有关。在临床上，血沉异常可作为诊断某些疾病的依据之一。例如，活动性肺结核、风湿热、肿瘤和贫血等疾病时，红细胞悬浮稳定性降低，血沉加快；另外，妇女月经期、妊娠期血沉也会加快。

（三）红细胞的生成与破坏

1. 红细胞的生成

（1）生成的部位：人在胚胎时期，红细胞生成的部位在卵黄囊、肝、脾和骨髓；出生后主要在红骨髓；18岁成年后，主要在胸骨、肋骨、髂骨和长骨近端骨骺的骨髓进行造血。骨髓造血功能正常是红细胞生成的前提。在红细胞发育成熟过程中，细胞

重点·考点·笔记

体积由大变小，细胞核由大变小最后消失，细胞质中的血红蛋白从无到有，直至达到正常含量。

骨髓受到X射线、放射性核素、化学药物等因素影响，造血功能发生障碍时，会引起再生障碍性贫血，表现为红细胞、白细胞和血小板都减少。

（2）生成原料：铁和蛋白质是合成血红蛋白的基本原料。日常膳食所提供的蛋白质足够机体造血所需，因此蛋白质缺乏引起的贫血较少见。成人每天需要20～30mg铁用于合成血红蛋白，其中95%的铁来自于衰老红细胞破坏后的“内源性铁”的循环利用，其余5%由食物提供。儿童生长期、妇女月经期、妊娠期和哺乳期对铁的需求量增大，若摄入不足或存在吸收利用障碍，会导致血红蛋白合成不足，红细胞体积减小，血红蛋白含量降低，红细胞颜色变淡，称为缺铁性贫血（小细胞低色素性贫血）。长期慢性失血，如月经量过多、痔疮出血等使铁丢失过多，也会引起缺铁性贫血。

（3）成熟因子：在红细胞分裂和成熟过程中，需要叶酸和维生素B_{12}的参与。当叶酸或维生素B_{12}缺乏时，会导致红细胞分裂延缓甚至发育停滞，红细胞生成数量减少，体积较大，称为巨幼红细胞性贫血。

2. 红细胞生成的调节　红细胞生成主要受促红细胞生成素和雄激素的调节。

（1）促红细胞生成素（EPO）：EPO主要在肾合成，其主要生理作用是与骨髓红系定向祖细胞膜上的受体结合，加速其增殖与分化，使血液中成熟红细胞增多。组织缺氧是刺激促红细胞生成素合成释放的主要原因。当机体缺氧时，该激素合成释放增加，刺激红骨髓造血使红细胞生成增多，提高血液运输氧的能力。高原居民、长期从事强体力劳动和体育锻炼的人，红细胞数量较多，就是由于组织缺氧刺激肾合成促红细胞生成素增多所致。严重肾病患者，促红细胞生成素合成减少，会引发肾性贫血。

（2）雄激素：雄激素既能直接刺激骨髓造血，又能促进肾合成促红细胞生成素，使红细胞生成增多。因此，青春期后男性红细胞和血红蛋白含量均多于女性。

3. 红细胞的破坏　红细胞平均寿命120天。衰老红细胞的可塑变形能力减弱且脆性加大，难以通过微小的孔隙，在湍急的血流中受到碰撞容易破损。衰老或破损的红细胞易滞留于肝、脾的血窦中，被巨噬细胞吞噬。脾是红细胞破坏的主要场所，脾功能亢进时，吞噬红细胞的能力增强，易引起脾性贫血。

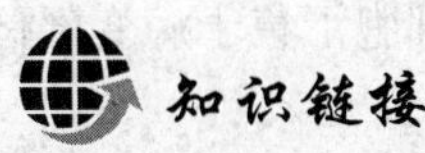

妊娠期妇女缺铁性贫血的防治

缺铁性贫血是妇女妊娠期最常见的并发症。一般情况下母体轻度贫血对胎儿影响不大，但重度贫血，可造成胎儿生长受限，呼吸窘迫、早产或死胎。其常规护理措施有：①补充高铁、高蛋白及高维生素C的食物，如动物肝、瘦肉、蛋类、葡萄干及菠菜，改善体内缺铁的状况。②正确服用铁剂，建议妊娠4个月后，每日遵医嘱加服铁剂，同时补充维生素C，促进铁的吸收。③定期产检，按医生要求定期进行血常规检查，妊娠晚期应重点复查。

重点·考点·笔记

考点提示

白细胞的数量：正常成人白细胞（WBC）总数为（4.0 ~ 10.0）× 10^9/L，新生儿白细胞总数可达（12.0 ~ 20.0）× 10^9/L。

二、白细胞

（一）白细胞的分类和正常值

正常成人白细胞（WBC）总数为（4.0 ~ 10.0）× 10^9/L，新生儿白细胞总数可达（12.0 ~ 20.0）× 10^9/L。

根据细胞质中是否含有特殊颗粒，可将白细胞分为有粒白细胞和无粒白细胞两类。有粒白细胞包括中性粒细胞、嗜碱性粒细胞和嗜酸性粒细胞；无粒白细胞包括淋巴细胞和单核细胞。白细胞分类计数及主要生理功能见表 3–2。

表 3–2　我国健康成人各种白细胞计数的百分比和主要生理功能

分类	分类计数（%）	主要生理功能
中性粒细胞	50 ~ 70	吞噬细菌（尤其是化脓性细菌）；清除衰老红细胞和抗原 - 抗体复合物
嗜碱性粒细胞	0 ~ 1	释放过敏物质，参与过敏反应；释放肝素，参与抗凝过程
嗜酸性粒细胞	0.5 ~ 5	限制过敏反应，参与蠕虫免疫
单核细胞	3 ~ 8	吞噬各种病原微生物和衰老死亡细胞；识别杀伤肿瘤细胞；参与激活淋巴细胞的特异性免疫功能
淋巴细胞	20 ~ 40	T 淋巴细胞参与细胞免疫，B 淋巴细胞参与体液免疫

（二）白细胞的生理功能

白细胞的主要生理功能是通过吞噬作用和免疫反应，实现对机体的防御和保护。

1. **中性粒细胞**　中性粒细胞的主要功能是吞噬和杀灭入侵的病原微生物。当细菌入侵时，中性粒细胞在趋化因子的作用下，从毛细血管渗出并游走到病变部位，吞噬、杀灭细菌。中性粒细胞始终位于机体抵御病原微生物，特别是抵御化脓性细菌感染的第一线。因此，临床上白细胞总数增加或中性粒细胞百分率增加时，往往提示急性化脓性细菌感染。

2. **嗜碱性粒细胞**　嗜碱性粒细胞的碱性染色颗粒内含有肝素、组胺、过敏性慢反应物和嗜酸性粒细胞趋化因子等活性因子。肝素具有抗凝血作用；组胺、过敏性慢反应物可使毛细血管壁通透性增加、支气管平滑肌痉挛，引起荨麻疹、哮喘等过敏反应；当发生过敏反应时，嗜酸性粒细胞趋化因子可将嗜酸性粒细胞汇集于病变部位，以限制嗜碱性粒细胞在过敏反应中的作用。

3. **嗜酸性粒细胞**　嗜酸性粒细胞的主要功能是限制肥大细胞和嗜碱性粒细胞引起的速发型过敏反应。它还可以黏附在蠕虫上，释放其所含的某些酶类损伤虫体，参与对蠕虫的免疫反应。当机体发生过敏反应或蠕虫感染时，常伴有嗜酸性粒细胞数增多。

4. **淋巴细胞**　淋巴细胞在免疫应答反应中起核心作用。淋巴细胞主要有两类，一类是 T 淋巴细胞，参与细胞免疫；一类是 B 淋巴细胞，参与体液免疫。

5. **单核细胞**　单核细胞吞噬能力较弱，在血液内停留 2 ~ 3 天后，便进入组织转变成巨噬细胞，吞噬能力大大提高。单核 – 巨噬细胞可以吞噬各种病原微生物和衰老死亡的细胞，识别和杀伤肿瘤细胞，还参与激活淋巴细胞的特异性免疫功能。

三、血小板

（一）血小板的正常值

血小板(PLT)是骨髓中成熟的巨核细胞脱落下来的细胞质碎片，平均寿命为7～14天。正常成人的血小板数量为（100～300）$\times 10^9$/L。血小板数量可有一定的波动，如妇女月经期血小板减少，妊娠、进食、运动、缺氧及严重损伤等时血小板增多。

（二）血小板的生理功能

1. 维持血管内皮完整性　血小板能随时黏附于毛细血管壁以填补血管内皮细胞脱落留下的空隙，并融入血管内皮细胞中，并可释放活性因子促进内皮细胞的修复，从而维持血管内皮的完整性。在临床上，当血小板减少到 50×10^9/L 以下时，毛细血管通透性增大，脆性增加，微小的创伤或血压升高就会破裂，出现小的出血点或大的瘀斑，称为血小板减少性紫癜。

2. 参与生理性止血及血液凝固　正常情况下，小血管破损后出血，数分钟后出血自行停止的现象称为生理性止血。生理性止血过程包括：①血小板释放缩血管物质，使受损的血管收缩，以缩小或封闭血管创口；②血小板黏附、聚集在破损处，形成松软的止血栓堵塞创口；③吸附大量凝血因子，激活血液凝固过程，形成血凝块，继而血小板收缩，血凝块回缩，形成牢固的止血栓，从而有效止血。

临床上用细针刺破耳垂或指尖，测定血液自然流出到自然停止的时间，称为出血时间。正常人出血时间为1～3分钟。若血小板数量减少或功能障碍，出血时间将延长。

考点提示

血小板的功能：维持血管内皮完整性，参与生理性止血及血液凝固。

第三节　血液凝固与纤维蛋白溶解

一、血液凝固

血液由流动的液体状态变为不能流动的凝胶状态的过程称为血液凝固，简称凝血。它是一系列复杂的酶促反应过程，最终血浆中可溶性的纤维蛋白原转变成不溶性的纤维蛋白，纤维蛋白交织成网，将血细胞和血液的其他成分网罗在一起，形成血凝块。血液凝固后血凝块逐渐回缩，析出淡黄色透明的液体，即血清。血清与血浆的区别在于血清中不含纤维蛋白原和凝血过程中被消耗掉的部分凝血因子，但增加了少量凝血过程中血小板释放的物质。

（一）凝血因子

血浆与组织中直接参与血液凝固的物质，称为凝血因子。世界卫生组织依照凝血因子发现的先后顺序用罗马数字编号的有12种（表3-3），此外还有前激肽释放酶、激肽原和血小板磷脂等。

除了Ⅳ（Ca^{2+}）和磷脂外，其余凝血因子均为蛋白质。大多数凝血因子以无活性的酶原形式存在，在参与凝血的过程中需被激活，激活后的凝血因子在其右下角用字母“a”标记，如因子$Ⅸ_a$、$Ⅹ_a$等。除因子Ⅲ来自组织外，其他凝血因子均存在于新鲜的血浆中。多数凝血因子在肝合成，其中因子Ⅱ、Ⅶ、Ⅸ、Ⅹ的合成还需要维生素K的参与。若肝

重点·考点·笔记

病变或维生素K缺乏，会导致凝血因子合成减少，凝血过程障碍而产生出血倾向。

表3-3 国际命名法编号的凝血因子

因子	同义名	合成部位	因子	同义名	合成部位
Ⅰ	纤维蛋白原	肝细胞	Ⅷ	抗血友病因子	肝细胞
Ⅱ	凝血酶原	肝细胞（需维生素K）	Ⅸ	血浆凝血激酶	肝细胞（需维生素K）
Ⅲ	组织因子	内皮细胞和组织细胞	Ⅹ	斯图亚特因子	肝细胞（需维生素K）
Ⅳ	Ca^{2+}		Ⅺ	血浆凝血活酶前质	肝细胞
Ⅴ	前加速素	内皮细胞和血小板	Ⅻ	接触因子	肝细胞
Ⅶ	前转变素	肝细胞（需维生素K）	ⅩⅢ	纤维蛋白稳定因子	肝细胞和血小板

（二）血液凝固过程

血液凝固是一系列凝血因子相继激活的过程，可大致分为3个基本步骤（图3-3）。

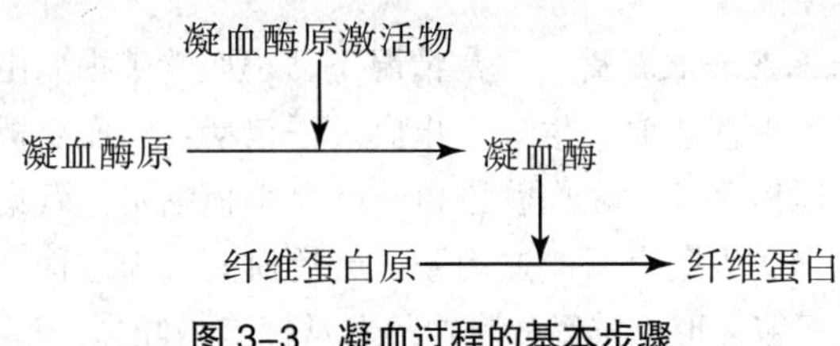

图3-3 凝血过程的基本步骤

1. ***凝血酶原激活物的形成*** 凝血酶原激活物的形成过程包括内源性激活途径和外源性激活途径（图3-4）。

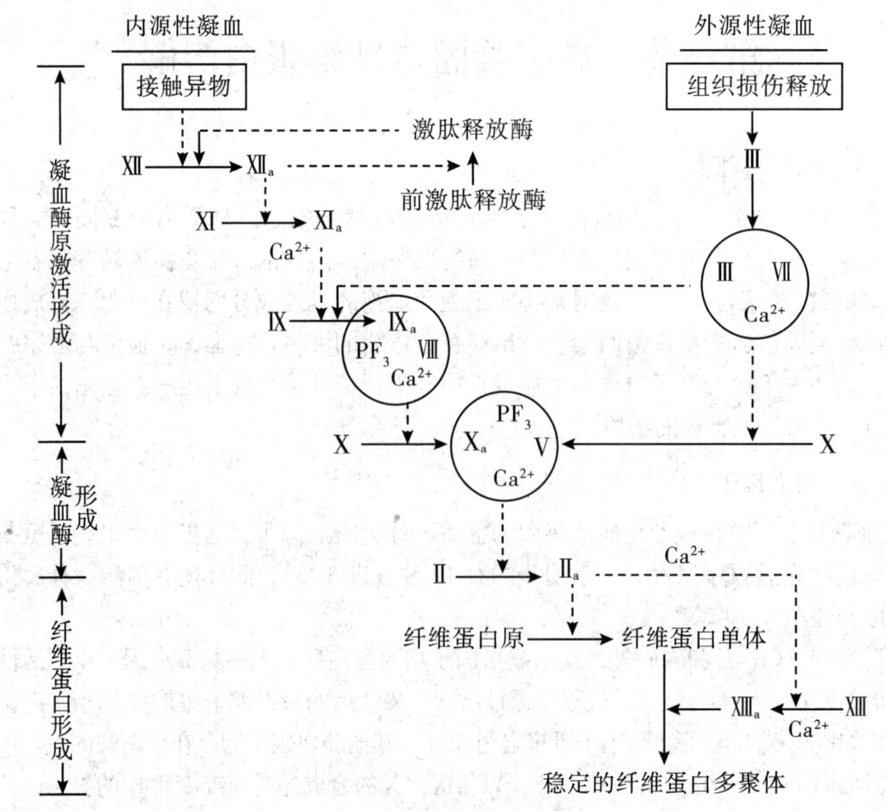

图3-4 血液凝固过程

重点·考点·笔记

(1) 内源性激活途径：内源性凝血途径由因子Ⅻ启动，参与凝血的因子全部存在于血液中。当血管破损，暴露内膜下的胶原纤维或血液与带有负电荷的异物接触时，因子Ⅻ结合到异物表面，并被激活成因子$Ⅻ_a$。因子$Ⅻ_a$可激活前激肽释放酶，使之成为激肽释放酶，后者又可反过来激活因子Ⅻ，通过这一正反馈可形成大量因子$Ⅻ_a$；因子$Ⅻ_a$可激活Ⅺ，在Ca^{2+}参与下，再激活因子Ⅸ；因子$Ⅸ_a$与因子Ⅷ被Ca^{2+}结合在血小板的磷脂表面，形成Ⅷ复合物，Ⅷ复合物能将因子Ⅹ激活为$Ⅹ_a$。因子Ⅷ能使$Ⅸ_a$激活因子Ⅹ的作用加快几百倍，当因子Ⅷ缺乏时，血液凝固速度极为缓慢，微小创伤可引起出血不止，临床上称为甲型血友病。缺乏因子Ⅸ、因子Ⅺ也会造成凝血障碍，分别称为乙型血病和丙型血友病。

(2) 外源性激活途径：由血管外的组织因子（Ⅲ）与血液接触而启动的凝血，称为外源性凝血途径。当组织损伤、血管破裂时，受损组织释放组织因子（Ⅲ）扩散入血液中，与血浆中Ca^{2+}、Ⅶ形成复合物，该复合物能将因子Ⅹ激活为$Ⅹ_a$。

经上述两条途径激活形成的$Ⅹ_a$，与因子Ⅴ、Ca^{2+}在血小板因子（PF_3）提供的磷脂表面上形成凝血酶原激活物。

2. 凝血酶的形成　凝血酶原（Ⅱ）在凝血酶原激活物作用下，形成凝血酶（因子$Ⅱ_a$）。凝血酶原激活物中的因子Ⅴ使因子$Ⅹ_a$激活凝血酶原的速度加快几十倍。

3. 纤维蛋白的形成　凝血酶的主要作用是使纤维蛋白原转变成纤维蛋白单体，同时凝血酶在Ca^{2+}参与下，将因子ⅩⅢ激活。$ⅩⅢ_a$使纤维蛋白单体相互聚合，形成稳定的纤维蛋白多聚体，即纤维蛋白。纤维蛋白交织成网，把血细胞网罗在一起，形成血凝块。至此，血液凝固过程全部完成。

在生理性止血过程中，既存在内源性激活途径的激活，也存在外源性激活途径的激活，两者不能截然分开。凝血过程是一种正反馈调节，每步酶促反应都有放大效应，一旦触发，凝血因子的相继激活就如“瀑布”样迅速进行，直到血液凝固。

（三）抗凝系统

正常情况下，血管中的血液是不会凝固的。因为：①血管内膜完整光滑，因子Ⅻ不易被激活，因子Ⅲ也不易进入血管内，故不会启动内源性或外源性凝血过程；②血流速度快，即使有局部的凝血因子被激活，也会被血流稀释，并在肝脾被巨噬细胞吞噬破坏；③纤维蛋白溶解系统的活动，可迅速溶解血液中形成的少量纤维蛋白；④血液中存在一些重要的抗凝物质。

血液中主要的抗凝物质有抗凝血酶Ⅲ和肝素。抗凝血酶Ⅲ是肝细胞和血管内皮细胞分泌的一种丝氨酸蛋白酶抑制物，能与凝血酶结合形成复合物而使其失活，还能封闭因子$Ⅶ_a$、$Ⅸ_a$、$Ⅹ_a$、$Ⅺ_a$、$Ⅻ_a$的活性中心，使这些因子失活，达到抗凝作用。正常情况下，抗凝血酶Ⅲ的直接抗凝作用弱而慢，与肝素结合后其抗凝作用将显著增加。肝素由嗜碱性粒细胞和肥大细胞合成，它能与抗凝血酶Ⅲ结合，使抗凝血酶Ⅲ与凝血酶的亲和力增强约100倍，使凝血酶迅速灭活。此外，肝素还能阻止血小板黏附、聚集和释放反应。

（四）血液凝固的加速和抗凝

在临床工作中，常常需要采取一些措施，加速血液凝固，或者延缓或防止血液凝

重点·考点·笔记

固，以达到相应的诊疗目的。

1. **促凝** ①提供粗糙面：利用粗糙面可激活因子Ⅻ并促进血小板释放血小板因子，从而启动内源性凝血过程，加速血液凝固。②适当提高温度：在一定范围内升高温度，可使各种凝血酶的活性增高，加速凝血反应速度。外科手术中常用温热的生理盐水纱布压迫伤口止血，就是利用粗糙面和升高温度来加速血液凝固的。③促进凝血因子合成：为防止手术过程中大出血，常在术前为患者注射维生素K，促进肝合成凝血因子Ⅱ、Ⅶ、Ⅸ、Ⅹ，以加速血液凝固。

2. **延缓或防止血液凝固** ①肝素：肝素可提高血中抗凝血酶Ⅲ的活性，阻止血液凝固。临床上广泛采用肝素进行体内、体外抗凝，如静脉留置针的封闭液、弥散性血管内凝血的治疗等。②去钙：枸橼酸钠可与血浆中Ca^{2+}结合形成稳定的可溶性络合物，除去血浆中游离的Ca^{2+}，使血液不能凝固。由于少量枸橼酸钠毒性小，不会对机体造成影响，所以临床上常采用枸橼酸钠作为抗凝剂储存血液。但如果患者需要大量输血，应注意预防枸橼酸钠过量使血钙降低引起的低钙性抽搐。③降低温度：可抑制酶促反应，并防止血液变质，所以储存血液应在低温环境冷藏。

二、纤维蛋白溶解

纤维蛋白溶解指纤维蛋白被分解液化的过程，简称纤溶。纤溶系统由4个部分组成：纤维蛋白溶解酶原（简称纤溶酶原）、纤维蛋白溶解酶（简称纤溶酶）、纤溶酶原激活物与纤溶抑制物。纤溶过程大致分两个阶段：第一阶段是纤溶酶原的激活，第二阶段为纤维蛋白的降解（图3–5）。纤维蛋白溶解能使凝血块及时溶解，限制凝血发展，防止血栓的形成。

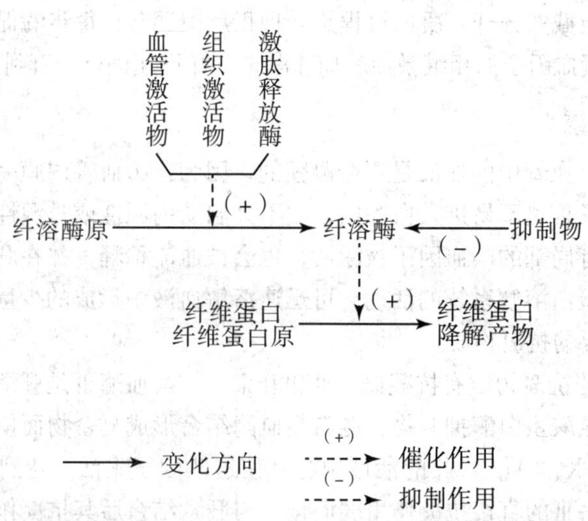

图3–5 纤维蛋白溶解过程

（一）纤维蛋白溶解过程

1. **纤溶酶原的激活** 纤溶酶原是一种球蛋白。能使纤溶酶原激活的物质统称为纤溶酶原激活物，主要有以下几类：①血管激活物；②组织激活物，以子宫、前列腺、甲状腺、肾上腺、淋巴结、卵巢和肺等组织中含量最高，因此，这些部位手术后伤口

重点·考点·笔记

易渗血；③激肽释放酶。这些物质均可使纤溶酶原激活，成为活性很强的纤溶酶。

2. **纤维蛋白和纤维蛋白原溶解**　纤溶酶可将纤维蛋白和纤维蛋白原分解为许多可溶性的小肽，总称为纤维蛋白降解产物（FDP）。纤维蛋白降解产物通常不再发生凝固，且具有抗凝作用。

（二）纤溶抑制物

血浆中存在许多对抗纤维蛋白溶解的物质，统称为纤溶抑制物。纤溶抑制物主要有两类：一类是抗纤溶酶，能与纤溶酶结合并使其失活；另一类是抗活化素，能够抑制纤溶酶原的激活。

总之，血液凝固和纤溶是两个既对立又统一的功能系统，两者之间保持动态的平衡，使人体在出血时既能有效地止血，又能防止血凝块堵塞血管，维持血流畅通。如果血凝作用大于纤溶，易形成血栓；反之，纤溶作用大于血凝，易产生出血倾向。

第四节　血型与输血

一、血型

血型是血细胞膜上特异性抗原的类型。在各类血细胞膜上均发现了血型抗原。通常所说的血型是指红细胞血型。2002 年国际输血协会（ISBT）血型命名委员会确认红细胞血型系统有 29 个，其中与临床关系最密切的血型系统是 ABO 血型系统和 Rh 血型系统。

（一）ABO 血型系统

1. **ABO 血型系统的分型**　根据红细胞膜上 A 凝集原和 B 凝集原的有无或不同，将 ABO 血型分为四种基本类型，即 A 型、B 型、AB 型、O 型（表 3–4）。红细胞膜上只含有 A 凝集原者为 A 型；红细胞膜上只含有 B 凝集原者为 B 型；红细胞上既含有 A 凝集原又含有 B 凝集原者为 AB 型；红细胞膜上无 A 凝集原和 B 凝集原者为 O 型。

> **考点提示**
> ABO 血型系统的分型：A 型、B 型、AB 型和 O 型。

在人类血清中还存在与 A、B 凝集原对应的天然抗体（凝集素），分别称为抗 A 凝集素和抗 B 凝集素。A 型血的血清只含有抗 B 凝集素；B 型血的血清只含有抗 A 凝集素；AB 型血的血清既无抗 A 凝集素，也无抗 B 凝集素；O 型的血清中既含有抗 A 凝集素又含有抗 B 凝集素（表 3–4）。

表 3–4　ABO 血型系统的分型

血型	红细胞膜上的凝集原	血清中的凝集素
A 型	A	B
B 型	B	A
AB 型	A 和 B	无
O 型	无	A 和 B

重点·考点·笔记

2. ABO血型鉴定 根据抗原抗体凝集反应的原理，用已知的抗体检测未知的抗原类型，进行血型鉴定。采集受试者新鲜血液分别与A凝集素和B凝集素混合，观察凝集现象，判断被测血液红细胞膜上所含凝集原的类型来确定血型。输血之前进行血型鉴定，是保证输血安全的必要措施。

（二）Rh血型系统

1. Rh血型的分型 Rh血型抗原最先在恒河猴的红细胞上发现，取其学名的前两个字母命名。人类红细胞膜上与临床密切相关的Rh抗原有C、c、D、E、e五种，其中以D抗原的抗原性最强。因此，通常将红细胞膜上含有D抗原者，称为Rh阳性；不含D抗原者称为Rh阴性。据调查，我国汉族和其他大多数民族中99%以上的人是Rh阳性，只有不足1%的人为Rh阴性。但有些少数民族Rh阴性者比例较高，如塔塔尔族为15.8%，苗族为12.3%，布依族和乌孜别克族为8.7%。

2. Rh血型的特点 人类血清中不存在抗Rh的天然抗体，只有当Rh阴性者接受Rh阳性的血液后，通过体液免疫才产生抗D的抗体。Rh血型系统的抗体主要是IgG，分子量较小，能通过胎盘屏障。

3. Rh血型的临床意义 ①重复输血：Rh阴性者第一次接受Rh阳性的血液，由于人类的血清中不存天然抗D抗体，故不产生输血反应。但输入Rh阳性血液后，通过体液免疫，受血者产生抗D抗体。当第二次或多次输入Rh阳性血液时，将发生抗原－抗体反应，引起溶血。②多胎妊娠：若Rh阴性妇女孕育了Rh阳性的胎儿（胎儿接受了来自父亲的Rh阳性抗原），一旦胎儿的少量红细胞由于某种原因（如分娩时胎盘剥离）进入母体，就会刺激母体产生抗D抗体。该母亲再次孕育Rh阳性胎儿时，母体抗D抗体可通过胎盘进入胎儿体内，与胎儿红细胞膜上的D抗原发生抗原－抗体反应，造成新生儿溶血，严重者时可导致胎儿死亡。

临床上Rh阴性母亲孕育第一胎Rh阳性胎儿后，及时输注特异性抗D免疫球蛋白，中和进入母体的D抗原，可避免Rh阴性母亲致敏，预防第二次妊娠时新生儿溶血的发生。

二、输血

输血作为一种治疗措施，在临床上广泛应用。输血前，必须进行ABO血型和Rh血型鉴定，以确保输血安全。

1. 输血的原则 保证供血者与受血者ABO血型相同及Rh血型相同。

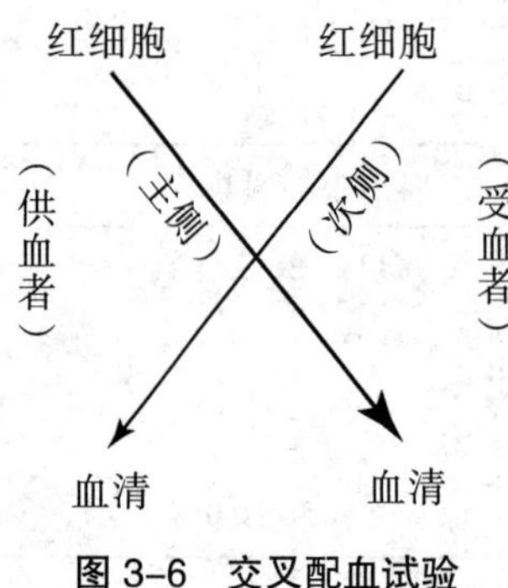

图3–6 交叉配血试验

2. 交叉配血试验 为保证输血安全，临床上即使同型输血，也必须进行交叉配血试验（图3–6）。把供血者的红细胞与受血者的血清相混合作为交叉配血试验的主侧；再将受血者的红细胞与供血者的血清相混合作为交叉配血试验的次侧。根据交叉配血试验的结果，判断能否输血。

配血结果有三种：①配血相合：主侧、次侧均不凝集时为配血相合，见于同型相输，可以进行输血。②配血基本相合：若主侧不凝集，次侧凝集，为配血基本相合，见于将O型血输给其他血型或AB型受血者接受其他各型的异型输血（图3–7）。异型输血只能在紧急情况下使用，一次输血量要少（不超过300ml）、输血速度要缓慢，并密切观察患者的反应，一旦发现输血反应，必须立即停止输入。③配血不合：主侧出现凝集反应为配血不合，绝对不能进行输血。

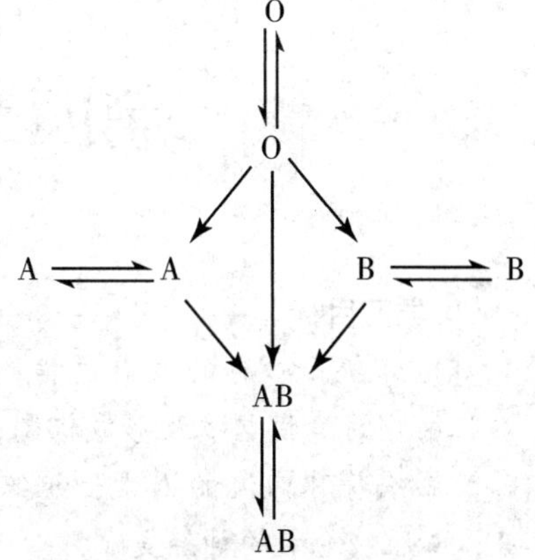

图3–7　ABO血型之间输血关系

3. 输血的类型　根据输注血液的成分可将输血分为全血输注和成分输血；根据供血者的来源，输血可分为异体输血和自体输血。随着科学技术的进步和医学的发展，输血疗法已经从原来的全血输注，发展为根据患者疾病需要进行成分输血，即按需要选择输入红细胞、粒细胞、血小板或血浆。为避免异体输血传播肝炎和艾滋病，自体输血疗法也在迅速发展。

（罗桂霞）

课后练习

A_1型题（单项选择题）

1. 在维持血浆晶体渗透压中，尤为重要的是（　　）

A. 氯化钠　B. 球蛋白　C. 清蛋白　D. 纤维蛋白原　E. 葡萄糖

2. 中性粒细胞的主要功能是（　　）

A. 产生抗体　B. 产生肝素和组胺　C. 参与过敏反应

D. 吞噬外来微生物　E. 参与细胞免疫

3. 血清与血浆的主要区别是前者不含（　　）

A. 清蛋白　B. 纤维蛋白原　C. 球蛋白

D. 纤溶酶原　E. 纤溶酶

4. 临床上输血常用的抗凝血物质是（　　）

A. 纤溶酶　B. 草酸钙　C. 枸橼酸钠

D. 维生素K　E. 肝素

5. 某人血清中只有抗B凝集素，红细胞无D抗原，其血型属于（　　）

A. A型Rh阴性　B. B型Rh阴性　C. A型Rh阳性

D. B型Rh阳性　E. O型Rh阴性

第四章 血液循环

学习目标

1. 掌握 心脏的泵血过程，心脏泵血功能的评价；心肌细胞的生理特性；心肌细胞的跨膜电位及形成机制；动脉血压的形成和影响因素；中心静脉压的概念；影响静脉回流的因素；组织液的生成机制；微循环的组成、血流通路及意义；心脏、血管的神经支配，心血管基本中枢，减压反射。

2. 熟悉 正常心音的产生、特点、意义；组织液的影响因素；肾上腺素和去甲肾上腺素的作用。

3. 了解 心电图各波段的意义；心、脑、肺的血液循环。

第一节 心脏的功能

案例引入

患者，男性，70岁，身体极度虚弱，因腹部膨胀，脚踝肿胀和呼吸困难被送至医院。患者晚上常因急性呼吸困难醒来，既往有心绞痛发作史，伴有进行性呼吸困难。检查发现：轻度发绀（皮肤呈淡蓝色）、呼吸加快（20次/分）、颈静脉扩张、血压为115/80mmHg、心脏扩张伴随轻微心动过速（110次/分）和舒张期奔马律（听起来像奔跑的马蹄声）。心电图显示正常窦性心律，Q波，且电轴左偏。胸部X光检查发现心脏增大和双侧肺基底部弥漫性阴影（肺中有液体的表现）。

病情诊断：心功能衰竭。

讨论分析：患者的心脏效率是否发生改变？为什么？为什么患者会有呼吸困难？

解析问题路径导航：

该患者伴随着心衰，心脏的效率降低，心脏严重扩张，每次射出同样量血液需要的能量比正常心脏要多。患者呼吸困难是因为：①肺间质内有过多的液体使肺变得僵硬，如果扩张就需要更大的力；②肺基底部肺泡内有积液，会干扰气体交换，尤其会干扰氧气由肺泡向肺毛细血管的扩散。

人体的心脏主要由心肌细胞构成，心肌细胞根据其电生理特性可分为两大类。一类是普通的心肌细胞，包括心房肌和心室肌，含有丰富的肌原纤维，执行收缩功能，故又称为工作细胞。工作细胞不能自动地产生节律性兴奋，即不具有自动节律性；但它具有兴奋性，可以在外来刺激作用下产生兴奋；也具有传导兴奋的能力，但是与相应的特殊传导组织作比较，传导性较低。另一类是一些特殊分化了的心肌细胞，组成心脏的特殊传导系统，主要包括 P 细胞、房室交界区、房室束、左右束支和浦肯野细胞。它们除了具有兴奋性和传导性之外，还具有自动产生节律性兴奋的能力，故称为自律细胞。它们含肌原纤维甚小或者完全缺乏，故收缩功能已基本丧失。还有一种细胞位于特殊传导系统的结区，既不具有收缩功能，也没有自律性，只保留了很低的传导性，是传导系统中的非自律细胞，存在于房室交界的结区。

心肌细胞除了按照功能和电生理特性分为工作细胞和自律细胞之外，还可根据其生物活动的特征，特别是动作电位 0 期去极化的速度，分为快反应细胞和慢反应细胞，其动作电位相应称为快反应电位和慢反应电位。再结合心肌细胞的自律性，可将心肌细胞分为以下 4 种类型：①快反应自律细胞：如浦肯野细胞；②慢反应自律细胞：窦房结和房室交界区细胞；③快反应非自律细胞：心房肌、心室肌细胞；④慢反应非自律细胞：结区细胞。

一、心肌细胞的生物电现象

与骨骼肌相比，心肌细胞的跨膜电位在波形上和形成机制上要复杂得多，不仅幅度和持续时间各不相同，而且形成的离子基础也有一定的差别（图 4–1）。各类心肌细胞电活动的不一致性，是心脏兴奋的产生及兴奋向整个心脏传播过程中表现出特殊规律的原因。

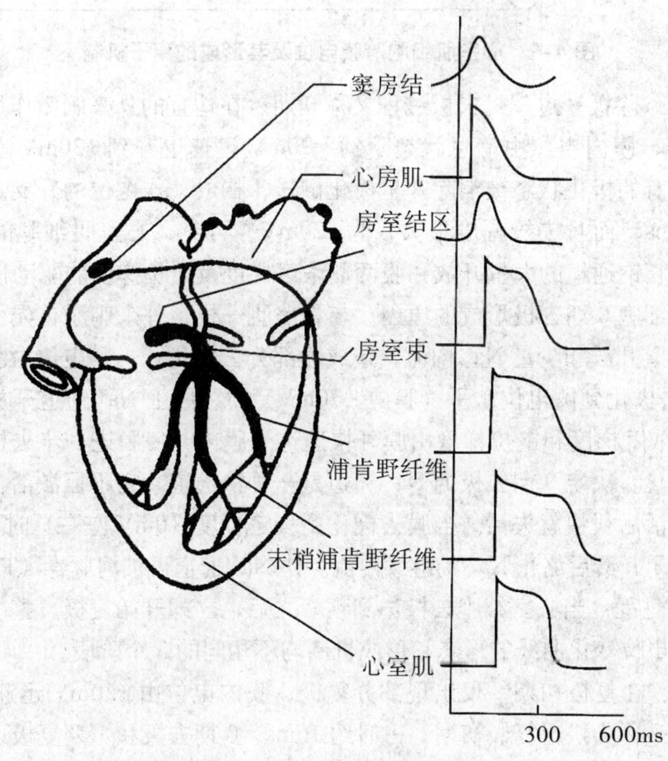

图 4–1　两类心肌细胞跨膜电位

重点·考点·笔记

（一）工作细胞的跨膜电位及其形成机制

1. **心室肌细胞的静息电位** 人和哺乳动物的心室肌细胞和骨骼肌细胞一样，在静息状态下膜两侧呈极化状态，膜内电位比膜外电位约低 90mV。K^+ 顺其浓度梯度由膜内向膜外扩散所达到的平衡电位，是静息电位的主要来源。

2. **心室肌细胞动作电位** 心室肌细胞与骨骼肌细胞的动作电位有明显不同。骨骼肌细胞动作电位的时程很短，仅持续几毫秒，复极速度与去极速度几乎相等，记录曲线呈升支和降支基本对称的尖锋状。

心室肌细胞动作电位的主要特征在于复极过程比较复杂，持续时间很长，动作电位降支与升支很不对称。心室肌细胞动电位可分为 0、1、2、3、4 五个时期（图 4–2）。

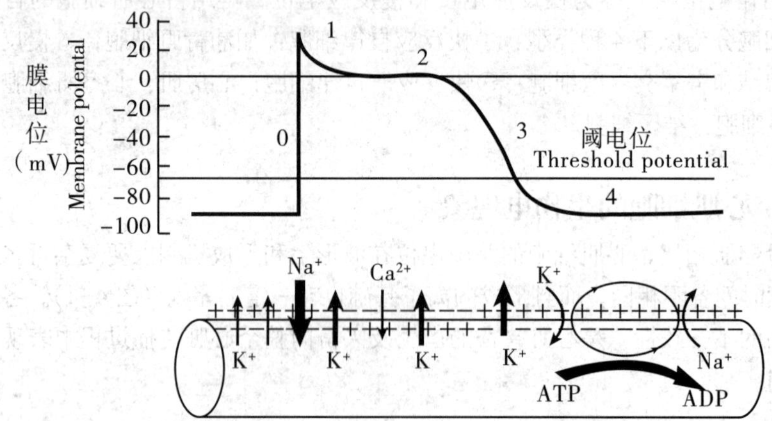

图 4–2 心室肌细胞跨膜电位及其形成的离子机制

（1）去极（除极）过程：去极过程又称 0 期。在适宜的外来刺激作用下，心室肌细胞发生兴奋，膜内电位由静息状态下的 −90mV 迅速上升到 +30mV 左右，即心肌细胞膜两侧原有的极化状态被消除并呈极化倒转，构成动作电位的升支。去极相很短暂，仅 1 ~ 2ms，而且去极幅度很大，为 120mV。可见，心室肌细胞的去极速度很快。心肌细胞膜钠通道的大量开放和膜两侧浓度梯度及电位梯度的驱动使 Na^+ 快速内流，是心室肌细胞 0 期去极形成的原因。与骨骼肌一样，外来刺激首先引起部分电压门控式 Na^+ 通道开放和少量 Na^+ 内流，造成膜部分去极化；当膜电位由静息水平（膜内 −90mV）去极化到阈电位水平（膜内 −70mV）时，膜上 Na^+ 通道开放概率明显增加，Na^+ 顺其浓度梯度和电位梯度由膜外快速进入膜内，使膜进一步去极化，膜内电位向正电性转化。决定 0 期去极的 Na^+ 通道是一种快通道，它不但激活、开放的速度很快，而且激活后很快就失活。当膜去极化到一定程度（0mV 左右）时，Na^+ 通道就开始失活而关闭，最后终止 Na^+ 的继续内流。快 Na^+ 通道可被河豚毒（TTX）所阻断。

（2）复极过程：当心室细胞去极达到顶峰之后，立即开始复极。整个复极过程比较缓慢，包括电位变化曲线的形态和形成机制均不相同的 3 个阶段。

1 期复极：在复极初期，仅出现部分复极，膜内电位由 +30mV 迅速下降到 0mV 左右，故 1 期又称为快速复极初期，占时约 10ms。0 期去极和 1 期复极这两个时期膜电位的变化速度都很快，记录图形上表现为尖锋状，故在心肌细胞习惯上把这两部分合称为锋电位。复极 1 期是在 0 期去极之后出现的快速而短暂的复极期，此时快钠通

重点·考点·笔记

道已经失活，同时激活一种一过性外向电流（I_{to}），从而使膜迅速复极到平台期电位水平（0 ～ −20mV）。K^+ 是 I_{to} 的主要离子成分，由 K^+ 负载的一过性外向电流是动作电位初期快速复极的主要原因。

2 期复极：当 1 期复极膜内电位达到 0mV 左右之后，复极过程就变得非常缓慢。膜内电位基本上停滞于 0mV 左右，细胞膜两侧呈等电位状态，记录图形比较平坦，故 2 期又称平台期，持续 100 ～ 150ms，平台期是整个动作电位持续时间长的主要原因，是心室肌细胞及其他心肌细胞动作电位区别于骨骼肌和神经纤维的主要特征。平台期同时有内向电流和外向电流存在，即 Ca^{2+} 的内流和 K^+ 的外流，两种离子所负载的跨膜正电荷基本相当，使膜电位稳定于 0mV 左右。

考点提示

工作肌细胞动作电位的特点：2期为平台期。

3 期复极：细胞膜复极速度加快，膜内电位由 0mV 左右较快地下降到 −90mV，完成复极化过程，故 3 期又称为快速复极末期，占时 100 ～ 150ms。Ca^{2+} 通道完全失活，内向离子流终止，外向 K^+ 流进一步增强，膜电位较快地回到静息水平，完成复极化过程。

（3）4 期：4 期膜电位稳定于静息电位水平，因此，4 期又称为静息期。在 4 期内，心室肌细胞膜电位基本上稳定于静息电位水平，但是，离子的跨膜转运仍然在活跃进行。动作电位期间 Na^+ 和 Ca^{2+} 进入细胞内，而 K^+ 外流出细胞，因此，只有从细胞内排出多余的 Na^+ 和 Ca^{2+}，并摄入 K^+，才能恢复细胞内外离子的正常浓度梯度，保持心肌细胞的正常兴奋性。这种离子转运是逆浓度梯度进行的主动转运过程。像骨骼肌一样，通过肌膜上 Na^+−K^+ 泵的作用，将 Na^+ 的外运和 K^+ 的内运互相耦联形成 Na^+−K^+ 转运，同时实现 Na^+ 和 K^+ 的主动转运。关于 Ca^{2+} 主动转运的转运机制，还没有完全弄清楚。目前大多数学者认为，Ca^{2+} 的逆浓度梯度的外运是与 Na^+ 的顺浓度的内流耦联进行的，形成 Na^+−Ca^{2+} 交换。Ca^{2+} 的这种主动转运是由 Na^+ 的内向性浓度梯度提供能量的。由于 Na^+ 内向性浓度梯度的维持是依靠 Na^+−K^+ 泵实现的，因此，Ca^{2+} 主动转运也是由 Na^+−K^+ 泵提供能量的。在 4 期开始后，膜的上述主动转运功能加强，细胞内外离子浓度梯度得以恢复。总的来看，这时期转运过程引起的跨膜交换的电荷量基本相等，因此，膜电位能维持稳定。

（二）自律细胞的跨膜电位及其形成机制

在没有外来刺激时，工作细胞不能产生动作电位，在外来刺激作用下，产生一次动作电位，但工作细胞两次动作电位之间的膜电位是稳定不变的。而在自律细胞，当动作电位 3 期复极末期达到最大值（最大复极电位）之后，4 期的膜电位并不稳定，而是立即开始自动去极，去极达阈电位后引起兴奋，出现另一个动作电位。这种 4 期自动去极（也称 4 期缓慢去极或缓慢舒张期去极）的特性，是自律细胞产生自动节律性兴奋的基础。

根据细胞膜去极跨膜电流的基本规律可分析自律细胞 4 期自动去极形成的机制：净外向电流使自律细胞膜复极（3 期）达最大复极电位后，在 4 期中又出现一种逐渐增强的净内向电流，使膜内正电位逐渐增加，膜便逐渐去极。这种进行性净内向电流的产生，有以下 3 种可能的原因：①内向电流的逐渐增强；②外向电流的逐渐衰退；③两者兼有。不同类型的自律细胞，4 期自动去极都是由这种进行性净内向电流引起的，但构成净内向电流的离子流的离子和方向并不完全相同。

重点·考点·笔记

1. 浦肯野细胞 浦肯野细胞是一种快反应自律细胞。作为快反应型细胞，其动作电位的形态与心室肌细胞相似，产生的离子基础也基本相同。

浦肯野细胞 4 期自动去极形成的机制：在浦肯野细胞，随着复极的进行，导致膜复极的外向 K^+ 电流逐渐衰减，同时在膜电位 4 期可记录到一种随时间推移而逐渐增强的内向电流（I_f）。这种 4 期内向电流，通常称为起搏电流，其主要离子成分为 Na^+，也有 K^+ 参与。

2. 窦房结细胞的跨膜电位及其形成机制 窦房结含有丰富的自律细胞，其动作电位复极后出现明显的 4 期自动去极，但它是一种慢反应自律细胞，其跨膜电位具有许多不同于心室肌快反应细胞和浦肯野快反应自律细胞的特征（图 4–3）。①窦房结细胞的最大复极电位（–70mV）和阈电位（–40mV）均高于浦肯野细胞。② 0 期去极结束时，膜内电位为 0mV 左右，不出现明显的极化倒转。③其去极幅度（70mV）小于浦肯野细胞（120mV），而其 0 期去极时程（7ms 左右）却比后者（1 ～ 2ms）长得多。原因是窦房结细胞 0 期去极速度（约 10V/s）明显慢于浦肯野细胞（200 ～ 1000V/s），因此，动作电位升支远不如后者那么陡峭。④没有明显的复极 1 期和平台期。⑤ 4 期自动去极速度（约 0.1V/s）比浦肯野细胞（约 0.02V/s）要快，记录曲线上窦房结细胞 4 期膜电位变化的斜率大于浦肯野细胞。

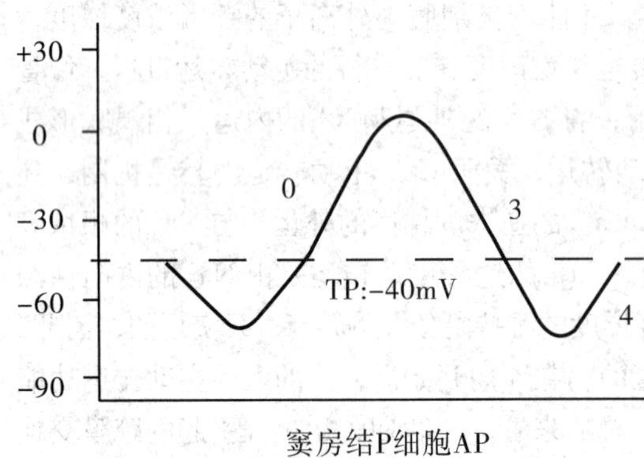

图 4–3 窦房结细胞的跨膜电位

引起窦房结细胞动作电位 0 期去极的内向电流是由 Ca^{2+} 负载的。窦房结细胞动作电位的形成过程如下：当膜电位由最大复极电位自动去极达阈电位水平时，激活膜上钙通道，引起 Ca^{2+} 内向流（I_{ca}），导致 0 期去极；随后，钙通道逐渐失活，Ca^{2+} 内流相应减少；在复极初期，一种 K^+ 通道被激活，出现 K^+ 外向流（I_k）；Ca^{2+} 内流的逐渐减少和 K^+ 外流的逐渐增加，膜便逐渐复极。由“慢”通道所控制、由 Ca^{2+} 内流所引起的缓慢 0 期去极，是窦房结细胞动作电位的主要特征。窦房结细胞的 4 期自动去极也由随时间增长的净内向电流所引起，但其构成成分比较复杂，是几种跨膜离子流的混合。由 I_k 通道的逐渐失活造成的 K^+ 外流进行性衰减，是窦房结细胞 4 期自动去极的重要的离子基础。

二、心电图

（一）体表心电图

在正常人体，由窦房结发出的一次兴奋，按一定的途径和进程，依次传向心房和心室，引起整个心脏的兴奋。因此，每一个心动周期，心脏各部分兴奋过程中出现的电变化传播方向、途径、次序和时间等都有一定的规律。这种生物电变化通过心脏周围的导电组织和体液传到身体表面，使身体各部位在每一心动周期中也都发生有规律的电变化。将测量电极放置在人体表面一定部位记录出来的心脏电变化曲线，就是临床上记录的心电图（electrocardiogram，ECG）。心电图反映心脏兴奋的产生、传导和恢复过程中的生物电变化，而与心脏的机械收缩活动无直接关系。

心肌细胞的生物电变化是心电图的来源，但心电图曲线与单个心肌细胞的生物电变化曲线有明显的区别，造成这种区别的原因主要有以下几点。①单个心肌细胞电变化是用细胞内电极记录法得到的，即一个测量电极放在细胞外表面，另一个电极插入到细胞膜内，所测到的电变化是同一细胞的膜内外的电位差。它不仅可测出膜的动作电位，也可测出膜的静息电位。心电图的记录方法原则上属于细胞外记录法，它只能测出不同部位之间的电位差。在静息状态下，或是肌膜各部位都处于兴奋状态下时，膜外各部位之间没有电位差，细胞外记录曲线都将呈等电位线，不能区别。②心肌细胞电变化曲线是单个心肌细胞在静息时或兴奋时膜内外电位变化曲线；而心电图反映的是一次心动周期中整个心脏的生物电变化。因此，心电图上每一瞬间的电位数值，都是很多心肌细胞电活动的综合效应在体表的反映。③与细胞内记录法不同，心电图是在身体表面间接记录心脏电变化。因此，电极放置的位置不同，记录的心电图曲线也不相同。

（二）正常典型心电图的波形及其生理意义

心电图记录纸上有横线和纵线画出的长和宽均为1mm的小方格。记录心电图时，首先调节仪器放大倍数，使输入1mV电压信号时，描笔在纵向上产生10mm偏移，这样，纵线上每一小格相当于0.1mV的电位差。横向小格表示时间，每一小格相当于0.04s（即走纸速度为每秒25mm）。因此，可以在记录纸上测量出心电图各波的电位数值和经历的时间。

测量电极安放位置和连线方式（称导联方式）不同时，心电图机记录到的心电图在波形上有所不同，但基本上都包括一个P波，一个QRS波群和一个T波，有时在T波后，还出现一个小的U波（图4–4）。

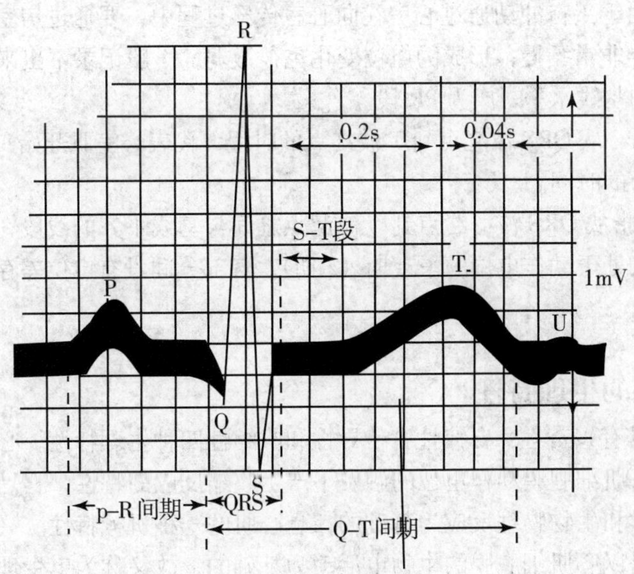

图4–4　正常人心电模式图

重点·考点·笔记

1. P 波 反映左右两心房的去极化过程。P 波波形小而圆钝，历时 0.08 ~ 0.11s，波幅不超过 0.25mV。

2. Ta 波（心房 T 波） 代表心房复极过程。它开始于 P 波之后，与 P 波的方向相反。P–Ta 间期（从 P 波开始到 Ta 波结束）为 0.15 ~ 0.45s；故 Ta 波与 P–R 段、QRS 波和 ST 段的初期重叠在一起，且 Ta 波波幅很低，故心电图上通常看不出 Ta 波。

3. QRS 波群 代表左右两心室的去极化过程。典型的 QRS 波群，包括三个紧密相连的电位波动：第一个向下波为 Q 波，然后是高而尖峭的向上的 R 波，最后是一个向下的 S 波。在不同导联中，这三个波不一定都出现。正常 QRS 波群历时 0.06 ~ 0.10s，代表心室肌兴奋扩布所需的时间。各波波幅在不同导联中变化较大。

4. T 波 反映心室的复极（心室肌细胞 3 期复极）过程中，波幅一般为 0.1 ~ 0.8mV。在 R 波较高的导联中 T 波不应低于 R 波的 1/10。T 波历时 0.05 ~ 0.25s。T 波的方向与 QRS 波群的主波方向相同。

5. U 波 是 T 波后 0.02 ~ 0.04s 可能出现的一个低而宽的波，方向一般与 T 波一致，波宽 0.1 ~ 0.3s，波幅多在 0.05mV 以下。U 波的意义和成因均不十分清楚。

（三）心电图波形间期及其生理意义

在心电图中，除了上述各波的形状有特定的意义之外，各波及它们之间的时程关系也具有理论和实践意义。其中比较重要的有以下几项。

1. PR 间期（或 PQ 间期） 是指从 P 波起点到 QRS 波起点之间的时程，为 0.12 ~ 0.20s。PR 间期代表由窦房结产生的兴奋经由心房、房室交界和房室束到达心室，并引起心室肌开始兴奋所需要的时间，故也称为房室传导时间。在房室传导阻滞时，PR 间期延长。

2. PR 段 从 P 波终点到 QRS 波起点之间的曲线，通常与基线同一水平。PR 段形成的原因是由于兴奋冲动通过心房在向心室传导过程中，要通过房室交界区，兴奋通过此区时传导非常缓慢，形成的电位变化也很微弱，一般记录不出来。故在 P 波之后，曲线又回到基线水平，成为 PR 段。

3. QT 间期 从 QRS 波起点到 T 波终点的时程，代表心室肌开始兴奋去极化到完全复极化所经历的时间。

4. ST 段 指从 QRS 波群终点到 T 波起点之间与基线平齐的线段，它代表心室各部分心肌细胞均处于动作电位的平台期（2 期）。各部分间没有电位差存在，曲线又恢复到基线水平。

三、心脏的生理特性

心肌组织具有兴奋性、自律性、传导性和收缩性四种生理特性。心肌的收缩性是指心肌能够在心肌细胞膜动作电位的触发下产生收缩反应的特性，它是以收缩蛋白质之间的生物化学和生物物理反应为基础的，是心肌的一种机械特性。兴奋性、自律性和传导性，则是以心肌细胞膜的生物电活动为基础的，故又称为电生理特性。心肌组织的这些生理特性共同决定着心脏的活动。

> **考点提示**
> 心肌组织的生理特性：具有兴奋性、自律性、传导性和收缩性四种生理特性。

（一）心肌的兴奋性

所有心肌细胞都具有兴奋性，即具有在受到刺激时产生兴奋的能力。衡量心肌的兴奋性，可以采用刺激的阈值作为指标，阈值大表示兴奋性低，阈值小表示兴奋性高。

1. 决定和影响兴奋性的因素　从兴奋产生过程中可知，兴奋的产生包括静息电位去极化到阈电位水平及 Na^+ 通道（以快反应型细胞为例）的激活两个环节。当这两方面的因素发生变化时，兴奋性将随之发生改变。

（1）静息电位水平：静息电位（自律细胞为最大复极电位）绝对值增大时，与阈电位的差距就加大，引起兴奋所需的刺激阈值增大，表现为兴奋性降低。反之，静息电位绝对值减少时，与阈电位的差距缩小，所需的刺激阈值减少，兴奋性增高。

（2）阈电位水平：阈电位水平上移，则与静息电位之间的差距增大，引起兴奋所需的刺激阈值增大，兴奋性降低。反之亦然。

（3）Na^+ 通道的性状：上述兴奋的产生，都以 Na^+ 通道能够被激活为前提。事实上，Na^+ 通道并不是始终处于这种可被激活的状态，它可表现为激活、失活和备用三种功能状态。Na^+ 通道处于其中哪一种状态，取决于当时的心肌细胞膜电位及相关的时间进程。这就是说，Na^+ 通道的活动是有电压依从性和时间依从性的。当膜电位处于正常静息电位水平（−90mV）时，Na^+ 通道处于备用状态。这种状态下，Na^+ 通道具有双重特性：一方面，Na^+ 通道是关闭的；另一方面，当膜电位由静息水平去极化到阈电位水平（−70mV）时，就可以被激活。Na^+ 通道被激活后迅速开放，Na^+ 得以快速跨膜内流。Na^+ 通道激活后会迅速失活，此时通道关闭，Na^+ 内流迅速终止。Na^+ 通道的激活和失活，都是比较快速的过程，前者在 1ms 内，后者在 10ms 内。只有在膜电位恢复到静息电位水平时，Na^+ 通道才重新恢复到备用状态，即恢复再兴奋的能力，这个过程称为复活。由上可见，Na^+ 通道是否处备用状态，是该心肌细胞是否具有兴奋性的前提；而正常静息膜电位水平又是决定 Na^+ 通道能否处于或能否复活到备用状态的关键。Na^+ 通道的上述特殊性状，可以解释有关心肌细胞兴奋性的一些现象。例如，当膜电位由正常静息水平（−90mV）去极化到阈电位水平（−70mV）时，Na^+ 通道被激活，出现动作电位；而如果静息状况下膜电位为 −50mV 左右，即肌膜处于持续低极化状态时，就不能引起 Na^+ 通道激活，表现为兴奋性的丧失。至于 Na^+ 通道上述三种状态的实质及膜电位是如何影响 Na^+ 通道性状的问题，目前尚未彻底阐明。

2. 兴奋性的周期性变化　心肌细胞每发生一次兴奋，其膜电位将发生一系列有规律的变化，膜通道由备用状态经历激活、失活和复活等过程，心肌细胞的兴奋性也随之发生周期性改变。兴奋性的这种周期性变化，影响着心肌细胞对重复刺激的反应能力，对心肌的收缩反应和兴奋的产生及传导过程具有重要意义。心室肌细胞一次兴奋过程中，其兴奋性的变化可分为以下几个时期（图 4−5）。

（1）有效不应期：心肌细胞发生一次兴奋后，由动作电位的去极相开始到复极 3 期膜内电位达到 −55mV 这一段时期内，如果再受到第二个刺激，不论刺激有多强，心肌细胞膜都不会进一步发生任何程度的去极化。膜内电位由 −55mV 继续恢复到 −60mV 这一段时间内，如果给予的刺激有足够的强度，心肌细胞膜可发生局部的部分去极化，但并不能引起兴奋（动作电位）。心肌细胞一次兴奋过程中，由 0 期

重点·考点·笔记

开始到 3 期膜内电位恢复到 −60mV 这一段不能再产生动作电位的时期，称为有效不应期。

（2）相对不应期：从有效不应期完毕（−60mV）到复极化基本完成（−80mV）的这段时间，为相对不应期。这一时期内，给心肌细胞以高于正常阈值的强刺激，可以引起兴奋。出现相对不应期的原因是：此期膜电位绝对值高于有效不应期末时的膜电位，但仍低于静息电位，这时 Na^+ 通道已逐渐复活，但其开放能力尚未恢复正常。此期心肌细胞的兴奋性虽比有效不应期时有所恢复，但仍然低于正常，引起兴奋所需的刺激阈值高于正常，而所产生的动作电位（称期前兴奋）0 期的幅度和速度都比正常值低，兴奋的传导也比较慢。

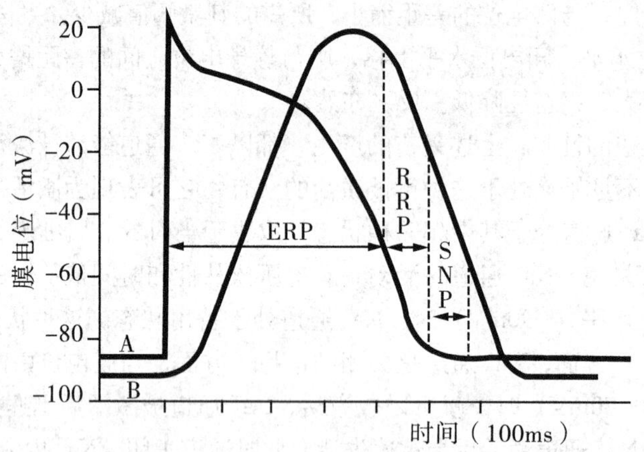

A：动作电位　B：机械收缩　ERP：有效不应期　RRP：相对不应期　SNP：超常期

图 4–5　心室肌动作电位期间兴奋性的变化及其与机械收缩的关系

（3）超常期：心肌细胞继续复极，膜内电位由 −80mV 恢复到 −90mV 这一时期内，由于膜电位已经基本恢复，但其绝对值尚低于静息电位，与阈电位水平的差距较小，引起该细胞兴奋所需的刺激阈值比正常要低，细胞兴奋性高于正常，故称为超常期。另一方面，此时 Na^+ 通道基本上恢复到可被激活的正常备用状态，但开放能力仍然没有完全恢复，产生的动力电位 0 期去极化的幅度和速度，以及兴奋传导的速度依然低于正常。

最后，复极完毕，膜电位恢复正常静息水平，细胞兴奋性也恢复正常。

3. 心肌细胞兴奋性周期性变化的特点　兴奋过程中，心肌细胞兴奋性周期性变化的特点是有效不应期特别长，一直延续到机械反应的舒张期开始之后，相当于整个收缩期和舒张早期。故心肌细胞不会强直收缩，而始终做收缩和舒张相交替的活动，从而使心脏有血液回心充盈的时期，这样才可能实现其泵血功能。

4. 期前收缩和代偿间歇　正常情况下，窦房结产生的每一次兴奋传播到心房肌或心室肌的时间，都是在它们前一次兴奋的不应期结束之后，因此，整个心脏能够按照窦房结的节律而兴奋。在某些情况下，如果心室在有效不应期之后受到人工的或窦房结之外的病理性异常刺激，则可产生一次期前兴奋，引起期前收缩或额外收缩。期前兴奋也有它自己的有效不应期，当紧接在期前兴奋之后的一次窦房结兴奋传到心室肌时，通常正好落在期前兴奋的有效不应期内，因而不能引起心室肌兴奋和收缩，形成

重点·考点·笔记

一次"脱失"，必须等到再下一次窦房结的兴奋到心室时才能引起心室收缩。这样，在一次期前收缩之后往往出现一段较长的心室舒张期，称为代偿性间歇（图 4–6）。随之，才恢复窦性节律。

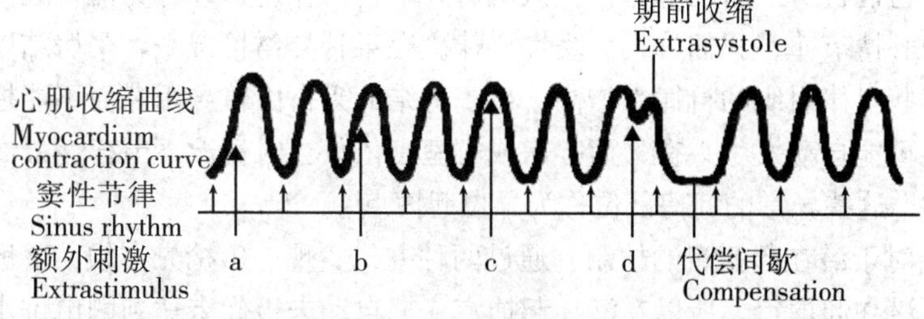

a 和 b：刺激落在有效不应期内，不引起反应；
c 和 d：刺激落在相对不应期内，引起期前收缩和代偿性间歇

图 4–6　期前收缩和代偿性间歇

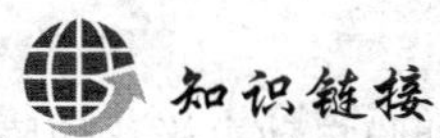

期前收缩

期前收缩是一种提早的异位心搏。按起源部位可分为窦性、房性、房室交界性和室性四种。其中以室性最多见，其次为房性，窦性期前收缩罕见。期前收缩可发生在窦性或异位性（如心房颤动）心律的基础上。期前收缩可发生于正常人，可偶发或频发，可以不规则或规则地在每一个或每数个正常搏动后发生。情绪激动，神经紧张，疲劳，消化不良，过度吸烟、饮酒或喝浓茶等均可引发期前收缩，亦可无明显诱因。冠心病、晚期二尖瓣病变、心脏病、心肌炎、甲状腺功能亢进性心脏病、二尖瓣脱垂等常易发生期前收缩。听诊可发现心律不规则，期前收缩后有较长的代偿间歇。期前收缩插入两次正常心搏间，可表现为三次心搏连续。脉搏触诊可发现间歇脉搏缺如。

（二）心肌的自动节律性

组织、细胞能够在没有外来刺激的条件下，自动地发生节律性兴奋的特性，称为自动节律性，简称自律性。具有自动节律性的组织或细胞，称自律组织或自律细胞。组织、细胞在单位时间（每分钟）内能够自动发生兴奋的次数，即自动兴奋的频率，是衡量自动节律性高低的指标。

1. 心脏的起搏点　心脏特殊传导组织内某些自律细胞具有自动节律性。特殊传导系统各个部位（结区除外）的自律性有等级差别：窦房结细胞自律性最高，自动兴奋频率约为每分钟 100 次；末梢浦肯野纤维网自律性最低，约每分钟 25 次；而房室交界和房室束支的自律性依次介于两者之间。

重点·考点·笔记

正常情况下，窦房结的自律性最高，它自动产生的兴奋向外扩布，依次激动心房肌、房室交界、房室束、心室内传导组织和心室肌，引起整个心脏的兴奋和收缩。窦房结是主导整个心脏兴奋和跳动的正常部位，故称为正常起搏点。其他部位自律组织并不表现出它们自身的自动节律性，只起着兴奋传导作用，故称为潜在起搏点。由窦房结控制的心搏节律，我们称之为窦性心律。在某种异常情况下，窦房结以外的自律组织（如某些自律组织的自律性增高，或窦房结的兴奋因传导阻滞而不能控制某些自律组织）也可能自动发生兴奋，而心房或心室则依从当时情况下节律性最高的部位的兴奋而搏动，这些异常的起搏部位称为异位起搏点。

窦房结对于潜在起搏点的控制，通过两种方式实现。①抢先占领：窦房结的自律性高于其他潜在起搏点，所以在潜在起搏点4期自动去极尚未达到阈电位水平之前，已经受到窦房结发出并依次传布而来的兴奋的激动作用而产生了动作电位，其自身的自动兴奋就不可能出现。②超速压抑或超速驱动压抑（overdrive suppression）：窦房结对于潜在起搏点，还可产生一种直接的抑制作用。超速压抑产生的机制比较复杂，目前尚未完全弄清。超速压抑提示我们，在人工起搏的情况下，如因故需要暂时中断起搏器时，应该逐步减慢其驱动频率，以免发生心搏暂停。

考点提示

窦性心律：由窦房结控制的心搏节律。

2. 决定和影响自律性的因素 自律细胞的自动兴奋，是4期膜自动去极化使膜电位从最大复极电位达到阈电位水平而引起的。因此，自律性的高低，既受最大复极电位与阈电位差距的影响，又取决于4期膜自动去极化的速度（图4–7）。

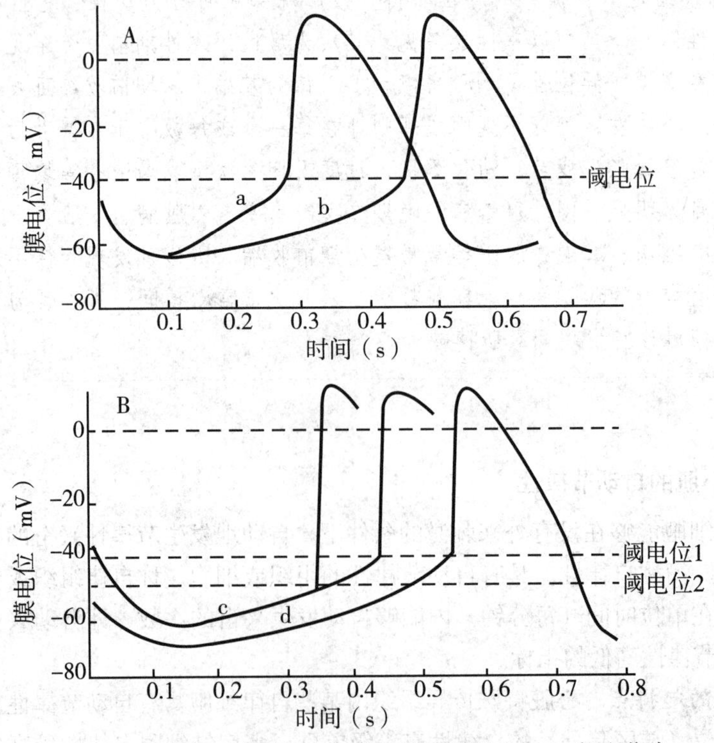

A：去极化速度（a、b）对自律性的影响；B：阈电位水平（1、2）和最大复极电位（c、d）对自律性的影响

图4–7 影响自律性的因素

（1）最大复极电位与阈电位之间的差距：最大复极电位绝对值减少和（或）阈电位下移，均使两者之间的差距减少，自动去极化达到阈电位水平所需时间缩短，自律性增高；反之自律性降低。例如，迷走神经系统兴奋时可使窦房结自律细胞 K^+ 通道开放率增高，故其复极 3 期内 K^+ 外流增加，最大复极电位绝对值增大，自律性降低，心率减慢。

（2）4 期自动去极速度：4 期自动去极速度与膜电位从最大复极电位水平达到阈电位水平所需时间密切相关。若去极速度增快，达阈电位水平所需时间缩短，单位时间内发生兴奋的次数增多，自律性增高。

（三）心肌的传导性和心脏内兴奋的传导

心肌在功能上是一种合胞体，心肌细胞膜任何部位产生的兴奋不但可以沿整个细胞膜传播，并且可以通过闰盘传递到另一个心肌细胞，从而引起整块心肌的兴奋和收缩。动作电位沿细胞膜传播的速度可作为衡量传导性的指标。

1. 心脏内兴奋传播的途径和特点　正常情况下窦房结发出的兴奋通过心房肌传播到整个右心房和左心房，并沿着心房肌组成的“优势传导通路”迅速传到房室交界区，经房室束和左、右束支传到浦肯野纤维网，引起心室肌兴奋，再直接通过心室肌将兴奋由内膜侧心室肌向外膜侧心室肌扩布，引起整个心室兴奋。由于各种心肌细胞的传导性高低不等，兴奋在心脏各个部分传播的速度是不相同的。在心房，一般心房肌的传导速度较慢（约为 0.4m/s），而“优势传导通路”的传导速度较快，窦房结的兴奋可以沿着这些通路很快传播到房室交界区。在心室，心室肌的传导速度约为 1m/s，而心室内传导组织的传导性却高得多，末梢浦肯野纤维传导速度可达 4m/s，而且它呈网状分布于心室壁。这样，由房室交界传入心室的兴奋就沿着高速传导的浦肯野纤维网迅速而广泛地向左右两侧心室壁传导。这种多方位的快速传导对于保持心室的同步收缩是十分重要的。房室交界区细胞的传导性很低，其中又以结区最低，传导速度为 0.02m/s。房室交界是正常时兴奋由心房进入心室的唯一通道，交界区这种缓慢传导使兴奋在这里延搁一段时间（称房 - 室延搁）才向心室传播，从而可以使心室在心房收缩完毕之后才开始收缩，不会出现房室收缩重叠的现象。可以看出，心脏内兴奋传播途径的特点和传导速度的不一致性，对于心脏各部分有次序地、协调地进行收缩活动，具有十分重要的意义。

2. 决定和影响传导性的因素　心肌的传导性取决于心肌细胞的某些结构特点和电生理特性。

（1）结构因素：细胞直径与细胞内电阻呈反变关系，直径小的细胞内电阻大，产生的局部电流小于粗大的细胞，兴奋传导速度也较后者缓慢。心房肌、心室肌和浦肯野细胞的直径大于窦房结和房室交界细胞。末梢浦肯野细胞的直径最大（在某些动物，直径可达 70μm），兴奋传导速度最快；窦房结细胞直径很小（5 ~ 10μm），兴奋传导速度很慢；结区细胞直径更小，兴奋传导速度最慢。

（2）电生理因素：心肌细胞的电生理特性是决定和影响心肌传导性的主要因素。与其他可兴奋细胞相同，心肌细胞兴奋的传播是通过形成局部电流实现的。因此，可以从局部电流的形成和邻近未兴奋部位膜的兴奋性来分析影响传导性的因素。局部电流是兴奋部位膜 0 期去极化所引起的，兴奋部位膜 0 期去极化的速度越快，局部电流的形成也就越快，就能加速邻近未兴奋部位膜去极化的过程，故兴奋传导越快；兴奋部位膜 0 期去极化幅度越大，兴奋和未兴奋部位之间的电位差越大，形成的局部电流越强，强的局部电流扩布的距离大，可以使距兴奋部位更远的下游部位受到局部电流的刺激而兴奋，故兴奋传导也越快。除了细胞直径这个因素之外，浦肯野纤维细胞等快反应细胞 0 期去极化的速度和幅度明显高于窦房结等慢反应细胞，是前者传导性比后者高的主要原因。

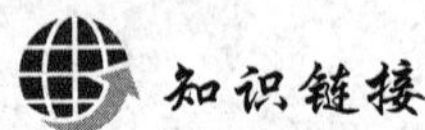

心脏按压

心脏按压是抢救心脏骤停的首要措施。具体方法为：将患者平卧，解开衣领，用仰头抬颏法使气道开放。抢救者在患者左侧。按压部位为胸骨中段 1/3 与下段 1/3 交界处。以左手掌根部紧贴按压区，右手掌根重叠放在左手背上，使全部手指脱离胸壁。抢救者双臂应伸直，双肩在患者胸部正上方，垂直向下用力按压。按压要平稳，有规则，不能间断，不能冲击猛压，下压与放松的时间大致相等。按压次数：成人每分钟 60 ~ 100 次。按压深度：成人胸骨下陷 3 ~ 5 厘米。在进行胸外按压的同时，要进行口对口人工呼吸。只有一人抢救时，可先口对口吹气，然后立即进行心脏按压，每按压 4 ~ 5 次，对口呼气一次。心脏按压用的力不能过猛，以防肋骨骨折或其他内脏损伤。若发现患者脸色转红润，呼吸心搏恢复，能摸到脉搏跳动，瞳孔回缩正常，抢救就算成功了。

（四）收缩性

心肌的收缩原理与骨骼肌基本相同，先出现动作电位，再通过兴奋－收缩耦联，引起肌丝滑行，从而使整个肌细胞收缩，但心肌细胞的收缩有以下特点。①“全或无”式收缩。心肌细胞以闰盘连接，闰盘电阻极低，兴奋易于通过和传导。因此，心肌在收缩时就像一个功能上的合胞体，一旦产生兴奋，所有心肌细胞同步发生收缩，即“全或无”式收缩。②不发生强直收缩。心肌有效不应期特别长，相当于心肌机械活动的整个收缩期和舒张早期。在此期内，不论受到多强大的刺激，均不能引起心肌细胞的兴奋和收缩，故心肌不会发生强直收缩。③对细胞外液 Ca^{2+} 的依赖性。心肌细胞肌质网不发达，终池储存 Ca^{2+} 量少。当血 Ca^{2+} 升高时，心肌收缩力增强；反之，心肌收缩力减弱。

四、心脏的泵血功能

心脏是一个由心肌组织构成并具有瓣膜结构的空腔器官，是血液循环的动力装置。生命过程中，心脏不断做收缩和舒张交替的活动，舒张时静脉血回流到心脏，收缩时把血液射入动脉，为血液流动提供能量。心脏的这种节律性活动，以及由此而引起的瓣膜的规律性开启和关闭，推动血液沿单一方向循环流动。

近年来关于心钠素的研究显示，心脏除循环功能外，还具有内分泌功能。心钠素是心脏分泌的激素，主要在心房肌细胞合成，具有利尿、利钠、舒张血管和降血压的作用。心钠素参与机体水电解质平衡、体液容量和血压的调节。除心钠素外，心肌组织中还有某些生物活性多肽，如抗心律失常肽和内源性洋地黄素等。目前还发现心肌细胞内有肾素－血管紧张素系统的成分存在。

心脏活动呈周期性，每个周期心脏表现出以下3方面活动：①兴奋的产生及兴奋向整个心脏的扩布；②由兴奋触发的心肌收缩和随后的舒张，与瓣膜的启闭相配合，造成心房和心室压力和容积的变化，从而推动血液流动；③伴随瓣膜的启闭，出现心音。心脏的泵血作用由心肌电活动、机械收缩和瓣膜活动三者相联系配合得以实现。

（一）心动周期的概念

心脏每次收缩和舒张，构成一个机械活动周期，称为心动周期。心房与心室的心动周期均包括收缩期和舒张期。由于心室在心脏泵血活动中起主要作用，故通常心动周期指心室的活动周期。心动周期持续的时间与心率有关。每分钟心搏的次数为心率。成年人心率为60～100次/分，平均每分钟75次，每个心动周期持续0.8秒。一个心动周期中，两心房首先收缩，持续0.1秒，继而心房舒张，持续0.7秒。当心房收缩时，心室处于舒张期，心房进入舒张期后不久，心室开始收缩，持续0.3秒，随后进入舒张期，持续0.5秒。心室舒张的前0.4秒，心房也处于舒张期，这一时期称为全心舒张期（图4–8）。可见，一次心动周期中，心房和心室各自按一定的时程进行舒张与收缩相交替的活动，而心房和心室的活动又按一定的次序先后进行。左右两侧心房或左右两侧心室的活动则几乎是同步的。另外，无论心房还是心室，收缩期均短于舒张期。如果心率增快，心动周期持续时间缩短，收缩期和舒张期均相应缩短，但舒张期缩短的比例较大。因此，心率增快时，心肌工作的时间相对延长，休息时间相对缩短，这对心脏的持久活动是不利的。

考点提示

心动周期：心脏每次收缩和舒张，构成的一个机械活动周期。

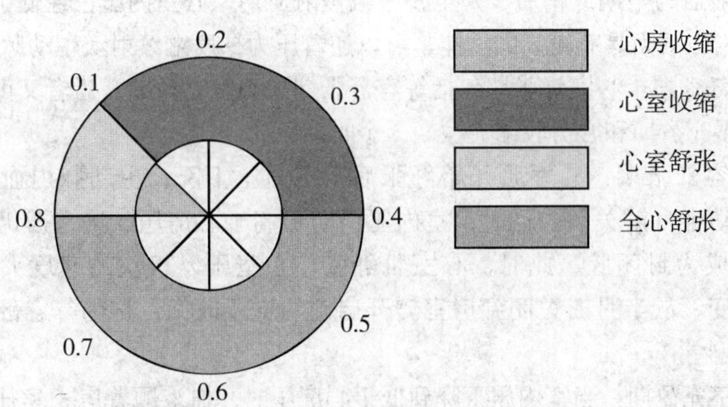

图4–8　心动周期中心房和心室活动的顺序和时间关系（后附彩图）

（二）心脏的泵血过程

现以左心室为例，说明心室射血和充盈的过程，以便了解心脏泵血的机制。

左心室的一个心动周期，包括收缩和舒张两个时期，每个时期又可分为若干时

重点·考点·笔记

相，通常以心房开始收缩作为一个心动周期的起点。

1. 心房收缩期 心房开始收缩之前，心脏正处于全心舒张期。此时，心房和心室内压力都比较低，由于静脉血不断流入心房，心房压相对高于心室压，房室瓣处于开启状态，心房腔与心室腔相通，血液由心房顺房－室压力梯度进入心室，使心室充盈。这时，心室内压远比主动脉压（约 80mmHg）低，故半月瓣是关闭着的，心室腔与动脉腔不相连通。

心房开始收缩，心房容积缩小，内压升高，心房内血液被挤入已经充盈了血液但仍然处于舒张状态的心室，使心室的血液充盈量进一步增加。心房收缩持续约 0.1 秒，随后进入舒张期。

2. 心室收缩期 心室收缩期包括等容收缩期，以及快速射血期和减慢射血期。

（1）等容收缩期：心房进入舒张期后不久，心室开始收缩，心室内压力开始升高；当超过房内压时，心室内血液出现由心室向心房反流的倾向，但这种反流正好推动房室瓣，使之关闭，血液因而不会倒流。这时，室内压尚低于主动脉压，半月瓣仍然处于关闭状态，心室成为一个封闭腔。因血液是不可压缩的液体，这时心室肌的强烈收缩导致室内压急剧升高。从房室瓣关闭到主动脉瓣开启的这段时间，称为等容收缩期。等容收缩期特点是室内压大幅升高，且升高速率很快。这一时相持续 0.05 秒左右。

（2）射血期：当心室收缩使室内压升高超过主动脉压时，半月瓣被打开，等容收缩期结束，进入射血期。射血的早期，心室肌仍在做强烈收缩，由心室射入主动脉的血液量很大（约占总射血量的 2/3），流速也很快。此时，心室容积明显缩小，室内压继续上升达峰值，这段时期称快速射血期（0.10 秒）。随着大量血液进入主动脉，主动脉压相应增高。射血的后期，由于心室内血液减少及心室肌收缩强度减弱，心室容积的缩小变得缓慢，射血速度逐渐减弱，这段时期称为减慢射血期（0.15 秒）。这一时期内，心室内压和主动脉压都由峰值逐步下降。

在快速射血的中期或稍后，乃至整个减慢射血期，心室内压已经低于主动脉压，但此时心室内血液因具有较高的动能，可以逆着压力梯度继续射入主动脉。

3. 心室舒张期 心室舒张期包括等容舒张期和心室充盈期，后者又可细分为快速充盈期、减慢充盈期和心房收缩充盈期 3 个时期。

（1）等容舒张期：心室肌开始舒张后，室内压下降，主动脉内血液向心室方向反流，推动半月瓣关闭。这时，室内压仍明显高于心房压，房室瓣仍处于关闭状态，心室又成为封闭腔。此时，心室肌舒张，心室压以极快的速度大幅下降，但容积并不改变。从半月瓣关闭到房室瓣开启前的这段时间，称为等容舒张期，持续 0.06 ~ 0.08 秒。

（2）心室充盈期：当室内压下降到低于心房压时，血液顺着房－室压力梯度由心房向心室方向流动，冲开房室瓣，快速进入心室，使心室容积迅速增大。此期称快速充盈期，占时 0.11 秒左右，其间进入心室的血液约占总充盈量的 2/3。随后，血液以较慢的速度继续流入心室，心室容积进一步增大，此期称减慢充盈期（0.22 秒）。此后，进入下一个心动周期，心房开始收缩并向心室射血，使心室进一步充盈。亦有人将这一时期称为心房收缩充盈期（占时 0.1 秒）。

从以上对心室充盈和射血过程的描述中，不难理解左心室泵血的机制。室壁心肌收缩和舒张，是造成室内压力变化，导致心房和心室之间、心室和主动脉之间产生压力梯度的根本原因；压力梯度是推动血液在相应腔室之间流动的主要动力；而血液的单方向流动则是在瓣膜活动的配合下实现的。还应注意，瓣膜对于室内压力的变化起着重要作用，没有瓣膜的配合，等容收缩期和等容舒张期的室内压大幅度升降，是不能完满实现的。

五、心脏泵功能的评定

心脏泵功能是正常还是不正常，是增强还是减弱，是医疗实践和实验研究工作中经常遇到的问题。因此，用什么样的方法和指标来测量和评定心脏功能，在理论和实践上都是十分重要的。

（一）心脏的输出量

心脏在循环系统中所起的主要作用就是泵出血液以供应机体新陈代谢的需要，心脏输出的血液量是衡量心脏功能的基本指标。

考点提示

一次心搏从一侧心室射出的血液量，称每搏量，又称搏出量。每分钟射出的血液量，称每分输出量，简称心输出量或心排血量。

1. 每分输出量和每搏量　一次心搏从一侧心室射出的血液量，称每搏量，又称搏出量。每分钟射出的血液量，称每分输出量，简称心输出量或心排血量，等于心率与搏出量的乘积。左右两心室的心排血量基本相等。

心排血量与机体新陈代谢水平相适应，可因性别、年龄及其他生理情况不同而不同。如健康成年男性静息状态下，心率平均每分钟 75 次，搏出量为 70ml（60 ～ 80ml），心排血量为 5L/min（4.5 ～ 6.0L/min）。女性比同体重男性的心排血量约低 10%，青年时期心排血量高于老年时期。心排血量在剧烈运动时可达 25 ～ 35L/min，麻醉情况下可降低到 2.5L/min。

2. 心指数　心排血量是以个体为单位计算的。身体矮小的人和高大的人，新陈代谢总量不相等，因此，用心排血量的绝对值作为指标进行不同个体之间心功能的比较，是不全面的。调查资料表明，人体静息时的心排血量，和基础代谢率一样，不与体重成正比，而与体表面积成正比。以单位体表面积（m^2）计算的心排血量，称为心指数。中等身体的成年人体表面积为 1.6 ～ 1.7m^2，安静和空腹状态下心排血量为 5 ～ 6L/min，故心指数为 3.0 ～ 3.5L/min · m^2。安静和空腹状态下的心指数，称为静息心指数，是分析比较不同个体心功能时常用的评价指标。

心指数随生理条件的不同而不同。年龄在 10 岁左右时，静息心指数最大，可达 4L/min · m^2。以后随年龄增长而逐渐下降，到 80 岁时，静息心指数接近 2L/min · m^2。运动时，心指数随运动强度的增加大致成比例地增高。妊娠、情绪激动和进食时，心指数均增高。

3. 射血分数　心室舒张末期充盈量最大，此时心室的容积称为舒张末期容积。心室射血期末，容积最小，这时的心室容积称为收缩末期容积。舒张末期容积与收缩末期容积之差，即为搏出量。正常成年人，左心室舒张末期容积估计约为 145ml，收缩末期容积约 75ml，搏出量约为 70ml。可见，每次心搏，心室内血液并没有全部射出。搏出量占心室舒张末期容积的百分比，称为射血分数。健康成年人搏出量较大时，射血分数为 55% ～ 65%。

重点·考点·笔记

在评定心脏泵血功能时，单纯用搏出量作为指标，不考虑心室舒张末期容积，是不全面的。正常情况下，搏出量始终与心室舒张末期容积相适应，即当心室舒张末期容积增大时，搏出量也相应增加，射血分数基本不变。但是，在心室异常扩大、心室功能减退的情况下，虽然患者的搏出量可能与正常人没有明显区别，但它并不与已经增大的舒张末期容积相适应，其射血分数明显下降。若单纯依据搏出量来评价心脏泵血功能，则可能做出错误判断。

（二）心脏做功量

血液在心血管内流动过程中所消耗的能量，是由心脏做功所供给的。换句话说，心脏做功所释放的能量转化为压强能和血流的动能，血液才能循环流动。

心室一次收缩所做的功，称为每搏功，可以用搏出的血液所增加的动能和压强能来表示。心脏射出的血液所具有的动能在每搏功中所占比例很小，可以忽略不计。搏出血液的压强能可用平均动脉压表示：平均动脉压 = 舒张压 +（收缩压 − 舒张压）× 1/3。右心室搏出量与左心室相等，但肺动脉平均压仅为主动脉平均压的 1/6 左右，故右心室做功量也只有左心室的 1/6。

用做功量来评定心泵血功能，其意义是显而易见的。因为心脏收缩不仅仅是排出一定量的血液，而且这部分血液具有很高的压强能及很快的流速。在动脉压增高的情况下，心脏要射出与原先同等量的血液就必须加强收缩；如果此时心肌收缩的强度不变，那么搏出量将会减少。由此可见，作为评定心脏泵血功能的指标，心脏做功量要比单纯的心排血量更为全面。

（三）心脏泵功能的调节

机体在长期进化的过程中，形成了一套逐步完善的循环调节机制，使循环功能可以适应不同生理情况下新陈代谢的需要。这种调节是在复杂的神经和体液调节机制参与下，通过对心脏和血管活动的综合调节而实现的。本节主要从心脏本身来阐述控制心排血量的因素及其作用机制。

心排血量取决于心率和搏出量，机体通过对心率和搏出量两方面的调节来调节心排血量。

心室肌收缩时，必须克服动脉压（后负荷），才能将血液射入动脉内。等容收缩期内，心室肌收缩首先引起室内压升高，只有当室内压升高到超过动脉压时，心肌纤维才能缩短，心室容积才能缩小，血液才能射出。由此可见，在心率一定情况下，心室每次收缩的射血量取决于心肌纤维缩短的程度和速度。心肌收缩的强度和速度决定了心肌收缩产生张力（表现为心室内血液的压力）的程度和速度。凡是能影响心肌收缩强度和速度的因素都能影响搏出量，而搏出量的调节正是通过改变心肌收缩的强度和速度来实现的。

1. 搏出量的调节 搏出量取决于心室肌收缩的强度的速度。而收缩强度和速度受前负荷、后负荷和肌肉收缩能力的影响。

（1）前负荷（异长调节）：前已述，控制骨骼肌收缩强度和速度的一个重要因素就是肌肉本身的初长度，而初长度是被动地由该肌肉收缩前的负荷（前负荷）所决定的。前负荷和初长度对肌肉收缩强度和做功能力的影响是双相的，构成的长度 − 张力

重点·考点·笔记

曲线类似于抛物线。在前负荷（初长度）达最适水平之前，肌肉收缩强度和做功能力随前负荷（初长度）的增加而增加；超过最适水平，收缩效果将随前负荷（初长度）的继续增加而降低（图 4–9）。

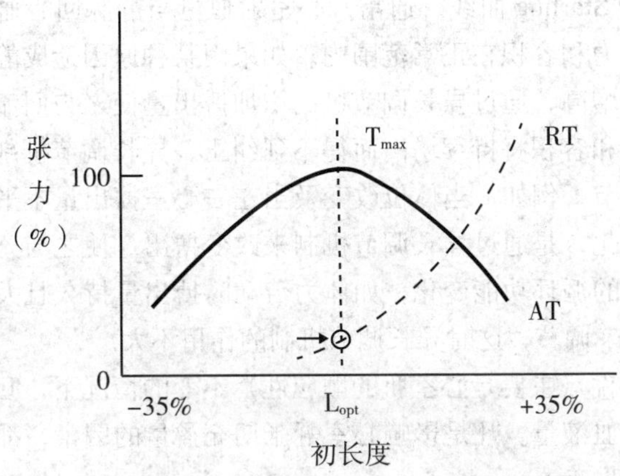

AT：主动张力 RT：静息张力（被动张力） T_{max}：最大张力 L_{opt}：最适初长

图 4–9 骨骼肌的长度 – 张力曲线

心肌初长度是控制收缩功能最重要的因素，影响心肌的收缩功能。为了分析前负荷和初长度对心脏泵血功能的影响，可以在实验中逐步改变心室舒张末期压力（亦称充盈压）和容积（相当于前负荷或初长），并测量射血心室的每搏功或等容心室的室内峰压。将一系列每搏功数据或室内峰压数据对应心室舒张末期压力和容积，绘制成坐标图，即为心室功能曲线（图 4–10）。心室功能曲线大致可分为三段：①充盈压为 1.6 ~ 2kPa（12 ~ 15mmHg）是人体心室最适前负荷。位于其左侧的一段为功能曲线升支，它与骨骼肌长度 – 张力曲张升支段相似，表明当前负荷（初长度）未达最适水平之前，搏功或等容峰压随初长度的增加而增加。通常情况下，左室充盈压为 0.7 ~ 0.8kPa（5 ~ 6mmHg），正常心室是在功能曲线的升支段工作，前负荷（初长度）尚远离其最适水平。这一特征表明心室具有较大的初长度储备，心室通过前负荷（初长度）的增加即异长调节机制使泵血功能增强的容许范围是很宽的。而人体骨骼肌的自然长度已经接近最适长度，前负荷（初长度）储备很小，通过初长度调节其收缩功能的范围也很小。②充盈压 2 ~ 2.7kPa（15 ~ 20mmHg）范围内，曲线逐渐平坦，说明前负荷在上限范围内变动时对泵血功能的影响不大。③随后的曲线呈平坦状，或轻度下倾，并不出现明显的降支。这一点明显不同于骨骼肌，说明正常心室充盈压超过 2.7kPa（20mmHg）时，每搏功不变或仅轻度减少。只有发生严重病理变化的心室，功能曲线才出现降支。

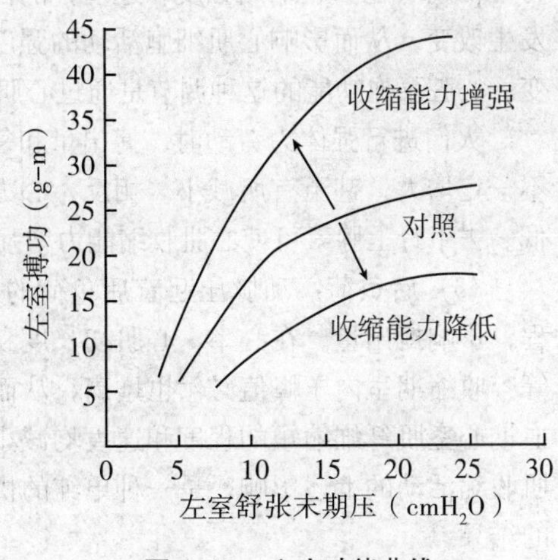

图 4–10 心室功能曲线

（$1cmH_2O=0.098kPa$）

在搏出量的这种调节机制中，引起调

重点·考点·笔记

节的因素是心肌细胞本身初长度的改变，其效应是心肌细胞收缩强度的改变，因此将这种形式的调节称为异长调节。早在1914年，生理学家Starling就在哺乳动物身上观察到肌纤维初长度对心脏的功能的影响，因此异长调节机制也称为Starling机制，心室功能曲线也称为Starling曲线。通常，心室射血量与静脉回心血量相平衡，从而维持心室舒张末期压力和容积在正常范围内。如果因某种原因造成静脉回心血量超过射血量，则充盈压将增高，通过异长调节机制增加搏出量使之与回流量重新达到平衡，否则舒张末期压力和容积将持续增高而得不到纠正。异长调节机制的主要作用是对搏出量进行精细的调节。例如，当体位改变及当左右心室搏出量不平衡等情况下所导致的充盈量的微小变化，是通过异长调节机制来改变搏出量使之与充盈量达到平衡的。对于持续的、剧烈的循环功能变化，如体力劳动时搏出量持久且大幅增高，主要靠心肌收缩能力的变化来调节，这时异长调节机制的作用不大。

在心室其他条件（主要是心室肌的顺应性）不变的情况下，心室前负荷取决于心室舒张末期充盈的血液量。凡是影响心室舒张期充盈量的因素，都能够通过异长调节机制使搏出量发生改变。

心室充盈的血量，是静脉回心血量和心室射血剩余血量两者的总和。静脉回心血量受以下因素的影响。①心室舒张充盈期持续时间。例如，心率增快时，充盈期缩短，心室充盈不完全，充盈压降低，搏出量减少。②静脉回流速度。在充盈期持续时间不变的情况下，静脉内血液进入心室的速度越快，充盈量越大，搏出量越增加。静脉回流速度取决于外周静脉压与心房压和心室压之差。外周静脉压增高（如循环血量增加、外周静脉管壁张力增高等情况下）和（或）心房心室压力降低时，可促进静脉回流。心脏每次射血之后的剩余血量，也影响心室的充盈量。如果静脉回心血量不变，心室剩余血量的增加将导致充盈量增加，搏出量随之增加。需要注意的是，当心室剩余血量增加时，心室舒张期内室压增高，静脉回心血量将因此减少，总充盈量不一定增加。总之，在心室射血功能不变的情况下，心室剩余血量的增减对搏出量是否有影响及发生何种影响，取决于心室总充盈量是否改变及发生何种改变。

（2）（心肌收缩力）等长调节：心肌收缩能力是指心肌不依赖于负荷而能改变其力学活动（包括收缩的强度和速度）的内在特性。在某些因素作用下，心肌收缩能力发生改变，从而影响心肌细胞活动的强度和速度，使心脏搏出量和每搏功发生相应改变。心脏泵血功能的这种调节是通过心肌收缩能力的改变而实现的，称为等长调节。

人们进行强体力劳动时，搏出量和每搏功可成倍增加，而此时心脏舒张末期容积不一定增大，甚至有所减小。相反，心力衰竭患者心脏容积扩大而其做功能力反而降低。去甲肾上腺素可使心肌收缩能力增强，乙酰胆碱可使心肌收缩能力减弱。

（3）后负荷：动脉压起着后负荷的作用，动脉压的变化将影响心室肌的收缩过程，影响搏出量。在心率、心肌初长度和收缩能力不变的情况下，如果动脉压增高，等容收缩期室内压峰值必然也增高，从而使等容收缩期延长而射血期缩短。同时，射血期心室肌纤维缩短的程度和速度均减小，射血速度减慢，搏出量减少。后负荷对心肌收缩活动的上述影响，是一种单纯的机械效应，并不是某种功能调节机制进行调节的结果。

综上所述，心室后负荷直接影响搏出量，随后通过异长和等长调节机制，使前

重点·考点·笔记

负荷和心肌收缩能力与后负荷相匹配，使机体在动脉压增高的情况下，能够维持适当的心排血量。这种调节对于机体有重要的生理意义。但应注意，此时搏出量的维持，是心肌加强收缩的结果，如果动脉压持续增高，心室肌将因处于收缩强状态而逐渐肥厚，即发生病理性改变，随后将导致心脏泵血功能减退。

2. **心率对心排血量的影响**　心排血量是搏出量与心率的乘积，心率增快，心排血量增加。但这有一定的限度，如果心率增加过快，超过每分钟 170 ～ 180 次，心室充盈时间明显缩短，充盈量减少，搏出量可减少到正常时的一半左右，心排血量亦开始下降。当心率增快但尚未超过此限度时，尽管心室充盈时间有所缩短，但由于回心血量中的绝大部分是在快速充盈期内进入心室的，心室充盈量及搏出量不至于减少或过分减少，每分钟的输出量增加。反之，如心率太慢，低于每分钟 40 次，心排血量减少。这是因为心室舒张期过长，心室充盈早已接近极限，再延长心舒时间也不能增加充盈量和搏出量。可见，心率最适宜时，心排血量最大，心率过快或过慢，心排血量都会减少。

心率受自主神经的控制，交感神经活动增强时，心率增快；迷走神经活动增强时，心率减慢。影响心率的体液因素主要有循环血液中的肾上腺和去甲肾上腺素，以及甲状腺激素。此外，心率受体温的影响，体温升高 1℃，心率可增加 12 ～ 18 次。

（四）心脏泵功能的储备

心脏的泵血功能能够适应机体不同生理条件下的代谢需要，表现为心排血量可随机体代谢增长而增加。健康成年人静息状态下心率每分钟 75 次，搏出量约 70ml，心排血量为 5L 左右。强体力劳动时，心率可达 180 ～ 200 次，搏出量可增加到 150ml 左右，心排血量可达 25 ～ 30L，为静息时的 5 ～ 6 倍。心脏每分钟能射出的最大血量，称最大输出量，它反映心脏的健康程度。心排血量随机体代谢需要而增加的能力，称为泵功能储备或心力储备。健康人有相当大的心力储备，而某些心脏疾病的患者，静息时心排血量与健康人没明显差别，尚能够满足静息状态下代谢的需要，但在代谢活动增强时，输出量却不能相应增加，最大输出量较正常人低。训练有素的运动员，心脏的最大输出量远比一般人高，可达 35L 以上，为静息时的 8 倍左右。

心动周期中，心肌收缩、瓣膜启闭、血液加速度和减速度对心血管壁的加压和减压作用，以及形成的涡流等因素引起的机械振动，可通过周围组织传递到胸壁，它可在胸壁一定部位用听诊器听取，即心音。若用换能器将这些机械振动转换成电信号记录下来，便得到了心音图。

心音发生在心动周期的某些特定时期，其音调和持续时间也有一定的规律。正常心脏可听到 4 个心音：即第一心音、第二心音、第三心音和第四心音。多数情况下只能听到第一心音和第二心音，某些健康儿童和青年人可听到第三心音，40 岁以上的健康人有可能出现第四心音。心脏某些异常活动可以产生杂音或其他异常心音。因此，听取心音或记录心音图对心脏疾病的诊断有一定的意义。

> **考点提示**
> 心音：心动周期中，心肌收缩、瓣膜启闭等因素引起的机械振动，可通过周围组织传递到胸壁，它可在胸壁一定部位用听诊器听取，即心音。

第一心音发生在心缩期，音调低，持续时间相对较长，在心尖冲动处（左第五肋间隙锁骨中线）听得最清楚。在心缩期心室射血引起大血管扩张及产生的涡流发出的低频振动，以及房室瓣突然关闭所引起的振动，是第一心音的主要组成成分。因此，通常可用第一心音作为心室收缩期开始的标志。第二心音发生在心脏舒张期，频率较

重点·考点·笔记

高，持续时间较短。第二心音主要与主动脉瓣的关闭有关，故可用来标志心室舒张期开始。第三心音发生在快速充盈期末，是一种低频、低振幅的心音。它可能是由于心室快速充盈期末，血流速突然改变，形成一种力使心室壁和瓣膜发生振动而产生的。第四心音是与心房收缩有关的一组心室收缩期前的振动，故也称心房音。正常心房收缩，听不到声音，但在异常有力的心房收缩和左室壁变硬的情况下，心房收缩使心室充盈的血量增加，心室进一步扩张，引起左室肌及二尖瓣和血液的振动，则可产生第四心音。

第二节 血管生理

一、各类血管的结构和功能特点

不论是体循环还是肺循环，由心室射出的血液都流经由动脉、毛细血管和静脉相互串联构成的血管系统，再返回心房。在体循环，供应各器官的血管相互间又呈并联关系（图 4–11）。从生理功能上可将血管分为以下几类。

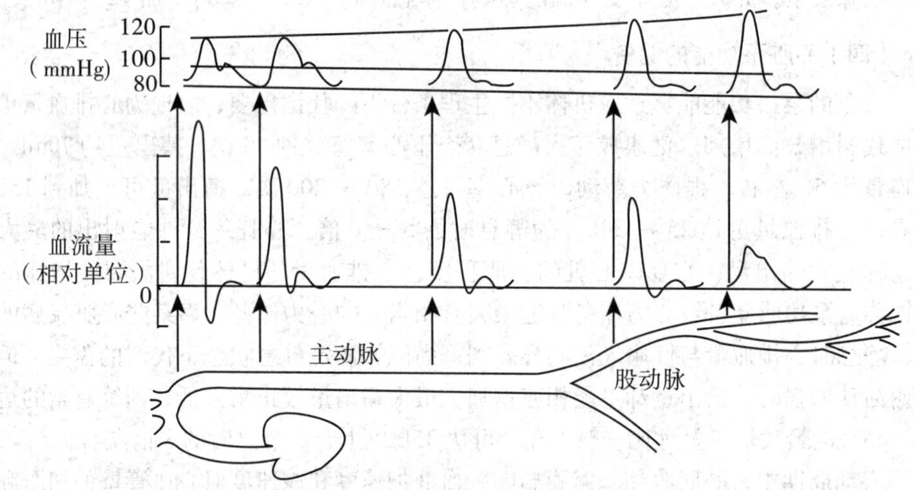

图 4–11 体循环各器官血管并联关系

1. 弹性储器血管 左心室射血时，主动脉压升高，一方面推动动脉内的血液向前流动，另一方面使主动脉扩张，容积增大。因此，左心室射出的血液在射血期内只有一部分进入外周，另一部分则被储存在大动脉内。主动脉瓣关闭后，被扩张的大动脉管壁发生弹性回缩，将在射血期多容纳的那部分血液继续向外周方向推动。大动脉的这种功能称为弹性储器作用。

2. 分配血管 从弹性储器血管后到分支为小动脉前的动脉管道，其功能是将血液输送至各器官组织，称为分配血管。

3. 毛细血管前阻力血管 小动脉和微动脉的管径小，对血流的阻力大，称为毛细血管前阻力血管。微动脉的管壁富含平滑肌，平滑肌的舒缩活动可使血管口径发生明显变化，从而改变对血流的阻力和所在器官、组织的血流量。

重点·考点·笔记

4. 毛细血管前括约肌 在真毛细血管的起始部常有平滑肌环绕，称为毛细血管前括约肌（precapillary sphincter）。它的收缩或舒张可控制毛细血管的关闭或开放，可决定某一时间内毛细血管开放的数量。

5. 交换血管 指真毛细血管。其管壁由单层内皮细胞构成，外面有一薄层基膜，故通透性很高，为血管内血液和血管外组织液进行物质交换的场所。

6. 毛细血管后阻力血管 指微静脉。微静脉因管径小，对血流也产生一定的阻力。它们的舒缩可影响毛细血管前阻力和毛细血管后阻力的比值，从而改变毛细血管压，影响体液在血管和组织间隙的分配情况。

7. 容量血管 静脉和同级的动脉比较，数量较多，口径较粗，管壁较薄，故其容量较大，而且可扩张性较大。在安静状态下，循环血量的 60% ~ 70% 容纳在静脉中。静脉的口径发生较小变化时，其容纳的血量就可发生很大的变化，而压力的变化较小。因此，静脉在血管系统中起着血液储存库的作用，在生理学中将静脉称为容量血管。

8. 短路血管 指一些血管床中小动脉和静脉之间的直接联系。它们可使小动脉内的血液不经过毛细血管而直接流入小静脉。在手指、足趾、耳郭等处的皮肤中有许多短路血管存在，它们在功能上与体温调节有关。

二、血流量、血流阻力和血压

血液在心血管系统中流动的一系列物理学问题属于血流动力学的范畴。血流动力学和一般的流体力学一样，其基本的研究对象是流量、阻力和压力之间的关系。由于血管是有弹性的、可扩张的管道，而不是硬质的管道；血液是含有血细胞和胶体物质等多种成分的液体，而不是理想液体，因此血流动力学既有一般流体力学的共性，又有它自身的特点。

（一）血流量和血流速度

单位时间内流过血管某一截面的血量称为血流量，也称容积速度，其单位通常 ml/min 或 L/min。血液中的一个质点在血管内移动的线速度，称为血流速度。血液在血管流动时，其血流速度与血流量成正比，与血管的横截面积成反比。

1. 泊肃叶（Poiseuille law）定律 泊肃叶研究了液体在管道系统内流动的规律，指出单位时间内液体的流量（Q）与管道两端的压力差及管道半径 r 的 4 次方成正比，与管道的长度 L 成反比。该定律表示为

$$Q=K\ (r^4/L)\ (P_1-P_2)$$

这一等式中的 K 为常数。后来的研究证明它与液体的黏滞度 η 有关。因此泊肃叶定律又可写为

$$Q=\pi\ (P_1-P_2)\ r^4/8\eta L$$

2. 层流和湍流 血液在血管内流动的方式可分为层流和湍流。在层流的情况下，液体每个质点的流动方向都一致，与血管的长轴平行；但各质点的流速不相同，在血管轴心处流速最快，越靠近管壁，流速越慢。可以设想血管内的血液由无数层同轴的圆柱面构成，在同一层的液体质点流速相同，由轴心向管壁，各层液体的流速依次递

重点·考点·笔记

减，如图 4–12 所示。图中的箭头指示血流的方向，箭的长度表示流速，在血管的纵剖面上各箭头的连线形成一抛物线。泊肃叶定律适用于层流的情况。当血液的流速加快到一定程度后，会发生湍流。此时血液中各个质点的流动方向不再一致，出现漩涡。在湍流的情况下，泊肃叶定律不再适用，血流量不是与血管两端的压力差成正比，而是与压力差的平方根成正比。在血流速度快，血管口径大，血液黏滞度低的情况下，容易产生湍流。

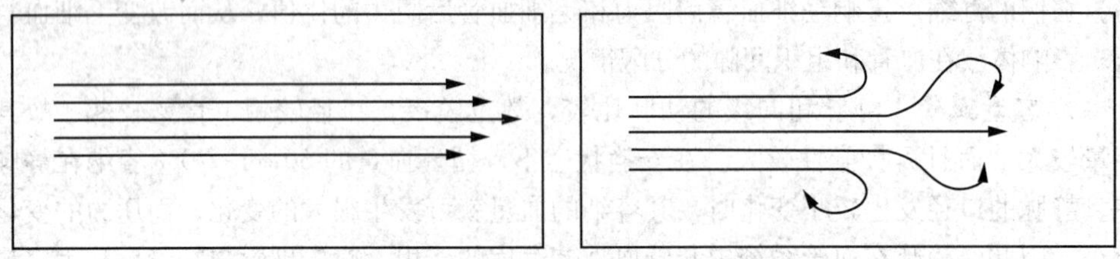

图 4–12　层流情况下各层血液的流速

（二）血流阻力

血液在血管内流动时所遇到的阻力，称为血流阻力。血流阻力主要是由于血液流动时血液与血管壁及血液内部分子之间的相互摩擦产生。摩擦消耗的能量，一般表现为热能。这部分热能不可能再转换成血液的势能或动能，故血液在血管内流动时压力逐渐降低。在湍流的情况下，血液中各个质点不断变换流动的方向，故消耗的能量较层流时更多，血流阻力更大。

血流阻力一般不能直接测量，而通过计算得出。

$$Q=\frac{P_1-P_2}{R}$$

在一个血管系统中，若测得血管两端的压力差和血流量，就可根据上式计算出血流阻力。如果比较上式和泊肃叶定律的方程式，则可写出计算血流阻力的方程式，即

$$R=8\eta L/\pi r^4$$

这一算式表示，血流阻力与血管的长度和血液的黏滞度成正比，与血管半径的 4 次方成反比。由于血管的长度变化很小，因此血流阻力主要由血管口径和血液黏滞度决定。对于一个器官来说，如果血液黏滞度不变，则器官的血流量主要取决于该器官阻力血管的口径。阻力血管口径增大时，血流阻力降低，器官血流量就增多；反之，阻力血管口径缩小时，器官血流量就减少。机体就是通过控制各器官阻力血管的口径来调节各器官之间的血流分配的。

血液黏滞度是决定血流阻力的另一因素。全血的黏滞度为水的黏滞度的 4 ～ 5 倍。血液黏滞度的高低取决于以下几个因素。

1. 血细胞比容　一般说来，红细胞比容是决定血液黏滞度最重要的因素。血细胞比容越大，血液黏滞度就越高。

2. 血流的切率　在层流的情况下，相邻两层血液流速的差和液层厚度的比值，称为血流切率（shear rate）。从图 4–12 可见，切率也就是图中抛物线的斜率。当血液在血管内以层流的方式流动时，红细胞有向中轴集中的趋势，这种现象称为轴流（axial flow）。当切率较高时，轴流现象更为明显，红细胞集中在中轴，其长轴与血管纵轴平

行，红细胞移动时发生的旋转及红细胞相互间的撞击都很小，故血液的黏滞度较低。反之，在切率低时，红细胞可发生聚集，使血液黏滞度增高。

3. 血管口径　血液在较粗的血管内流动时，血管口径对血液黏滞度不发生影响。但当血液在直径小于 0.2 ～ 0.3mm 的微动脉内流动时，只要切率足够高，则随着血管口径的进一步变小，血液黏滞度将降低。这一现象产生的机制尚不完全清楚，但对机体有明显的益处。如果没有此种反应，血液在小血管中流动的阻力将会大大增高。

4. 温度　血液的黏滞度随温度的降低而升高。人体的体表温度比深部温度低，故血液流经体表时黏滞度会升高。如果将手指浸在冰水中，局部血液的黏滞度可增加 2 倍。

（三）血压

血压是指血管内的血液对单位面积血管壁的侧压力，即压强。按照国际标准计量单位规定，压强的单位为帕（Pa）。帕的单位较小，血压数值通常用千帕（kPa）来表示（1mmHg 等于 0.133kPa）。

血压的形成，首先是由于心血管系统内有血液充盈。循环系统中血液充盈的程度可用循环系统平均充盈压来表示。在动物实验中，用电刺激造成心室颤动使心脏暂时停止射血，血流也就暂停，循环系统中各处的压力很快就取得平衡。此时，在循环系统中各处所测得的压力数值即循环系统平均充盈压。这一数值的高低取决于血量和循环系统容量之间的相对关系。如果血量增多，或血管容量缩小，则循环系统平均充盈压就增高；反之，如果血量减少或血管容量增大，则循环系统平均充盈压就降低。

形成血压的另一个基本因素是心脏射血。心室肌收缩时所释放的能量可分为两部分，一部分用于推动血液流动，形成血液的动能；另一部分形成对血管壁的侧压，并使血管壁扩张，这部分是势能，即压强能。在心舒期，大动脉发生弹性回缩，又将一部分势能转变为推动血液的动能，使血液在血管中继续向前流动。由于心脏射血是间断性的，因此在心动周期中动脉血压发生周期性的变化。另外，由于血液从大动脉流向心房的过程中不断消耗能量，故血压逐渐降低。机体处于安静状态时，体循环中微动脉段的血流阻力最大，血压降落的幅度最大。

三、动脉血压

1. 动脉血压的形成　前已述，循环系统有足够的血液充盈和心脏射血是形成血压的基本因素。在动脉系统中，影响动脉血压的另一个因素是外周阻力。外周阻力（peripheral resistance）主要是指小动脉和微动脉对血流的阻力。假如不存在外周阻力，心室射出的血液将全部流至外周，即心室收缩释放的能量可全部表现为血液的动能，而对血管壁的侧压不会增加。

左心室的射血是间断性的。在每个心动周期中，左心室内压随着心室的收缩和舒张发生较大幅度的变化。一般情况下，左心室每次收缩向主动脉射出 60 ～ 80ml 血液。由于小动脉和微动脉对血流有较高的阻力，以及主动脉和大动脉管壁具有较大的可扩张性，因此左心室一次收缩所射出的血液，在心缩期内大约只有 1/3 流至外周，其余的被暂时储存在主动脉和大动脉内，使主动脉和大动脉扩张，主动脉压随之升高。这样，心室收缩时释放的能量有一部分以势能的形式储存在弹性储器血管的管壁中。心室舒张时，半月瓣关闭，射血停止，被扩张的弹性储器血管管壁发生弹性回

重点·考点·笔记

缩，将在心缩期储存的那部分血液继续推向外周，并使主动脉压在心舒期仍能维持在较高的水平。可见，由于弹性储器血管的作用，使左心室的间断射血变为动脉内的连续血流；还使每个心动周期中动脉血压的变动幅度远小于左心室内压的变动幅度。老年人的大动脉管壁硬化，主动脉的直径和容积增大，而可扩张性减小，弹性储器的功能受损，因此每个心动周期中动脉血压的波动幅度明显增大。

考点提示

我国健康青年人在安静状态时的血压：收缩压为13.3～16.0kPa（100～120mmHg），舒张压为8.0～10.6kPa（60～80mmHg），脉搏压为4.0～5.3kPa（30～40mmHg），平均动脉压在13.3kPa（100mmHg）左右。

2. **动脉血压的正常值** 心室收缩时，主动脉压急剧升高，在收缩期的中期达到最高值，这时的动脉血压值称为收缩压。心室舒张时，主动脉压下降，在心舒末期动脉血压的最低值称为舒张压。收缩压和舒张压的差值称为脉搏压，简称脉压。一个心动周期中每一个瞬间动脉血压的平均值，称为平均动脉压。粗略计算，平均动脉压约等于舒张压加1/3脉压。

一般所说的动脉血压是指主动脉压。因为在大动脉中血压降落很小，故通常将在上臂测得的肱动脉压代表主动脉压。我国健康青年人在安静状态时的收缩压为13.3～16.0kPa（100～120mmHg），舒张压为8.0～10.6kPa（60～80mmHg），脉搏压为4.0～5.3kPa（30～40mmHg），平均动脉压在13.3kPa（100mmHg）左右。

动脉血压除存在个体差异外，还有性别和年龄的差异。一般说来，女性在更年期前动脉血压比同龄男性的低，更年期后动脉血压升高。男性和女性的动脉血压都随年龄的增长而逐渐升高，收缩压的升高比舒张压的升高更为显著。新生儿的收缩压仅为5.3kPa（40mmHg）左右。在青春期，收缩压较快地上升，17岁的男性青年，收缩压可达16.0kPa（120mmHg）。青春期以后，收缩压随年龄增长而缓慢升高。至60岁时，收缩压约为18.6kPa（140mmHg）。

当血液从主动脉流向外周时，因不断克服血管对血流的阻力而消耗能量，血压逐渐降低。在各段血管中，血压降落的幅度与该段血管对血流的阻力的大小成正比。在主动脉和大动脉段，血压降落较小。主动脉的平均压为13.3kPa（100mmHg），到直径为3mm的动脉处，平均压仍在12.6kPa（95mmHg）左右。到小动脉时，血流阻力大，血压降落的幅度也变大。在体循环中，微动脉段的血流阻力最大，血压降落也最显著。微动脉起始端的血压约为11.3kPa（85mmHg），血液流经微动脉后压力降落7.3kPa（55mmHg），故在毛细血管起始端，血压仅为4.0kPa（30mmHg）。在不同的动脉段记录血压时，可以看到从主动脉到外周动脉，血压的波动幅度变大。和主动脉内的血压波动相比，外周动脉的收缩压较高，舒张压较低，故脉搏压较大，而平均压低于主动脉压（图4-13）。产生这种现象的原因，主要是由于血压压力波的折返。当动脉的压力波动传播至较小的动脉分支处，特别是到微动脉时，因受到阻碍而发生折返。折返的压力波

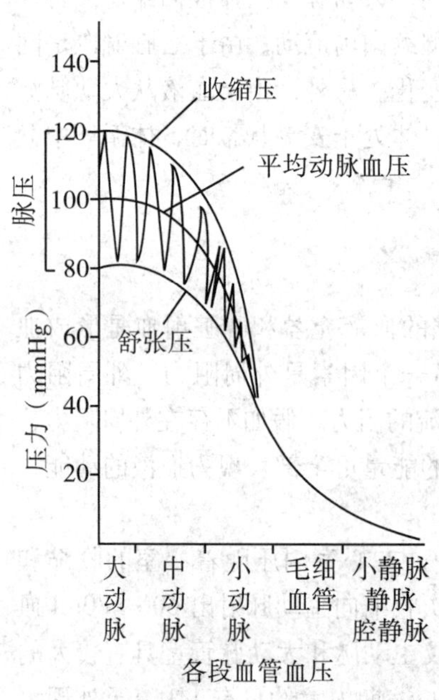

图4-13 主动脉和外周动脉的脉搏压、平均压和血流变化
（1mmHg = 0.133kPa）

逆流而上，如果遇到下行的波动，两者可发生叠加，形成一个较大的波。在股动脉记录血压时，常可在一个大的波后面看到一个较小的返折波（图 4–13），故股动脉的血压波动幅度大于主动脉的血压波动幅度。

3. 影响动脉血压的因素 凡是能影响心排血量和外周阻力的各种因素，都能影响动脉血压。循环血量和血管系统容量之间的相互关系，即循环系统内血液充盈的程度，也能影响动脉血压。现将影响动脉血压因素分述如下。

（1）每搏量：如果每搏量增大，心缩期射入主动脉的血量增多，心缩期中主动脉和大动脉内增加的血量变多，管壁所受的张力也更大，故收缩期动脉血压明显升高。由于动脉血压升高，血流速度随之加快，则大动脉内增多的血量仍可在心舒期流至外周，到舒张期末，大动脉内存留的血量增加并不多。因此，当每搏量增加而外周阻力和心率变化不大时，动脉血压的升高主要表现为收缩压的升高，脉压增大；反之，当每搏量减少时，则主要使收缩压降低，脉压减小。可见，在一般情况下，收缩压的高低主要反映心脏每搏量的多少。

（2）心率：如果心率加快，而每搏量和外周阻力都不变，由于心舒期缩短，在心舒期内流至外周的血液减少，故心舒期末主动脉内存留的血量增多，舒张期血压升高。由于动脉血压升高可使血流速度加快，因此在心缩期内有较多的血液流至外周，收缩压的升高不如舒张压的升高显著，脉压比心率增加前减小。当心率减慢时，舒张压降低的幅度比收缩压降低的幅度大，脉压增大。

（3）外周阻力：如果心排血量不变而外周阻力加大，则心舒期中血液向外周流动的速度减慢，心舒期末存留在主动脉中的血量增多，舒张压升高。在心缩期，由于动脉血压升高使血流速度加快，因此收缩压的升高不如舒张压的升高明显，脉压减小。可见，在一般情况下，舒张压的高低主要反映外周阻力的大小。

外周阻力的改变，主要是由于骨骼肌和腹腔器官阻力血管口径的改变。原发性高血压的发病，主要是由于阻力血管口径变小而造成外周阻力过高。另外，血液黏滞度也影响外周阻力。如果血液黏滞度增高，外周阻力就会增大，舒张压就会升高。

（4）主动脉和大动脉的弹性储器作用：如前所述，由于主动脉和大动脉的弹性储器作用，动脉血压的波动幅度明显小于心室内压的波动幅度。老年人的动脉管壁硬化，大动脉的弹性储器作用减弱，故脉压增大。

（5）循环血量和血管系统容量的比例：循环血量和血管系统容量相适应，使血管系统足够充盈，才能产生一定的循环系统平均充盈压。在正常情况下，循环血量和血管容量是相适应的，血管系统充盈程度的变化不大。失血后，循环血量减少。此时，如果血管系统的容量改变不大，则平均充盈压必然降低，使动脉血压降低。如果循环血量不变而血管系统容量增大时，也会造成动脉血压下降。

上述影响动脉血压的各种因素，都是在假设其他因素不变的前提下分析某一因素发生变化时对动脉血压可能产生的影响。实际上，在各种不同的生理情况下，各种影响动脉血压的因素可同时发生改变。因此，在生理情况下动脉血压的变化，是各种因素综合作用的结果。

重点·考点·笔记

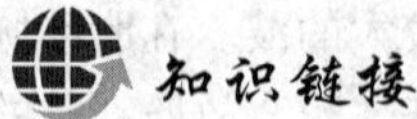

老年人高血压

高血压是中老年人的常见病，是导致人类死亡的主要原因之一。高血压的危害在于对心、脑、肾等器官的损害，可明显地降低患者的生活质量，严重地危害生命。脑卒中、心肌梗死和尿毒症是高血压的三大并发症。临床特点：①半数以上患者以收缩压升高为主，即单纯收缩期高血压，收缩压≥140mmHg，舒张压<90mmHg，此与老年人大动脉弹性减退、顺应性下降有关，使脉压增大。②部分老年人高血压是由中年原发性高血压延续而来，属收缩压和舒张压均增高的混合型。

四、动脉脉搏

在每个心动周期中，动脉内压力和容积发生周期性变化。这种周期性变化可引起动脉血管发生搏动，称为动脉脉搏。在手术时暴露动脉，可以直接看到动脉随每次心搏而发生的搏动。用手指也可摸到身体浅表部位的动脉搏动。

1. 动脉脉搏的波形 用脉搏描记仪可以记录浅表动脉脉搏的波形。这种记录图形称为脉搏图。动脉脉搏的波形一般由上升支和下降支组成。

(1) 上升支：在心室快速射血期，动脉血压迅速上升，管壁被扩张，形成脉搏波形中的上升支。上升支的斜率和幅度受射血速度、心排血量及射血所遇的阻力等因素影响。射血遇到的阻力大，心排血量小，射血速度慢，则脉搏波形中上升支的斜率小，幅度低；反之，射血所遇的阻力小，心排血量大，射血速度快，则上升支较陡，幅度大。大动脉的可扩张性减小时，弹性储器作用减弱，动脉血压的波动幅度增大，脉搏波上升支的斜率和幅度也加大。主动脉瓣狭窄时，射血阻力高，脉搏波上升支的斜率和幅度都较小。

(2) 下降支：心室射血的后期，射血速度减慢，进入主动脉的血量少于主动脉流向外周的血量，被扩张的大动脉开始回缩，动脉血压逐渐降低，形成脉搏波形中下降支的前段。随后，心室舒张，动脉血压继续下降，形成下降支的其余部分。在主动脉记录脉搏图时，其下降支上有一个切迹，称为降中峡。降中峡发生在主动脉瓣关闭的瞬间。因为心室舒张时室内压下降，主动脉内的血液向心室方向反流。这一反流使主动脉瓣很快关闭。反流的血液使主动脉根部的容积增大，并且受到闭合的主动脉瓣阻挡，发生一个返折波，因此在降中峡的后面形成一个短暂的向上的小波，称为降中波。动脉脉搏波形中下降支的形状可大致反映外周阻力的高低。外周阻力高时，脉搏波下降支的下降速率较慢，切迹的位置较高；外周阻力较低时，脉搏波下降支的下降速率较快，切迹位置较低，降中波以后的下降支坡度小，较为平坦。主动脉瓣关闭不全时，心舒期有部分血液倒流入心室，下降支很陡，降中波不明显或者消失。

2. 动脉脉搏波的传播速度 动脉脉搏可以沿着动脉管壁向外周血管传播，其传播的速度远比血流的速度快。一般来说，动脉管壁的可扩张性越大，脉搏波的传播速度就越慢。由于主动脉的可扩张性最大，故脉搏波在主动脉的传播速度最慢，为3～5m/s；脉搏波在大动脉的传播速度为7～10m/s；到小动脉段可加快到15～35m/s。老年人主动脉管壁的可扩张性减小，脉搏波的传播速度可增高到10m/s。

由于小动脉和微动脉对血流的阻力很大，故在微动脉段以后脉搏搏动大大减弱。到毛细血管段，脉搏已基本消失。

医生在进行诊断时要按摸患者的脉搏，最常见的是按患者桡动脉的脉搏。按脉可以了解患者的脉搏频率和节律是否规则等情况，也可在心理上构成医生和患者之间的接触和联系。中医把切脉作为诊断疾病的重要手段之一。由于动脉脉搏与心排血量、动脉的可扩张性及外周阻力等因素有密切的关系。因此，在某些情况下脉搏可以反映心血管系统的异常状况。中医学中的脉象，就是研究各种生理和病理情况下桡动脉脉搏的特征。在中医诊断学中，对脉象有详细的描述。

五、微循环

微循环是指微动脉和微静脉之间的血液循环。血液循环最根本的功能是进行血液和组织之间的物质交换，这一功能就是在微循环实现的。

（一）微循环的组成

典型的微循环由微动脉、后微动脉、毛细血管前括约肌、真毛细血管、通血毛细血管（或称直捷通路）、动－静脉吻合支和微静脉等部分组成（图4–14）。

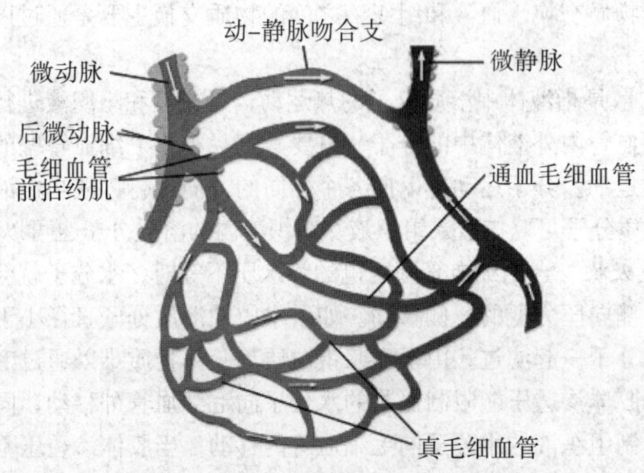

图4–14 肠系膜微循环（后附彩图）

（二）微循环的血流通路及功能

1. 直捷通路（thoroughfare channel） 是指血液从微动脉经后微动脉和通血毛细血管进入微静脉的通路。通血毛细血管是后微动脉的直接延伸，其管壁平滑肌逐渐减少以至消失。直捷通路经常处于开放状态，血流速度较快，其主要功能并不是物质交换，而是使一部分血液能迅速通过微循环进入静脉。直捷通路在骨骼肌组织的微循环中较为多见。

2. 迂回通路 血液流经微动脉、后微动脉、毛细血管前括约肌、真毛细血管、微静脉。迂回通路是物质交换的主要场所。

重点·考点·笔记

考点提示

微循环的三条路径：直捷通路、迂回通路和动－静脉短路。

3. 动－静脉短路（arteriovenous shunt） 是吻合微动脉和微静脉的通道，其管壁结构类似微动脉。在人体某些部分的皮肤和皮下组织，特别是手指、足趾、耳郭等处，这类通路较多。动－静脉吻合支在功能上不是进行物质交换，而是在体温调节中发挥作用。

（三）毛细血管的结构和通透性

毛细血管壁由单层内皮细胞构成，外面有基膜包围，总的厚度约 0.5μm，在细胞核的部分稍厚。内皮细胞之间相互连接处存在着细微的裂隙，成为沟通毛细血管内外的孔道。

（四）毛细血管的数量和交换面积

有人粗略估计，人体约有 400 亿根毛细血管。不同器官组织中毛细血管的密度有很大差异，心、脑、肝、肾的毛细血管密度为每立方毫米组织 2500 ~ 3000 根；骨骼肌毛细血管密度为每立方毫米组织 100 ~ 400 根；骨、脂肪、结缔组织中毛细血管密度较低。全身毛细血管（包括有交换功能的微静脉）总的有效交换面积可达 $1000m^2$ 左右。

（五）血液和组织液之间的物质交换

组织、细胞之间的空间称为组织间隙，为组织液所充满。组织液是组织、细胞直接生活的环境。组织、细胞通过细胞膜和组织液发生物质交换，组织液与血液则通过毛细血管壁进行物质交换。血液和组织液之间的物质交换主要是通过以下几种方式进行的。

1. 扩散 扩散是指液体中溶质分子的热运动，是血液和组织液进行物质交换最主要的方式。毛细血管内外液体中的分子，只要其直径小于毛细血管壁的孔隙，就能通过管壁进行扩散运动。分子运动可以向各个不同的方向进行，故当血液流经毛细血管时，血液内的溶质分子可以扩散入组织液，组织液内的溶质分子也可以扩散入血液。

2. 滤过和重吸收 当毛细血管壁两侧的静水压不等时，水分子就会通过毛细血管壁从压力高的一侧向压力低的一侧移动。如果水中的溶质分子直径小于毛细血管壁的孔隙，也能随水分子一起滤过。由于血浆蛋白质等胶体物质难以通过毛细血管壁的孔隙，因此血浆的胶体渗透压能限制血浆的水分子向毛细血管外移动；同样，组织液的胶体渗透压能限制组织液的水分子向毛细血管内移动。当胶体渗透压不等时，水分子由渗透压低的一侧向渗透压高的一侧移动。

3. 吞饮 在毛细血管内皮细胞一侧的液体可被内皮细胞膜包围并吞饮入细胞内，形成吞饮囊泡。囊泡被运送至细胞的另一侧，并被排出细胞外。因此，这也是血液和组织液之间通过毛细血管壁进行物质交换的一种方式。较大的分子如血浆蛋白等可以由这种方式通过毛细血管壁进行交换。

六、组织液和淋巴液

正常成人体重的 60% 左右是水，其中约 5/8 存在于细胞内，称为细胞内液；其余 3/8 存在于细胞外，称为细胞外液。细胞外液中，约有 1/5 在血管内，即血浆的水分；其余 4/5 在血管外，即组织液和各种腔室内液体（脑脊液、眼球内液等）的水分。组织液存在于组织、细胞的间隙内，绝大部分呈胶冻状，不能自由流动，因此不会因重力作用而流至身体的低垂部分。将注射针头插入组织间隙内，也不能抽出组织液。组织液中各种离子成分与血浆相同。组织液中也存在各种血浆蛋白质，但其浓度明显低于血浆。

（一）组织液的生成

组织液是由血浆经毛细血管壁滤过到组织间隙而形成的。液体通过毛细血管壁的滤过和重吸收取决于四个因素，即毛细血管血压、组织液静水压，血浆胶体渗透压和组织液胶体渗透压（图 4–15）。其中，毛细血管血压和组织液胶体渗透压是促使液体由毛细血管内向血管外滤过的力量，而血浆胶体渗透压和组织液静水压是将液体从血管外重吸收入毛细血管内的力量。滤过的力量和重吸收的力量之差，称为有效滤过压。

用公式表示为：有效滤过压 =（毛细血管血压 + 组织液胶体渗透压）–（血浆胶体渗透压 + 组织液静水压）

在毛细血管动脉端的有效滤过压约为 1.3kPa（10mmHg），液体滤出毛细血管；而在毛细血管静脉端的有效滤过压为负值，故发生重吸收。总的说来，流经毛细血管的血浆，约有 0.5% 在毛细血管动脉端以滤过的方式进入组织间隙，其中约 90% 在静脉端被重吸收回血液，其余 10% 进入毛细淋巴管，成为淋巴液。

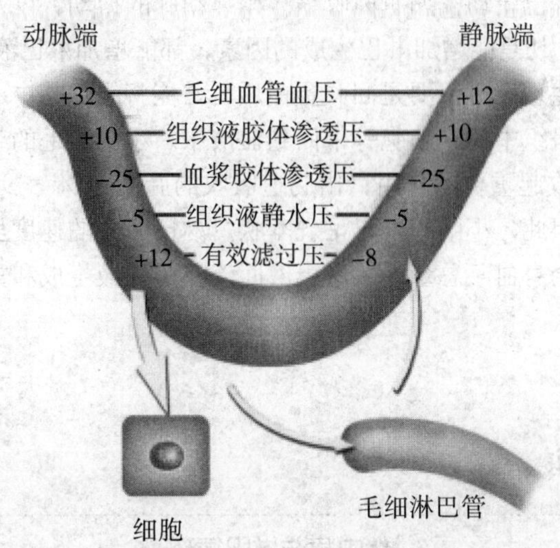

+ 代表使液体滤出毛细血管的力量 – 代表使液体吸收回毛细血管的力量（1mmHg = 0.133kPa）

图 4–15 组织液生成与回流

（二）影响组织液生成的因素

正常情况下，组织液不断生成，又不断被重吸收，保持动态平衡，故组织液量能维持相对稳定。如果这种动态平衡遭到破坏，发生组织液生成过多或重吸收减少，就会有过多的液体潴留在组织间隙中，形成组织水肿。上述决定有效滤过压的各种因素发生改变，如毛细血管血压升高或血浆胶体渗透压降低时，都可能使组织液生成增多，引起水肿。例如，静脉回流受阻时，毛细血管血压升高，组织液生成增加；淋巴回流受阻时，组织间隙内组织液积聚，可致组织水肿；在某些病理情况下，毛细血管壁的通透性增高，一部分血浆蛋白质滤过进入组织液，使组织液生成增多，可致组织水肿。

重点·考点·笔记

（三）淋巴液的生成和回流

淋巴系统是组织液向血液回流的一个重要的辅助系统。毛细淋巴管以膨大的盲端起始于组织间隙，彼此吻合成网，并逐渐汇合成大的淋巴管。全身的淋巴液经淋巴管收集，最后经右淋巴导管和胸流管导入静脉。

1. 淋巴液的生成 组织液进入淋巴管，即成为淋巴液。因此，来自某一组织的淋巴液的成分和该组织的组织液非常接近。在毛细淋巴管起始端，内皮细胞的边缘如瓦片样互相覆盖，形成向管腔内开启的单向活瓣。当组织液积聚在组织间隙内时，组织中的胶原纤维和毛细淋巴管之间的胶原细丝可以将互相重叠的内皮细胞边缘拉开，使内皮细胞之间出现较大的缝隙。此时，组织液包括其中的血浆蛋白质分子可以自由地进入毛细淋巴管。

人体每天生成的淋巴液总量为 2 ～ 4L，大致相当于全身的血浆总量。组织液与毛细淋巴管内淋巴液的压力差是组织液进入淋巴管的动力。组织液压力升高时，能加快淋巴液的生成速度。

2. 淋巴液的回流及影响淋巴液回流的因素 毛细淋巴管汇合形成淋巴管，淋巴管的管壁中有平滑肌，可以收缩。另外，淋巴管中有瓣膜，使淋巴液不能倒流。淋巴管壁的平滑肌和瓣膜共同构成“淋巴管泵”，能推动淋巴流动。淋巴管周围组织对淋巴管的压迫也能推动淋巴流动，如肌肉收缩、相邻动脉的搏动，以及外部物体对身体组织的压迫和按摩等。凡是能增加淋巴生成的因素，都能增加淋巴液的回流量。

淋巴液回流的生理意义主要是回收蛋白质，并能将组织液中不能被毛细血管重吸收的大分子物质及组织中的红细胞等带回到血液中。小肠绒毛的毛细淋巴管对营养物质特别是脂肪的吸收起重要的作用，由肠道吸收的脂肪 80% ～ 90% 是经由这一途径被输送入血液的。因此，小肠的淋巴呈乳糜状。淋巴回流的速度虽然缓慢，但一天回流的淋巴液相当于全身血浆总量，故淋巴液回流在组织液生成和重吸收的平衡中起着重要的作用。

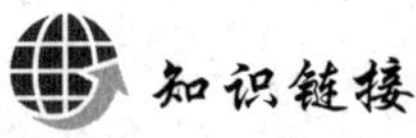

丝虫病与淋巴循环

丝虫病是指丝虫寄生在淋巴组织、皮下组织或浆膜腔所致的寄生虫病。我国只有班克鲁夫丝虫（班氏）和马来布鲁丝虫（马来丝虫）。本病由吸血昆虫传播。丝虫病的症状体征因丝虫寄生部位的不同而异。早期在淋巴管可出现内膜肿胀，内皮细胞增生，导致淋巴管壁增厚，瓣膜功能受损，管内形成淋巴栓。浸润的细胞中有大量的嗜酸性粒细胞。淋巴系统阻塞是引起丝虫病慢性体征的重要因素。象皮肿（elephantiasis）是晚期丝虫病最多见的体征。象皮肿的初期为淋巴液肿，若在肢体，大多为压凹性水肿，抬高肢体位置，可消退；继之，出现非压凹性水肿，抬高肢体位置不能消退，皮肤弹性消失；最后发展为象皮肿，肢体体积增大，皮肤的上皮角化或出现疣样肥厚。

七、静脉血压和静脉血流

静脉在功能上不仅仅是血液回流入心脏的通道，由于整个静脉系统的容量很大，而且静脉容易被扩张，又能够收缩，因此静脉还起着血液储存库的作用。静脉的收缩和舒张可以有效地调节回心血量和心排血量，使循环机能能够适应机体在各种生理条件下的需要。

（一）静脉血压

1. 外周静脉压与中心静脉压　当体循环血液经过动脉和毛细血管到达微静脉时，血压下降至 2.0 ~ 2.7kPa（15 ~ 20mmHg）。右心房作为体循环的终点，血压最低，接近于零。通常将右心房和胸腔内大静脉的血压称为中心静脉压，将各器官静脉的血压称为外周静脉压。中心静脉压的高低取决于心脏射血能力和静脉回心血量之间的关系。如果心脏射血能力较强，能及时地将回流入心脏的血液射入动脉，中心静脉压就较低；反之，心脏射血能力减弱时，中心静脉压就升高。另一方面，如果静脉回流速度加快，中心静脉压也会升高。因此，在血量增加，全身静脉收缩，或因微动脉舒张而使外周静脉压升高等情况下，中心静脉压都可能升高。可见，中心静脉压是反映心血管功能的又一指标。临床上用输液治疗休克时，除要观察动脉血压变化外，还应观察中心静脉压的变化。中心静脉压的正常变动范围为 0.4 ~ 1.2kPa（4 ~ 12mmH_2O）。如果中心静脉压偏低或有下降趋势，提示输液量不足；如果中心静脉压高于正常或有进行性升高的趋势，则提示输液过快或心脏射血功能不全。心脏射血功能减弱而使中心静脉压升高时，静脉回流将会减慢，较多的血液滞留在外周静脉内，可致外周静脉压升高。

2. 重力对静脉压的影响　血管内的血液受地球重力场的影响，产生一定的静水压。各部分血管静水压的高低取决于人体的体位。在平卧时，身体各部分血管的位置大都处于和心脏相同的水平，故静水压也大致相同。当人体从平卧转为直立位时，足部血管内的血压比平卧位时高。其增高的部分相当于从足至心脏这样的一段高度的血柱形成的静水压，约 12kPa（90mmHg）（图 4–16）。而在心脏水平以上的部分，血管内的压力较平卧位时低，如颅顶脑膜矢状窦内压可降至 –1.33kPa（–10mmHg）。重力形成的静水压的高低，对于处在同一水平上的动脉和静脉是相同的，但是它对静脉功能的影响远比对动脉功能的影响大。这是因为静脉相对于动脉有一明显的特点，即其充盈程度受跨壁压的影响较大。跨壁压是指血管内血液对管壁的压力和血管外组织对管壁的压力之差。一定的跨壁压是保持血管充盈膨胀的必要条件。跨壁压减小到一定程度，血管就不能保持膨胀状态，可能会发生塌陷。静脉管壁较薄，管壁中弹性纤维和平滑肌

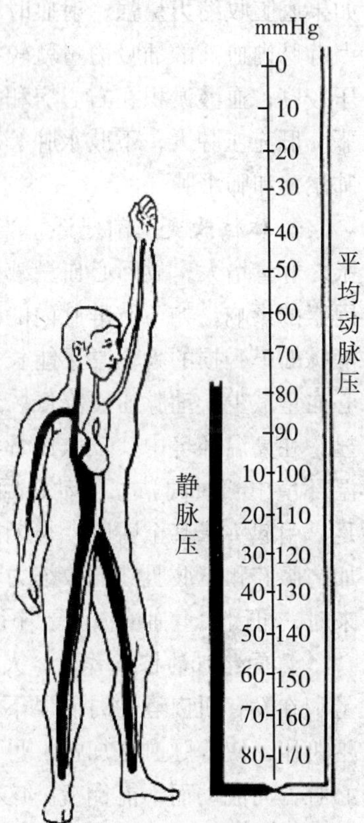

图 4–16　直立体位对肢体动脉和静脉血压的影响（1mmHg = 0.13kPa）

重点·考点·笔记

都较少，因此当跨壁压降低时就容易发生塌陷，此时静脉的容积也减小。当跨壁压增大时，静脉充盈，容积增大。人在直立时，足部的静脉充盈饱满，而颈部的静脉则塌陷。静脉的这一特性在人类特别值得注意。因为当人在直立时，身体中大多数容量血管都处于心脏水平以下，由于身体低垂部分的静脉充盈扩张，可比在平卧位时多容纳400 ~ 600ml 血液，这部分血液主要来自胸腔内的血管。这样就造成体内各器官之间血量的重新分配，并导致暂时性的回心血量减少、中心静脉压降低、每搏量减少和收缩压降低。这些变化会引发神经和体液的调节作用，使骨骼肌、皮肤、肾、腹腔内脏的阻力血管收缩及心率加快，使动脉血压得以恢复。许多动物由于四足站立，多数容量血管都处于心脏水平以上，故体位改变引起的血量分配的变化不像在人类中那样明显。

（二）影响静脉回流的因素

单位时间内的静脉回心血量取决于外周静脉压和中心静脉压的差，以及静脉对血流的阻力。故凡能影响外周静脉压、中心静脉压及静脉阻力的因素，都能影响静脉回心血量。

1. 体循环平均充盈压 体循环平均充盈压是反映血管充盈程度的指标。实验证明，血管内血液充盈程度越高，静脉回心血量也就越多。当血量增加或容量血管收缩时，体循环平均充盈压升高，静脉回心血量增多；反之，血量减少或容量血管舒张时，体循环平均充盈压降低，静脉回心血量减少。

2. 心脏收缩力量 心脏收缩时将血液射入动脉，舒张时则可以从静脉抽吸血液。如果心脏收缩力量强，射血时心室排空较完全，在心舒期心室内压就较低，对心房和大静脉内血液的抽吸力量就较大。右心衰竭时，射血力量显著减弱，心舒期右心室内压较高，血液淤积在右心房和大静脉内，回心血量大大减少。患者可出现颈外静脉怒张，肝充血肿大，下肢水肿等体征。左心衰竭时，左心房压和肺静脉压升高，可造成肺淤血和肺水肿。

3. 体位改变 前已述，当人体从平卧位转变为站立位时，身体低垂部分静脉扩张，容量增大，故回心血量减少。站立位时下肢静脉容纳血量增加的程度可受到若干因素的影响，如下肢静脉内的静脉瓣膜、下肢肌肉收缩运动，以及呼吸运动等。下肢静脉瓣膜受损的人，常不能长久站立。即使是正常人，如长久站立不动，也会导致回心血量减少，动脉血压降低。体位改变对静脉回心血量的影响，在高温环境中更加明显。在高温环境中，皮肤血管舒张，皮肤血管中容纳的血量增多。因此，如果人在高温环境中长时间站立不动，回心血量就会明显减少，导致心排血量减少和脑供血不足，引起头晕甚至昏厥。长期卧床的患者，静脉管壁的紧张性较低，可扩张性较高，加之腹腔和下肢肌肉的收缩力量减弱，对静脉的挤压作用减小，故由平卧位突然站起来时，可因大量血液淤滞于下肢，回心血量过小而发生昏厥。

4. 骨骼肌的挤压作用 人体在站立位的情况下，如果下肢进行肌肉运动，回心血量和在没有肌肉运动时明显不同。一方面，肌肉收缩时可对肌肉内和肌肉间的静脉发生挤压，使静脉血流加快；另一方面，因静脉内有瓣膜存在，使静脉内的血液只能向心脏方向流动而不能倒流。这样，骨骼肌和静脉瓣膜一起，对静脉回流起着“泵”的作用，称为“静脉泵”或“肌肉泵”。下肢肌肉进行节律性舒缩活动时，肌肉泵的作用可以得到很好地发挥。当肌肉收缩时，可将静脉内的血液挤向心脏，当肌肉舒张时，静脉内压力降低，有利于微静脉和毛细血管内的血液流入静脉，使静脉充盈。肌肉泵的这种作用，对于降低下肢静脉压和减少血液在下肢静脉内的淤积有十分重要的生理意义。例如，在站立不动时，足部的静脉压为12kPa（90mmHg），而在步行时则降低至3.3kPa（25mmHg）以下；在跑步时，两下肢肌肉泵每分钟挤出的血液可达数升。需要注意的是，如果肌肉不是做节律性的舒缩，而是维持在紧张收缩状态，则静脉持续受压，静脉回流反而减少。

5. 呼吸运动　呼吸运动也会影响静脉回流。由于胸膜腔内压为负压，胸腔内大静脉的跨壁压较大，经常处于充盈扩张状态。吸气时，胸腔容积加大，胸膜腔负压值进一步增大，使胸腔内的大静脉和右心房更加扩张，压力进一步降低，因此有利于外周静脉内的血液回流入右心房。由于回心血量增加，心排血量也相应增加。呼气时，胸膜腔负压值减小，静脉回流入右心房的血量也相应减少。可见，呼吸运动对静脉回流也起着“泵”的作用。需要注意，呼吸运动对肺循环静脉回流的影响和对体循环静脉回流的影响不同。吸气时，随着肺的扩张，肺部的血管容积显著增大，能储留较多的血液，故由肺静脉回流至左心房的血量减少，左心室的心排血量也相应减少。呼气时的情况则相反。

第三节　心血管活动的调节

人体在不同的生理条件下，各器官组织的代谢水平不同，对血流量的需要也不同。机体的神经调节和体液调节可对心脏和各部分血管的活动进行调节，使心血管活动能适应代谢活动改变的需要。

一、神经调节

心肌和血管平滑肌接受自主神经支配。神经系统对心血管活动的调节是通过各种心血管反射实现的。

（一）心脏和血管的神经支配

1. 心脏的神经支配　支配心脏的传出神经为心交感神经和心迷走神经（图4–17）。

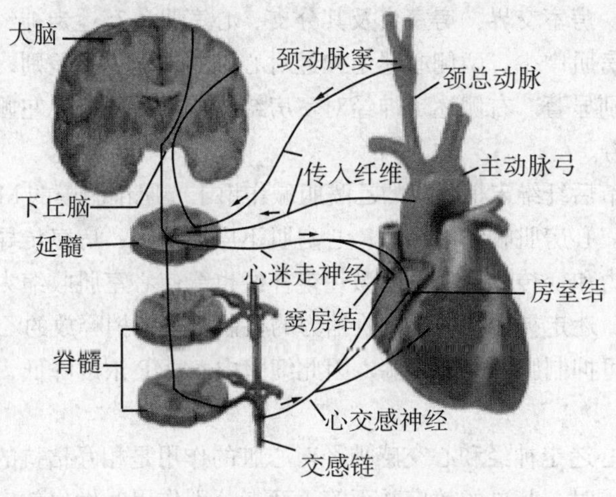

图4–17　心脏上的神经

重点·考点·笔记

（1）心交感神经及其作用：心交感神经的节前神经元位于脊髓第 1 ～ 5 胸段的中间外侧柱，其轴突末梢释放的递质为乙酰胆碱，后者能激活节后神经元膜上的 N 型胆碱能受体。心交感节后神经元位于星状神经节或颈交感神经节内。节后神经元的轴突组织心脏神经丛，支配心脏各个部分，包括窦房结、房室交界、房室束、心房肌和心室肌。

两侧心交感神经对心脏的支配有所差别。支配窦房结的交感神经纤维主要来自右侧心交感神经，支配房室交界的交感神经纤维主要来自左侧心交感神经。在功能上，右侧心交感神经兴奋时以引起心率加快的效应为主，而左侧心交感神经兴奋则以加强心肌收缩力的效应为主。

心交感神经节后纤维梢释放的递质为去甲肾上腺素，与心肌细胞膜上的 β 型肾上腺素能受体结合，可导致心率加快，房室交界的传导加快，心房肌和心室肌的收缩力加强。这些效应分别称为正性变时作用、正性变传导作用和正性变力作用。刺激心交感神经可使心缩期缩短，收缩期室内压上升的速率加大；室内压峰值增高，心舒早期室内压下降的速率加大。这些变化有利于心室在舒张期的充盈。交感神经末梢释放的去甲肾上腺素和循环血液中的儿茶酚胺都能作用于心肌细胞膜的 β 肾上腺素能受体，从而激活腺苷酸环化酶，使细胞内 cAMP 的浓度升高，继而激活蛋白激酶和细胞内蛋白质的磷酸化过程，使心肌膜上的钙通道激活，故在心肌动作电位平台期 Ca^{2+} 的内流增加，细胞内肌质网释放的 Ca^{2+} 也增加，其最终效应是使心肌收缩力增强，每搏做功增加。交感神经兴奋引起的正性变传导作用可使心室各部分肌纤维的收缩更趋同步化，这也有利于心肌收缩力的加强。

心交感神经对心肌的效应，主要是通过 β 肾上腺素能受体实现的。但心肌也有 α 肾上腺素能受体。激活心肌的 α 肾上腺素能受体主要引起正性变力效应，而心率的变化则不显著。

（2）心迷走神经及其作用：支配心脏的副交感神经节前纤维行走于神经干中。这些节前神经元的细胞体位于延髓的迷走神经背核和疑核。在胸腔内，心迷走神经纤维和心交感神经纤维一起组成心脏神经丛，伴行进入心脏，与心内神经节细胞发生突触联系。心迷走神经的节前神经元和节后神经元都是胆碱能神经元。节后神经纤维支配窦房结、心房肌、房室交界、房室束及其分支。心室肌也有迷走神经支配，但纤维末梢的数量远较心房肌中少。两侧心迷走神经对心脏的支配也有差别，但不如两侧心交感神经支配的差别显著。右侧迷走神经对窦房结的作用占优势，左侧迷走神经对房室交界的作用占优势。

心迷走神经节后纤维末梢释放的乙酰胆碱作用于心肌细胞膜的 M 型胆碱能受体，可导致心率减慢，心房肌收缩力减弱，心房肌不应期缩短，房室传导速度减慢，即具有负性变时、变力和变传导作用。刺激迷走神经也能使心室肌收缩力减弱，但其效应不如心房肌明显。迷走神经减弱心肌收缩力的机制是其末梢释放的乙酰胆碱作用于 M 胆碱能受体后，可抑制腺苷酸环化酶，因此细胞内 cAMP 浓度降低，肌质网释放 Ca^{2+} 减少。

一般来说，心迷走神经和心交感神经对心脏的作用是相互拮抗的。但是当两者同时对心脏发生作用时，其总的效应并不等于两者分别作用时发生效应的和。多数情况下，心迷走神经的作用比心交感神经的作用大。在动物实验中，如同时刺激心迷走神经和心交感神经，常出现心率减慢效应。此外，在交感神经末梢上有接头前 M 型胆碱能受体，在迷走神经末梢上有接头前 α 肾上腺素能受体。迷走神经末梢释放的乙酰胆碱可作用于交感神经末梢的 M 型胆碱能受体，使交感神经末梢递质释放减少；交感神经末梢释放的去甲肾上腺素也可作用于迷走神经末梢的 α 肾上腺素能受体，使迷走神经末梢递质释放减少。这种通过接头前受体影响神经末梢递质释放的过程称为递质释放的接头前（或突触前）调制。

（3）支配心脏的肽能神经元：免疫细胞化学技术证明，心脏中存在多种神经纤维，如神经肽 Y、血管活性肠肽、降钙素基因相关肽、阿片肽等。现已知一些肽类递质可与其他递质，如单胺和乙酰胆碱等，共存于同一神经元内，并共同释放。目前对分布在心脏的肽神经元的生理功能还不完全清楚，但心脏内肽能神经纤维的存在说明这些肽类递质可能参与对心肌和冠状血管活动的调节。

2. 血管的神经支配　除真毛细血管外，血管壁都有平滑肌分布。不同血管的平滑肌的生理特性有所不同，有些血管平滑肌有自发的肌源性活动，有些血管平滑肌则很少有肌源性活动。绝大多数血管平滑肌都受局部组织代谢产物的影响。支配血管平滑肌的神经可分为缩血管神经和舒血管神经两大类，两者又统称为血管运动神经。

（1）缩血管神经纤维：缩血管神经纤维都是交感神经纤维，故一般称为交感缩血管纤维。其节前神经元位于脊髓胸段、腰段的中间外侧柱内，末梢释放的递质为乙酰胆碱。节后神经元位于椎旁和椎前神经节内，末梢释放的递质为去甲肾上腺素。血管平滑肌细胞有 α 和 β 两类肾上腺素能受体。去甲肾上腺素与 α 肾上腺素能受体结合，可导致血管平滑肌收缩；与 β 肾上腺素能受体结合，则导致血管平滑肌舒张。去甲肾上腺素与 α 肾上腺素能受体结合的能力比其与 β 受体结合的能力强，故缩血管神经纤维兴奋时引起缩血管效应。

体内几乎所有的血管都受交感缩血管神经纤维支配，但不同部位的血管中缩血管神经纤维分布的密度不同。皮肤血管中缩血管神经纤维分布最密，骨骼肌和内脏的血管次之，冠状血管和脑血管中分布较少。在同一器官中，动脉中缩血管神经纤维的密度高于静脉，微动脉中密度最高，但毛细血管前括约肌中分布很少。

人体内多数血管只接受交感缩血管神经纤维的单一神经支配。在安静状态下，交感缩血管神经纤维持续发放 1 ～ 3 次 / 秒的低频冲动，称为交感缩血管紧张。这种紧张性活动使血管平滑肌保持一定程度的收缩状态。交感缩血管紧张增强时，血管平滑肌进一步收缩；交感缩血管紧张减弱时，血管平滑肌收缩程度降低，血管舒张。在不同的生理状况下，交感缩血管神经纤维的放电频率在数秒 1 次至每秒 8 ～ 10 次的范围内变动。这一变动范围足以使血管口径在很大范围内发生变化，从而调节不同器官的血流阻力和血流量。当支配某一器官血管床的交感缩血管神经纤维兴奋时，可引起该器官血管床的血流阻力增高，血流量减少；同时，该器官毛细血管前阻力和毛细血管后阻力的比值增大，使毛细血管血压降低，组织液的生成减少而有利于重吸收；此外，该器官血管床的容量血管收缩，器官内的血容量减少。

（2）舒血管神经纤维：体内有一部分血管除接受缩血管神经纤维支配外，还接受舒血管神经纤维支配。舒血管神经纤维主要有以下几种。

1）交感舒血管神经纤维：有些动物（如狗和猫等），支配骨骼肌微动脉的交感神经中除有缩血管神经纤维外，还有舒血管神经纤维。交感舒血管神经纤维末梢释放的递质为乙酰胆碱。交感舒血管神经纤维在平时没有紧张性活动，只有在动物处于情绪激动状态或发生防御反应时才发放冲动，使骨骼肌血管舒张，血流量增多。人体内也有交感舒血管神经纤维存在。

2）副交感舒血管神经纤维：少数器官如脑膜、唾液腺、胃肠外分泌腺和外生殖器等，其血管平滑肌除接受交感缩血管神经纤维支配外，还接受副交感舒血管神经纤维支配。例如，面神经中有支配软脑膜血管的副交感神经纤维，迷走神经中有支配肝血管的副交感神经纤维，盆神经中有支配盆腔器官和外生殖器血管的副交感神经纤维等。副交感舒血管神经纤维末梢释放的递质为乙酰胆碱，后者与血管平滑肌的 M 型胆碱能受体结合，引起血管舒张。副交感舒血管神经纤维的活动只对器官组织局部血流起调节作用，对循环系统总外周阻力的影响很小。

（二）心血管中枢

神经系统对心血管活动的调节是通过各种神经反射来实现的。在生理学中将与控制心血管活动有关的神经元集中的部位称为心血管中枢。控制心血管活动的神经元并不是集中在中枢神经系统的一个部位，而是广泛分布于从脊髓到大脑皮层的各个水平。各级心血管中枢存在密切的联系和相互作用，通过复杂的整合，调节心血管活动，使整个心血管系统的活动协调一致，并与机体的其他功能活动相适应。

1. **延髓心血管中枢** 一般认为，延髓是调节心血管活动最基本的中枢。动物实验结果显示：在延髓上缘横断脑干后，动物的血压并无明显的变化，刺激坐骨神经引起的升血压反射依然存在；但如果将横断水平逐步移向脑干尾端，则动物的血压就逐渐降低，刺激坐骨神经引起的升血压反射效应也逐渐减弱。这些结果说明，心血管正常的紧张性活动不是起源于脊髓，而是起源于延髓。因为只要保留延髓及其以下中枢部分完整，就可以维持心血管正常的紧张性活动，并完成一定的心血管反射。

延髓心血管中枢的神经元是指位于延髓内的心迷走神经元，以及控制心交感神经和交感缩血管神经活动的神经元。这些神经元在平时都有紧张性活动，分别称为心迷走紧张、心交感紧张和交感缩血管紧张。在机体处于安静状态时，这些延髓神经元的紧张性活动表现为心迷走神经纤维和心交感神经纤维持续的低频放电活动。

一般认为，延髓心血管中枢至少包括以下四个部位的神经元。

（1）缩血管区：引起交感缩血管神经正常紧张性活动的延髓心血管神经元的细胞体位于延髓头端的腹外侧部。这些神经元含有肾上腺素，它们的轴突下行到脊髓的中间外侧柱。心交感紧张也起源于此区。

（2）舒血管区：位于延髓尾端腹外侧部的去甲肾上腺素神经元，在兴奋时导致交感缩血管紧张降低，血管舒张。

（3）传入神经接替站：延髓孤束核的神经元接受由颈动脉窦、主动脉弓和心脏感受器经舌咽神经和迷走神经传入的信息，然后发出神经纤维至延髓和中枢神经系统其他部位的神经元，继而影响心血管活动。

（4）心抑制区：心迷走神经元的细胞体位于延髓的迷走神经背核和疑核。

2. 延髓以上的心血管中枢　在延髓以上的脑干部分，以及大脑和小脑中，也都存在与心血管活动有关的神经元。它们在心血管活动调节中所起的作用较延髓心血管中枢更加高级，参与对心血管活动和机体其他功能之间的复杂整合。例如，下丘脑是一个非常重要的整合部位，在体温、摄食、水平衡调节及发怒、恐惧等情绪反应的整合中，都起着重要的作用。电刺激下丘脑的“防御反应区”，在引起动物防御反应的同时，可引起一系列心血管活动的改变，如心率加快，心搏加强，心排血量增加，皮肤和内脏血管收缩，骨骼肌血管舒张，血压轻度升高。这些心血管反应显然是与当时机体所处的状态相协调的，可使骨骼肌有充足的血液供应，以适应防御、搏斗或逃跑等行为的需要。

（三）心血管反射

当机体处于不同的生理状态（如变换姿势、运动、睡眠）时，或当机体内外环境发生变化时，可引起各种心血管反射，使心排血量、血压，以及各器官的血管收缩状况发生相应的改变。心血管反射一般都能很快完成，其生理意义在于使循环功能适应机体所处的状态或环境的变化。

1. 颈动脉窦和主动脉弓压力感受性反射　当动脉血压升高时，可引起压力感受性反射，其效应是使心率减慢、外周血管阻力降低、血压下降。因此这一反射也称为降压反射。

（1）动脉压力感受器：压力感受性反射的感受装置是位于颈动脉窦和主动脉弓血管外膜下的感觉神经末梢，称为动脉压力感受器。动脉压力感受器并不直接感受血压的变化，而是感受血管壁的机械牵张程度。当动脉血压升高时，动脉管壁被牵张的程度就升高，压力感受器发放的神经冲动也就增多。在一定范围内，压力感受器的传入冲动频率与动脉管壁的扩张程度成正比。

（2）传入神经及其中枢联系：颈动脉窦压力感受器的传入神经纤维组成窦神经。窦神经加入舌咽神经后进入延髓，和孤束核的神经元发生突触联系。主动脉弓压力感受器的传入神经纤维行走于迷走神经干内，然后进入延髓，到达孤束核。

压力感受器传入的神经冲动到达孤束核后，可通过延髓内的神经通路使延髓头端腹外侧部的血管运动神经元受到抑制，从而使交感神经紧张性活动减弱；孤束核神经元还与延髓内其他神经核团及脑干其他部位如脑桥、下丘脑等的一些神经核团发生联系，其效应也是使交感神经紧张性活动减弱。另外，压力感受器传入的神经冲动到达孤束核后还与迷走神经背核及疑核发生联系，使迷走神经的活动加强。

（3）反射效应：动脉血压升高时，压力感受器传入冲动增多，通过中枢机制，使心迷走紧张加强，心交感紧张和交感缩血管紧张减弱，其效应为心率减慢、心排血量减少、外周血管阻力降低，使动脉血压下降。反之，当动脉血压降低时，压力感受器传入冲动减少，使迷走紧张减弱，交感紧张加强，于是心率加快、心排血量增加、外周血管阻力增高，使血压回升。

（4）压力感受性反射的生理意义：压力感受性反射在心排血量、外周血管阻力、循环血量等发生突然变化的情况下，对动脉血压进行快速调节，使动脉血压不致发生过分的波动。生理学中将压力感受器的传入神经称为缓冲神经。动物实验中可看到，切除缓冲神经的动物一天中血压的平均值并不明显高于正常值，因此认为压力感受性

重点·考点·笔记

反射在动脉血压的长期调节中并不起重要作用。慢性高血压患者或实验性高血压动物在高血压的情况下压力感受性反射的工作范围发生改变，即在较正常高的血压水平上进行工作，使动脉血压在比较高的水平维持平衡。

2. **心肺感受器引起的心血管反射** 在心房、心室和肺循环大血管壁存在许多感受器，称为心肺感受器，其传入神经纤维行走于迷走神经干内。可引起心肺感受器兴奋的刺激有两大类。一类是血管壁的机械牵张。当心房、心室或肺循环大血管中压力升高或血容量增多而使心脏或血管壁受到牵张时，心肺感受器发生兴奋。和颈动脉窦、主动脉弓压力感受器相比，心肺感受器位于循环系统压力较低的部分。故常将心肺感受器称为低压力感受器，将动脉压力感受器称为高压力感受器。在生理情况下，心房壁的牵张主要是由血容量增多而引起的，因此心房壁的牵张感受器也称为容量感受器。另一类可引起心肺感受器兴奋的刺激是一些化学物质，如前列腺素、缓激肽等。某些药物如藜芦碱等也能刺激心肺感受器。

大多数心肺感受器受刺激时引起的反射效应是交感紧张降低，心迷走紧张加强，导致心率减慢、心排血量减少、外周血管阻力降低，使血压下降。在多种动物实验中，心肺感受器兴奋时肾交感神经活动的抑制特别明显，使肾血流量增加，肾排水量和排钠量增多。这表明心肺感受器引起的反射在循环血量、细胞外液的量及其成分的调节中有重要的生理意义。心肺感受器引起反射的传出途径除神经外还有体液的成分。心肺感受器的传入冲动可抑制血管升压素的释放，血管升压素的减少导致肾排水增多。

3. **颈动脉体和主动脉体化学感受器反射** 在颈总动脉分叉处和主动脉弓区域，存在一些特殊的感受器。当血液的某些化学成分发生变化时，如缺氧、CO_2 分压过高、H^+ 浓度过高等，可以刺激这些感受器，因此这些感受器被称为颈动脉体和主动脉体化学感受器。这些化学感受器受到刺激后，其感觉信号分别由窦神经和迷走神经传入至延髓孤束核，然后使延髓内呼吸运动神经元和心血管活动神经元的活动发生改变。

化学感受性反射的效应主要是使呼吸加深加快。在动物实验中，若人为地维持动物呼吸频率和深度不变，则化学感受器传入冲动对心血管活动的直接效应是使心率减慢、心排血量减少、冠状动脉舒张、骨骼肌和内脏血管收缩。由于使外周血管阻力增大的作用超过使心排血量减少的作用，故血压升高。在动物保持自然呼吸的情况下，化学感受器受刺激时引起呼吸加深加快、心排血量增加、外周血管阻力增大，使血压升高。

化学感受性反射在平时对心血管活动并不起明显的调节作用，只有在低氧、窒息、失血、动脉血压过低或酸中毒等情况下才发生作用。

二、体液调节

心血管活动的体液调节是指血液和组织液中的某些化学物质对心肌和血管平滑肌的活动发生影响，从而起调节作用。这些体液因素中，有些是通过血液携带的，可广泛作用于心血管系统；有些则在组织中形成，主要作用于局部的血管，对局部组织的血流起调节作用。

（一）肾素－血管紧张素系统

肾素是由肾近球细胞合成和分泌的一种酸性蛋白酶，经肾静脉进入血循环。血浆中的肾素底物，即血管紧张素原，在肾素的作用下水解，产生一个肽，为血管紧张素Ⅰ。在血浆和组织中，特别是在肺循环血管内皮表面，存在有血管紧张素转换酶。在血管紧张素转换酶的作用下，血管紧张素Ⅰ水解，产生一个肽，为血管紧张素Ⅱ。血管紧张素Ⅱ在血浆和组织中的血管紧张素酶A的作用下，失去一个氨基酸，成为血管紧张素Ⅲ。上述过程见图4–18。血管紧张素Ⅱ和血管紧张素Ⅲ与血管平滑肌细胞、肾上腺皮质细胞等细胞的血管紧张素受体结合，引起相应的生理效应。

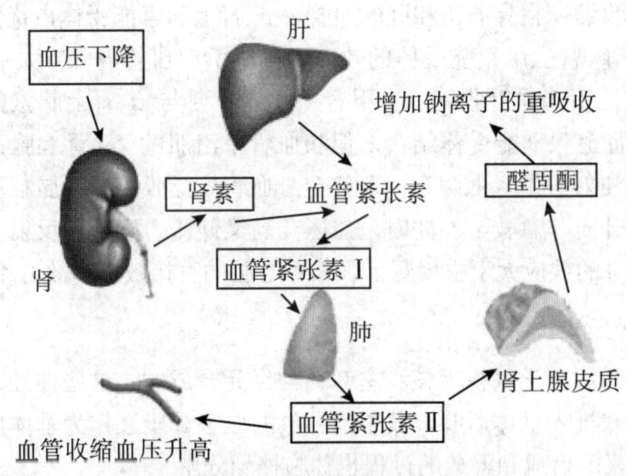

图4–18　肾素血管紧张素生成

当各种原因引起肾血流灌注减少时，肾素分泌就会增多。血浆中 Na^+ 浓度降低时，肾素分泌也增加。肾素分泌受神经和体液机制的调节。

对体内多数细胞、组织来说，血管紧张素Ⅰ不具有活性。血管紧张素中最重要的是血管紧张素Ⅱ。血管紧张素Ⅱ可直接使全身微动脉收缩，血压升高；也可使静脉收缩，回心血量增多。血管紧张素Ⅱ可作用于交感缩血管纤维末梢上的接头前血管紧张素受体，起接头前调制的作用，使交感神经末梢释放递质增多。血管紧张素Ⅱ还可作用于中枢神经系统内一些神经元的血管紧张素受体，使交感缩血管紧张加强。因此，血管紧张素Ⅱ可以通过中枢和外周机制，使外周血管阻力增大，血压升高。此外，血管紧张素Ⅱ可强烈刺激肾上腺皮质球状带细胞合成和释放醛固酮，醛固酮可促进肾小管对 Na^+ 的重吸收，并使细胞外液量增加。血管紧张素Ⅱ还可引起或增强渴觉，并引起饮水行为。血管紧张素Ⅲ的缩血管效应仅为血管紧张素Ⅱ的10%～20%，但刺激肾上腺皮质合成和释放醛固酮的作用较强。

在某些病理情况下，如失血时，肾素–血管紧张素系统的活动加强，并对循环功能的调节起重要作用。

（二）肾上腺素和去甲肾上腺素

肾上腺素和去甲肾上腺素在化学结构上都属于儿茶酚胺。循环血液中的肾上腺素和去甲肾上腺素主要来自肾上腺髓质的分泌。肾上腺素能神经末梢释放的去甲肾上腺素也有一小部分进入血液循环。肾上腺髓质释放的儿茶酚胺中，肾上腺素约占80%，去甲肾上腺素约占20%。

重点·考点·笔记

血液中的肾上腺素和去甲肾上腺素对心脏和血管的作用有许多共同点，但并不完全相同，因为两者对不同的肾上腺素能受体的结合能力不同。肾上腺素可与 α 和 β 两类肾上腺素能受体结合。在心脏，肾上腺素与 β 肾上腺素能受体结合，产生正性变时和变力作用，使心排血量增加，临床上常用它作为“强心”急救药。在血管，肾上腺素的作用取决于血管平滑肌上 α 和 β 肾上腺素能受体分布的情况。在皮肤、肾、胃肠、血管平滑肌上，α 肾上腺素能受体在数量上占优势，肾上腺素的效应是使这些器官的血管收缩；在骨骼肌和肝的血管，β 肾上腺素能受体占优势，小剂量的肾上腺素常以兴奋 β 肾上腺素能受体的效应为主，引起血管舒张，大剂量时也兴奋 α 肾上腺素能受体，引起血管收缩。去甲肾上腺素主要与 α 肾上腺素能受体结合，也可与心肌的 $β_1$ 肾上腺素能受体结合，但和血管平滑肌的 $β_2$ 肾上腺素能受体结合的能力较弱。静脉注射去甲肾上腺素，可使全身血管广泛收缩，动脉血压升高，临床上经常用它作为“升压”急救药。此时，血压升高又使压力感受性反射活动加强，压力感受性反射对心脏的效应大于去甲肾上腺素对心脏的直接效应，故心率减慢。

（三）血管升压素

血管升压素是由下丘脑视上核和室旁核神经元合成的。这些神经元的轴突行走于下丘脑垂体束中并进入垂体后叶，其末梢释放的血管升压素作为垂体后叶激素进入血循环。血管升压素的合成和释放的过程也称为神经分泌。

血管升压素在肾集合管可促进水的重吸收，故又称为抗利尿激素。血管升压素作用于血管平滑肌的相应受体，可引起血管平滑肌收缩，是已知的最强的缩血管物质之一。在正常情况下，血浆中血管升压素浓度升高时首先出现抗利尿效应，只有当其血浆浓度明显高于正常时，才引起血压升高。这是因为血管升压素能提高压力感受性反射的敏感性，故能缓冲升血压效应。血管升压素对体内细胞外液量的调节起重要作用。在禁水、失水、失血等情况下，血管升压素释放增加，对保留体内液体量及维持动脉血压起重要的调节作用。

（四）血管内皮生成的血管活性物质

多年来一直以为血管内皮只是衬于心脏和血管腔面的一层单层细胞组织，在毛细血管处，通过内皮进行血管内外的物质交换。近年已证实，内皮细胞可以生成并释放多种血管活性物质，引起血管平滑肌舒张或收缩。

1. 血管内皮生成的舒血管物质 血管内皮生成和释放的舒血管物质有多种。内皮细胞内的前列环素合成酶可以合成前列环素（也称前列腺素 I_2，即 PGI_2），使血管舒张。

现在认为，内皮生成的另一类舒血管物质更重要，即内皮舒张因子（endothelium-derivedrelaxing factor，EDRF）。EDRF 的化学结构尚未完全弄清，但多数人认为是一氧化氮（NO），其前体是 L- 精氨酸。EDRF 可使血管平滑肌内的鸟苷酸环化酶激活，cGMP 浓度升高，游离 Ca^{2+} 浓度降低，故血管舒张。

2. 血管内皮生成的缩血管物质 血管内皮细胞也可生成多种缩血管物质，称为内皮缩血因子（endothelium-derived vasoconstrictor factor，EDCF）。近年来研究得较深入的是内皮素。内皮素（endothelin）是内皮细胞合成和释放的由 21 个氨基酸残基构成的多肽，是已知的最强烈的缩血管物质之一。

（五）激肽释放酶－激肽系统

激肽释放酶是体内的一类蛋白酶，可使某些蛋白质底物激肽原分解为激肽。激肽具有舒血管活性，参与对血压和局部组织血流的调节。

激肽释放酶可分为两大类，一类存在于血浆中，称为血浆激肽释放酶；另一类存在于肾、唾液腺、胰腺等器官组织内，称为腺体激肽释放酶或组织激肽释放酶。激肽原是存在于血浆中的一类蛋白质，分为高分子量激肽原和低分子量激肽原。在血浆中，血浆激肽释放酶作用于高分子量激肽原，使之水解，产生一种九肽，即缓激肽。在肾、唾液腺、胰腺、汗腺及胃肠黏膜等组织中，腺体激肽释放酶作用于血浆中的低分子量激肽原，产生一种十肽，为赖氨酰缓激肽，也称胰激肽或血管舒张素。赖氨酰缓激肽在氨基肽酶的作用下失去赖氨酸，成为缓激肽。缓激肽在激肽酶的作用下水解失活。

激肽可使血管平滑肌舒张和毛细血管通透性增高，但可引起其他平滑肌收缩。在人体和动物实验中证实，缓激肽和血管舒张素是已知的最强烈的舒血管物质。在一些腺体器官中生成的激肽，可以使器官局部的血管舒张，血流量增加。

循环血液中的缓激肽和血管舒张素等激肽也参与对动脉血压的调节，使血管舒张，血压降低。

（六）心钠素

心钠素（cardionatrin）是由心房肌细胞合成和释放的一类多肽，在人的循环血液中，最主要的是一种由 28 个氨基酸残基构成的多肽。心钠素可使血管舒张，外周阻力降低；也可使每搏量减少，心率减慢，故心排血量减少。心钠素作用于肾的受体，还可以使肾排水和排钠增多，故心钠素也称为心房钠尿肽（atrial natriuretic peptide）。此外，心钠素还能抑制肾的近球细胞释放肾素，抑制肾上腺球状带细胞释放醛固酮。在脑内，心钠素可以抑制血管升压素的释放。这些作用都可导致体内细胞外液量减少。

（七）前列腺素

前列腺素是一族二十碳不饱和脂肪酸，其前体是花生四烯酸或其他二十碳不饱和脂肪酸。全身各部的组织细胞几乎都含有生成前列腺素的前体及酶，因此都能产生前列腺素。前列腺素按其分子结构的差别，可分为多种类型。各种前列腺素对血管平滑肌的作用是不同的，如前列腺素 E_2 具有强烈的舒血管作用，前列腺素 $F_{2\alpha}$ 则使静脉收缩。前列环素（即前列腺素 I_2）是在血管组织中合成的一种前列腺素，具有强烈的舒血管作用。

（八）阿片肽

体内的阿片肽有多种。垂体释放的 β－内啡肽和促肾上腺皮质激素来自同一个前体。在应激等情况下，β－内啡肽和促肾上腺皮质激素一起被释放入血液。β－内啡肽可使血压降低，其降血压作用可能主要是中枢性的。内毒素、失血等强烈刺激可引起 β－内啡肽释放，并可能成为引起循环休克的原因之一。针刺穴位也可引起脑内阿片肽的释放，这可能是针刺使高血压患者血压下降的机制之一。

除中枢作用外，阿片肽也可作用于外周的阿片受体。血管壁的阿片受体在阿片肽作用下，可致血管平滑肌舒张。另外，交感缩血管神经纤维末梢也存在接头前阿片受体，这些受体被阿片肽激活时，可使交感神经纤维释放递质减少。

（九）组胺

组胺是由组氨酸在脱羧酶的作用下产生的。许多组织，特别是皮肤、肺和肠黏膜的肥大细胞中含有大量的组胺。当组织受到损伤或发生炎症和过敏反应时，都可释放组胺。组胺有强烈的舒血管作用，并能使毛细血管和微静脉的管壁通透性增加，血浆漏入组织，导致局部组织水肿。

三、动脉血压的长期调节

动脉血压的神经调节主要是在短时间内血压发生变化的情况下起调节作用的，当血压在较长时间内（数小时、数天、数月或更长）发生变化时，神经调节的效应常不足以将血压调节到正常水平。在动脉血压的长期调节中起重要作用的是肾。具体地说，肾通过对体内细胞外液量的调节而对动脉血压起调节作用，有人将这种机制称为肾－体液控制系统。此系统的活动过程如下：当体内细胞外液量增多时，血量增多，血量和循环系统容量之间的相对关系发生改变，使动脉血压升高；而当动脉血压升高时，能直接导致肾排水和排钠增加，将过多的体液排出体外，从而使血压恢复到正常水平。体内细胞外液量减少时，发生相反的过程，即肾排水和排钠减少，使体内细胞外液量和动脉血压恢复。

肾－体液控制系统调节血压的效能取决于一定的血压变化能引起多大程度的肾排水排钠变化。实验证明，血压只要发生很小的变化，就可导致肾排尿量的明显变化。血压从正常水平（13.3kPa，100mmHg）升高 1.3kPa（10mmHg），肾排尿量可增加数倍，从而使细胞外液量减少，动脉血压下降。反之，动脉血压降低时，肾排尿明显减少，使细胞外液量增多，血压回升。

肾－体液控制系统的活动可受体内若干因素的影响，其中较重要的是血管升压素和肾素－血管紧张素－醛固酮系统。前已述，血管升压素在调节体内细胞外液量中起重要作用。血管升压素使肾集合管对水的重吸收增加，导致细胞外液量增加。当血量增加时，血管升压素减少，使肾排水增加。血管紧张素Ⅱ除引起血管收缩，血压升高外，还能促使肾上腺皮质分泌醛固酮。醛固酮能使肾小管对 Na^+ 的重吸收增加，并分泌 K^+ 和 H^+，在重吸收 Na^+ 时也吸收水，使细胞外液量和体内的 Na^+ 量增加，血压升高。

总之，血压的调节是复杂的过程，有许多机制参与。每一种机制都在一个方面发挥调节作用，但不能完成全部的、复杂的调节。神经调节一般是快速的、短期的调节，主要是通过对阻力血管口径及心脏活动的改变来实现的；而长期调节则主要是通过肾对细胞外液量的调节实现的。

四、社会心理因素对心血管活动的影响

在日常生活中，可见到社会心理因素对心血管活动影响的例子。如交感神经兴奋时，释放的肾上腺素和去甲肾上腺素可使心率加快、血压升高、血糖升高、呼吸急促，甚至瞳孔扩大、出汗、手抖等。与副交感神经调节活动有关的乙酰胆碱、5－羟

色胺等神经递质产生不足时，则可导致情感障碍和睡眠障碍，并引起相应的心血管症状。因此，有心理障碍的患者常出现胸痛、胸闷、高血压、气急、心慌、呼吸困难、心律失常等心血管症状。焦虑状态下，神经递质儿茶酚胺释放增多，可表现为间歇性高血压或心动过速。长期巨大的生活、工作压力等，会引起原发性高血压。有吸烟、酗酒等不良生活习惯的人，冠心病、高血压的发病率较高。社会心理因素对心血管系统的生理活动及疾病的发生及发展有非常重要的影响，需要引起高度重视。

第四节　器官循环

体内各器官的血流量取决于主动脉压和中心静脉压之间的压力差，以及该器官阻力血管的舒缩状态。由于各器官的结构和功能各不相同，器官内部的血管分布又各有特征，因此其血流量的调节除服从前述的一般规律外，还有其各自的特殊规律。本节主要叙述心、肺、脑的血液循环。

一、冠脉循环

（一）冠脉循环的解剖特点

心肌的血液供应来自左冠状动脉、右冠状动脉。冠状动脉的主干行走于心脏的表面，其小分支以垂直于心脏表面的方向穿入心肌，最后在心内膜下层分支成网。这种分支方式使冠脉血管容易在心肌收缩时受到压迫。左冠状动脉、右冠状动脉及其分支的走向可有多种变异。大多数人的左冠状动脉主要供左心室的前部，右冠状动脉主要供应左心室的后部和右心室。左冠状动脉的血液流经毛细血管和静脉后，主要经冠状窦回流入右心房；右冠状动脉的血液则主要经较细的心前静脉直接回流入右心室；还有一小部分冠脉血液可通过心最小静脉直接流入左心房、右心房和心室腔内。

心肌的毛细血管网分布极为丰富。毛细血管数和心肌纤维数的比例为 1 ∶ 1。在心肌横截面上，每平方毫米面积内有 2500 ~ 3000 根毛细血管。因此心肌和冠脉血液之间的物质交换可以很快地进行。冠状动脉之间有侧支互相吻合，在人类，这种吻合支在心内膜下较多。正常心脏的冠脉侧支较细小，血流量很少。因此当冠状动脉突然阻塞时，不易很快建立侧支循环，常可致心肌梗死。但如果冠状动脉阻塞是缓慢形成的，则侧支可逐渐扩张，建立新的有效侧支循环，起代偿作用。

（二）冠脉血流的特点

在安静状态下，人冠脉血流量为每 100 克心肌 60 ~ 80ml/min。中等体重的人，总的冠脉血流量约为 225ml/min，占心排血量的 4% ~ 5%。冠脉血流量的多少主要取决于心肌的活动，左心室单位克重的心肌组织的血流量大于右心室。当心肌活动加强，冠脉达到最大舒张状态时，冠脉血流量可增加到每 100 克心肌 300 ~ 400ml/min。

由于心脏血管的大部分分支深埋于心肌内，心脏在每次收缩时对埋于其内的血管产生压迫，从而影响冠脉血流量。在左心室等容收缩期，由于心肌收缩的强烈压迫，左冠状动脉血流急剧减少，甚至发生倒流。在左心室射血期，主动脉压升高，冠状动脉血压也随着升高，冠脉血流量增加。到慢速射血期，冠脉血流量又有下降。心

重点·考点·笔记

肌舒张时，对冠脉血管的压迫解除，冠脉血流的阻力显著减小，血流量增加。在等容舒张期，冠脉血流量突然增加，在舒张期的早期达到最高峰，然后逐渐回降。在左心室深层，心肌收缩对冠脉血流量的影响更为显著。左心房收缩时对冠脉血流也可产生一定的影响，但并不显著。一般情况下，左心室在收缩期的冠脉血流量为舒张期的20% ~ 30%。当心肌收缩加强时，心缩期血流量所占的比例更小。由此可见，动脉舒张压的高低和心舒期的长短是影响冠脉血流量的重要因素。体循环外周阻力增大时，动脉舒张压升高，冠脉血流量增多。心率加快时，由于心动周期的缩短主要是心舒期缩短，故冠脉血流量也减少。右心室肌肉比较薄弱，收缩时对血流的影响不如左心室明显。在安静情况下，右心室收缩期的冠脉血流量和舒张期的血流量相差不多，甚至略多于后者。

（三）冠脉血流量的调节

对冠脉血流量进行调节的各种因素中，最重要的是心肌本身的代谢水平。交感神经和副交感神经也支配冠脉血管平滑肌，但它们的调节作用是次要的。

1. 心肌代谢水平对冠脉血流量的影响 心肌收缩的能量几乎仅依靠有氧代谢。心肌因连续不断地进行舒缩，故耗氧量较大。在人体处于安静状态时，动脉血流经心脏后65% ~ 75%的氧被心肌摄取。因此，心脏的动脉血和静脉血的含氧量差很大，换句话说，心肌提高从单位血液中摄取氧的潜力较小。在肌肉运动、精神紧张等情况下，心肌代谢活动增强，耗氧量也随之增加。此时，机体主要通过冠脉血管舒张，即增加冠脉血流量来满足心肌对氧的需求。实验证明，冠脉血流量和心肌代谢水平成正比。在没有神经支配和循环激素作用的情况下，这种关系仍旧存在。目前认为，心肌代谢增强引起冠脉血管舒张的原因并非低氧本身，而是由于某些心肌代谢产物的增加。在各种代谢产物中，腺苷可能起最重要的作用。当心肌代谢活动增强而使局部组织的氧分压降低时，心肌细胞中的ATP分解为ADP和AMP。在冠脉血管周围的间质细胞中有5′－核苷酸酶，后者可使AMP分解产生腺苷。腺苷具有强烈的舒张小动脉的作用。腺苷生成的后，在几秒内即被破坏，因此不会引起其他器官的血管舒张。心肌的其他代谢产物如H^+、CO_2、乳酸等，虽也能使冠脉舒张，但作用较弱。此外，缓激肽和前列腺素E等体液因素也可使冠脉血管舒张。

2. 神经调节 冠状动脉受迷走神经和交感神经支配。迷走神经兴奋对冠状动脉的直接作用是引起舒张。但迷走神经兴奋又使心率减慢，心肌代谢水平降低，这些作用可抵消迷走神经对冠状动脉的直接舒张作用。在动物实验中，如果使心率保持不变，则刺激迷走神经引起冠脉舒张。刺激心交感神经时，可激活冠脉平滑肌的α肾上腺素能受体，使血管收缩。但交感神经兴奋又同时激活心肌的β肾上腺素能受体，使心率加快，心肌收缩加强，耗氧量增加，从而使冠脉舒张。给予β肾上腺素能受体拮抗药后，刺激交感神经引起冠脉收缩。冠脉平滑肌上也有β肾上腺素能受体，后者被激活时引起冠脉舒张。交感神经兴奋对冠脉平滑肌的β肾上腺素能受体的激动一般不明显。一些药物如异丙基肾上腺素对冠脉β肾上腺素能受体的激动作用明显。

3. 激素调节 肾上腺素和去甲肾上腺素可通过增强心肌的代谢活动和耗氧量使冠脉血流量增加；也可直接作用于冠脉血管α或β肾上腺素能受体，引起冠脉血管收缩或舒张。甲状腺素增多时，心肌代谢水平加强，耗氧量增加，冠状动脉舒张，血流量增加。大剂量血管升压素使冠状动脉收缩，冠脉血流量减少。血管紧张素Ⅱ也可使冠状动脉收缩，冠脉血流量减少。

总之，在整体条件下，冠脉血流量主要是由心肌本身的代谢水平来调节的。神经调节对冠脉血流量的影响在很短时间内就被心肌代谢水平改变所引起的血流量变化所掩盖。

二、肺循环

进入肺的血管包括肺循环血管和体循环中的支气管血管两部分。肺循环的功能是使血液在流经肺泡时和肺泡之间进行气体交换。体循环中的支气管血管则主要对支气管和肺起营养性作用。两个循环在末梢之间有吻合支沟通，因此，一部分支气管血管血液可经过这些吻合支进入静脉和左心房，使主动脉血液中掺入1%～2%的静脉血。

（一）肺循环的生理特点

右心室的心排血量和左心室基本相同。肺动脉及其分支都较粗，管壁较主动脉及其分支薄。肺循环的全部血管都在胸腔内，而胸腔内的压力低于大气压。这些因素使肺循环有一些与体循环不同的特点。

1. 血流阻力和血压　肺动脉管壁厚度仅为主动脉的1/3，其分支短而管径较粗，故肺动脉的可扩张性较高，对血流的阻力较小。肺循环动脉部分总的阻力和静脉部分总的阻力大致相等，故血流在动脉部分的压力降落和在静脉部分的压力降落相等。肺循环毛细血管压大致在右心室压和左心房压数值的中点。由于肺循环血管对血流的阻力小，所以，虽然右心室的每分输出量和左心室每分输出量相等，但肺动脉压远较主动脉压低。右心室压和肺动脉压可用插入导管的方法直接测量。在正常人，右心室收缩压平均为2.9kPa（22mmHg），舒张压为0～0.13kPa（0～1mmHg）。肺动脉的收缩压和右心室收缩压相同，平均为2.2kPa（22mmHg），舒张压为1.1kPa（8mmHg），平均压为1.7kPa（13mmHg）。用间接方法可测得肺循环毛细血管平均压为0.9kPa（7mmHg）。肺循环的终点，即肺静脉和左心房内压为0.13～0.53kPa（1～4mmHg），平均为0.27kPa（2mmHg）。

2. 肺的血容量　肺部的血容量约为450ml，占全身血量的9%。由于肺组织和肺血管的可扩张性大，故肺部血容量的变化范围较大。在用力呼气时，肺部血容量减少至200ml左右；而在深吸气时，可增加到1000ml左右。由于肺的血容量较多，而且变化范围较大，故肺循环血管起着储血库的作用。当机体失血时，肺循环可将一部分血液转移至体循环，起代偿作用。在呼吸周期中，肺循环的血容量也发生周期性的变化，并对左心室输出量和动脉血压发生影响。在吸气时，由腔静脉回流入右心房的血量增多，右心室射出的血量也就增加。由于肺扩张时可将肺循环的血管牵拉扩张，使其容量增大，能容纳较多的血液，故肺静脉回流入左心房的血液减少。但在几次心搏后，扩张的肺循环血管已被充盈，故肺静脉回流入左心房的血量逐渐增加。在呼气时，发生相反的过程。因此，在吸气开始时，动脉血压下降，到吸气相中期降至最低点，以后逐渐回升，在呼气相中期达到最高点。在呼吸周期中出现的这种血压波动，称为动脉血压的呼吸波。

3. 肺循环毛细血管内外的液体交换 如前所述，肺循环毛细血管血压平均为0.9kPa（7mmHg），而血浆胶体渗透压平均为3.3kPa（25mmHg），故将组织中的液体吸收入毛细血管的力量较大。现在一般认为肺部组织液的压力为负压。这一负压使肺泡膜和毛细血管管壁紧密相贴，有利于肺泡和血液之间的气体交换。组织液负压还有利于肺泡内液体的吸收，使肺泡内没有液体积聚。在某些病理情况下，如左心衰竭时，肺静脉压力升高，肺循环毛细血管压也随着升高，可使液体积聚在肺泡或肺的组织间隙中，形成肺水肿。

（二）肺循环血流量的调节

1. 神经调节 肺循环血管受交感神经和迷走神经支配。刺激交感神经对肺血管的直接作用是引起收缩和血流阻力增大。但在整体情况下，交感神经兴奋时体循环的血管收缩，将一部分血液挤入肺循环，使肺循环内血容量增加。循环血液中的儿茶酚胺也有同样的效应。刺激迷走神经可使肺血管舒张。乙酰胆碱也可使肺血管舒张。

2. 肺泡气氧分压 肺泡气氧分压对肺部血管的舒缩活动有明显的影响。急性或慢性的低氧都能使肺部血管收缩，血流阻力增大。引起肺血管收缩的原因是肺泡气的氧分压低而不是血管内血液的氧张力低。当一部分肺泡内气体的氧分压降低时，这些肺泡周围的微动脉收缩。在肺泡气的CO_2分压升高时，低氧引起的肺部微动脉的收缩更加显著。可见，肺循环血管对局部低氧的反应和体循环血管不同。肺部血管对低氧发生缩血管反应的机制，目前还不完全清楚。有人推测低氧可能使肺组织产生一种缩血管物质，也有人认为必须有血管内皮存在才能发生这种缩血管反应。肺泡气低氧引起局部缩血管反应，具有一定的生理意义。当一部分肺泡因通气不足而氧分压降低时，这些肺泡周围的血管收缩，血流减少，使较多的血液流经通气充足、肺泡气氧分压高的肺泡。假如没有这种缩血管反应，血液流经通气不足的肺泡时，血液不能充分氧合，这部分含氧较低的血液回流入左心房，就会影响体循环血液的含氧量。当吸入气氧分压过低时，如在高海拔地区，可引起肺循环微动脉广泛收缩，血流阻力增大，肺动脉压显著升高。长期居住在高海拔地区的人，常可因肺动脉高压使右心室负荷长期加重而导致右心室肥厚。

3. 血管活性物质对肺血管的影响 肾上腺素、去甲肾上腺素、血管紧张素Ⅱ、血栓素A_2、前列腺素$F_{2\alpha}$等能使肺循环的微动脉收缩。组胺、5-羟色胺等能使肺循环静脉收缩，但它们在流经肺循环后随即分解失活。

三、脑循环

脑组织的代谢水平高，血流量较多。在安静情况下，每100克脑的血流量为50～60ml/min。整个脑的血流量约为750ml/min。可见，脑的重量虽仅占体重的2%左右，但血流量却占心排血量的15%左右。脑组织的耗氧量也较大。在安静情况下，每100克脑每分钟耗氧3～3.5ml，整个脑的耗氧量约占全身耗氧量的20%。

（一）脑循环的特点

脑位于颅腔内，颅腔是骨性的，其容积是固定的。颅腔内为脑、脑血管和脑脊液所充满，三者容积的总和也是固定的。由于脑组织和脑脊液均不可压缩，故脑血管的舒缩程度受到相当的限制，血流量的变化明显小于其他器官。

脑循环的毛细血管壁内皮细胞之间接触紧密，并有一定的重叠，管壁上没有小孔。另外，毛细血管和神经元之间并不直接接触，而被神经胶质细胞隔开。这些结构对于物质在血液和脑组织之间的扩散起着屏障作用，称为血 - 脑屏障（blood-brain barrier）。

（二）脑血流量的调节

1. 脑血管的自身调节 脑血流量取决于脑的动脉、静脉的压力差和脑血管的血流阻力。一般情况下，颈内静脉压接近于右心房压，且变化不大，故影响血流量的主要因素是颈动脉压。正常情况下，脑循环的灌注压为 10.6 ~ 13.3kPa（80 ~ 100mmHg）。平均动脉压降低或颅内压升高都可以使脑的灌注压降低。但当平均动脉压在 8.0 ~ 18.6kPa（60 ~ 140mmHg）变化时，脑血管可通过自身调节的机制使脑血流量保持恒定。平均动脉压降低到 8.0kPa（60mmHg）以下时，脑血流量就会显著减少，可引起脑的功能障碍。反之，当平均动脉压超过脑血管自身调节的上限时，脑血流量显著增加。

2. CO_2 和低氧对脑血流量的影响 血液 CO_2 分压升高时，脑血管舒张，血流量增加。CO_2 过多时，通过使细胞外液 H^+ 浓度升高而使脑血管舒张。过度通气时，CO_2 呼出过多，动脉血 CO_2 分压过低，脑血流量减少，可引起头晕等症状。血液氧分压降低时，也可使脑血管舒张。

3. 脑的代谢对脑血流的影响 脑的各部分的血流量与该部分脑组织的代谢活动水平有关。实验证明，在同一时间脑的每部分的血流量是不同的。当脑的某一部分活动加强时，该部分的血流量就增多。例如，在握拳时，对侧大脑皮层运动区的血流量就增加；阅读时，脑的许多区域血流量增加，特别是皮层枕叶和颞叶等与语言功能有关的区域血流量增加更为明显。代谢水平增强引起的局部脑血流量增加，可能是通过代谢产物，如 H^+ 离子、K^+ 离子、腺苷，以及氧分压降低引起脑血管舒张造成的。

4. 神经调节 颈上神经节发出的去甲肾上腺素节后纤维，其末梢分布至脑的动脉和静脉，并分布至软脑膜的血管，还有少量分布至脑实质的血管。脑实质内的小血管有起自蓝斑去甲肾上腺素神经元的轴突末梢的分布。副交感乙酰胆碱能神经末梢也分布至脑血管。此外，脑血管有血管活性肠肽等神经肽纤维末梢分布。神经对脑血管活动的调节作用不很明显。刺激或切除支配脑血管的交感神经或副交感神经，脑血流量没有明显变化。在多种心血管反射中，脑血流量一般变化都很小。

（三）血 – 脑脊液屏障和血 – 脑屏障

脑脊液主要是由脉络丛分泌的，但其成分和血浆不同。脑脊液中蛋白质的含量极微，葡萄糖含量也较血浆少，但 Na^+ 和 Mg^{2+} 的浓度较血浆中的高，K^+、HCO_3^- 和 Ca^{2+} 的浓度则较血浆中的低。可见，血液和脑脊液之间物质的转运并不是被动的过程，而是主动转运的过程。一些大分子物质较难从血液进入脑脊液，表明在血液和脑脊液之间存在着屏障，这一屏障称为血 - 脑脊液屏障（blood-cerebrospinal fluid barrier）。该屏障对不同物质的通透性不同，如 O_2、CO_2 等脂溶性物质可很容易地通过屏障，但许多离子则较难通过屏障。血 - 脑脊液屏障的基础是无孔的毛细血管壁和脉

重点·考点·笔记

络从细胞中运输各种物质的特殊载体系统。

血液和脑组织之间也存在着类似的屏障，可限制物质在血液和脑组织之间的自由交换，称为血－脑屏障。脂溶性物质如 O_2、CO_2、某些麻醉药及乙醇等，很容易通过血－脑屏障。水溶性物质一般需要毛细血管内皮上特殊转运体的介导，屏障对水溶性物质的通透性与其分子大小无关。例如，血－脑屏障对葡萄糖和氨基酸的通透性较高，而对甘露醇、蔗糖的通透性则很低，甚至不能通透。这说明脑内毛细血管处的物质交换与身体其他部分的毛细血管处是不同的，是一种主动的转运过程。用电子显微镜观察，脑内大多数毛细血管表面都被星状胶质细胞伸出的突起（血管周足）所包围。可以推测，毛细血管的血液和神经元之间的物质交换都要通过胶质细胞。因此，毛细血管的内皮、基膜和星状胶质细胞的血管周足等结构可能是血－脑屏障的结构基础。另外，毛细血管壁对各种物质特殊的通透性也和这种屏障作用有重要的关系。

血－脑脊液屏障和血－脑屏障的存在，对于维持脑组织内环境理化因素的相对稳定和防止血液中有害物质侵入脑内具有重要的生理意义。例如，脑脊液中 K^+ 的浓度较低，即使在实验中使血浆 K^+ 浓度加倍，脑脊液中 K^+ 浓度仍能保持在正常水平，因此脑内神经元的兴奋性不会因血浆中 K^+ 浓度的变化而发生明显的变化。由于血－脑屏障的存在，循环血液中的乙酰胆碱、去甲肾上腺素、多巴胺、甘氨酸等物质不易进入脑组织，从而避免扰乱中枢神经元的正常功能活动。

需要指出的是，脑的某些部分，如下丘脑第三脑室周围和延髓后缘区等处的室周器官，血－脑屏障比较薄弱，此区域毛细血管壁对许多物质的通透性高于脑的其他部分。因此，循环血液中的某些物质，如血管紧张素Ⅱ和其他肽类物质，可以在这些部位进入脑内，作用于相应的受体，引起各种效应。另外，当脑组织在发生缺氧、损伤及肿瘤等情况时，毛细血管壁的通透性增加，平时不易透过血－脑屏障的物质可以进入受损部位的脑组织。在临床上可以用同位素标记的清蛋白注入体内，这些蛋白质进入正常脑组织的速度很慢，但较易进入脑肿瘤组织，以此机制来检查脑瘤的部位。在用药物治疗神经系统疾病时，必须明确所用的药物是否可以通过血－脑屏障。

在脑室系统，脑脊液和脑组织之间为室管所分隔；在脑的表面，脑脊液和脑组织之间为软脑膜所分隔。室管膜和软脑膜的通透性都很高，脑脊液中的物质很容易通过它们进入脑组织。因此，在临床上可将不易通过血－脑屏障的药物直接注入脑脊液，使之能较快地进入脑组织。

（宋云梅）

课后练习

A_1 型题（单项选择题）

1. 正常成人心率平均为（　　）

A. 75 次／分　　B. 80 次／分　　C. 90 次／分

D. 100 次 / 分　　E. 120 次 / 分

2. 心脏射血发生于（　　）

A. 心房收缩期　　B. 心室收缩期　　C. 心室充盈期

D. 等容舒张期　　E. 全心舒张期

3. 关于心音的叙述，错误的是（　　）

A. 第一心音发生在心室收缩期

B. 第二心音发生在心室舒张期

C. 第一心音音调低，时间长；第二心音音调高，时间短

D. 第一心音在心尖搏动处听得最清楚；第二心音在主动脉瓣区、肺动脉瓣区听得最清楚

E. 一般可听到三个心音

4. 自律细胞有自律性，是由于（　　）

A. 0 期去极化速度　　B. 0 期去极化幅度　　C. 3 期复极的离子转运

D. 复极化时间的长短　　E. 4 期自动去极化

5. 心肌兴奋性的相对不应期，兴奋性低于正常，（　　）刺激可能引起反应。

A. 阈上刺激　　B. 阈下刺激　　C. 阈刺激

D. 任何刺激无反应　　E. 任何刺激可反应

重点·考点·笔记

第五章 呼吸

学习目标

1. 掌握 呼吸的三个环节；肺通气的动力；胸膜腔内压的形成及生理意义；肺泡表面张力的作用；肺泡表面活性物质的来源及其作用；肺活量、时间肺活量、每分通气量和肺泡通气量的概念；气体交换的动力、过程及影响因素；O_2及CO_2在血液中的运输方式；血液中PCO_2、PO_2和H^+浓度变化对呼吸的影响及作用机制。

2. 熟悉 肺通气、肺换气的概念；肺通气的弹性阻力和顺应性；气体交换的原理；氧解离曲线；呼吸中枢；呼吸节律的形成；肺牵张反射。

3. 了解 平静呼吸与用力呼吸；胸廓的弹性阻力和顺应性；肺通气的非弹性阻力；呼吸肌本体感受性反射；防御性呼吸反射。

案例引入

患儿，男性，出生2天。胎龄7个月，早产，为顺产。其家属讲述，患儿出现短暂的呼吸困难，嘴唇及面部发绀，医生考虑为新生儿呼吸窘迫综合征。

病情诊断：新生儿呼吸窘迫综合征。

讨论分析：新生儿呼吸窘迫综合征的病因。

解析问题路径导航：

肺泡表面活性物质是由肺泡Ⅱ型细胞合成释放的一种脂蛋白混合物，其主要成分是二棕榈酰卵磷脂和表面活性物质结合蛋白，其作用是降低肺泡液－气界面的表面张力。这种降低肺泡表面张力的作用具有重要的生理意义：①维持大小肺泡的稳定性，防止小肺泡的塌陷和大肺泡的过度膨胀；②减少肺间质和肺泡内组织液的生成，防止肺水肿；③使肺的弹性阻力减小，降低吸气阻力。呼吸窘迫综合征的新生儿肺泡Ⅱ型细胞不成熟，合成的肺泡表面活性物质少，导致呼吸困难。

机体在新陈代谢过程中需要不断从外界环境中摄取O_2，以氧化体内营养物质，供应能量和维持体温，同时将生物氧化过程中产生的CO_2排出体外。这种机体与外界环境之间的气体交换过程称为呼吸（respiration）。通过呼吸，机体从外界环境摄取新陈代谢所需的O_2，排出代谢产生的CO_2。呼吸是维持机体生命活动的基本生理过程之一，其意义主要是维持机体内O_2和CO_2含量的相对稳定，保证生命活动的正常进行。呼吸一旦停止，生命便将终结。

人体的呼吸过程由三个环节组成（图5–1）：①外呼吸，包括肺通气（肺泡与外界环境之间的气体交换过程）和肺换气（肺泡与肺毛细血管血液之间的气体交换过程）；

②气体在血液中的运输；③内呼吸，又称组织换气，即组织毛细血管血液与组织、细胞之间的气体交换过程。通常所说的呼吸，一般是指外呼吸。

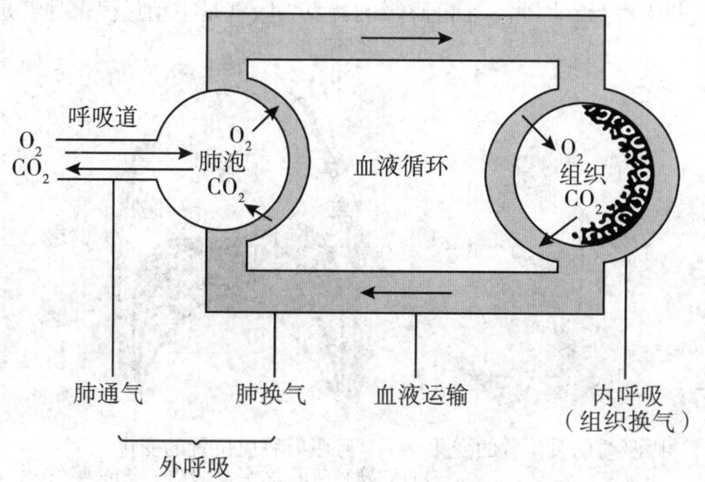

图 5–1　呼吸的全过程

第一节　肺通气

肺通气（pulmonary ventilation）是指肺泡与外界环境之间气体交换的过程。实现肺通气的结构包括呼吸道、肺泡和胸廓等。气体进出肺的过程取决于动力和阻力的相互作用，推动气体流动的动力必须克服阻碍气体流动的阻力，建立肺泡与外界环境之间的压力差，才能实现肺通气。

一、肺通气的动力

肺内压与大气压之间的压力差是肺通气的直接动力，呼吸肌收缩和舒张引起的呼吸运动是肺通气的原动力。

（一）呼吸运动

呼吸肌收缩和舒张引起的胸廓节律性扩大和缩小称为呼吸运动（respiratory movement），包括吸气运动和呼气运动。呼吸肌包括吸气肌和呼气肌，主要的吸气肌有膈肌和肋间外肌，主要的呼气肌有肋间内肌和腹肌。此外，还有胸锁乳突肌、斜角肌等辅助呼吸肌。呼吸运动根据参与活动的呼吸肌的主次、多少和用力程度，可分为以下不同类型。

1. 平静呼吸和用力呼吸　安静状态下平稳而均匀的呼吸运动称为平静呼吸（eupnea），每分钟呼吸频率为 12 ~ 18 次。平静呼吸是由膈肌和肋间外肌舒缩引起的。膈肌收缩时，膈顶下降，使胸腔的上下径增大。肋间外肌收缩时，胸骨和肋骨上举，同时肋骨下缘向外侧偏转，从而使胸腔的前后径和左右径增大。膈肌和肋间外肌收缩导致胸腔容积增大，肺的容积也随之增大，肺内压低于大气压，外界气体进入肺，完成吸气运动。平静呼气时，膈肌和肋间外肌舒张，膈顶、胸骨和肋骨回位，使胸腔和

重点·考点·笔记

考点提示

人体的呼吸过程由三个环节组成：外呼吸，包括肺通气（肺泡与外界环境之间的气体交换过程）和肺换气（肺泡与肺毛细血管血液之间的气体交换过程）；气体在血液中的运输；内呼吸，又称组织换气，即组织毛细血管血液与组织、细胞之间的气体交换过程。

考点提示

肺通气的直接动力：肺内压与大气压之间的压力差；肺通气的原动力：呼吸肌收缩和舒张引起的呼吸运动。

重点·考点·笔记

肺容积减小，肺内压高于大气压，气体出肺，完成呼气运动（图 5–2）。平静呼吸的吸气运动是吸气肌收缩（需要做功）产生的，呼气运动是吸气肌舒张（不需要做功）产生的，呼气肌并未参与。因此，平静呼吸的特点为吸气是主动过程，呼气是被动过程。

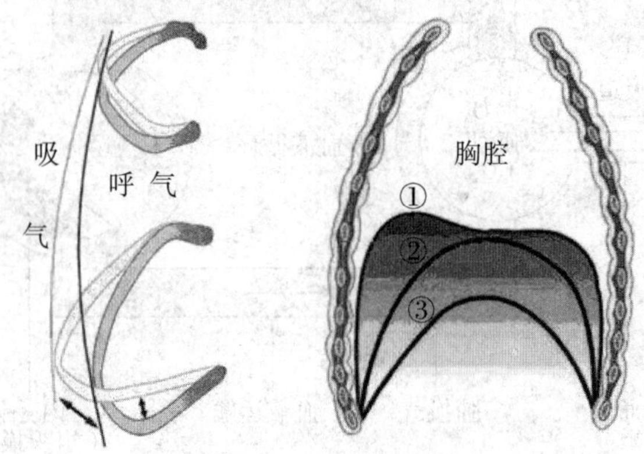

图 5–2 肋间肌的运动（后附彩图）

当机体活动增强，如劳动或运动时，呼吸运动加深加快，这种形式的的呼吸运动称为用力呼吸（labored breathing）。用力吸气时，除吸气肌收缩外，辅助呼吸肌也参与收缩，使胸廓和肺进一步扩大，因此能吸入更多气体。用力呼气时，除吸气肌舒张外，呼气肌也参与收缩，使胸廓和肺进一步缩小，能呼出更多气体。所以，用力呼吸的特点是吸气和呼气都是主动过程。

2. 胸式呼吸和腹式呼吸 以肋间外肌舒缩为主，表现为胸部明显起伏的呼吸运动，称为胸式呼吸（thoracic breathing）。以膈肌舒缩为主，表现为腹部明显起伏的呼吸运动，称为腹式呼吸（abdominal breathing）。正常成人的呼吸一般为胸式和腹式混合式呼吸，只有在胸部或腹部活动受限时，才会出现某种单一的呼吸形式。例如，妊娠晚期的妇女或腹部有病变（如腹腔有巨大肿块或严重腹水等）的患者，膈肌活动受限，主要表现为胸式呼吸；婴儿（胸廓未发育完全）或胸部有病变（如胸膜炎或胸腔有积水等）时，胸廓活动受限，主要为表现为腹式呼吸。

（二）肺内压

肺内压（intrapulmonary pressure）是指肺泡内的压力。呼吸过程中，肺内压随胸腔容积的变化而发生周期性变化。吸气初，肺容积增大，肺内压下降，当低于大气压时，外界空气进入肺泡；随着肺泡内气体逐渐增多，肺内压逐渐升高，至吸气末，肺内压升高至与大气压相等，气流暂停。呼气初，肺容积缩小，肺内压升高，当超过大气压时，肺泡内气体排出体外；随着肺泡内气体逐渐减少，肺内压又逐渐降低，至呼气末，肺内压又与大气压相等，气流再次暂停。

呼吸过程中，肺内压变化的幅度取决于呼吸的缓急、深浅和呼吸道是否通畅。平静呼吸时，呼吸和缓，肺内压变化较小。用力呼吸时，肺内压变化的程度增大。如果呼吸道不通畅，肺内压变化的幅度更大。

可见，在呼吸运动过程中，肺内压的周期性变化造成的肺内压和大气压之间的压力差为气体进出肺的直接动力。临床上对呼吸暂停的患者采用人工呼吸的方法进行抢救，就是根据这一原理。

重点·考点·笔记

（三）胸膜腔内压

1. 胸膜腔内压的概念及正常值 肺与胸廓在结构上并不相连，但在呼吸运动过程中，肺能随着胸廓的运动而运动，这是因为在肺和胸廓之间存在着一个密闭的、潜在的胸膜腔，以及肺本身具有弹性。胸膜腔由紧贴于肺表面的脏层胸膜和紧贴于胸廓内壁的壁层胸膜构成。正常时，胸膜腔内没有气体，仅有少量浆液。浆液有两方面作用：一是起润滑作用，减轻呼吸运动时两层胸膜之间的摩擦；二是浆液分子的内聚力使两层胸膜紧密相贴，使肺和胸廓紧贴在一起，因而肺可以随胸廓的运动而运动。

胸膜腔内压（intrapleural pressure）是指胸膜腔内的压力，可用连接检压计的针头刺入胸膜腔内直接测量，也可通过测量呼吸过程中食管内压的变化推算胸膜腔内压的变化。测量显示：正常人在平静呼吸时，不论吸气或呼气，胸膜腔内压均低于大气压，为负压。平静呼气末为 −5 ～ −3mmHg；平静吸气末为 −10 ～ −5mmHg。

2. 胸膜腔负压的形成 胸膜腔负压的形成与作用于胸膜腔的两种方向相反的力有关：一是肺内压，使肺泡扩张；二是肺的回缩力，使肺泡缩小。这两种力的代数和即为胸膜腔内的压力，即

胸膜腔内压 = 肺内压 − 肺回缩压

在吸气末或呼气末，肺内压等于大气压，因而

胸膜腔内压 = 大气压 − 肺回缩压

若以大气压为 0，则

胸膜腔内压 =− 肺回缩压

可见，胸膜腔负压是由肺的回缩造成的，其值也随呼吸过程的变化而变化。吸气时肺扩张，肺的回缩力即肺的回缩压增大，胸膜腔负压增大；呼气时肺缩小，肺的回缩力即肺的回缩压减小，胸膜腔负压减小。

3. 胸膜腔负压的生理意义 ①维持肺的扩张状态，并使肺能随胸廓的运动而扩张和回缩，保证肺通气的正常进行；②降低腔静脉和胸导管等的压力，有利于静脉血和淋巴液的回流。

考点提示

胸膜腔负压的生理意义：①维持肺的扩张状态，并使肺能随胸廓的运动而扩张和回缩，保证肺通气的正常进行；②降低腔静脉和胸导管等的压力，有利于静脉血和淋巴液的回流。

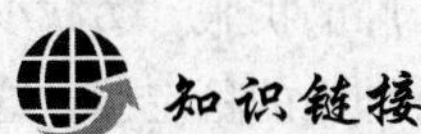

气　胸

胸膜腔的密闭是胸膜腔负压形成的前提，如果胸膜受损气体进入胸膜腔会造成气胸。气胸多因肺部疾病或外力影响使肺组织和脏层胸膜破裂，或靠近肺表面的细微气泡破裂，肺和支气管内的空气逸入胸膜腔。气胸可造成胸膜腔负压减小甚至消失，两层胸膜彼此分开，导致肺因其本身的回缩力而塌陷（肺不张）。此时，尽管呼吸运动仍在进行，但肺随胸廓运动的能力已经减弱。严重的气胸可影响肺通气功能及循环功能，甚至危及生命。

重点·考点·笔记

二、肺通气的阻力

肺通气的动力必须克服阻力，才能实现肺通气。肺通气的阻力包括弹性阻力和非弹性阻力两种。平静呼吸时弹性阻力约占总通气阻力的70%。

（一）弹性阻力

弹性阻力是指弹性物体在外力作用下变形时，所产生的对抗变形的力。肺和胸廓都具有弹性，因此，弹性阻力包括肺弹性阻力和胸廓弹性阻力。肺和胸廓的弹性阻力不易测量，一般用顺应性（compliance）来衡量弹性阻力的大小。顺应性是指弹性物体在外力作用下扩张的难易程度。弹性物体容易扩张，则其顺应性大，弹性阻力小；弹性物体不容易扩张，则其顺应性小，弹性阻力大。因此，顺应性与弹性阻力成反变关系，即

$$\text{顺应性}(C)=\frac{1}{\text{弹性阻力}(R)}$$

在肺充血、肺水肿、肺纤维化等病理情况下，肺弹性阻力增大，肺的顺应性减小，肺不易扩张，可引起吸气困难；肺气肿时，肺的弹性成分被破坏，弹性阻力减小，肺的顺应性增大，但肺的回缩力减小，可引起呼气困难。在胸廓畸形、胸膜增厚及肥胖等情况下，胸廓的顺应性减小，弹性阻力增大。

1. 肺的弹性阻力 肺的弹性阻力来自肺本身的弹性回缩力和肺泡内液－气界面产生的表面张力。前者约占肺弹性阻力的1/3，后者约占肺弹性阻力的2/3。

（1）肺表面张力与肺泡表面活性物质：肺泡内表面有一薄层液体，它与肺泡气之间形成的液－气界面产生表面张力。表面张力的方向是指向肺泡中心的，倾向于使肺泡缩小，有助于肺的回缩。

肺泡表面活性物质（alveolar surfactant）的主要成分是二棕榈酰卵磷脂，由肺泡Ⅱ型上皮细胞合成并释放。根据 Laplace 定律，$P=2T/r$。肺泡的回缩力（P）与肺泡半径（r）成反比，与2倍表面张力（T）成正比。若表面张力不变，肺泡变小时，回缩力增大；肺泡半径增大时，回缩力减小。同理，如果表面张力相同的大小两个肺泡相通，则小肺泡回缩力大于大肺泡，由于压力差的作用，小肺泡内的气体将流向大肺泡，从而使小肺泡趋于萎缩，大肺泡趋于膨胀。但实际并不会发生这种情况，这是因为肺泡表面活性物质以单分子层分布在肺泡的液－气界面上，具有降低肺表面张力的作用。这种作用具有重要的生理意义：①降低吸气阻力，有利于肺的扩张。②减少肺间质和肺泡内组织液的生成，防止肺水肿的发生。③有助于维持肺泡的稳定性。这是由于肺泡表面活性物质的密度随肺泡变小而增大，随肺泡增大而减小。因此，在小肺泡或呼气时，表面活性物质密度增大，降低表面张力的作用增强，表面张力变小，可防止肺泡塌陷；在大肺泡或吸气时，表面活性物质密度减小，表面张力增加，可防止肺泡过度膨胀。这样就保持了肺泡的稳定性（图5-3）。

在肺炎、肺水肿或肺组织缺血缺氧时，肺泡Ⅱ型细胞功能受损，肺泡表面活性物质分泌减少，肺表面张力增大，使吸气阻力增大，导致患者吸气困难。胎儿发育至六、七个月或更后，肺泡Ⅱ型细胞才开始分泌肺泡表面活性物质，因此有些早产儿可因缺乏肺泡表面活性物质而发生肺不张，出现新生儿呼吸窘迫综合征，严重时可致死亡。

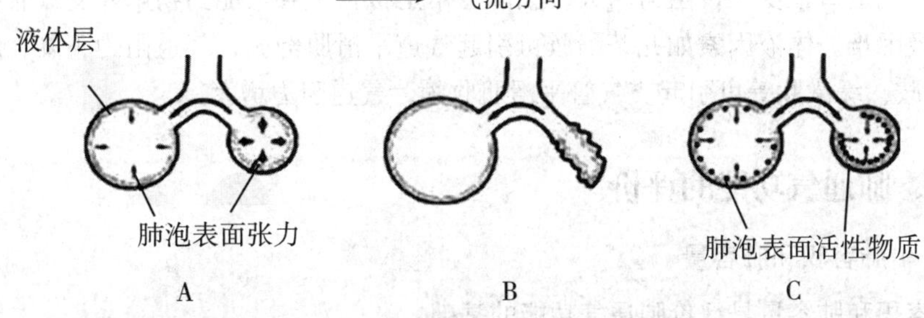

图 5–3 肺泡表面张力和肺泡表面活性物质的关系

（2）肺弹性回缩力：肺组织含弹性纤维和胶原纤维等弹性成分，当肺被扩张时，可产生弹性回缩力。在一定范围内，肺扩张的程度越大，弹性回缩力就越大；反之，就越小。肺气肿时，肺的弹性成分被大量破坏，肺回缩力减小，弹性阻力减小，患者表现为呼气困难。

2. 胸廓的弹性阻力 胸廓的弹性阻力来自胸廓的弹性成分。胸廓处于自然位置时（如平静吸气末），肺容量约为肺总量的 67%，此时胸廓无变形，弹性阻力为零。肺容量小于肺总量的 67% 时（如平静呼气或深呼气），胸廓的弹性阻力向外，是吸气的动力和呼气的阻力；肺容量大于肺总量的 67% 时（如深吸气），胸廓的弹性阻力向内，是呼气的动力和吸气的弹性阻力（图 5–4）。可见，胸廓的弹性阻力对呼吸的影响，视胸廓的位置而定。

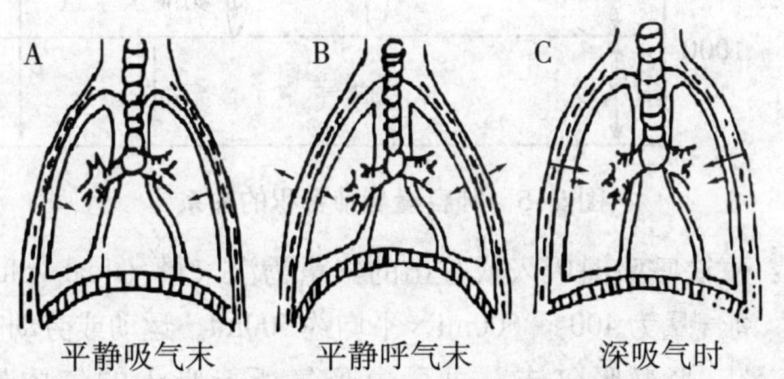

图 5–4 不同情况下肺与胸廓弹性阻力的关系

（二）非弹性阻力

非弹性阻力包括惯性阻力、黏滞阻力和气道阻力。惯性阻力是指气流在发动、变速、换向时因气流和组织的惯性所产生的阻力。平静呼吸时，呼吸频率及气流速度变化不大，惯性阻力小，可以忽略不计。黏滞阻力来自呼吸时组织相对位移所发生的摩擦，亦较小。气道阻力来自气体通过呼吸道时气体分子之间及气体分子与气道壁之间的摩擦，是非弹性阻力的主要成分，占 80% ~ 90%。

气道阻力受气流速度、气流形式和气道口径等因素的影响。由于气道阻力与气道半径的 4 次方成反比，所以，气道口径成为影响气道阻力的主要因素。若气道口径减小 1/2，气道阻力将增大 16 倍。支气管哮喘发作时，支气管平滑肌痉挛，气道口径变小，气道阻力显著增加，发生呼吸困难。气道管壁平滑肌受神经、体液因素的影响。交感神经兴奋，可引起平滑肌舒张，气道口径增大，阻力减小；迷走神经兴奋，平滑

重点·考点·笔记

肌收缩，气道口径变小，阻力增大。临床上常用拟肾上腺素能药物解除支气管痉挛，缓解呼吸困难。体液因素如儿茶酚胺可引起气道平滑肌舒张，气道阻力下降；组胺、5-羟色胺、缓激肽等可引起支气管平滑肌收缩，气道阻力增大。

三、肺通气功能的评价

（一）肺容积和肺容量

肺容积和肺容量是评价肺通气功能的基础。

1. 肺容积 肺内气体的容积称为肺容积（pulmonary volume）。通常肺容积可分为潮气量、补吸气量、补呼气量和余气量（图5-5），它们互不重叠，全部相加后等于肺总量。

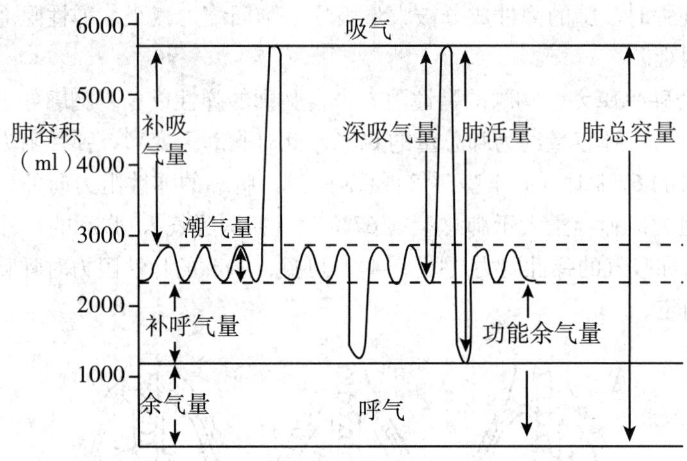

图5-5 肺容量与肺容积的关系

考点提示

潮气量：每次呼吸时吸入或呼出的气量为潮气量。

（1）潮气量：每次呼吸时吸入或呼出的气量为潮气量（tidal volume，TV）。正常成人平静呼吸时，潮气量为400～600ml，平均约500ml。运动或劳动时，潮气量增大。

（2）补吸气量：平静吸气末，再尽力吸气所能吸入的气体量称为补吸气量（inspiratory reserve volume，IRV）。正常成人为1500～2000ml。

（3）补呼气量：平静呼气末，再尽力呼气所能呼出的气量称为补呼气量（expiratory reserve volume，ERV）。正常成人为900～1200ml。

（4）余气量：最大呼气末仍存留于肺内不能呼出的气体量称为余气量（residual volume，RV）。正常成人为1000～1500ml。

2. 肺容量 肺容量（pulmonary capacity）是指肺容积中两项或两项以上的联合气体量。肺容量包括深吸气量、功能余气量、肺活量和肺总量（图5-5）。

（1）深吸气量：平静呼气末做最大吸气时所能吸入的气体量称为深吸气量（inspiratory capacity，IC）。深吸气量等于潮气量和补吸气量之和，是衡量最大通气潜力的一个重要指标。

（2）功能余气量：平静呼气末仍存留于肺内的气体量，称为功能余气量（functional residual capacity，FRC）。功能余气量等于余气量和补呼气量之和，正常成人约为2500ml。肺气肿患者功能余气量增加，肺实质性病变时减小。

(3) 肺活量和用力呼气量：尽力吸气后再尽力呼气，所能呼出的最大气体量，称为肺活量（vital capacity，VC）。肺活量等于潮气量、补吸气量和补呼气量之和。肺活量有较大的个体差异，与年龄、性别、身材、呼吸肌强弱等因素有关。正常成年男性约为 3500ml，女性约为 2500ml。肺活量可反映肺一次通气的最大能力，是评价肺通气功能的常用指标。由于测定肺活量时不限制呼气时间，某些肺通气功能障碍的患者可以通过延长呼气时间，使测得的肺活量仍在正常范围内。所以，肺活量不能充分反映通气功能的状况。因此，有人提出了用力呼气量的概念。

用力呼气量（forced vital capacity，FVC）又称为时间肺活量（timed vital capacity），是指一次最大吸气后再尽力尽快呼气，分别测量第 1 秒、第 2 秒、第 3 秒末所呼出的气体量，并计算其所占肺活量的百分比，分别称为第 1 秒、第 2 秒、第 3 秒的时间肺活量。正常成人第 1 秒、第 2 秒、第 3 秒末的时间肺活量，分别为其肺活量的 83%、96% 和 99%，其中第 1 秒末的时间肺活量意义最大。哮喘等阻塞性肺疾病患者用力呼气量明显降低。用力呼气量是一种动态指标，既能反映肺活量的大小，又能反映通气阻力的变化，是评价肺通气功能较好的指标。

(4) 肺总量：肺所能容纳的最大气量称为肺总量（total lung capacity，TLC），等于余气量和肺活量之和。肺总量有很大的个体差异，正常成年男性平均约为 5000 ml，女性约为 3500 ml。

（二）肺通气量

1. 每分通气量　每分钟吸入或呼出的气体总量称为每分通气量（minute ventilation volume）。每分通气量等于潮气量与呼吸频率的乘积，即

$$每分通气量 = 潮气量 \times 呼吸频率$$

正常人安静时潮气量约 500ml，呼吸频率为 12 ～ 18 次 / 分，每分通气量为 6 ～ 9L。每分通气量随性别、年龄、身材和活动量的不同而不同。

劳动或运动时，每分通气量增大。尽力做深、快呼吸时，每分钟所能吸入或呼出的最大气量称为最大通气量（maximal minute ventilation volume），一般可达 70 ～ 120L/min。最大通气量反映单位时间内充分发挥全部通气能力所能达到的通气量，是估计一个人能进行多大运动量的生理指标之一。测量时，一般只测 15 秒，将测得的数值乘以 4 即可得出每分最大通气量。

2. 肺泡通气量　每次吸入的气体，总有一部分留在鼻或口与终末细支气管之间的呼吸道内，不能与血液进行气体交换，故将这部分传导性呼吸道的容积称为解剖无效腔，正常成人约为 150ml。进入肺内的气体，可因血流在肺内分布不均匀而不能全部与血液进行气体交换，不能进行气体交换的这部分肺泡容量称为肺泡无效腔。肺泡无效腔与解剖无效腔合称为生理无效腔。健康人正常情况下，肺泡无效腔接近于零。因此，生理无效腔等于或接近于解剖无效腔。

从气体交换的角度看，真正有效的气体交换量是肺泡通气量（alveolar ventilation），即每分钟吸入肺泡的新鲜空气量。其计算公式为

$$肺泡通气量 = （潮气量 - 解剖无效腔气量）\times 呼吸频率$$

如潮气量为 500ml，呼吸频率为 12 次 / 分，肺泡通气量 = （500−150） × 12 = 4200ml，相当于每分通气量的 70% 左右。

重点·考点·笔记

潮气量和呼吸频率的变化对肺通气量和肺泡通气量有不同的影响。若潮气量减半而呼吸频率加倍或潮气量加倍而呼吸频率减半时，每分通气量保持不变，但肺泡通气量却明显改变(表5–1)。可见，对肺换气而言，深而慢的呼吸比浅而快的呼吸效率高。

表5–1 不同呼吸频率和潮气量时的肺通气量、肺泡通气量

呼吸形式	潮气量（ml）	呼吸频率（ml/min）	肺通气量（ml/min）	肺泡通气量（ml/min）
平静呼吸	500	12	6000	4200
浅快呼吸	250	24	6000	2400
深慢呼吸	1000	6	6000	5100

第二节 呼吸气体的交换

呼吸气体的交换包括肺换气和组织换气。肺换气是指肺泡与肺毛细血管血液之间的气体交换，组织换气是指血液与组织细胞之间的气体交换。

一、气体的扩散

气体分子不停地进行无定向运动，其结果是使气体分子从压力高处向压力低处净转移，此过程称为气体扩散（diffusion）。单位时间内气体扩散的容积为气体扩散速率（diffusion rate，D），它受以下因素的影响。

1. 气体的分压差 在混合气体中，每种气体分子运动所产生的压力，称为该气体的分压（partial pressure，P）。气体分压计算公式为

气体分压 = 总压力 × 该气体的容积百分比

人在安静时，肺泡、动脉血、静脉血和组织中的 O_2 和 CO_2 分压各不相同(表5–2)。气体扩散的动力是两个区域之间气体的分压差。呼吸过程中，O_2 和 CO_2 的交换是顺分压差进行的。

表5–2 肺泡气、血液和组织中 O_2 与 CO_2 分压 kPa（mmHg）

	肺泡气	动脉血	静脉血	组织
PO_2	13.9（104）	13.3（100）	5.3（40）	4.0（30）
PCO_2	5.3（40）	5.3（40）	6.1（46）	6.7（50）

2. 气体的分子量和溶解度 气体的扩散速率与气体分子量的平方根成反比，与气体在溶液中的溶解度成正比。溶解度是单位分压下溶解于单位容积溶液中的气体量。溶解度与分子量的平方根之比称为扩散系数（diffusion coefficient）。CO_2 的扩散系数约是 O_2 的20倍。气体扩散的动力是分压差，分压差越大，扩散速度越快。肺泡与血液间 O_2 分压差为 CO_2 的10倍。故 CO_2 的扩散速度约为 O_2 的2倍。因此，在肺换气障碍时，一般首先表现为缺 O_2。

3. 扩散面积与距离 气体扩散速率与扩散面积呈正比，与扩散距离成反比。

4. 温度 扩散速率与温度成正比。在人体，体温相对恒定，故温度因素可忽略。

二、气体交换的过程

1. 肺换气　由表 5–2 可以看到，肺泡内 PO_2 高于静脉血 PO_2，而 PCO_2 则低于静脉血。因此，来自肺动脉的静脉血流经肺毛细血管时，在分压差的推动下，O_2 由肺泡扩散入血液，CO_2 由静脉血扩散入肺泡（图 5–6）。交换的结果使静脉血变为动脉血。O_2 和 CO_2 在血液和肺泡之间的扩散都极为迅速，不到 0.3 秒即可完成。通常，血液流经肺毛细血管的时间约 0.7 秒，有足够的时间完成气体交换。

2. 组织换气　组织内的 PO_2 低于动脉血的 PO_2，而 PCO_2 则高于动脉血的 PCO_2。因此，当动脉血流经组织毛细血管时，在分压差的推动下，O_2 由血液扩散入组织细胞，CO_2 而则由组织细胞扩散入血液（图 5–6）。交换的结果使动脉血变成静脉血。

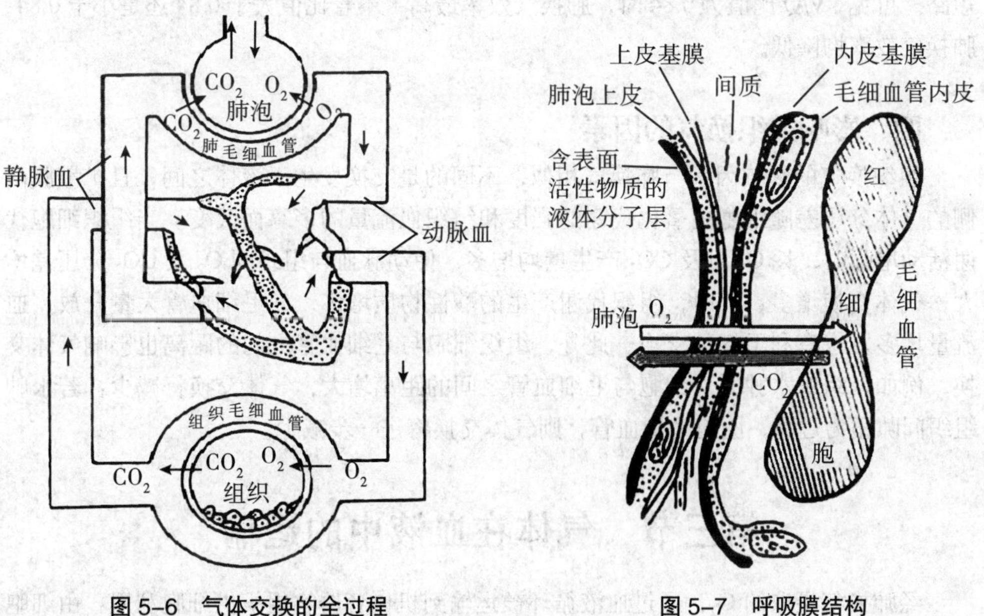

图 5–6　气体交换的全过程　　图 5–7　呼吸膜结构

三、影响肺换气的因素

肺换气除了受气体分压差、分子量和溶解度等因素的影响外，还受呼吸膜的厚度、面积及通气 / 血流比值的影响。

1. 呼吸膜的厚度　呼吸膜（respiratory membrane）是指肺泡与肺毛细血管之间进行气体交换时所通过的结构。呼吸膜由六层结构组成（图 5–7）：肺表面活性物质的液体层、肺泡上皮细胞层、上皮基底膜、肺泡上皮和毛细血管膜之间的间隙、毛细血管的基膜和毛细血管内皮细胞层。肺泡气体通过呼吸膜与血液气体进行交换。生理情况下呼吸膜很薄，总厚度约为 0.6 μm，有的部位只有 0.2 μm，气体很容易扩散通过。气体扩散速率与呼吸膜的厚度成反比。任何使呼吸膜增厚的疾病，如肺水肿、肺纤维化等，都会降低扩散速率，减少气体扩散量。

2. 呼吸膜的面积　正常成人约有 3 亿个肺泡，总扩散面积约 $70m^2$。安静状态下，用于气体扩散的呼吸膜面积约 $40m^2$，故有很大的储备面积。劳动或运动时，肺毛细血管开放的数量和程度增加，扩散面积也显著增加。气体扩散速率与呼吸膜的面积成正

重点·考点·笔记

比。病理情况下，如肺不张、肺气肿、肺叶切除或肺毛细血管的关闭或阻塞可使呼吸膜扩散面积减小，导致气体扩散量减少。

3. 通气/血流比值 通气/血流比值（ventilation/perfusion ratio，V/Q）是指每分钟肺泡通气量与每分钟肺血流量的比值。正常成人安静时通气/血流比值为：4.2L/5L = 0.84。平静呼吸时，肺泡通气量与血流量匹配最适宜，肺换气效率最高。如果通气/血流比值大于0.84，就意味着肺通气过度或肺血流量减少，部分肺泡气不能与血液进行气体交换，相当于肺泡无效腔增大（如部分肺血管栓塞）；反之，如果通气/血流比值小于0.84，则意味着肺通气不足（如支气管痉挛）或肺血流量过多，部分血液流经通气不良的肺泡时得不到充分的气体交换，犹如发生了功能性动–静脉短路。可见，V/Q比值为0.84时，肺换气效率最高；不管比值大于0.84还是小于0.84，肺换气效率均降低。

考点提示

影响肺换气的因素：呼吸膜的厚度和面积、通气/血流比值。

四、影响组织换气的因素

组织换气的影响因素与肺换气相似，不同的是交换发生于液体之间，且扩散膜两侧的气体分压差随细胞内氧化代谢的强度和组织血流量的多寡而改变。当组织细胞代谢活动增强时，耗O_2量及CO_2产生量均增多，使动脉血与组织间O_2及CO_2分压差增大，气体交换增多；同时，组织代谢产生的酸性物质增多，使毛细血管大量开放，血流量增多，也有利于气体交换。此外，组织细胞与毛细血管之间的距离也影响气体交换。例如，组织水肿时，细胞与毛细血管之间的距离增大，气体交换将减少；若水肿组织间隙压力过高，压迫毛细血管，则气体交换将进一步减少。

第三节　气体在血液中的运输

经肺换气摄取的O_2，通过血液循环被运输到机体各器官组织供细胞利用；由细胞代谢产生的CO_2，经组织换气进入血液后，经血液循环被运输到肺部排出体外。O_2和CO_2在血液中的运输形式有两种（表5–3），即物理溶解和化学结合。化学结合是气体运输的主要形式；物理溶解的量较小，但很重要，因为它是实现化学结合和释放的先决条件。

表5–3　O_2和CO_2在血液中的含量（ml/100ml血液）

	动脉血			静脉血		
	物理溶解	化学结合	合计	物理溶解	化学结合	合计
O_2	0.31	20.0	20.31	0.11	15.2	15.31
CO_2	2.53	46.4	48.93	2.91	50.0	52.91

一、氧的运输

（一）氧的运输形式

1. 物理溶解 O_2在血液中的溶解量很少，约占血液总O_2含量的1.5%。

2. 化学结合　进入血液中的O_2与红细胞中的血红蛋白（hemoglobin，Hb）结合，形成氧合血红蛋白（HbO_2）。HbO_2是血液运输O_2的主要形式，约占血液运O_2总量的98.5%。O_2与Hb的结合有以下重要特征。

（1）O_2与Hb结合是可逆的，反应快，不需酶催化。反应的方向取决于PO_2的高低，可表示为

$$Hb+O_2 \underset{PO_2\text{低（组织）}}{\overset{PO_2\text{高（肺）}}{\rightleftharpoons}} HbO_2$$

当血液流经PO_2较高的肺泡时，O_2与Hb结合，形成HbO_2；当血液流经PO_2较低的组织时，HbO_2迅速解离为O_2和Hb。

（2）Hb与O_2的结合铁离子价不发生改变，反应过程是氧合，而不是氧化。

（3）1分子Hb可结合4分子O_2。每100ml血液中Hb所能结合的最大O_2量，称为Hb的氧容量（oxygen capacity of Hb）；而实际结合的O_2量，称为Hb的氧含量（oxygen content of Hb）。血氧含量占血氧容量的百分比，称为血氧饱和度（oxygen saturation of Hb）。HbO_2呈鲜红色，去氧Hb呈紫蓝色。动脉血含HbO_2多，故呈鲜红色；静脉血含去氧Hb较多，故呈暗红色。如果血液中去氧Hb量超过50g/ L时，皮肤、甲床或黏膜呈浅蓝色，称为发绀（cyanosis）。出现发绀常表示机体缺O_2，但也有例外。例如，红细胞增多（如高原性红细胞增多症）时，血红蛋白含量高，当血液中去氧Hb量超过50g/ L时，出现发绀，但机体并不一定缺氧。严重贫血患者，虽有缺氧，但因其血红蛋白总量低，当血液中去氧Hb含量高于50g/ L时，并不出现发绀。CO中毒时，由于CO与Hb结合形成的HbCO呈樱桃红色，而此时去氧血红蛋白并未增多，因此，患者虽有严重缺O_2，也不会出现发绀，而是在口唇黏膜出现HbCO特有的樱桃红色。CO中毒时，应立即离开CO环境，给予患者足够的O_2，改善缺O_2状态。

（二）氧解离曲线及其影响因素

氧解离曲线（oxygen dissociation curve）是表示血液PO_2与Hb氧饱和度关系的曲线（图5-8）。从图可见，在一定范围内Hb氧饱和度与氧分压呈正变关系，即PO_2降低，氧解离增多，Hb氧饱和度下降。但Hb氧饱和度与氧分压之间并非完全呈线性关系，而是呈近似S形曲线，这种S形曲线有重要的生理意义。①曲线上段，即PO_2在60～100mmHg之间变动时的曲线。此段曲线较平坦，表明在这个范围内的PO_2变化对血氧饱和度影响不大。因此，当环境PO_2在一定范围内降低时（如在高原、高空时），血液仍可结合携带足够的O_2，不会出现明显的缺氧。②曲线中段，即PO_2在40～60mmHg之间变动时的曲线。此段曲线较陡直，表明随着PO_2下降，有较多O_2被释放出来，供组织利用。③曲线下段，即PO_2在15～40mmHg之间变动时的曲线。此段曲线最陡，表明PO_2稍有下降，就有大量O_2被释放出来。当组织活动增强时，PO_2进一步下降，HbO_2进一步解离，释放出更多O_2以满足组织的需要。该段曲线也反映血液中O_2的储备能力。

重点·考点·笔记

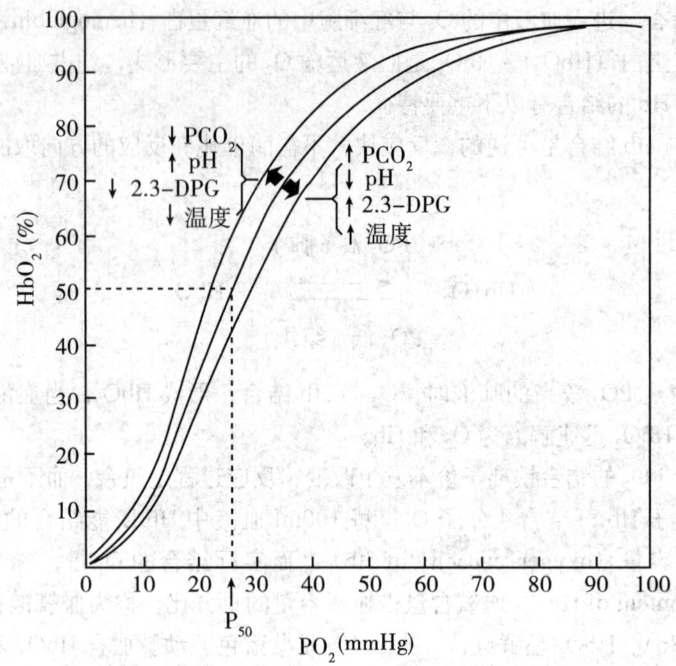

图 5-8　影响氧离曲线位置的主要因素

氧解离曲线可受血液 PCO_2、pH、温度和 2，3- 二磷酸甘油酸等因素的影响。血液中 PCO_2 增高、pH 降低、温度升高、2，3- 二磷酸甘油酸增加时，氧解离曲线右移（图 5-8），血红蛋白和 O_2 的亲和力降低，O_2 的释放增多；反之，血液中 PCO_2 降低、pH 升高、温度降低、2，3- 二磷酸甘油酸减少时，氧解离曲线左移（图 5-8），血红蛋白和 O_2 的亲和力增加，O_2 的释放减少。

二、二氧化碳的运输

（一）物理溶解

以物理溶解形式运输 CO_2，每 100ml 的血液只能运输 0.3mlCO_2。通过物理溶解形式运输的 CO_2 仅占血液中 CO_2 总量的 5%。

（二）化学结合

以化学结合形式运输的 CO_2 量约占血液中 CO_2 总量的 95%，其中以碳酸氢盐形式运输的约占 88%，以氨基甲酰血红蛋白形式运输的约占 7%。

1. **碳酸氢盐的形式**　组织细胞代谢产生的 CO_2 扩散进入血液，大部分进入红细胞内，在碳酸酐酶的催化作用下，CO_2 与 H_2O 反应生成 H_2CO_3。H_2CO_3 很快解离成 HCO_3^- 和 H^+，反应迅速并且可逆。H^+ 大部分与 Hb 结合而被缓冲。红细胞内大部分 HCO_3^- 顺着浓度差通过红细胞膜扩散入血浆，相应的，血浆中的 Cl^- 扩散入红细胞，这种现象称为氯转移。氯转移可以维持细胞膜内外的电平衡。HCO_3^- 在红细胞内与 K^+ 结合形成 $KHCO_3$，在血浆中则与 Na^+ 结合形成 $NaHCO_3$（图 5-9）。

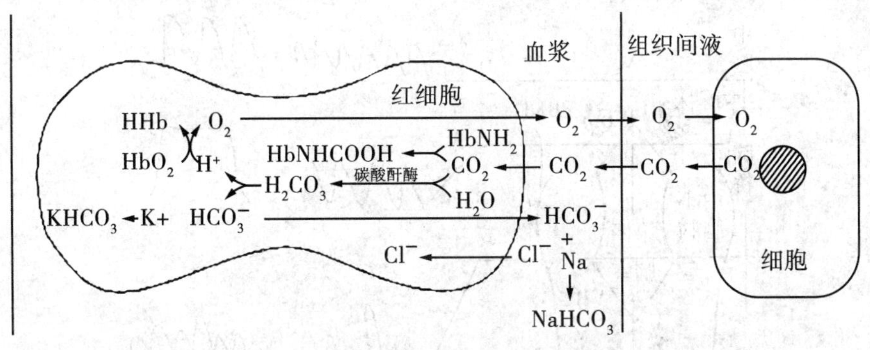

图 5–9　二氧化碳在血液中的运输

上述反应是可逆的，PCO_2 高时（组织），反应向右进行；PCO_2 低时（肺内），反应向左进行。

2. 氨基甲酰血红蛋白的形式　进入红细胞的部分 CO_2 与 Hb 的氨基结合，生成氨基甲酰血红蛋白。反应式为

$$CO_2 + HbNH_2 \underset{\text{(肺)}}{\overset{\text{(组织)}}{\rightleftharpoons}} HbNHCOOH$$

这一反应不需要酶的催化，迅速且可逆。调节此反应的主要因素是氧合作用。HbO_2 与 CO_2 结合形成氨基甲酰血红蛋白的能力比去氧血红蛋白小。在组织处，HbO_2 中的 O_2 释放，可促进血红蛋白与 CO_2 结合形成氨基甲酰血红蛋白；在肺部，O_2 与血红蛋白结合，促使已结合的 CO_2 解离，扩散入肺泡。

第四节　呼吸运动的调节

呼吸运动是一种节律性活动，受意识的控制，其频率和深度随机体内外环境的改变而变化。呼吸运动的调节主要是通过神经系统实现的。

一、呼吸中枢

中枢神经系统内产生和调节呼吸运动的神经细胞群，称为呼吸中枢（respiratory center）。呼吸中枢分布在大脑皮层、间脑、脑桥、延髓和脊髓等中枢神经系统的各级水平，它们在呼吸节律的产生和调节中起不同的作用（图 5–10）。正常呼吸运动是在各级呼吸中枢的共同作用下实现的。

（一）脊髓

脊髓中支配呼吸肌的运动神经元位于脊髓前角。由脊髓第 3 ~ 5 节颈段的前角细胞发出的膈神经支配膈肌，由脊髓第 2 ~ 6 节胸段的前角细胞发出的肋间神经支配肋间肌。动物实验发现，在延髓和脊髓之间切断后，呼吸立即停止。这说明，呼吸节律不是由脊髓产生的。脊髓只是联系脑和呼吸肌的中继站，以及整合某些呼吸反射的初级中枢。

重点·考点·笔记

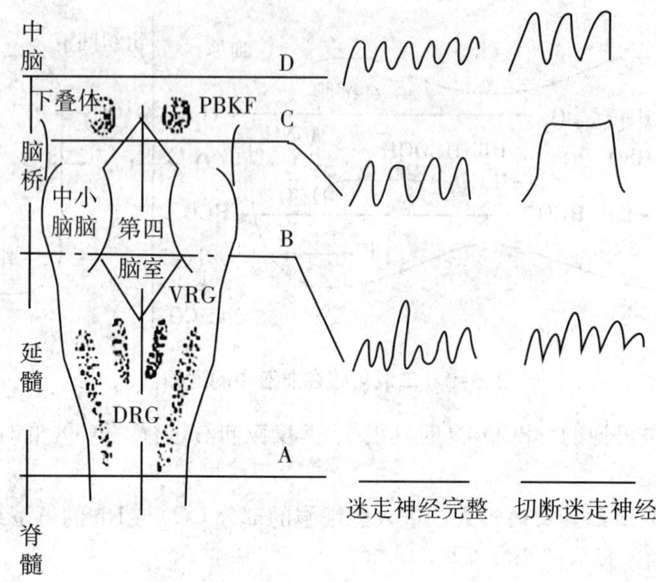

图 5-10　脑干呼吸核团和在不同层面横断脑干后呼吸的变化

（二）延髓

在动物实验中可观察到，若在脊髓和延髓之间横断，动物的呼吸停止；若在中脑和脑桥之间横断，呼吸无明显变化；若在脑桥与延髓之间横断，动物仍有节律性呼吸，但呼吸不规则（图 5-10）。这说明延髓是调节呼吸运动的基本中枢，可独立地产生呼吸节律，但正常的呼吸节律还需要更高级中枢的调节。延髓呼吸神经元分布相对集中，可分为背侧呼吸组和腹侧呼吸组。背侧呼吸组大多为吸气神经元，兴奋时引起吸气肌收缩；腹侧呼吸组含有吸气神经元和呼气神经元，主要作用是引起呼气肌收缩。

（三）脑桥

脑桥的呼吸神经元相对集中于臂旁内侧核及与其相邻的 KF 核，主要为吸气神经元和呼气神经元，与延髓神经元有广泛的双向联系。实验发现，若在脑桥上、中部之间横断，动物的呼吸变深变慢（图 5-10），如再切断迷走神经，则吸气大大延长；若在脑桥和延髓之间横断，则出现一种不规则的喘息样呼吸。这说明脑桥有调整延髓呼吸节律的神经细胞群，称为呼吸调整中枢。呼吸调整中枢主要作用是抑制吸气，促使吸气向呼气转化，防止吸气过长，使呼吸频率加快。正常呼吸节律的形成是延髓和脑桥两个呼吸中枢共同作用的结果。

（四）高位脑

脑桥以上的中枢如大脑皮质、边缘系统、下丘脑等对呼吸运动都有调节作用，特别是大脑皮质，对呼吸运动的控制作用相当明显。人在一定范围内可有意识地暂时屏气或随意控制呼吸的深度与频率。同时，大脑皮质还能通过条件反射调节呼吸运动，如运动员进入比赛场所时呼吸运动的增强等。

总之，中枢神经系统对呼吸运动的调节，是通过各级呼吸中枢的相互协调和共同作用实现的。延髓呼吸神经元能产生基本呼吸节律，是调节呼吸的基本中枢；脑桥呼吸调整中枢使呼吸节律更完善；大脑皮质能随意控制呼吸运动，使呼吸具有更强的适应性。

二、呼吸的反射性调节

呼吸运动受到各种感受器传入神经冲动的反射性调节，下面仅讨论几种比较重要的呼吸反射。

（一）化学感受性呼吸反射

血液、组织液或脑脊液中 CO_2、H^+、O_2 等化学物质的浓度变化时，通过刺激化学感受器，反射性引起的呼吸运动的变化，称为化学感受性呼吸反射。该反射可维持内环境中 CO_2、H^+、O_2 等因素的相对稳定。

1. 化学感受器 是指其适宜刺激为 CO_2、H^+ 和 O_2 等化学物质的感受器。根据化学感受器所在部位不同，分为外周化学感受器和中枢化学感受器。

（1）外周化学感受器：外周化学感受器指颈动脉体和主动脉体。当动脉血 PO_2 降低、PCO_2 或 H^+ 浓度升高时，感受器受到刺激，冲动分别经窦神经和迷走神经传入延髓，反射地引起呼吸加深加快和血液循环功能的变化。其中，颈动脉体主要参与呼吸调节，主动脉体在循环调节方面较为重要。

（2）中枢化学感受器：中枢化学感受器位于延髓腹外侧部的表浅部位。它对脑脊液或局部细胞外液 H^+ 的浓度变化敏感，而对血液 PO_2 的变化不敏感。

2. CO_2、O_2 及 H^+ 和对呼吸的调节

（1）CO_2 对呼吸的调节：CO_2 是调节呼吸运动最重要的生理性化学因素。血液中保持一定量的 CO_2 对维持呼吸中枢的基本活动是必要的。人若过度通气，CO_2 排出过多，导致血液 CO_2 含量过低时，可引起呼吸减弱或暂停。吸入气中 CO_2 浓度在一定范围升高时，呼吸增强，肺通气量增多。例如，吸入气的 CO_2 含量由正常的 0.04% 增加到 1% 时，呼吸开始加深；增加到 4% 时，呼吸频率也增加，肺通气量增加 1 倍；增加到超过 7% 时，肺通气量的增大已不足以完全排出体内多余的 CO_2，可出现头昏、头痛等症状；若超过 15%，呼吸反而被抑制，肺通气量显著降低，严重时可出现意识丧失、昏迷甚至呼吸停止。可见，动脉血 PCO_2 在一定范围内升高，可以增强呼吸，但超过一定限度则抑制呼吸。

CO_2 刺激呼吸的作用是通过刺激中枢化学感受器和外周化学感受器两条途径实现的，但以刺激中枢化学感受器为主（约占 80%）。当血液中 PCO_2 升高时，CO_2 能迅速透过血 - 脑屏障进入脑脊液，在碳酸酐酶的作用下与 H_2O 结合生成 H_2CO_3，再解离出 H^+ 刺激中枢化学感受器，进而兴奋呼吸中枢。

（2）低 O_2 对呼吸的影响：吸入气的 PO_2 降低时，呼吸加深加快，肺通气量增加。低 O_2 对呼吸的兴奋作用完全是通过刺激外周化学感受器实现的。低 O_2 对呼吸中枢的直接作用是抑制。轻度低 O_2 时，低 O_2 通过外周化学感受器对呼吸中枢的兴奋作用，可以对抗其对呼吸中枢的直接抑制作用，引起呼吸加强；严重缺 O_2 时，低 O_2 对呼吸中枢的直接抑制作用增强，低 O_2 通过外周化学感受器的反射效应不能对抗其对呼吸中枢的直接抑制作用，将导致呼吸减弱甚至停止。

重点·考点·笔记

一般在动脉血 PO_2 下降到 80mmHg 以下时，才能察觉到肺通气量增加，因而动脉血 PO_2 的变化对正常呼吸调节作用不大，仅在特殊情况下有重要意义。例如，严重肺气肿、肺心病患者，由于肺换气障碍而导致低 O_2 和 CO_2 潴留，CO_2 长期潴留能使中枢化学感受器对其刺激作用发生适应，而外周化学感受器对低氧刺激的适应很慢，此时低氧对外周化学感受器的刺激成为驱动呼吸的主要因素。如果给这类患者吸入纯氧，由于解除了低氧的刺激作用反而会引起呼吸暂停，正确措施是低浓度持续给氧。

(3) H^+ 对呼吸的影响：动脉血 H^+ 浓度升高，呼吸加深加快，肺通气量增加；H^+ 浓度降低，呼吸运动受到抑制，肺通气量降低。H^+ 浓度升高对呼吸的调节也是通过刺激外周化学感受器和中枢化学感受器两条途径实现的。由于血液中 H^+ 不易透过血－脑屏障，而限制了它对中枢化学感受器的作用。因此，血中 H^+ 主要是通过刺激外周化学感受器而起作用。

综上所述，血中一定程度的 PO_2 降低、PCO_2 升高、H^+ 浓度增加，分别都能使呼吸增强。三者之间可相互影响，当一种因素改变时，可引起其他因素相继改变。多种因素同时存在时，对肺通气的影响既可因相互协同而增大，也可因相互抵消而减弱。总之，在整体情况下，不会只有一个因素起作用，往往是三个因素都起作用。因此，在临床中应对各种化学因素引起的呼吸变化时应进行全面的分析和判断，找出主要矛盾，给予恰当的处理，才能获得良好的效果。

（二）肺牵张反射

由肺扩张或缩小引起的吸气抑制或吸气兴奋的反射称为肺牵张反射。其感受器主要分布于从气管到细支气管的平滑肌中，感受牵张刺激，其阈值低、适应慢。

当肺扩张达一定程度时，牵张感受器受刺激而兴奋，冲动沿迷走神经传入延髓，通过一定的神经联系使吸气切断转为呼气。若切断两侧迷走神经，则吸气延长、加深，呼吸变深、变慢。呼气时，肺缩小，对牵张感受器的刺激减弱，经迷走神经传入的冲动减少，解除了对吸气中枢的抑制，从而使吸气神经元兴奋，转为吸气。肺牵张反射的生理意义是：防止吸气过深过长，促使吸气及时向呼气转换，使呼吸频率增加。

肺牵张反射有种属差异，兔的最敏感，人的敏感性最低。因此，人在平静呼吸时，肺牵张反射不起重要调节作用。但在肺炎、肺水肿等病理情况下，肺的顺应性降低，肺扩张时对呼吸道的牵张刺激较强，可引起此反射，使呼吸变浅变快。

（三）呼吸肌本体感受性反射

呼吸肌的本体感受器是肌梭。肌梭受到牵张刺激时，可反射性地引起受牵拉的肌肉收缩，这种反射称为呼吸肌本体感受性反射。在人类，此反射也参与正常呼吸运动的调节。如呼吸肌负荷增加时，可反射性地加强呼吸肌的收缩力，克服气道阻力，维持正常的肺通气。

（四）防御性呼吸反射

呼吸道黏膜受刺激时引起的一些对人体有保护作用的反射性呼吸变化，称为防御性呼吸反射，主要有咳嗽反射和喷嚏反射。通过咳嗽或喷嚏，可将呼吸道内的异物或分泌物排出，从而维持呼吸道通畅。剧烈咳嗽时，可因胸膜腔内压显著升高而阻碍静脉回流，使静脉压和脑脊液压升高。

（张会爱）

课后练习

A_1 题（单项选择题）

1. 肺通气的原动力是（　　）

A. 呼吸运动　　B. 胸内压变化

C. 肺内压变化　　D. 肺内压与大气压之间的压力差

E. 气体的分压差

2. 下列关于表面活性物质的叙述，哪项是错误的？（　　）

A. 主要成分是二棕榈酰卵磷脂

B. 由肺泡Ⅱ型细胞合成并分泌

C. 有降低表面张力的作用

D. 降低肺的顺应性

E. 降低肺的弹性阻力

3. 平静呼气末存留在肺内的气量称为（　　）

A. 补吸气量　　B. 余气量　　C. 潮气量　　D. 功能余气量　　E. 补呼气量

4. 正常人安静时通气血流比值为（　　）

A. 0.84　　B. 0.94　　C. 1.0　　D. 2.0　　E. 0.74

5. 在血液中 CO_2 运输的主要形式是（　　）

A. 物理溶解　　B. 形成氨基甲酸血红蛋白

C. 碳酸氢盐　　D. 与水结合成碳酸

E. 和 H_2O 结合形成 H_2CO_3

重点·考点·笔记

第六章　消化和吸收

学习目标

1. 掌握　各种消化液的成分及作用；营养物质的主要吸收部位。

2. 熟悉　消化道的运动形式及意义；胃肠激素的作用。

3. 了解　消化道平滑肌的生理特性；消化器官的神经支配及作用；消化功能的神经调节。

案例引入

患者，女性，30岁。腹泻和腹痛入院。上消化道X线检查显示十二指肠部溃疡，并通过内镜检查确定。基础胃酸分泌量是12mmol/h（正常值为1~5mmol/h）。患者有中度的脂泻（在粪便中有过量的脂肪）。对内镜取出的胃基底部黏膜进行组织学检查发现：胃腺体数量增加，壁细胞密度高于正常。

病情诊断：十二指肠溃疡、胃酸过多症。

讨论分析：这个患者为什么会有十二指肠溃疡？

解析问题路径导航：

患者血清胃泌素水平急剧升高可能是由于盐酸分泌速率升高造成的。活检样本中胃泌素腺体密度的增加和壁细胞数量的增加，可能会导致盐酸分泌增加。盐酸可促进胃蛋白酶原的释放。该患者的胃蛋白酶原可有升高，这将会导致患者十二指肠溃疡。

在新陈代谢过程中，人体从外环境中摄取氧气和必要的营养物质。这些营养物质包括水、无机盐、维生素、糖类、蛋白质和脂肪等。其中，小分子的营养物质，如水、无机盐和大多数维生素，可以直接被人体吸收。糖类、蛋白质和脂肪这些结构复杂的大分子物质，需要被分解为小分子物质才能被人体吸收。食物在消化道内被分解成小分子营养物质的过程，称为消化（digestion）。一方面，通过口腔和消化道平滑肌的运动，将食物研碎，使其与消化液充分混合，并不断向消化道远端推进的过程，称为机械消化（mechanical digestion）。另一方面，消化道内有各种消化液，通过消化液中消化酶的化学作用，将食物中大分子物质分解成小分子物质的过程，称为化学消化（chemical digestion）。这两种消化方式同时进行，相互配合，共同完成对食物的消化作用。经过消化后的小分子营养物质透过消化道黏膜上皮细胞进入血液和淋巴液的过程，称为吸收（absorption）。

消化和吸收是消化系统的主要功能。此外，消化器官还具有重要的内分泌功能和免疫功能。

第一节　概述

一、消化道平滑肌的生理特性

在整个消化道中，除口、咽、食管上段和肛门外括约肌为骨骼肌外，其余部分的肌组织均属于平滑肌。消化道平滑肌具有肌肉组织的共同特性，如兴奋性、传导性和收缩性等，但由于结构、生物电活动的不同，又有一些自身的特性。

1. **兴奋性**（excitability）　消化道平滑肌的兴奋性比骨骼肌低，收缩速度慢，表现为潜伏期、收缩期、舒张期均长。

2. **自律性**（automaticity）　离体的消化道平滑肌在无外来的刺激情况下能自动产生节律性收缩，称为自律性，但其收缩缓慢，节律远不如心肌规则。

3. **紧张性**（tensity）　消化道平滑肌经常保持在一种微弱的持续收缩状态，称为紧张性。紧张性使消化道各部分保持一定的形状和位置，也能使消化道管腔内保持一定的基础压力，是消化道平滑肌各种收缩活动的基础。

4. **伸展性**（extensibility）　消化道平滑肌能适应实际需要进行很大的伸展。这样，消化道可以容纳几倍于原初容积的食物，且压力不发生明显变化。

5. **对某些理化刺激敏感**　对电刺激不敏感，但对于化学、温度和机械牵张刺激特别敏感。

二、消化器官的神经支配及其作用

消化道除口腔、食管上段及肛门外括约肌受躯体神经支配外，其余部分受自主神经和消化管壁内神经丛的双重支配（图 6–1）。

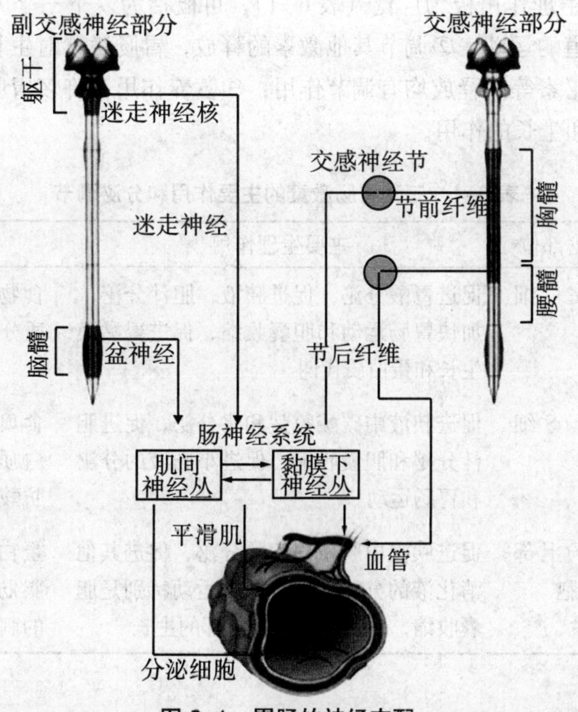

图 6–1　胃肠的神经支配

重点·考点·笔记

（一）自主神经

支配胃肠的自主神经包括交感神经和副交感神经。交感神经从脊髓胸腰段侧角发出，在腹腔神经节、肠系膜神经节或肠系膜下神经节更换神经元后，节后纤维分布到胃、小肠和结肠等部分的胃肠平滑肌、血管平滑肌及内在神经元上。其节后纤维末梢释放的递质为去甲肾上腺素。交感神经兴奋时抑制胃肠平滑肌的活动和腺体的分泌。副交感神经通过迷走神经和盆神经支配胃肠，其节后纤维末梢释放的递质为乙酰胆碱。副交感神经兴奋时促进胃肠的运动和分泌。

（二）壁内神经丛

消化道壁内神经丛包括黏膜下层的黏膜下神经丛和环行肌与纵行肌层之间的肌间神经丛。壁内神经丛的神经纤维把胃肠壁内的各种感受器及效应细胞与神经元互相连接，起着传递感觉信息、调节运动神经元的活动和启动、维持或抑制效应系统的作用。目前认为，消化道的内在神经丛构成了一个完整的、相对独立的整合系统，在胃肠活动的调节中起到十分重要的作用。

三、消化道的内分泌功能

在胃肠的黏膜层内存在四十余种内分泌细胞，这些细胞分泌的激素统称为胃肠激素（gastrointestinal hormone）。胃肠激素都是由氨基酸残基组成的肽类，分子量大多在5000以内。

胃肠内分泌细胞分散地分布于胃和肠黏膜层内的非内分泌细胞之间。由于胃肠黏膜的面积巨大，胃肠内分泌细胞的数量远远超过体内内分泌腺内分泌细胞的总和。因此，消化道不仅是消化器官，也是体内最大最复杂的内分泌器官。

胃肠激素的生理作用极为广泛（表6–1），可概括为以下三个方面：①调节消化腺的分泌和消化道的运动；②调节其他激素的释放，胃肠激素对生长激素、胰岛素、胰高血糖素、胃泌素等的释放均有调节作用；③营养作用，许多胃肠激素具有刺激消化系统组织代谢和生长的作用。

表6–1　三种胃肠激素的主要作用和分泌调节

激素名称	分泌部位	主要生理作用	分泌调节
胃泌素（促胃液素）	胃窦G细胞	促进胃酸分泌、促进胰液、胆汁分泌，加快胃肠运动和胆囊收缩，促进胃黏膜生长和蛋白质代谢	食物直接刺激，蛋白质分解产物刺激
促胰液素	小肠S细胞	促进胰液中碳酸氢盐和水分泌，促进胆汁分泌和胆囊收缩，促进小肠液的分泌和胃肠运动	食糜刺激（盐酸、蛋白质的分解产物、脂肪酸）
缩胆囊素	小肠上部I细胞	促进胰液中胰蛋白酶的分泌，促进其他消化液的分泌，促进胃肠运动特别是胆囊收缩，促进胰腺外分泌部的生长	蛋白质的分解产物、脂肪酸、胆盐和脂肪的刺激

重点·考点·笔记

第二节　消化

一、口腔内的消化

消化过程是从口腔开始的。食物在口腔内被咀嚼，被唾液湿润而便于吞咽。唾液中含有唾液淀粉酶，使食物中的淀粉在口腔内发生初步的化学变化。食物在口腔内停留的时间很短，一般是为 15 ～ 20 秒，但却能引起整个消化系统功能状态改变。

人的口腔内主要有三对唾液腺，即腮腺、颌下腺和舌下腺，还有众多散在的小唾液腺。唾液是这些腺体分泌的混合液。

1. 唾液的性质和成分　唾液的 pH 近于中性（pH6.6 ～ 7.1），无色无味，为低渗液体。唾液中水分约占 99%。有机物主要为黏蛋白，还有球蛋白、氨基酸、尿素、尿酸、唾液淀粉酶和溶菌酶等。唾液中的无机物有钠、钾、钙、硫氰酸盐、氯、氨等。

2. 唾液的作用

（1）湿润与溶解食物：有利于引起味觉并易于吞咽。

（2）清洁和保护口腔：唾液可清除口腔中的残余食物；可冲淡、中和进入口腔中的有害物质，并将它们从口腔黏膜上洗掉。

（3）杀菌作用：唾液中的溶菌酶有杀菌作用。

（4）唾液淀粉酶：在人和少数哺乳动物如兔、鼠等的唾液中，含有唾液淀粉酶（狗、猫、马等的唾液中无此酶），它可使淀粉分解为麦芽糖。唾液淀粉酶发挥作用的最适 pH 为中性。唾液中的氯和硫氰酸盐对此酶有激活作用。食物进入胃后，唾液淀粉酶还可继续作用一段时间，直至胃内容物的 pH 变为 4.5 时反应停止。

（5）排泄作用：进入人体的某些物质如铅、汞等可部分随唾液排出。例如，铅中毒患者常出现蓝色线，汞中毒患者在牙龈上出现棕色线，就是铅、汞随唾液排出而沉积的结果。有些毒性很强的微生物如狂犬病毒也可随唾液排出。因此，唾液可传播某些疾病。

3. 唾液分泌的调节　唾液分泌的调节完全属于神经调节，包括非条件反射和条件反射两种。

食物对口腔机械的、化学的和温度的刺激可引起口腔黏膜和舌的神经末梢（感受器）发生兴奋，冲动沿传入神经纤维(在舌神经、鼓索神经支、舌咽神经和迷走神经中)到达中枢，再由传出神经到唾液腺，引起唾液分泌。支配唾液腺的传出神经以副交感神经为主，抗乙酰胆碱的药物如阿托品等可抑制唾液分泌，乙酰胆碱或其类似药物可引起大量的唾液分泌。

人在进食时，食物的形状、颜色、气味，进食的环境及语言文字的描述，都可通过条件反射引起唾液分泌。“望梅止渴”就是日常生活中条件反射性唾液分泌的典型例子。

考点提示

唾液的生理作用：湿润与溶解食物、清洁和保护口腔、杀菌作用、含有唾液淀粉酶和排泄作用。

二、咀嚼和吞咽

（一）咀嚼

咀嚼（mastication）是各咀嚼肌有顺序地收缩所组成的复杂的节律性动作。咀嚼肌包括咬肌、翼内肌、翼外肌和颞肌等，它们的收缩可使下颌向上、向下、向左、向右及向前方运动。这时，上牙列与下牙列相互接触，可以产生很大的压力磨碎食物。口腔内消化过程除完成口腔内食物的机械性加工和化学性加工，还能反射性地引起胃、胰、肝、胆囊等的活动，有利于后续的消化过程。

（二）吞咽

吞咽（deglutation）是一种复杂的反射性动作，它的作用是使食团从口腔进入胃内。根据食团在吞咽时所经过的部位，可将吞咽动作分为以下三期。

第一期：由口腔到咽。这是一种随意运动，受大脑皮层控制。开始时舌尖上举触及硬腭，然后下颌舌骨肌收缩，把食团推向软腭后方直至咽部。舌的运动对于这一期的吞咽动作非常重要。

第二期：由咽到食管上端。这是通过一系列急速的反射动作实现的。由于食团刺激了软腭部的感受器，引起一系列肌肉的反射性收缩，结果使软腭上升，咽后壁向前突出，封闭鼻咽通路；声带内收，喉头升高并向前紧贴会厌，封闭了咽与气管的通路，呼吸暂时停止；由于喉头前移，食管上口张开，食团从咽被挤入食管。这一期进行得极快，约需 0.1 秒。

第三期：沿食管下行至胃。这是由食管平滑肌的顺序收缩而实现的。消化道平滑肌的顺序收缩并向前推进的波形运动称蠕动（peristalsis）（图 6–2）。在食团的下端为一舒张波，上端为一收缩波，两波共同向前运动，食团就很自然地被推送前进。

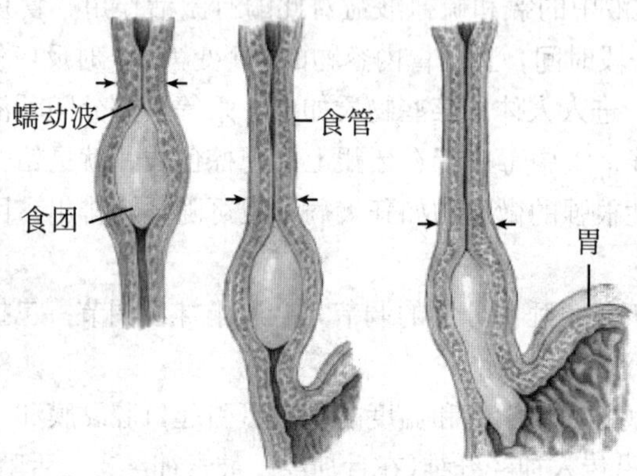

图 6–2　食管蠕动

食管和胃之间，虽然解剖上并不存在括约肌，但在食管与胃贲门连接处以上，有一段长 4 ~ 6cm 的高压区，此处压力一般比胃内压高 0.67 ~ 1.33kPa（5 ~ 10mmHg）。正常情况下，此高压区可阻止胃内容物逆流入食管，起到了类似括约肌的作用。

从吞咽开始至食物到达贲门所需的时间，与食物的性状及人体的体位有关。液体食物需 3 ~ 4 秒；糊状食物约 5 秒；固体食物较慢，需 6 ~ 8 秒，一般不超过 15 秒。

三、胃内消化

胃是消化道中最膨大的部分。成人的容量为 1 ~ 2L，因而具有暂时储存食物的功能。食物入胃后，受到胃液的化学性消化和胃壁肌肉运动的机械性消化。

（一）胃的分泌

胃黏膜中有三种管状外分泌腺（胃腺）和多种内分泌细胞。胃腺主要有贲门腺、泌酸腺（位于胃底和胃体）及幽门腺三种。胃液（gastric juice）是由这三种腺体和胃黏膜上皮细胞的分泌物构成的。

1. 胃液的性质、成分及其作用　纯净的胃液是 pH 为 0.9 ~ 1.5 的无色液体。正常人每日分泌量为1.5 ~ 2.5L。胃液的成分除水分外，主要有盐酸、胃蛋白酶原、黏液、HCO_3^- 和内因子。

（1）盐酸（亦称胃酸）：盐酸是由泌酸腺中的壁细胞分泌的。正常人空腹时盐酸排出量（基础酸排出量）为每小时 0 ~ 5mmol。在食物或某些药物刺激下，盐酸排出量可明显增加。正常人的最大盐酸排出量每小时可达 20 ~ 25mmol。胃液中 H^+ 的最高浓度可达 150mmol/L，比壁细胞胞质的 H^+ 浓度高约 300 万倍。因此，壁细胞分泌 H^+ 是逆着巨大浓度梯度进行的主动过程。壁细胞胞质内的水解离生成 H^+ 和 OH^-，H^+ 在壁细胞顶端分泌小管膜中的 H^+–K^+ 依赖式 ATP 酶（又称质子泵）作用下，主动分泌到小管内，OH^- 留在细胞内等待被中和。壁细胞内含有丰富的碳酸酐酶，它能将 CO_2 与 H_2O 化合，形成 H_2CO_3，H_2CO_3 随即解离成 H^+ 和 HCO_3^-。H^+ 和 OH^- 中和生成水，HCO_3^- 则与血浆中的 Cl^- 交换而进入血液，与 Na^+ 形成 $NaHCO_3$。血浆中的 Cl^- 进入壁细胞，通过分泌小管膜上特异性的 Cl^- 通道进入小管腔，在小管内与 H^+ 形成 HCl。当需要时再由壁细胞分泌入胃腔（图 6–3）。

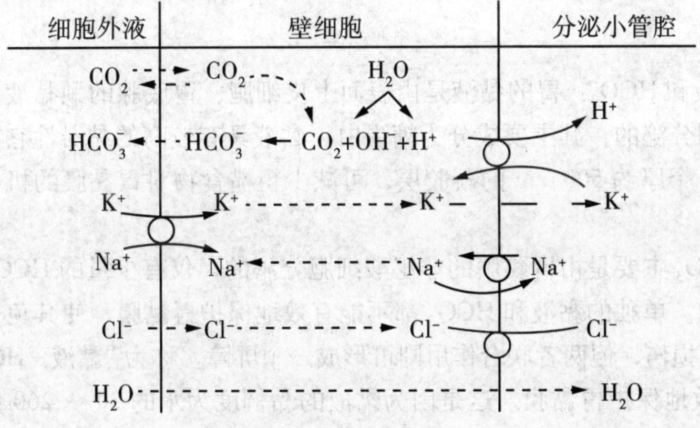

图 6–3　盐酸分泌机制

质子泵已被证实是各种因素引起胃酸分泌的最后通路。因此，选择性抑制质子泵的药物（如奥美拉唑）已被临床用来有效地抑制胃酸分泌。

盐酸可杀死随食物进入胃内的细菌，对维持胃和小肠内的无菌状态具有重要意义。盐酸还能激活胃蛋白酶原，使之转变为有活性的胃蛋白酶，并为胃蛋白酶作用提供了必要的酸性环境。盐酸进入小肠后，可以引起促胰液素的释放，从而促进胰液、胆汁和小肠液的分泌。盐酸所造成的酸性环境，有助于小肠对铁和钙的吸收。值得注意是，若盐酸分泌过多，也会对人体产生不利的影响。一般认为，过高的胃酸对胃和十二指肠黏膜有侵蚀作用，是溃疡病发病的重要原因之一。

（2）胃蛋白酶原：胃蛋白酶原主要是由泌酸腺的主细胞分泌的。主细胞中的胃蛋白酶原储存在细胞顶部的分泌颗粒中，当细胞受到刺激时，通过胞吐作用释放入腺腔。无活性的胃蛋白酶原在盐酸作用下，通过自身催化，转变为有活性的胃蛋白酶。胃蛋白酶可分解蛋白质为䏡和胨，以及少量的多肽或氨基酸。胃蛋白酶作用的最适 pH 为 2.0 ～ 3.5，当 pH>5 时失活。

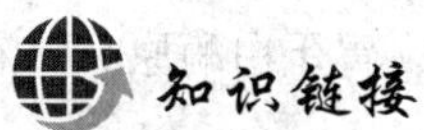

消化性溃疡

消化性溃疡包括胃溃疡和十二指肠溃疡，是一种常见病和多发病。近 80 年来，胃酸一直被认为是溃疡形成的原因，所以，有了“无酸无溃疡”的说法。澳大利亚人巴里·马歇尔（Barry J. Marshall）和罗宾·沃伦（J. Robin Warren）二人最先提出，幽门螺杆菌（Helicobacter pylori，简称 Hp）是慢性胃炎和胃溃疡的主要原因。此二人因发现此菌而获得 2005 年的诺贝尔生理学或医学奖。临床上，对使用抗生素抑制幽门螺杆菌而治疗溃疡病成功的病例进行长期的随访发现，其溃疡复发率低于 10%；而使用抑酸药虽可治愈溃疡病，但一年后复发率高达 60%~90%。因此，从现代理论来看，“没有幽门螺杆菌，就没有溃疡”的说法更为准确。

（3）黏液和 HCO_3^-：胃的黏液是由表面上皮细胞、胃底腺的颈黏液细胞、贲门腺和幽门腺共同分泌的，其主要成分为糖蛋白。黏液具有较高的黏滞性它在正常人胃黏膜表面形成一个厚约 500μm 的凝胶层，可减少粗糙食物对胃黏膜的机械性损伤，起润滑作用。

胃内 HCO_3^- 主要是由胃黏膜的非泌酸细胞分泌的，仅有少量的 HCO_3^- 是从组织间液渗入胃内的。单独的黏液和 HCO_3^- 都不能有效地保护胃黏膜，使其免受胃腔内盐酸和胃蛋白酶的损伤，但两者联合作用则可形成一个屏障，称为“黏液 -HCO_3^- 屏障”（图 6-4），可有效地保护胃黏膜。这是因为黏液的黏稠度为水的 30 ～ 260 倍，当胃腔内的 H^+ 通过黏膜表面的黏液层向上皮细胞扩散时，其移动速度将明显减慢，并不断地与从黏液层下面向表面扩散的 HCO_3^- 相遇。两种离子在黏液层内发生中和，形成一个跨黏液层的 pH 梯度。黏液层靠近胃腔侧的 pH 一般为 2.0 左右，而靠近上皮细胞侧的 pH 则为 7.0 左右。黏液深层的中性 pH 环境还能使黏膜表面的胃蛋白酶丧失分解蛋白质的作用。

（4）内因子：壁细胞还分泌一种分子量约 55000 的糖蛋白，称为内因子。内因子可与随食物进入胃内的维生素 B_{12} 结合，促进维生素 B_{12} 在回肠的主动吸收。

重点·考点·笔记

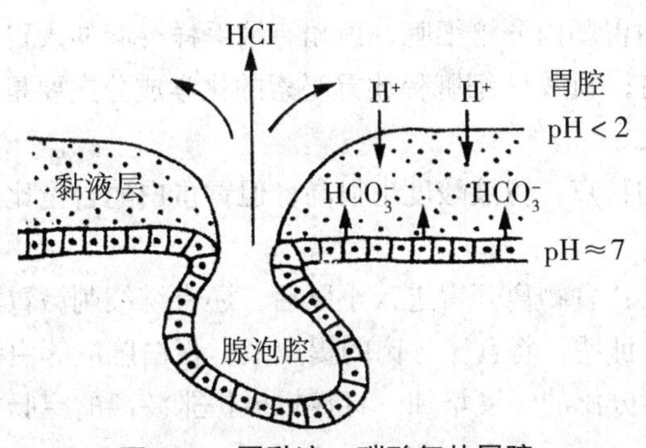

图 6-4　胃黏液 - 碳酸氢盐屏障

2. 胃液分泌调节　进食是胃液分泌的自然刺激，进食可通过神经（交感和副交感）和体液（乙酰胆碱、胃泌素、组胺）来调节胃液的分泌。空腹时胃液分泌很少。

(1) 消化期的胃液分泌：进食后胃液分泌的机制，一般按消化道接受食物刺激的部位，分为三个时期，即头期、胃期和肠期。但应注意，三个时期的划分是人为的，只是为了便于叙述。实际上，这三个时期几乎是同时开始的，它们之间是互相重叠的（图 6-5）。

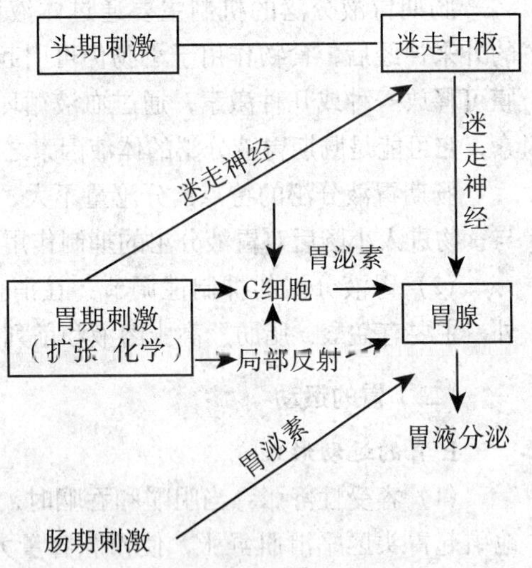

图 6-5　胃液分泌的调节机制

①头期胃液分泌：头期的胃液分泌是由进食动作引起的，因其传入冲动均来自头部感受器（眼、耳、鼻、口腔、咽、食管等），因而称为头期。

由进食动作引起的胃液分泌，包括条件反射性和非条件反射性两种。前者是由和食物有关的形象、气味、声音等刺激了视、嗅、听等感受器而引起的；后者则是咀嚼和吞咽食物时，刺激口腔和咽喉等处的化学和机械感受器引起的。这些反射的传入途径与进食引起唾液分泌的传入途径相同，反射中枢包括延髓、下丘脑、边缘叶和大脑皮层等。迷走神经是这些反射共同的传出神经。当切断支配胃的迷走神经后，假饲就不再引起胃液分泌。

头期的胃液分泌并不是纯神经反射性的，而是神经 - 体液性调节。迷走神经兴奋除通过其末梢释放乙酰胆碱直接引起腺体细胞分泌外，还可引起胃窦黏膜内的 G 细胞释放胃泌素，胃泌素可促进胃液分泌。

头期胃液分泌的特点：量和酸度都很高，胃蛋白酶的含量也很高。观察资料表明，头期胃液分泌量的大小与食欲有很大关系。

②胃期胃液分泌：指食物入胃后引起的胃液分泌。其主要途径为：机械扩张刺激胃底、胃体部的感受器，通过迷走 - 迷走神经长反射和壁内神经丛的短反射，引起胃液分泌；扩张刺激胃幽门部，通过壁内神经丛，作用于 G 细胞，引起胃泌素的释放；食物的化学成分直接作用于 G 细胞，引起胃泌素的释放。

G 细胞为开放型胃肠内分泌细胞，顶端有绒毛样突起伸入胃腔，可以直接感受胃腔内化学物质的作用。刺激 G 细胞释放胃泌素的化学成分主要是蛋白质的消化产物，包括肽类和氨基酸。

胃期胃液分泌的特点：胃液酸度也很高，但胃蛋白酶含量比头期分泌胃液的胃蛋白酶含量低。

③肠期胃液分泌：食物离开胃进入小肠后，还有继续刺激胃液分泌的作用，称为肠期胃液分泌。实验证明，将食糜、肉的提取液、蛋白胨液等由瘘管直接注入十二指肠内，也可引起胃液分泌的轻度增加。直接机械扩张游离的空肠袢，也有引起胃液分泌作用。

肠期胃液分泌的机制主要通过体液调节，神经调节的作用不大。在切断支配胃的外来神经后，食物作用于小肠仍可引起胃液分泌。当食物接触小肠黏膜时，小肠黏膜可释放一种或几种激素，通过血液循环作用于胃。进食后可引起十二指肠释放胃泌素，它可能是肠期胃液分泌的体液因素之一。

肠期胃液分泌的特点：分泌量不大，大约占进食后胃液分泌总量的 1/10。这可能与食物进入小肠后对胃液分泌的抑制作用有关。

（2）胃液分泌的抑制性调节：在消化期内，抑制胃液分泌的因素除精神、情绪外，主要有盐酸、脂肪、高张溶液和前列腺素等。

（二）胃的运动

1. 胃的运动形式

（1）容受性舒张：当咀嚼和吞咽时，食物对咽、食管等处感受器的刺激可反射性地引起胃头区平滑肌舒张，使胃腔容量大大增加。正常人空腹时的胃容量约 50ml，进食后可达 1.5L。胃壁肌肉的这种活动称为容受性舒张，它使胃可接受大量食物的涌入，而胃内压无显著升高。

（2）蠕动：胃蠕动出现于食物入胃后 5 分钟左右。蠕动起始于胃的中部，约每分钟 3 次，每个蠕动波约需 1 分钟到达幽门。因此，进食后胃的蠕动通常是一波未平，一波又起。蠕动波初起时较小，在向幽门传播过程中，波的幅度和速度逐渐增加，当接近幽门时明显增强，可将一部分食糜（1 ~ 2ml）排入十二指肠。当收缩波超越胃内容物到达胃窦终末时，由于胃窦终末部的有力收缩，可将一部分食糜反向推回到近侧胃窦或胃体。食糜的这种后退有利于食物和消化液的混合，以及块状食物的粉碎。

（3）紧张性收缩：维持胃的位置和形态。

2. 胃的排空及其控制

（1）胃的排空：食糜由胃排入十二指肠的过程称为胃排空。胃排空的动力为胃与十二指肠之间的压力差，一般在食物入胃后 5 分钟就开始胃排空。食糜的理化性状和化学组成不同，胃排空的速度也不同。一般来说，稀的、流体食物比稠的、固体食物排空快；颗粒小的食物比大块的食物排空快；等渗溶液比非等渗溶液快。在三种主要食物中，糖类排空最快，蛋白质次之，脂肪排空最慢。混合食物由胃完全排空需 4 ~ 6 小时。

（2）胃排空的控制：胃的排空受来自胃和十二指肠两方面因素的控制。一般来说，来自胃的因素促进胃排空，而来自十二指肠的因素则抑制胃排空。

进食引起的胃扩张及胃分泌的胃泌素可促进胃运动加强，进而促进胃排空。一部分食糜进入小肠后，各种食物的分解产物，特别是酸、脂肪通过肠胃反射或小肠分泌的激素抑制胃的排空。随着小肠内食糜被消化吸收，酸被中和，它们对胃的抑制影响渐渐消失，胃运动便又逐渐增强，再次促进胃空。

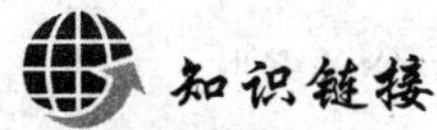

呕 吐

呕吐是将胃及肠内容物经口强力驱出的动作。机械或化学的刺激作用于舌根、咽部、胃、大小肠、胆总管、泌尿生殖器官等处的感受器都可引起呕吐。内耳前庭位置感觉的改变，也可引起呕吐。

呕吐时，胃和食管下端舒张，膈肌和腹肌猛烈收缩，从而挤压胃内容物通过食管进入口腔。同时，十二指肠和空肠上段的运动也变得强烈起来，蠕动增快并可转为痉挛。由于胃舒张而十二指肠收缩，压力差倒转，使十二指肠内容物流入胃内，故呕吐物中常混有胆汁和小肠液。

呕吐是一种防御性反射，它可把胃内有害的物质排出。但长期剧烈的呕吐会影响进食和正常的消化活动，使大量的消化液丢失，造成体内水、电解质和酸碱平衡的紊乱。

四、小肠内消化

（一）胰液的分泌

胰液是无色无嗅的碱性液体，pH 为 7.8 ～ 8.4，渗透压约与血浆相等。人每日分泌的胰液量为 1 ～ 2L，含有无机物（水、碳酸氢盐和电解质）和有机物（各种消化酶）。

1. 胰液的作用

（1）碳酸氢盐：由胰腺内小的导管细胞分泌的。分泌机制是导管细胞内含有较高浓度的碳酸酐酶，可催化 CO_2 水化为 H_2CO_3，后者经过解离生成碳酸氢根（HCO_3^-）。人胰液中 HCO_3^- 的最高浓度为 140mmol/L，其浓度随分泌速度的增加而增加。HCO_3^- 的主要作用是中和进入十二指肠的胃酸，使肠黏膜免受强酸的侵蚀；同时也提供了小肠内多种消化酶活动的最适宜 pH 环境（pH7 ～ 8）。

（2）胰淀粉酶（pancreatic amylase）：胰淀粉酶是一种 α－淀粉酶，它对生的或熟的淀粉水解效率都很高，消化产物为糊精、麦芽糖及麦芽寡糖。胰淀粉酶作用的最适 pH 为 6.7 ～ 7.0。

（3）胰脂肪酶（pancreatic lipase）：胰脂肪酶主要消化脂肪，它可分解三酰甘油为脂肪酸、一酰甘油和甘油。它的最适 pH 为 7.5 ～ 8.5。胰脂肪酶的活性需辅脂酶的存在才能较好地发挥作用。胰脂肪酶与辅脂酶在三酰甘油表面形成一种高亲和度的复合物，牢固地附着在脂肪颗粒表面，防止胆盐将脂肪酶从脂肪表面清除下去。

重点·考点·笔记

(4) 胆固醇酯酶和磷脂酶：胰液中还含有一定量的胆固醇酯酶和磷脂酶，分别水解胆固醇酯和卵磷脂。

(5) 胰蛋白酶和糜蛋白酶（trypsin and Chymotrypsin）：这两种酶都是以不具有活性的酶原形式存在于胰液中的。肠液中的肠致活酶可以激活胰蛋白酶原，使之变为具有活性的胰蛋白酶。此外，酸、胰蛋白酶本身，以及组织液也能使胰蛋白酶原活化。糜蛋白酶原是在胰蛋白酶的作用下转化为有活性的糜蛋白酶的。

胰蛋白酶和糜蛋白酶的作用极为相似，能将蛋白质分解为大分子多肽。如两者同时作用于蛋白质，则能将蛋白质分解为小分子多肽和氨基酸。

(6) 其他酶：胰液中还含有羧基肽酶、核糖核酸酶、脱氧核糖核酸酶等水解酶。羧基肽酶可作用于多肽末端的肽键，释放出具有自由羧基的氨基酸。后两种酶则可使相应的核酸部分地水解为单核苷酸。

胰液中含有水解三大营养物质的消化酶，是消化力最强的消化液。如果胰腺有分泌障碍，将出现消化不良，特别是蛋白质和脂肪的消化吸收障碍。此时，大量的蛋白质和脂肪随粪便排出，出现胰性腹泻。脂肪吸收障碍还可影响脂溶性维生素的吸收。

2. 胰液分泌的调节 在非消化期，胰液几乎是不分泌或很少分泌的。进食开始后，胰液即开始分泌。所以，食物是兴奋胰腺的自然因素。进食时胰液分泌受神经和体液双重控制，但以体液调节为主（图 6–6）。调节胰液分泌的体液因素主要有促胰液素和胆囊收缩素（也称促胰酶素）。

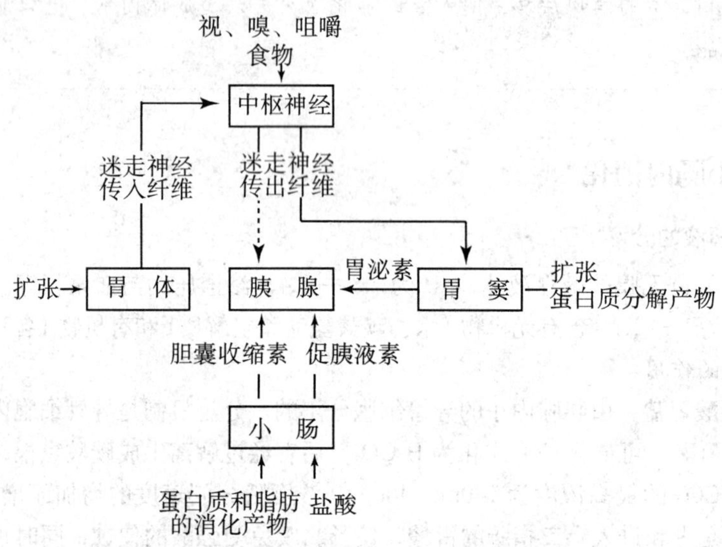

图 6–6 胰液分泌的神经体液调节

（二）胆汁的分泌和排出

胆汁（bile）由肝细胞不断生成，生成后经肝管流出，然后经胆总管排入十二指肠；或经肝管流入胆囊管而储存于胆囊内，当消化时再由胆囊排入十二指肠。胆汁和胰液、肠液一起，对小肠内的食糜进行化学性消化。

1. 胆汁的性质和成分 成年人每日分泌胆汁 800 ~ 1000ml。胆汁的生成量和蛋白质的摄入量有密切关系，高蛋白食物促进胆汁的生成。

重点·考点·笔记

胆汁是一种具有苦味的有色液体。人的肝胆汁（由肝直接分泌的胆汁）呈金黄色或橘棕色，而胆囊胆汁（在胆囊中储存过的胆汁）则因浓缩而颜色变深。肝胆汁呈弱碱性（pH7.4），胆囊胆汁则因碳酸氢盐在胆囊中被吸收而呈弱酸性（pH6.8）。胆汁的成分很复杂，除水分和无机盐外，其有机成分有胆盐、胆色素、胆固醇、卵磷脂等。

胆汁中没有消化酶。胆盐是胆汁参与消化和吸收的主要成分，它是胆汁酸与甘氨酸或牛磺酸结合形成的钠盐或钾盐。胆汁中的胆色素是血红蛋白的分解产物，包括胆红素及其氧化产物胆绿质。胆色素的种类和浓度决定了胆汁的颜色。

在正常情况下，维持胆固醇的溶解状态需要胆汁中的胆盐（或胆汁酸）、胆固醇和卵磷脂比例适当。当胆固醇分泌过多，或胆盐、卵磷脂合成较少时，胆固醇便从胆汁中析出，形成胆固醇结石。

2. 胆汁的作用　胆汁对于脂肪的消化和吸收具有重要意义。

（1）胆汁中的胆盐、胆固醇和卵磷脂等都可作为乳化剂，降低脂肪的表面张力，使脂肪乳化成微滴，分散在肠腔内。这样便增加了胰脂肪酶的作用面积，促进脂肪的分解消化。

（2）因其分子结构的特点，当胆盐达到一定浓度后，可聚合形成微胶粒。肠腔中脂肪的分解产物，如脂肪酸、一酰甘油等均可掺入到微胶粒中，形成水溶性复合物（混合微胶粒）。因此，胆盐对于脂肪分解产物的吸收具有重要意义。

（3）胆汁通过促进脂肪分解产物的吸收，对脂溶性维生素（维生素 A、D、E、K）的吸收也有促进作用。

（4）利胆作用：胆盐由肝细胞分泌，经胆总管进入十二指肠后，大部分由肠吸收入血，由门静脉运送到肝，称为胆盐的肝－肠循环。胆盐通过肝－肠循环到达肝细胞后，可刺激肝细胞合成和分泌胆汁，这种作用称为胆盐的利胆作用。

> **考点提示**
>
> 胆汁的生理作用：①乳化脂肪；②促进脂肪消化产物的吸收；③促进脂溶性维生素的吸收；④利胆作用。

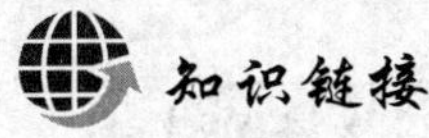

知识链接

胆囊对胆汁的储存

胆囊的容积为 50~70ml，胆囊通过胆管与胆总管相连。一个饥饿的人（即非消化期间），胆汁储存在胆囊内，当消化需要的时候，再由胆囊排出，所以胆囊被称为“胆汁仓库”。在胆囊结石或蛔虫阻塞胆管时，胆囊内压力升高，可使肝毛细血管破裂，损害肝；同时胆汁回流入血，引起黄疸。胆囊切除术后，对小肠的消化吸收功能无明显影响，是因为肝胆汁可以直接流入小肠。

3. 胆汁分泌和排出的调节　进食动作或食物对胃、小肠的刺激可通过神经反射引起肝胆汁分泌少量增加，胆囊收缩轻度加强。反射的传出途径是迷走神经，切断两侧迷走神经，或应用胆碱能受体阻断药，均可阻断这种反应。

迷走神经除了直接作用于肝细胞和胆囊外，还可通过促进胃泌素的释放间接引起肝胆汁的分泌。

重点·考点·笔记

体液因素如胃泌素、促胰液素和胆囊收缩素参与调节胆汁的分泌和排出。

（三）小肠液的分泌

小肠液是一种弱碱性液体，pH 约 7.6，渗透压与血浆相等。小肠液的分泌量变动范围很大，成年人每日分泌量为 1 ~ 3L，小肠液主要是由小肠腺分泌。十二指肠腺主要分泌黏蛋白含量很高的碱性液体，对十二指肠起保护作用。

小肠液的主要作用有：①大量的小肠液可以稀释消化产物，降低其渗透压，利于吸收；②肠致活酶可激活胰液中的胰蛋白酶原，使之变为有活性的胰蛋白酶，从而有利于蛋白质的消化；③保护十二指肠的上皮，十二指肠腺分泌的碱性液体和黏蛋白可保护十二指肠的上皮，使其免受胃酸侵蚀。

（四）小肠的运动

小肠壁的外层是纵行肌，内层是环行肌，它们执行小肠的各种运动功能。

1. 小肠的运动形式 小肠的运动形式包括紧张性收缩、分节运动和蠕动三种。

（1）紧张性收缩（tonic contraction）：小肠平滑肌具有一定的紧张性，其他的运动是在小肠平滑肌紧张性收缩的基础上进行的。当小肠紧张性降低时，肠腔易于扩张，肠内容物的混合和转运速度减慢；相反，当小肠紧张性升高时，食糜在小肠内的混合和运转速度加快。

（2）分节运动（segmentation）：这是一种以环行肌为主的节律性收缩和舒张交替进行的运动。在食糜所在的一段肠管上，环行肌以一定的间隔交替收缩，把食糜分割成许多节段；随后，原收缩处舒张，而原舒张处收缩，使原来的节段分为两半，而相邻的两半则合拢形成一个新的节段；如此反复进行，食糜得以不断地分开，又不断地混合（图 6–7）。分节运动的主要作用是使食糜与消化液充分混合，有利于化学性消化；还可使食糜与肠壁紧密接触，为吸收创造良好的条件；同时，能挤压肠壁，有利于血液和淋巴的回流。但分节运动对食物推动作用较小。

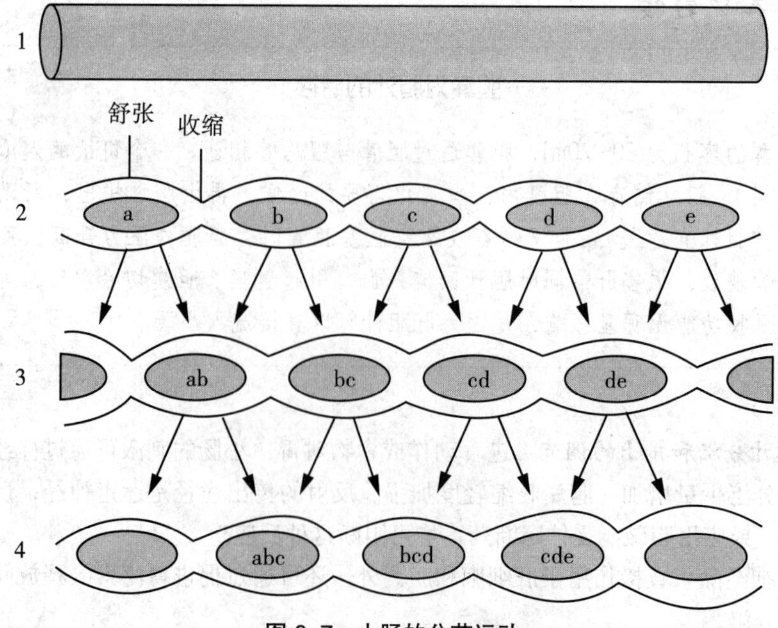

图 6–7 小肠的分节运动

分节运动在空腹时几乎不存在，进食后才逐渐变强。小肠各段分节运动的频率不同，小肠上部频率较高，下部较低。人十二指肠的分节运动每分钟约 11 次，回肠末端每分钟约 8 次。这种运动频率梯度对食糜从小肠上部向下部的推进具有一定生理意义。

（3）蠕动（peristalsis）：小肠的蠕动可发生在小肠的任何部位，其速度为 0.5 ～ 2.0cm/s，近端小肠的蠕动速度大于远端。小肠的蠕动波很弱，通常只进行数厘米后即消失。蠕动的作用是将食糜向小肠远端推进一段后，在新的肠段进行分节运动。肠蠕动时，由于肠腔内食物被推动，可产生声音，称为肠鸣音，在临床上常用作判断肠运动功能的指标。肠蠕动亢进时，肠鸣音增强；肠麻痹时，肠鸣音减弱或消失。

2. 小肠运动的调节

（1）内在神经丛的作用：位于纵行肌和环行肌之间的肌间神经丛对小肠运动起主要调节作用。当机械或化学刺激作用于肠壁感受器时，通过局部反射可引起平滑肌的蠕动。切断小肠的外来神经，小肠的蠕动仍可进行。

（2）外来神经的作用：一般来说，副交感神经的兴奋能加强肠运动，交感神经兴奋则产生抑制作用。但神经兴奋对肠肌的影响还依肠肌当时的状态而定。如肠肌的紧张性高，则无论副交感神经兴奋还是交感神经兴奋，都使之抑制；相反，如肠肌的紧张性低，则两种神经兴奋都有增强其活动的作用。

（3）体液因素的作用：小肠壁内的神经丛和平滑肌对多种化学物质具有敏感性。除乙酰胆碱和去甲肾上腺素外，还包括 P 物质、脑啡肽和 5– 羟色胺等。

回肠末端与盲肠交界处的环行肌明显加厚，称为回盲括约肌。回盲括约肌的主要功能是防止回肠内容物过快地进入大肠，延长食糜在小肠内停留的时间，有利于小肠内容物的消化和吸收。正常情况下每天有 450 ～ 500ml 食糜进入大肠。此外，回盲括约肌还具有活瓣作用，可阻止大肠内容物向回肠倒流。

五、大肠内消化

人类的大肠没有重要的消化活动。大肠的主要功能在于吸收水分，同时还为消化后的残余物质提供暂时储存场所。

（一）大肠液的分泌

大肠液是由大肠黏膜表面的柱状上皮细胞和杯状细胞分泌的。大肠的分泌液富含黏液和 HCO_3^-，其 pH 为 8.3 ～ 8.4。大肠液中可能含有少量二肽酶和淀粉酶，但它们对物质的分解作用不大。大肠液的主要作用在于其中的黏液蛋白，它能保护肠黏膜和润滑粪便。

（二）大肠的运动和排便

大肠的运动少而慢，对刺激的反应也较迟缓，这些特点与大肠作为粪便的暂时储存场所相适合。

1. 大肠运动的形式

（1）袋状往返运动：这是在空腹时最多见的一种运动形式，由环行肌无规律地收缩所引起。袋状往返运动使结肠袋中的内容物向两个方向作短距离的位移，但并不向前推进。

重点·考点·笔记

考点提示

小肠的运动形式：分节运动、紧张性收缩和蠕动。

重点·考点·笔记

(2) 分节推进或多袋推进运动：是指一个结肠袋或一段结肠收缩，其内容物被推移到下一段的运动。进食后或结肠受到拟副交感药物刺激时，这种运动增多。

(3) 蠕动：大肠的蠕动由一些稳定向前的收缩波组成。收缩波前方的肌肉舒张，往往充有气体；收缩波后方的肌肉则保持在收缩状态，使这段肠管闭合并排空。

在大肠还有一种进行很快，且前进很远的蠕动，称为集团蠕动。它通常开始于横结肠，可将一部分大肠内容物推送至降结肠或乙状结肠。集团蠕动常见于进食后，最常发生在早餐后60分钟之内，可能是胃内食物进入十二指肠，由十二指肠－结肠反射引起。这一反射主要是通过内在神经丛的传递实现的。

2. 排便 食物残渣在大肠内停留的时间较长，一般在十余小时。在这一过程中，食物残渣中的一部分水分被大肠黏膜吸收，剩余部分经过大肠内细菌的发酵和腐败作用后形成粪便。粪便中除食物残渣外，还包括脱落的肠上皮细胞和大量的细菌。此外，机体的某些代谢产物，包括由肝排出的胆色素衍生物，以及由血液通过肠壁排至肠腔中的某些重金属，如钙、镁、汞等的盐类，也随粪便排出体外。

直肠通常是空的，其中没有粪便。当肠蠕动将粪便推入直肠时，可刺激直肠壁内的感受器，冲动经盆神经和腹下神经传至脊髓腰骶段的初级排便中枢，同时上传到大脑皮质，引起便意。如果条件允许，大脑皮质发出下行冲动兴奋脊髓腰骶段的初级排便中枢，通过盆神经传出冲动，使降结肠、乙状结肠和直肠收缩，肛门内括约肌舒张；同时，阴部神经的传出冲动减少，肛门外括约肌舒张，使粪便排出体外。如果条件不允许，大脑皮质便抑制脊髓腰骶段初级排便中枢的活动，使排便反射被抑制（图6–8）。昏迷或脊髓腰骶段以上横断的患者，初级排便中枢失去大脑皮质的随意控制，可出现大便失禁。若排便反射的反射弧任一部分受损，则可出现大便潴留。

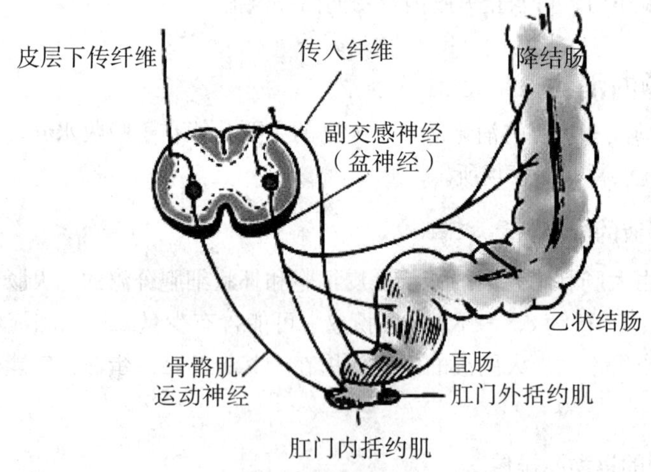

图6–8 排便反射

3. 大肠内细菌的活动 大肠内有许多细菌，据估计，粪便中死的和活的细菌总量占粪便固体重量的20%～30%。细菌主要来自食物和空气，它们由口腔入胃，最后到达大肠。大肠内的酸碱度和温度对一般细菌的繁殖极为适宜，细菌在这里大量繁殖。细菌中含有能分解食物残渣的酶。它们对糖及脂肪的分解称为发酵，其产物有乳酸、醋酸、二氧化碳、脂肪酸、甘油、胆碱等。它们对蛋白质的分解称为腐败，其产物有多肽、氨基酸、氨、硫化氢、组胺、吲哚等，其中有的成分由肠壁吸收后到肝进行解毒。

大肠内的细菌能利用肠内较为简单的物质合成维生素 B 复合物和维生素 K，这些维生素可被人体吸收利用。

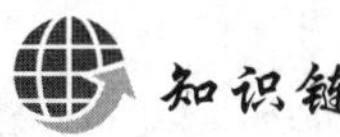

便秘产生的原因

排便动作可以受意识抑制，人们如对便意经常予以制止，会使直肠对粪便的压力刺激失去正常的敏感性；加之粪便在大肠内停留过久，水分吸收过多而变得干硬，引起排便困难。

第三节　吸收

一、吸收的部位与途径

消化道不同部位的吸收能力和吸收速度取决于各部分消化道的组织结构，以及食物在各部位被消化的程度和停留的时间。在口腔和食管内，食物几乎是不被吸收的。胃只能吸收酒精和少量水分。大肠主要吸收水分和盐类。消化产物大部分是在十二指肠和空肠被吸收。回肠是吸收功能的储备部位，可主动吸收胆盐和维生素 B_{12}（图6–9）。因此，小肠是吸收的主要部位。

小肠对营养物质的吸收有很多有利条件。①小肠有巨大的吸收面积。人的小肠约长 4m，它的黏膜具有很多环形皱襞，皱襞上有大量绒毛，绒毛的上皮细胞顶端是微绒毛。由于皱襞、绒毛、微绒毛的存在，小肠的吸收面积比同样长短的简单圆筒的面积增加约 600 倍，达到 $200m^2$ 左右（图 6–10）。②食物在小肠内停留的时间较长（3 ~ 8 小时）。③食物在小肠内已被消化为适于吸收的小分子物质。④小肠绒毛内部有丰富的毛细血管和毛细淋巴管等结构，加上绒毛节律性的伸缩和摆动，可加速绒毛内血液和淋巴流动，有助于吸收。

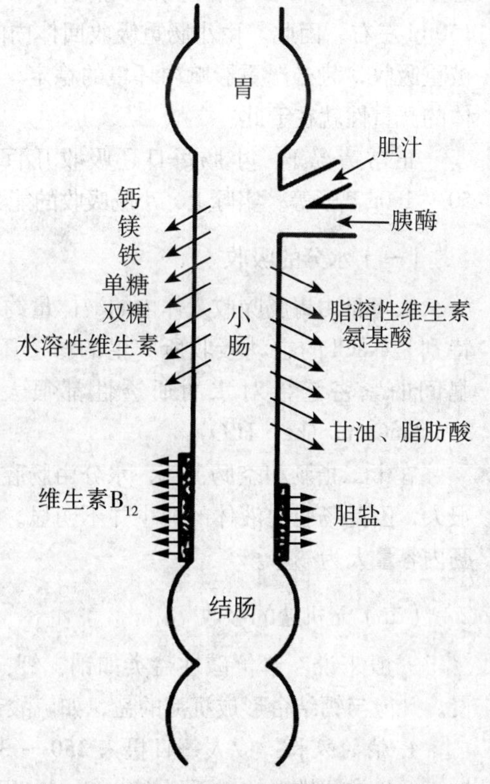

图 6–9　各种营养物质在小肠的吸收部位

考点提示

小肠是吸收的主要部位。①小肠有巨大的吸收面积，达到 $200m^2$ 左右。②食物在小肠内停留的时间较长（3~8 小时）。③食物在小肠内已被消化为适于吸收的小分子物质。④小肠绒毛内部有丰富的毛细血管和毛细淋巴管等结构，加上绒毛节律性的伸缩和摆动，有助于吸收。

重点·考点·笔记

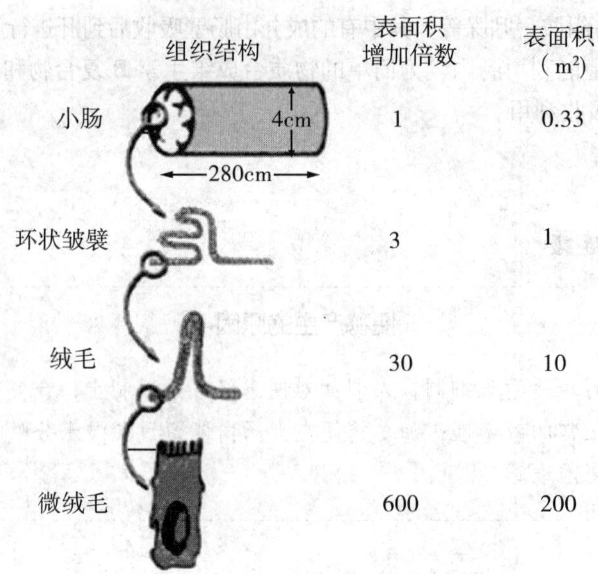

图 6-10　小肠皱襞、绒毛和微绒毛

二、小肠内主要营养物质的吸收

在小肠中被吸收的物质不仅包括由口腔摄入的物质，还包括各种消化腺分泌入消化道内的水分、无机盐和某些有机成分。例如，人每日分泌入消化道内的各种消化液总量可达 6 ～ 7L，每日还从口腔摄入 1L 左右的水分，而每日由粪便排出的水分只有 150ml 左右。因此，由小肠重吸收回体内的液体量每日可达 8L。如此大量的水如果不被重吸收，势必严重影响内环境的稳定。急性呕吐和腹泻时，在短时间内损失大量液体的严重性就在于此。

正常情况下，小肠每日还吸收几百克糖、100g 以上脂肪、50 ～ 100g 氨基酸、50 ～ 100g 离子等。实际上，小肠吸收的能力远远超过这些数字，具有巨大的储备能力。

（一）水分的吸收

人每日由胃肠吸收入体内的液体量约有 8L。水分的吸收都是被动的，各种溶质，特别是 NaCl 的主动吸收所产生的渗透压梯度是水分吸收的主要动力。细胞膜和细胞间的紧密连接对水的通透性都很大，因此，驱使水吸收的渗透压一般只有 3 ～ 5mOsm/（kg · H_2O）。

在十二指肠和空肠上部，水分由肠腔进入血液的量和水分由血液进入肠腔的量都很大，因此肠腔内液体的减少并不明显。在回肠，离开肠腔的液体比进入的多，因而肠内容量大为减少。

（二）无机盐的吸收

一般来说，单价碱性盐类如钠、钾、铵盐的吸收很快，多价碱性盐类则吸收很慢。凡能与钙结合形成沉淀的盐，如硫酸盐、磷酸盐、草酸盐等，都不能被吸收。

1. 钠的吸收　成人每日摄入 250 ～ 300mmol 的钠，消化腺大致分泌相同数量的钠，但从粪便排出的钠不到 4mmol，说明肠内容物中 95% ～ 99% 的钠都被吸收了。

由于细胞内的电位较黏膜面负约40mV，同时细胞内钠的浓度远较周围液体为低，因此，钠可顺电－化学梯度通过扩散作用进入细胞。细胞内的钠可通过底侧膜进入血液，这是通过膜上钠泵的活动逆电－化学梯度进行的主动过程。

2. 铁的吸收　人每日吸收的铁约为1mg，约占每日膳食中含铁量的1/10。铁的吸收与机体对铁的需要量有关，当服用相同剂量的铁后，缺铁的患者可比正常人的铁吸收量高1～4倍。食物中的铁绝大部分是三价的高铁形式，但有机铁和高铁都不易被吸收，须还原为亚铁后方易被吸收。亚铁吸收的速度比相同量高铁快2～5倍。维生素C能将高铁还原为亚铁而促进铁吸收。铁在酸性环境中易溶解而便于被吸收，故胃液中的盐酸有促进铁吸收的作用，胃大部切除的患者常常会伴发缺铁性贫血。

铁主要在小肠上部被吸收。肠黏膜吸收铁的能力取决于黏膜细胞内的含铁量。由肠腔吸收入黏膜细胞的无机铁，大部分被氧化为三价铁，并和细胞内的去铁铁蛋白结合，形成铁蛋白，暂时储存在细胞内，慢慢地向血液中释放。一小部分尚未与去铁铁蛋白结合的亚铁，以主动吸收的方式转移到血浆中。黏膜细胞在刚吸收铁而尚未将它们转移至血浆中时，暂时失去其由肠腔再吸收铁的能力。这样，存积在黏膜细胞内的铁量，就成为再吸收铁的抑制因素。

3. 钙的吸收　食物中的钙仅有一小部分被吸收，大部分随粪便排出。影响钙吸收的主要因素是维生素D和机体对钙的需要。维生素D能促进小肠对钙吸收。儿童和乳母对钙的需要量增大而吸收增多。此外，钙盐只有在水溶液状态（如氯化钙，葡萄糖酸钙溶液），而且在不被肠腔中任何其他物质沉淀的情况下，才能被吸收。肠内容物的酸度对钙的吸收有重要影响，在pH约为3时，钙呈离子化状态，吸收最好。肠内容物中磷酸盐过多，会使之形成不溶解的磷酸钙，使钙不能被吸收。此外，脂肪食物对钙的吸收有促进作用，脂肪分解释放的脂肪酸可与钙结合形成钙皂，后者可和胆汁酸结合，形成水溶性复合物而被吸收。

钙的吸收主要是通过主动转运完成的。肠黏膜细胞的微绒毛上有一种与钙有高度亲和性的钙结合蛋白，它参与钙的转运，促进钙的吸收。

4. 负离子的吸收　在小肠内吸收的负离子主要是Cl^-和HCO_3^-。由钠泵产生的电位差可促进肠腔负离子向细胞内移动。但有证据认为，负离子也可以独立地跨膜移动。

（三）糖的吸收

糖类只有分解为单糖时才能被小肠上皮细胞吸收。各种单糖的吸收速率有很大差别，己糖的吸收很快，戊糖则很慢。在己糖中，又以半乳糖和葡萄糖的吸收为最快，果糖次之，甘露糖最慢。

单糖的吸收是消耗能量的主动过程，是逆浓度差进行的，能量来自钠泵，属于继发性主动转运。在肠黏膜上皮细胞的纹状缘上存在一种转运体，它能选择性地把葡萄糖和半乳糖从纹状缘的肠腔面运入细胞内。各种单糖与转运体的亲和力不同，因而吸收的速率也不同。

转运体在转运单糖时，需要钠的存在。一般认为，一个转运体可与两个Na^+和一个葡萄糖分子结合。用抑制钠泵的毒毛花苷或能与Na^+竞争转运体的K^+，均能抑制糖的主动转运。

重点·考点·笔记

（四）蛋白质的吸收

无论是食入的蛋白质（100g/d）还是内源性蛋白质（25 ~ 35g/d），经消化分解为氨基酸后，几乎全部被小肠吸收。煮熟的蛋白质因变性而易于消化，在十二指肠和近端空肠就被迅速吸收，未煮熟的蛋白质和内源性蛋白质较难消化，进入回肠后才基本上被吸收。

氨基酸的吸收是主动性的，与单糖的吸收相似，氨基酸的吸收也是与钠吸收耦联的。钠泵的活动被阻断后，氨基酸的转运便不能进行。氨基酸被吸收后，经血液为机体利用，当小肠吸收蛋白质后，门静脉血液中的氨基酸含量即刻增高。

曾经认为，蛋白质只有水解成氨基酸后才能被吸收。但近年来的实验发现，小肠的纹状缘上存在有二肽和三肽的转运系统。因此，许多二肽和三肽可以完整地被小肠上皮细胞吸收，且肽的转运系统吸收效率可能比氨基酸的更高。二肽和三肽进入细胞后，可被细胞内的二肽酶和三肽酶进一步分解为氨基酸，再进入血液循环。

（五）脂肪的吸收

在小肠内，脂类的消化产物脂肪酸、一酰甘油、胆固醇等与胆汁中的胆盐形成混合微胶粒。由于胆盐有亲水性，它能携带脂肪消化产物通过覆盖在小肠绒毛表面的非流动水层到达微绒毛上。在这里，一酰甘油、脂肪酸和胆固醇等又逐渐从混合微胶粒中释出，并透过微绒毛的脂蛋白膜进入黏膜细胞（胆盐被留在肠腔内）。

长链脂肪酸及一酰甘油被肠上皮细胞吸收后，在内质网中大部分重新合成为三酰甘油，并与细胞中生成的载脂蛋白合成乳糜微粒（chylomicrons）。乳糜微粒一旦形成即进入高尔基复合体中，多个乳糜微粒被包裹在一个囊泡内。囊泡移行到细胞底侧膜时，与细胞膜融合，释出的乳糜微粒进入细胞间隙，再扩散入淋巴。

中、短链三酰甘油水解产生的脂肪酸和一酰甘油，在小肠上皮细胞中不再变化，它们是水溶性的，可以直接进入门静脉（不入淋巴）。由于膳食的动物油、植物油中含有15个以上碳原子的长链脂肪酸很多，所以脂肪的吸收途径以淋巴为主（图6–11）。

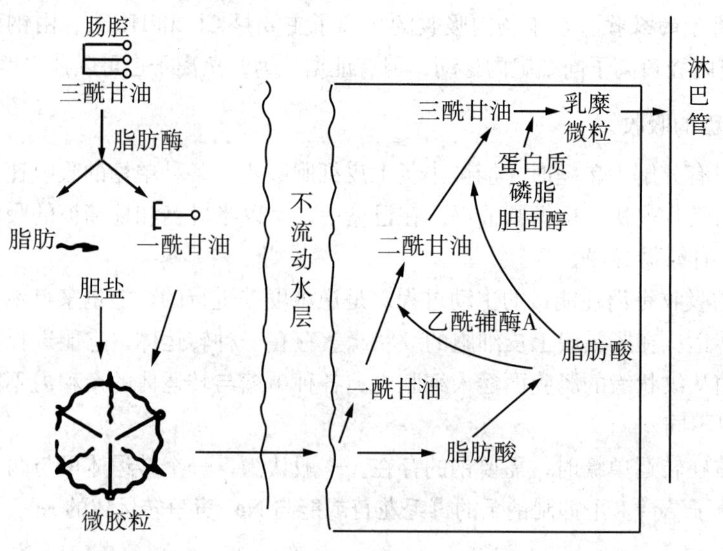

图6–11　脂肪的吸收

（六）胆固醇的吸收

肠道的胆固醇有两个主要来源：一是来自食物，二是来自于肝细胞分泌的胆汁。由胆汁来的胆固醇是游离的，而食物中的胆固醇部分是酯化的。酯化的胆固醇必须在肠腔中经消化液中的胆固醇酯酶水解为游离胆固醇后才能被吸收。游离的胆固醇通过形成混合微胶粒，在小肠上部被吸收。被吸收的胆固醇大部分在小肠黏膜细胞中又重新酯化，生成胆固醇酯，最后与载脂蛋白一起组成乳糜微粒经淋巴系统进入血循环。

胆固醇的吸收受很多因素影响。食物中胆固醇含量越多，吸收也越多，但两者不呈直线关系。食物中的脂肪和脂肪酸有促进胆固醇吸收的作用，而各种植物固醇（如豆固醇、谷固醇）则抑制其吸收。胆盐可与胆固醇形成混合微胶粒，有助于胆固醇的吸收。食物中不能被利用的纤维素、果胶、琼脂等容易和胆盐结合形成复合物，妨碍微胶粒的形成，从而能降低胆固醇的吸收。最后，抑制肠黏膜细胞载脂蛋白合成的物质，可妨碍乳糜微粒的形成，减少胆固醇的吸收。

（董克江）

课后练习

A_1 题（单项选择题）

1. 促胰液素引起胰腺分泌胰液的特点是（　　）

A. 水和 HCO_3^- 多，酶少　　B. 水和 HCO_3^- 少，酶多

C. 水多，HCO_3^- 和酶少　　D. 水和 HCO_3^- 少，酶少

E. HCO_3^- 多，水和酶也多

2. 唾液中的消化酶主要是（　　）

A. 凝乳酶　B. 淀粉酶　C. 溶菌酶　D. 麦芽糖酶　E. 肽酶

3. 有关胆汁作用的叙述，错误的是（　　）

A. 不含消化酶

B. 与消化有关的成分主要是胆盐

C. 胆盐可水解脂肪为脂肪酸及一酰甘油

D. 胆盐可促进脂肪水解产物吸收

E. 胆盐可促进脂溶性维生素的吸收

4. 小肠特有的运动形式是（　　）

A. 蠕动　B. 逆蠕动　C. 紧张性收缩　D. 分节运动　E. 容受性舒张

5. 对脂肪和蛋白质的消化，作用最强的消化液是（　　）

A. 唾液　B. 胰液　C. 胃液　D. 小肠液　E. 胆汁

重点·考点·笔记

第七章 能量代谢与体温

学习目标

1. 了解 机体能量代谢的测定原理。

2. 熟悉 影响能量代谢的主要因素。

3. 掌握 基础代谢率概念，测定的方法；体温的概念及其正常的变动；机体的产热和散热过程，体温相对稳定的机制。

案例引入

患者，女性，38岁。近半月反复发生日间规律性畏寒、寒战1小时伴高热3小时，出大汗后体温降至正常。患者今年夏天前往南方山区疟疾流行区度假时曾被蚊子叮咬。查体：肝脾轻度增大，发热最高时的血片检查见疟原虫。经抗疟药治疗后不再出现发热。

病情诊断：间日疟疾。

讨论分析：根据体温调节的调定点学说分析间日疟寒战、高热的产生机制。

解析问题路径导航：

间日疟临床特征为间歇性、周期性发作的寒战、高热和大汗，可有脾大及贫血。疟原虫所致的发热，是由于疟原虫侵入红细胞，发育、增殖形成大量裂殖子。裂殖子胀破红细胞进入血液，刺激PO/AH热敏神经元，使其温度反应阈值升高，而冷敏神经元的阈值则下降，调定点因而上移（如上移到39℃）。因此，发热开始前先出现恶寒、寒战等产热反应，直到体温升高到39℃以上时才出现散热反应，不再寒战。只要致热因素不消除，产热和散热过程就在新的体温水平上保持平衡。

第一节 能量代谢

物质代谢过程中伴随发生的能量的释放、转移、储存和利用称为能量代谢(energy metabolism)。

一、能量的来源和利用

机体所需的能量来源于食物中糖、脂肪和蛋白质分子结构中蕴藏的化学能。当这些营养物质被氧化分解时，碳氢键断裂，释放出能量。机体所需能量的70%是由糖类提供的。脂肪和蛋白质氧化时也能释放能量，但一般情况下，它们很少作为能源被氧化，只有在长期饥饿或极度消耗时，才会相继成为机体的供能物质。

各种能源物质在体内氧化过程中释放的能量，50% 以上转化为热能，其余以化学能的形式储存于三磷酸腺苷（ATP）等高能化合物中。ATP 是机体的直接供能物质，ATP 分解产生的能量供机体完成各种生命活动，如肌肉的收缩和舒张、神经传导、物质的主动转运、腺体的分泌和递质的释放等。除骨骼肌收缩对外界物体做一定量的机械功（简称外功）外，其他用于进行各种活动所做的功最终都转化为热能散发到外界环境中去（图 7–1）。

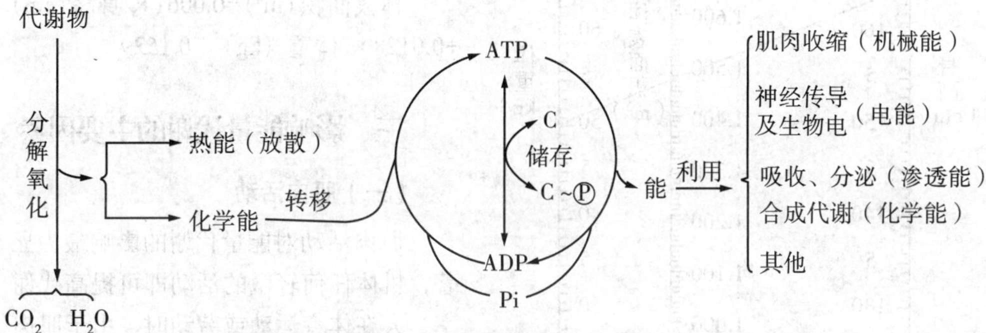

图 7–1　能量的转移和利用

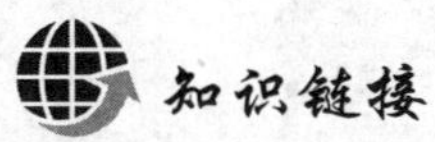

肥胖的判定

肥胖是指一定程度的超重与脂肪层过厚，是体内脂肪尤其是三酰甘油积聚过多导致的一种状态。许多疾病（如糖尿病、高血压）或代谢异常（如血脂紊乱）会引起人体能量摄入与消耗之间的平衡失调，导致肥胖。临床上常用体重指数（BMI）作为判断肥胖的指标。体重指数 = 体重（kg）/ 身高的平方（m^2），主要反映全身性超重和肥胖。在我国，体重指数 24 为超重界限，28 为肥胖界限。

二、能量代谢的测定

机体的能量代谢遵循能量守恒定律，排除机体所做的外功，体内营养物质氧化所释放的能量最终将转化成热能并散于体外。因此，测定机体一定时间内产生的热量，就可了解机体能量代谢的情况。机体中营养物质的氧化与耗氧量有关。在混合饮食的情况下，机体每消耗 1L 氧，可以产生 20.19kJ 的热量。因此，只要测定机体在一定时间内的耗氧量，就可以推算出机体在这段时间内能量代谢的强度，即产热量 =20.19kJ/L × 耗氧量（L）。

机体在单位时间内的产热量，称为能量代谢率。能量代谢率的测定对营养保健、劳动卫生、体育锻炼和疾病的防治都有重要意义。研究表明，年龄、性别相同的健康人，无论身材如何，在单位时间内，每平方米体表面积的产热量基本一致。因此，可

重点·考点·笔记

以用单位时间内每平方米体表面积的产热量作为衡量能量代谢率的标准，其单位表示为kJ/（m^2·h）。

体表面积可用下列公式计算得出，也可根据身高与体重直接测定（图7–2）。

体表面积（m^2）=0.0061×身高（cm）+0.0128×体重（kg）−0.1529

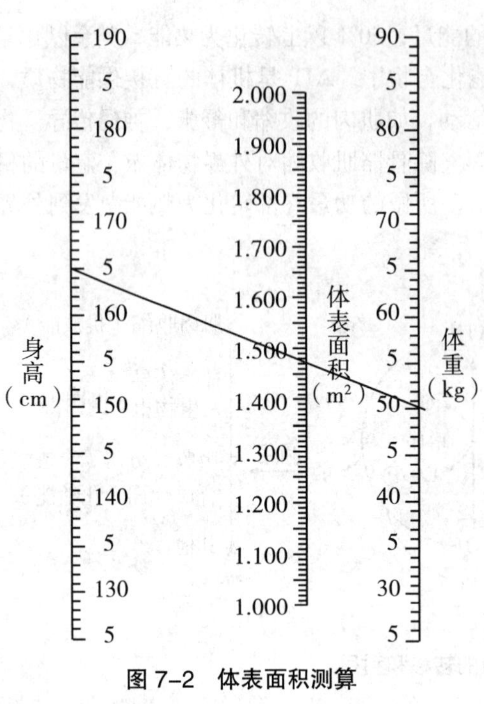

图7–2　体表面积测算

三、影响能量代谢的主要因素

（一）肌肉活动

肌肉活动对能量代谢的影响最为显著，机体任何轻微的活动即可提高代谢率。人在体育运动或劳动时，由于肌肉活动所消耗的能量需要通过营养物质的氧化来补充，因而可引起机体的耗氧量和产热量显著增加。机体持续体育运动或劳动时的产热量可达安静时产热量的数倍到数十倍。

（二）精神活动

与肌肉组织相比，脑组织的血流量大，代谢水平高。在安静状态下，每100g脑组织的耗氧量为3～3.5ml/min（氧化的葡萄糖量约4.5mg/min），此值约为肌肉组织安静时耗氧量的20倍。但是，在不同精神活动状态下脑组织的能量代谢率变化不大。研究发现，当人处于精神紧张状态时，如烦恼、恐惧或情绪激动时，能量代谢率可显著增高。这是由于伴随精神紧张出现的无意识的肌紧张、交感神经兴奋，以及甲状腺激素、肾上腺素等促进代谢的激素释放增多所致。

（三）食物的特殊动力效应

人在进食后的一段时间内，即使在安静状态下，也会出现能量代谢率增加的现象。一般从进食后1小时开始，延续7～8小时。进食刺激机体额外消耗能量的作用，称为食物的特殊动力效应（specific dynamic effect）。实验证明，在三种主要营养物质中，进食蛋白质产生的特殊动力效应最为显著。进食蛋白质的特殊动力效应约为30%；进食糖和脂肪的特殊动力效应分别约为6%和4%；进食混合性食物约为10%。因此，在计算机体所需能量摄入量时，应注意到额外消耗的这部分能量，给予相应的补充。食物特殊动力效应产生的确切机制目前尚不清楚，实验表明，可能与肝处理氨基酸或合成糖原等过程有关。

（四）环境温度

当人处于安静状态下，环境温度在20～30℃时，裸体或只穿薄衣，其能量代谢最为稳定，主要是因为此时肌肉比较松弛。当环境温度低于20℃时，代谢率便开始增加，这是由于寒冷刺激反射性地引起寒战及肌肉紧张度的增强。当环境温度超过 30℃时，代谢率又将逐渐增加，这与体内化学反应速度加快，发汗功能旺盛，以及呼吸、循环功能增强等因素有关。

四、基础代谢

（一）基础代谢与基础代谢率

基础代谢（basal metabolism）是指基础状态下的能量代谢。基础代谢率（basal metabolism rate，BMR）则是指在基础状态下单位时间内的能量代谢。所谓基础状态是指人体处在清醒而又安静，不受肌肉活动、精神紧张、食物及环境温度等因素影响时的状态。因此，测定基础代谢需要在清醒、静卧、未做肌肉活动、无精神紧张、餐后 12 ～ 14 小时、室温在 20 ～ 25℃的条件下进行。基础代谢率常作为评价机体能量代谢水平的指标。基础代谢率比一般安静时的代谢率低，是人体在清醒时能量代谢的最低水平。熟睡时，机体的各种生理功能减弱，此时的能量代谢率更低，但在做梦时可增高。

考点提示

基础代谢率（BMR）：指在基础状态下单位时间内的能量代谢。

（二）基础代谢率的测定

根据能量代谢测定的原理，首先测定出基础状态下单位时间内的耗氧量（L/h），乘以 20.19kJ/L，得出单位时间内的产热量，再除以体表面积，即算出基础代谢率。

基础代谢率（实测值）= 耗氧量（L/h）×20.19kJ/L÷ 体表面积（m^2）

例如，某受试者，男性，18 岁，在基础状态下，1 小时的耗氧量为 15L，测算其体表面积为 1.7m^2，其基础代谢率为

$$20.19kJ/L \times 15L/h \div 1.7m^2=178.24kJ/(m^2 \cdot h)$$

基础代谢率随性别、年龄的不同而有差异（表 7–1）。当其他情况相同时，男性基础代谢率的平均值比同年龄组的女性高；儿童比成人高；年龄越大，代谢率越低。

表 7–1　中国人正常 BMR 平均值 [kJ/ (m^2 · h)]

年龄（岁）	11 ～ 15	16 ～ 17	18 ～ 19	20 ～ 30	31 ～ 40	41 ～ 50	51 以上
男	195.5	193.4	166.2	157.8	158.7	154.1	149.1
女	172.5	181.7	154.1	146.5	146.4	142.4	138.6

临床上在评价基础代谢率时，常将实测值与表 7–3 中的正常平均值进行比较，即采用相对值来表示。如相差在 ±15%，都视为正常；相差超过 20% 时，才有可能是病理性变化。基础代谢率的测定常用于临床上某些疾病的辅助诊断，如甲状腺疾病等。由于目前可直接测定反映甲状腺功能的血清激素水平，故在甲状腺疾病的诊断上已很少应用。

第二节　体温

一、正常体温及生理变动

体温（body temperature）是指机体深部的平均温度。人体保持正常的体温是机

重点·考点·笔记

体进行新陈代谢和生命活动的必要条件。新陈代谢和生命活动，都是以体内复杂的生物化学反应即酶促反应为基础的，而酶类必须在适宜的温度条件下才能有效地发挥作用。体温过高或过低，都会降低酶的活性。

（一）体温正常值

体表温度不稳定，易受环境温度和衣着的影响（图 7–3）。深部温度是相对稳定的，各部位之间的温度差异很小。由于机体深部各个器官通过循环的血液交换热量而使温度趋于一致，因此机体深部血液的温度可以代表内脏器官温度的平均值。

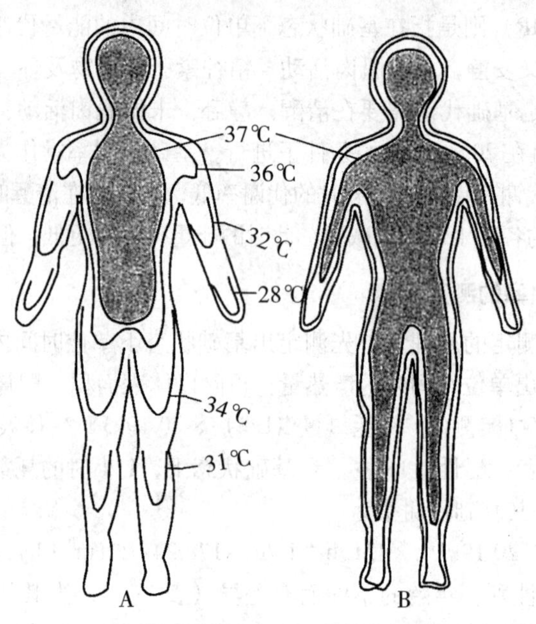

A. 环境温度 20℃　B. 环境温度 35℃

图 7–3　不同环境温度下的体温分布

> **考点提示**
> 人体体温的测量部位和正常值：直肠温度的正常值为 36.9 ~ 37.9℃，口腔温度的正常值为 36.7 ~ 37.7℃，腋窝温度的正常值为 36.0 ~ 37.4℃。

机体深部的温度特别是血液的温度不易测量，故临床上通常用直肠、口腔和腋窝等处的温度来代表体温。直肠温度的正常值为 36.9 ~ 37.9℃，口腔温度的正常值为 36.7 ~ 37.7℃，腋窝温度的正常值为 36.0 ~ 37.4℃。测量时腋温应注意让被测者将上臂紧贴胸廓，持续 5 ~ 10 分钟，还应保持腋窝处干燥。

（二）体温的正常变动

生理情况下，体温可随昼夜、年龄、性别等因素而有变动，但这种变动一般不超过 1℃。

1. 体温的昼夜变化　体温在一昼夜之间有周期性的波动，在清晨 2 ~ 6 时最低，在午后 1 ~ 6 时最高。机体功能活动呈周期性变化的特性，称为生物节律。人体体温的昼夜周期性波动，称为体温的昼夜节律或日节律。

2. 性别的影响　在相同状态下，男性和女性体温略有差别，成年女性的体温平均高于男性 0.3℃。此外，育龄期女性的基础体温随月经周期而变动（图 7–4）。基础体温是指在基础状态下的体温，通常在早晨起床前测定。在卵泡期体温较低，排卵日最低，排卵后升高 0.3 ～ 0.6℃。因此，每天测定基础体温有助于了解有无排卵和排卵的日期。排卵后体温升高是由于黄体分泌的孕激素作用于下丘脑所致。

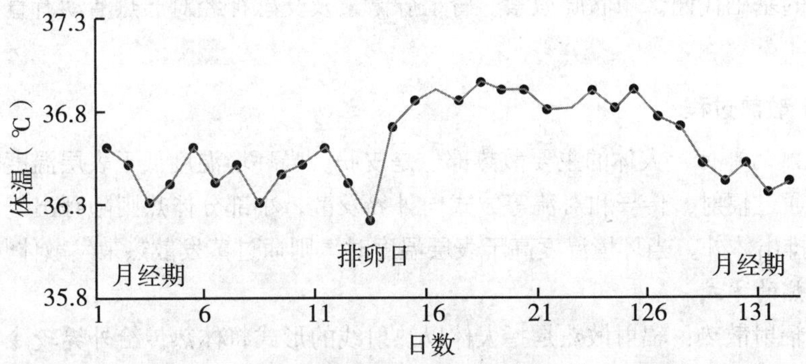

图 7–4　育龄期女性月经周期中基础体温的生理变动

3. 年龄的影响　儿童和青少年的体温较高，而老年人因基础代谢率低，体温偏低。新生儿，特别是早产儿，其体温调节机构的发育还不完善，调节体温的能力差，体温易受环境因素的影响。因此，对婴幼儿应加强保温护理。

4. 肌肉活动的影响　肌肉活动时由于代谢增强，产热量增加，可使体温升高。因此，临床上测量体温应让受试者先安静一段时间后再进行，测量小儿体温时应防止小儿哭闹。

此外，情绪激动、精神紧张、进食等对体温也会产生影响，测定体温时应予充分考虑。

二、机体的产热与散热

人体在新陈代谢的过程中，不断产生热量以维持体温；同时，这些热量由循环血液传送到体表并散发到体外。恒温动物之所以能维持相对稳定的体温，就是因为在体温调节机构的控制下，产热和散热两个生理过程取得动态平衡的结果。

（一）产热

1. 产热器官　人体主要的产热器官是肝和骨骼肌。从表 7–2 中可见，机体在安静时主要由内脏产热，占总产热量的 56%。当机体进行体育运动或劳动时，肌肉则成为主要的产热器官。剧烈运动时，骨骼肌的产热量可增加 40 倍，占机体总产热量的 90% 左右。

表 7–2　几种组织在不同状态下的产热量

器官、组织	产热量（占机体总产热量的百分比）	
	安静状态	劳动或运动
脑	16	1
内脏	56	8
骨骼肌	18	90
其他	10	1

2. 产热的形式 机体有多种产热形式，如基础代谢产热、骨骼肌运动产热、食物的特殊动力效应产热、寒战和非寒战产热等。通常，机体的产热量大部分来自全身各组织器官的基础代谢。甲状腺激素、肾上腺激素及交感神经对产热活动有直接的调节作用。

（二）散热过程

1. 散热的部位 人体的主要散热部位是皮肤。当环境温度低于表层温度时，大部分体热可通过辐射、传导和对流等方式向外界发散，小部分体热则随呼出气、尿、粪等排泄物排出体外。当环境温度高于表层温度时，则通过蒸发散热来发散体热。

2. 散热的方式

（1）辐射散热：辐射散热是指人体以热射线的形式将体热传给外界较冷物质的一种散热方式。人体在 21℃的环境中，在裸体情况下约有 60% 的热量是通过辐射方式发散的。辐射散热量的多少主要取决于皮肤与周围环境之间的温度差，以及机体的有效散热面积。

（2）传导散热：传导散热是指机体的热量直接传给与之接触的温度较低物体的一种散热方式。经这种方式发散热量的多少取决于皮肤温度与接触物体之间的温度差、接触面积，以及与皮肤接触的物体的导热性能等。人体脂肪的导热性能较差，因而肥胖的人身体深部的热量不易散发，天气炎热时就容易出汗。

（3）对流散热：对流散热是指通过气体流动进行热量交换的一种散热方式。通过对流散失热量的多少，取决于皮肤与周围环境之间的温度差和机体的有效散热面积，同时受风速的影响较大。风速越大，散热量就越多；风速越小，散热量就越少。衣服覆盖于皮肤表面，加之棉毛纤维间的空气不易流动，这些因素都可使对流难以实现，有利于保温。

（4）蒸发散热：蒸发是水分从体表汽化时吸收热量而散发体热的一种方式。在正常体温条件下，蒸发 1g 水可使机体散发 2.43kJ 的热量。因此，体表水分的蒸发是一种十分有效的散热形式。当环境温度等于或高于皮肤温度时，蒸发将成为唯一有效的散热形式。蒸发散热有不感蒸发和发汗两种形式。

1）不感蒸发：不感蒸发是指体液的水分从皮肤和黏膜（主要是呼吸道黏膜）表面不断渗出而被汽化的过程，其中水分从皮肤表面的蒸发又称不显汗。在环境温度低于 30℃时，人体 24 小时的不感蒸发量约为 1000ml。婴幼儿不感蒸发的速率比成人大，因此在缺水的情况下，婴幼儿更易发生严重脱水。临床上给患者补液时，应注意补充由不感蒸发丢失的这部分体液。

2）发汗：发汗是指汗腺主动分泌汗液的过程。通过汗液蒸发可有效带走大量体热，又称可感蒸发。当环境温度接近或超过体温时，发汗是人体最有效的散热途径。

汗液中水分约占 99%，固体成分约占 1%。在固体成分中，大部分为 NaCl，也有乳酸及少量 KCl 和尿素等。汗液是低渗的，当机体大量发汗时会导致血浆晶体渗透压升高，造成高渗性脱水。当发汗速度较快时，人体在短时间内丧失大量的水分和盐，应注意在补充水的同时补充 NaCl。

发汗是一种反射性活动，最主要的发汗中枢位于下丘脑，可能在体温调节中枢或其附近。由温热性刺激引起的发汗称为温热性发汗，见于全身各处，主要参与体温调节。在手掌、足底和前额等处，有些汗腺受肾上腺素能纤维支配，精神紧张时可引起这些部位发汗，称为精神性发汗。精神性发汗与体温调节的关系不大。这两种形式的发汗常同时出现，不能截然分开。

汗腺的活动除受神经、体液因素调节外，发汗量和发汗速度还受环境温度、湿度及机体活动的影响。正常人在安静状态下，当环境温度达到30℃左右时开始发汗。如果空气湿度较高且衣着较多时，气温在25℃时便可引起发汗，加之湿度高时汗液不易被蒸发，体热不易散失，可反射性地引起大量出汗。在进行劳动或体育运动时，气温虽在20℃以下，也可发汗，而且发汗量往往较多。若在高温环境中停留的时间过久，发汗速度可因汗腺疲劳而明显减慢。

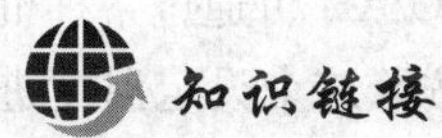

几种散热的原理

临床上有一些帮助患者降温的方法，如用冰袋或冰帽冷敷利用的就是传导散热的原理，而用酒精擦浴则是利用蒸发散热的原理。

三、体温调节

人体体温的相对恒定有赖于自主性体温调节和行为性体温调节的功能活动。自主性体温调节是在体温调节中枢的控制下，通过增减皮肤的血流量、发汗或寒战等生理性调节反应，维持产热和散热的动态平衡，使体温保持在相对稳定的水平。行为性体温调节是指有意识地进行有利于建立体热平衡的行为活动，如改变姿势、增减衣物等。以下主要讨论自主性体温调节。

机体通过自主性体温调节使体温保持相对稳定是依靠负反馈控制系统实现的。下丘脑的体温调节中枢是控制部分，而体温总是因内环境、外环境因素的变化而受到干扰；皮肤及机体深部的温度感受器将干扰信息反馈至体温调节中枢；经过中枢的整合，调整受控系统的活动，建立起当时条件下的体热平衡，使体温保持相对稳定。

（一）温度感受器

根据温度感受器存在的部位可将它们分为外周温度感受器和中枢温度感受器。根据温度感受器感受温度的性质又可将它们分为冷感受器和热感受器。

1. 外周温度感受器　外周温度感受器是存在于皮肤、黏膜和内脏中的对温度变化敏感的游离神经末梢。当局部温度升高时，热感受器兴奋；当温度降低时，冷感受器兴奋。在皮肤的温度感受器呈点状分布，且冷感受器较多，是热感受器的5～11倍。

2. 中枢温度感受器　中枢温度感受器是指存在于中枢神经系统内的对温度变化敏感的神经元。下丘脑、脑干网状结构和脊髓等处都含有温度敏感神经元。其中，热敏神经元在局部组织温度升高时发放冲动频率增加；而冷敏神经元则在局部组织温度降

重点·考点·笔记

低时发放冲动频率增加。

（二）体温调节中枢

从脊髓到大脑皮层的整个中枢神经系统中都存在参与调节体温的神经元。对恒温动物进行脑分段横断实验证明，调节体温的中枢主要位于下丘脑。PO/AH 中的某些温度敏感神经元不仅能感受局部脑温的变化，也能对下丘脑以外的部位，如中脑、延髓、脊髓，以及皮肤、内脏等处的温度变化发生反应。破坏 PO/AH 区后，与体温调节有关的散热和产热反应都明显减弱或消失。这些事实说明 PO/AH 是体温调节中枢整合机构的中心部位。

（三）体温调定点学说

体温调定点学说认为，体温的调节类似于恒温器的调节。PO/AH 可通过某种机制决定体温调定点（set point）水平，如 37℃。体温调节中枢就按照这个设定温度进行体温调节，即当体温与调定点的水平一致时，机体的产热量与散热量取得平衡；当体温高于调定点的水平时，中枢的调节活动使产热活动减弱，散热活动加强；反之，当体温低于调定点水平时，产热活动加强，散热活动减弱，直到体温回到调定点水平。关于调定点设置的机制，目前有多种，尚无最后定论。

（董克江　刘玉芹）

课后练习

A_1 题（单项选择题）

1. 人体所需要能量的 70% 来自（　　）

A. 核酸的分解　　B. 糖蛋白的分解　　C. 糖的氧化

D. 脂肪的氧化　　E. 蛋白质的氧化

2. 人在寒冷环境中主要依靠（　　）方式来增加产热

A. 穿衣　　B. 皮肤血管收缩　　C. 寒战

D. 停止发汗　　E. 提高代谢率

3. 影响能量代谢最显著的因素是（　　）

A. 激素水平　B. 肌肉活动　C. 高温　D. 精神活动　E. 年龄

4. 关于基础代谢率测定条件，下列哪项是错误的（　　）

A. 清晨、空腹　　B. 清醒、静卧　　C. 肌肉放松

D. 环境温度在 10~15℃　　E. 以上都不是

5. 调节体温的基本中枢位于（　　）

A. 脊髓　B. 延髓　C. 脑桥　D. 下丘脑　E. 大脑皮质

第八章　肾的排泄功能

学习目标

1. 掌握　排泄的概念；尿生成的基本过程；肾小球滤过率、有效率过压的概念及意义；影响肾小球滤过的因素；滤过分数的概念；肾糖阈的概念；尿液浓缩和稀释的概念；抗利尿激素、醛固酮的生理作用及分泌调节。

2. 熟悉　肾小管对葡萄糖、NaCl、水的重吸收部位和方式；肾小管和集合管的分泌；尿液生成的神经调节与自身调节；正常尿量、多尿、少尿、无尿的概念及排尿异常；排尿反射的过程。

3. 了解　尿液浓缩和稀释的过程；尿液的理化性质。

案例引入

患者，女性，47 岁。因为高热、血尿、蛋白尿紧急入院治疗。

病情诊断：急性肾小球肾炎。

讨论分析：患者血尿、蛋白尿的原因?

解析问题路径导航：

由于细菌引起患者肾小球通透性增加，原不易滤过的血细胞和蛋白质就通过滤过膜滤出，导致血尿和蛋白尿。肾小球肾炎能够引起肾小球毛细血管的管腔变窄，使有效滤过膜的面积减小，肾小球的滤过率减少，导致少尿或无尿。

排泄 (excretion) 是指机体产生的代谢终产物、进入机体的异物 (包括药物、毒物) 及过剩的物质经血液循环通过排泄器官排出体外的过程。肾、呼吸器官、消化器官、皮肤是机体主要的排泄器官。其中，肾通过尿的生成与排放将体内大部分的代谢终产物、异物排出。尿的质和量常随机体内环境的变化而改变，对保持机体内环境的相对稳定和电解质平衡起到重要作用。当肾功能出现障碍时，代谢产物蓄积体内，改变内环境，影响新陈代谢的正常进行。严重肾衰竭时可出现尿毒症，危及生命。因此，肾是机体最重要的排泄器官。

此外，肾具有分泌功能，能分泌一些具有生物活性的物质，如促红细胞生成素、肾素和前列腺素等。本章主要讲解肾的排泄功能。

重点·考点·笔记

第一节　肾的结构和血液循环特点

一、肾的结构特点

（一）肾单位和集合管

肾单位（nephron）是尿生成的基本功能单位（图 8–1）。正常人的两侧有 170 万～240 万个肾单位，它与集合管共同完成肾的泌尿功能。每个肾单位由肾小体和肾小管构成，肾小体包括肾小球和肾小囊。肾小球是位于入球小动脉和出球小动脉之间的一团彼此吻合相连的毛细血管网。肾小囊分脏层和壁层，脏层与肾小球毛细血管网构成滤过膜，壁层则延续至肾小管。肾小管包括近端小管、髓袢和远端小管。集合管不属于肾单位，但是与肾小管一起在尿的浓缩与稀释过程中发挥重要的作用。在肾单位和集合管生成的尿液，经集合管在肾乳头处的开口进入肾盏、肾盂和输尿管，最终进入膀胱，由膀胱经尿道排出体外。

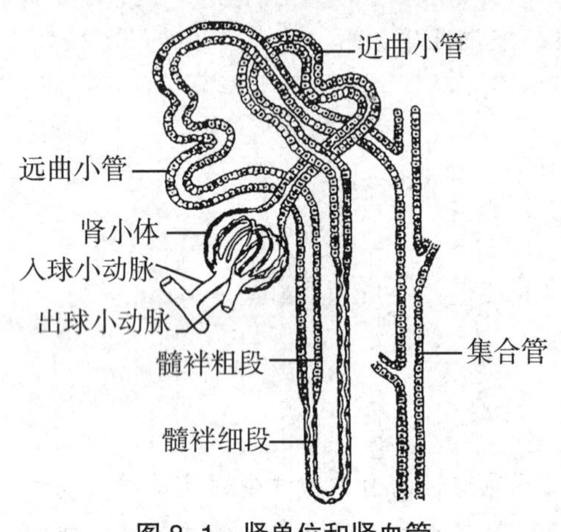

图 8–1　肾单位和肾血管

肾单位分为皮质肾单位（cortical）和近髓肾单位（juxtamedullary nephron）（图 8–2）。在皮质肾单位，肾小体主要分布于皮质的中层和外层，其主要功能是生成尿液；在近髓肾单位，肾小体主要分布于皮质内层，其主要功能是维持髓质的高渗状态，尿的浓缩与稀释中发挥作用。

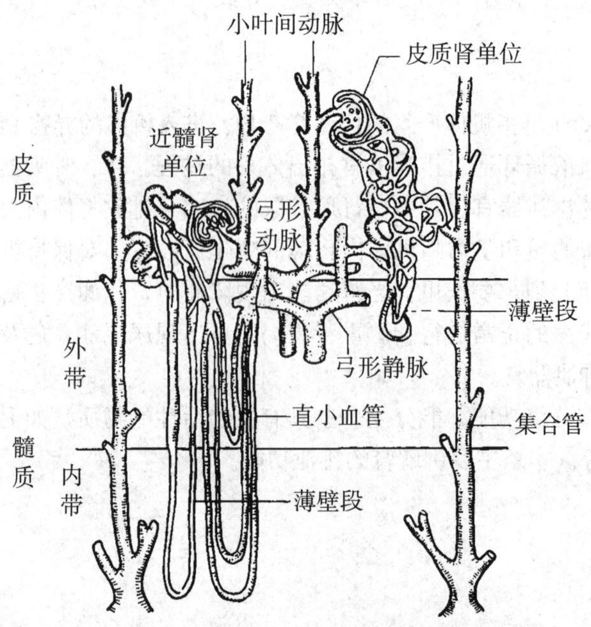

图 8–2　皮质肾单位和近髓肾单位

（二）球旁器

球旁器（juxtaglomerular apparatus）又称球旁小体，由三部分构成，分别是球旁细胞、致密斑和球外系膜细胞（图 8–3）。球旁细胞是入球小动脉和出球小动脉管壁中一些特殊分化的平滑肌细胞，皮质肾单位中数量较多，它的功能主要是分泌肾素。致密斑位于远曲小管和髓袢升支粗段，是一块由特殊分化的高柱状上皮细胞构成的组织，能够感受小管液中 Na^+ 的浓度。球外系膜细胞位于入球小动脉和出球小动脉之间，具有收缩和吞噬功能。

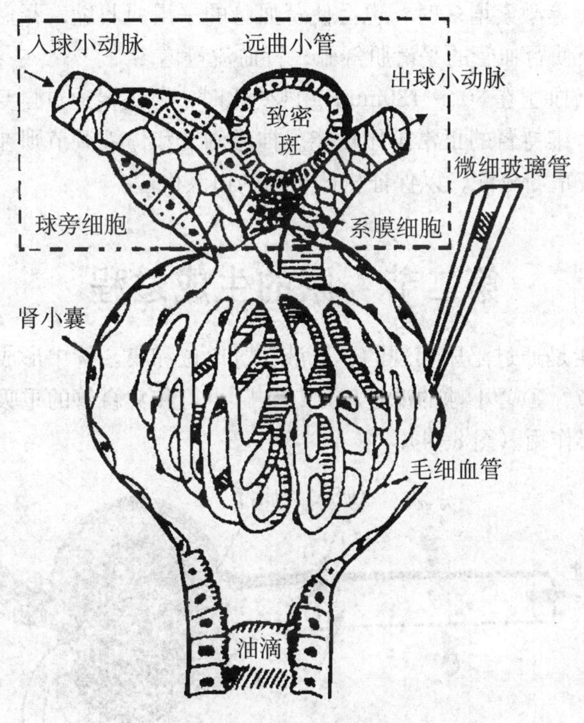

图 8–3　球旁器的组成

二、肾血液循环的特点及调节

（一）肾血液循环的特点

1. 肾血液量丰富，但分布不均匀　正常成年人安静时每分钟流经两侧肾的血流量约为 1200ml，占心排血量的 1/5 ~ 1/4。正常成年人血量为 5000ml，全部血液每天多次流经肾，为肾泌尿功能的实现提供条件。经过肾的血液，94% 分布于肾皮质，有利于肾小球的滤过；6% 分布于肾髓质，此处血流量少，血流速度慢，有利于尿液的浓缩和稀释。通常所说的肾血流量主要是指皮质的血流量。

2. 两套毛细血管网的血压差异大　肾小球毛细血管网由入球小动脉分支形成，肾小管周围毛细血管网由出球小动脉的分支形成。在皮质肾单位，入球小动脉粗而短，口径大于出球小动脉，肾小球毛细血管的血压高，有利于肾小球的滤过。出球小动脉细而长，血流阻力大，血液流经出球小动脉时血压降低，肾小管周围毛细血管的血压较低，有利于肾小管和集合管的重吸收。

重点·考点·笔记

（二）肾血流量的调节

肾血流量的调节包括自身调节、神经调节和体液调节。

1. **自身调节** 当血压在 80 ～ 180mmHg 内变化时，肾血流量保持相对恒定。肾血流量的这种调节不依赖于神经调节，也不依赖于体液调节，称为肾血流量的自身调节。它是生理情况下肾排泄功能正常进行的基础。

2. **神经和体液调节** 肾血管平滑肌主要接受交感神经的支配。当肾的交感神经兴奋时，血管收缩，肾血流量减少。肾上腺激素、去甲肾上腺激素、抗利尿激素、血管紧张素Ⅱ和内皮素等激素增多时，也会使肾血管的平滑肌收缩，肾血流量减少。前列腺素、一氧化氮会使肾血管的平滑肌舒张，肾血流量增多。

一般而言，当血压在 80 ～ 180mmHg 内变化时，肾主要通过自身调节来维持肾血流量的相对稳定，维持肾的正常泌尿功能。神经调节和体液调节则在紧急情况下发挥作用，使全身血液重新分配，以保证机体正常的血液供应。

第二节 尿的生成过程

> **考点提示**
> 尿液形成的过程包括三个紧密联系的环节：①肾小球的滤过作用；②肾小管和集合管的重吸收作用；③肾小管和集合管的分泌作用。

肾的排泄功能是通过泌尿实现的。尿液在肾单位和集合管中形成，其过程包括三个紧密联系的环节：①肾小球的滤过作用；②肾小管和集合管的重吸收作用；③肾小管和集合管的分泌作用（图 8–4）。

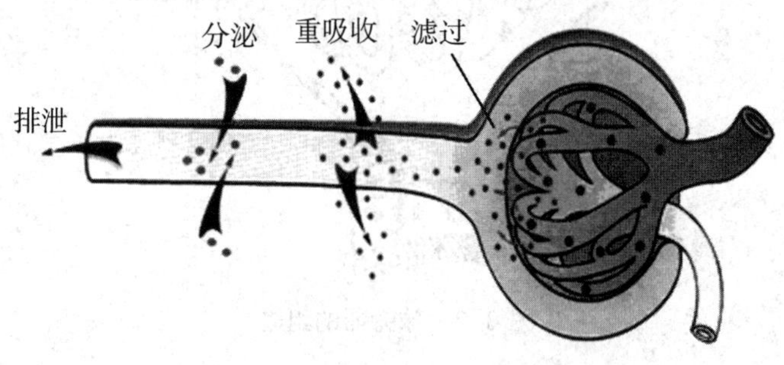

图 8–4 尿生成的基本过程

一、肾小球的滤过作用

肾小球的滤过作用（glomerular filtration）是指血液流经肾小球毛细血管时，血浆中的水和小分子物质透过滤过膜进入肾小囊形成原尿的过程。通过肾小球的滤过作用进入肾小囊中的原尿，除大分子蛋白质外，其成分及浓度与血浆基本相同。

（一）滤过膜及其通透性

血液经肾小球进入肾小囊形成原尿，需要通过肾小球的滤过膜。肾小球滤过膜由三层膜构成（图 8–5）。内层是毛细血管内皮细胞，其各细胞间有直径 70 ～ 90nm 的圆形微孔，血浆中的小分子物质和小分子量蛋白质能自由通过这些圆形微孔，但是血细胞不能通过。中间层是厚约 30nm 的非细胞性基膜层，由基质和带有负电荷的蛋白质构成，其膜上有直径为 2 ～ 8nm 的网孔，能允许水和部分溶质通过，并阻碍血浆蛋

重点·考点·笔记

白质通过，它对滤过膜的通透性起关键作用。外层是肾小囊脏层上皮细胞，上皮细胞有很长的突起，相互交叉并包绕在基膜之外形成滤过裂隙膜，膜上有直径 6 ~ 11nm 的小孔，可限制蛋白质的通过，是肾小球滤过膜的最后一道屏障。

血浆中的物质能否通过肾小球滤过膜取决于分子的大小和所带的电荷。一般来说，凡是分子有效半径小于 2.0nm 且所带电荷为中性或正电荷的物质均可自由的通过肾小球滤过膜上的微孔，如葡萄糖、水、Na^+、尿素等。分子有效半径在 2.0 ~ 4.2nm 的物质，随着有效半径的增大滤过能力逐渐下降。血浆蛋白虽然有效半径为 3.6nm，但是它带有负电荷，所以很难滤过。而 Cl^-、HCO_3^-、HPO_4^{2-} 和 SO_4^{2-} 等物质虽带有负电荷，但其分子的有限半径小，就很容易滤过。

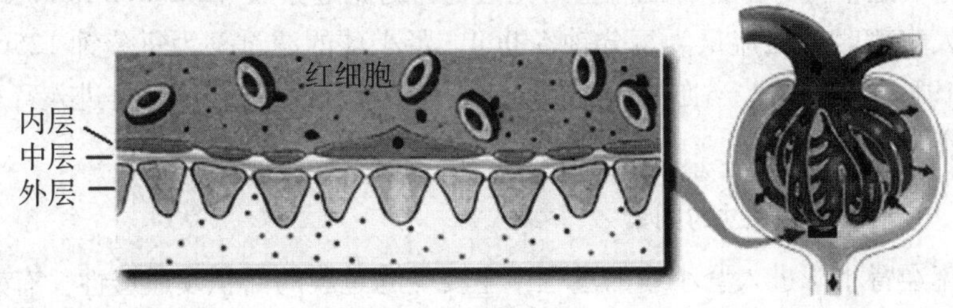

图 8–5 肾小球滤过膜

（二）有效滤过压

有效滤过压（effective filtration pressure，EFP）是指促进超滤的动力与对抗超滤的阻力之间的差值（图 8–6）。它是肾小球滤过作用的动力，是决定超滤液量多少的主要因素。在肾血流量和滤过膜通透性不变的情况下，促进超滤的动力包括肾小球毛细血管血压和肾小囊内超滤液的胶体渗透压（由于蛋白质数量极少，可忽略不计），对抗超滤的阻力包括血浆胶体渗透压和肾小球囊内压。

肾小球有效滤过压 = 肾小球毛细血管血压 –（血浆胶体渗透压 + 肾小囊内压）

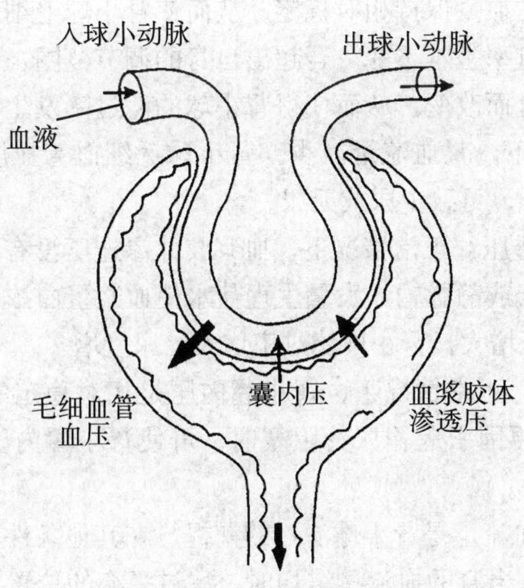

图 8–6 肾小球有效滤过压

重点·考点·笔记

据测定，肾小球毛细血管的血压基本不变，约为45mmHg。肾小囊内压相对恒定，约为10mmHg。所以，肾小球毛细血管不同部位有效滤过压的大小取决于血浆胶体渗透压的变化。随着原尿生成过程中水分的不断滤出，血浆蛋白浓度不断升高，血浆胶体渗透压不断增大，肾小球的有效滤过压不断降低。当滤过动力与滤过阻力相等时，肾小球的有效滤过压为零，滤过停止，称为滤过平衡。

（三）肾小球滤过率和滤过分数

衡量肾小球滤过作用的重要指标是肾小球的滤过率及滤过分数。

肾小球滤过率（glomerular filtration rate，GFR）是指单位时间内两侧肾生成的原尿的量。正常成年人的肾小球滤过率平均值为每分钟125ml，故每昼夜可产生180L原尿。

肾小球滤过率与每分钟肾血流量的比值，称为滤过分数（filtration fraction，FF）。正常成年人安静时肾血流量为每分钟660ml，肾小球的滤过率为每分钟125ml，则滤过分数约19%。这表明，当血液流经肾时，大约有19%的血浆经滤过进入肾小囊腔，形成超滤液。

（四）影响肾小球滤过的因素

血液流经肾小球进入肾小囊的过程中主要受滤过膜的面积及通透性、有效滤过压和肾血流量的影响。

1. 滤过膜的面积及通透性 正常情况下，滤过膜的面积及通透性比较稳定。在病理情况下，如肾小球肾炎时，滤过膜上带有负电荷的蛋白质数量减少，使得滤过膜的通透性增大，原先不易滤过的蛋白质就通过滤过膜滤出，出现蛋白尿。肾小球肾炎能够引起肾小球毛细血管的管腔变窄，使有效滤过膜的面积减小，肾小球的滤过率减少，导致少尿或无尿。

2. 有效滤过压 肾小球滤过的动力和阻力有一个发生变化都会引起肾小球的滤过作用发生改变。

（1）肾小球毛细血管血压：当动脉血压在80 ~ 180mmHg内波动时，肾通过自身调节使流经肾小球的血量保持相对稳定，从而使肾小球毛细血管的血压保持相对稳定。此时肾小球的滤过率基本不变。若超出自身的调节范围，肾小球毛细血管血压发生改变，有效滤过压进而改变，从而使得肾小球的滤过率发生改变。如大量失血使血压降低到80mmHg以下，肾血流量减少，肾小球毛细血管血压降低，有效滤过压降低，肾小球滤过率降低，可致少尿或无尿。

（2）血浆胶体渗透压：正常情况下，血浆胶体渗透压没有明显的改变。当某些疾病使血浆蛋白明显降低或静脉输入大量生理盐水使血浆蛋白浓度变低时，血浆胶体渗透压降低，有效滤过压增大，肾小球滤过率增大，尿量增多。

（3）肾小囊内压：正常情况下，肾小囊内压是相对稳定的。当输尿管或肾盂结石、肿瘤压迫或其他原因引起输尿管阻塞时，可使肾小囊内压升高，有效滤过压降低，肾小球滤过率减小。

3. 肾血流量 肾血流量是肾小球滤过的前提。在其他条件不变的前提下，它主要影响滤过平衡的位置。当肾的血流量增加时，滤过平衡的位置会靠近出球小动脉端，相当于滤过面积增加，肾小球的滤过率增加；反之，当肾血流量减少时，滤过平衡的

重点·考点·笔记

位置会靠近入球小动脉端，相当于滤过面积减少，肾小球的滤过率降低。当剧烈运动、失血过多或休克等情况下，肾交感神经兴奋加强，入球小动脉强烈收缩，肾血流量降低，肾小球滤过率显著降低。

二、肾小管和集合管的重吸收作用

原尿进入肾小管后被称为小管液。小管液流经肾小管和集合管后，成分会发生一定的改变。其中大部分的水和溶质会经过肾小管和集合管的上皮细胞重新进入肾小管周围的毛细血管，此过程为肾小管和集合管的重吸收（reabsorption）。原尿与终尿的成分差别很大，说明肾小管和集合管的重吸收是具有高度的选择性的。原尿流经肾小管和集合管时，绝大部分有用的物质都被重吸收了，如葡萄糖、氨基酸，可全部被重吸收，Na^+、HCO_3^- 和尿素等大部分可被重吸收；此外，正常情况下正常成人每昼夜产生的原尿量是 180L，然而每昼夜排出的终尿量只有 1.5L，这说明原尿中 99% 的水被重吸收了。肾小管和集合管重吸收的选择性既保留了对机体有用的物质，又排出了对机体有害的物质和过剩的物质，进而实现了机体内环境的净化（图 8–7）。

1. **重吸收的部位**　各段肾小管和集合管都有重吸收的功能，但近端小管（尤其是近曲小管）的重吸收能力最强。近端小管吸收的物质种类最多，数量最大，是主要的吸收部位，这是由其结构特点所决定的。正常情况下，小管液中的葡萄糖和氨基酸等营养物质，几乎全部在近端小管被重吸收，大部分的水和离子也在此被重吸收；余下的水和盐类绝大部分在髓袢、远端小管和集合管被重吸收，少量随尿排出。远曲小管和集合管重吸收的物质的量较少，但是它们在机体水盐平衡和酸碱平衡的调节中起着关键作用。

2. **重吸收的方式**　肾小管和集合管对物质重吸收的方式可分为被动重吸收和主动重吸收。

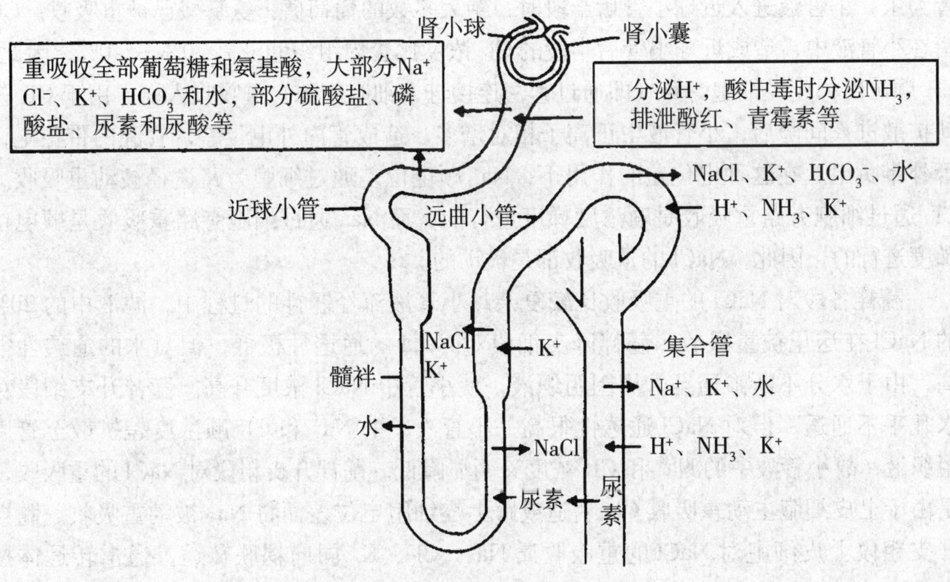

图 8–7　肾小管和集合管重吸收

重点·考点·笔记

（1）被动重吸收：是指小管液中的水和溶质顺浓度差、电位差或渗透压差转运到管周组织并进入血液的过程。

（2）主动重吸收：是指肾小管上皮细胞通过消耗能量，将小管液中的溶质逆浓度差或电位差转运到管周组织并进入血液的过程。在转运过程当中，由于能量的来源不同，将其分为原发性主动转和继发性主动转运。原发性主动转运是由 ATP 直接供能，如 Na^+、K^+ 的重吸收；继发性主动转运所需的能量间接来源于钠泵，如葡萄糖、氨基酸等的转运。

3. 几种物质的重吸收

（1）Na^+、Cl^- 和水的重吸收：Na^+、Cl^- 和水的重吸收是肾小管和集合管最主要的活动，且很多溶质的转运都直接或间接与 Na^+ 的重吸收有关（图 8–8）。NaCl 和水的重吸收在近球小管前半段，大部分 Na^+ 与葡萄糖、氨基酸同向转运、与 H^+ 逆向转运而被主动重吸收。

在近端小管前段，由于钠泵的作用，Na^+ 被泵至细胞间隙，使细胞内 Na^+ 浓度低，细胞内带负电位。小管液中的 Na^+ 和葡萄糖与管腔膜上的同向转运体结合后，Na^+ 顺电化学梯度通过管腔膜，释放的能量将葡萄糖同向转运入细胞内。进入细胞内的 Na^+ 随即被细胞基侧膜上的钠泵泵出至细胞间隙。这样，一方面使细胞内 Na^+ 的浓度降低，小管液中的 Na^+– 葡萄糖便可不断被转运进入细胞内，细胞内的葡萄糖由易化扩散通过细胞基侧膜离开细胞进入血液；另一方面，使细胞间隙中的 Na^+ 浓度升高，渗透压升高，通过渗透作用，水随之进入细胞间隙。由于细胞间隙在管腔膜侧的紧密连接是相对密闭的，Na^+ 和水进入后，使其中的静水压升高，这一压力可促使 Na^+ 和水通过基膜进入相邻的毛细血管而被重吸收，但也可使部分 Na^+ 和水通过紧密连接回漏（back–leak）至小管腔内。

在近球小管后半段，NaCl 通过细胞旁路和跨上皮细胞两条途径被重吸收，以前者为主。小管液进入近球小管后半段时，绝大多数的葡萄糖、氨基酸已被重吸收。Cl^- 留在小管液中，造成近球小管后半段的 Cl^- 浓度比管周组织间液高 20% ~ 40%。因此，Cl^- 顺浓度梯度经细胞旁路（即通过紧密连接进入细胞间隙）重吸收入血。由于 Cl^- 被动扩散进入间隙后，小管液中正离子相对增多，造成管内外电位差，管腔内带正电，管外带负电。在这种电位差的作用下，Na^+ 顺电位差通过细胞旁路途径被动重吸收。Cl^- 通过细胞旁路重吸收是顺浓度梯度进行的，而 Na^+ 通过细胞旁路重吸收是顺电位梯度进行的，因此，NaCl 的重吸收都是被动的。

髓袢各段对 NaCl 的重吸收比较复杂。小管液流经髓袢的过程中，滤液中的 20% 的 NaCl 在这里被重吸收。髓袢降支细段对 NaCl 的通透性极低，但对水的通透性很高，由于水分不断渗透至管周围组织液，使小管中 NaCl 浓度升高。髓袢升支细段对水几乎不通透，但对 NaCl 通透性很高，小管液中的 Na^+ 和 Cl^- 顺浓度差扩散至管周组织液，故小管液中的 Na^+ 和 Cl^- 浓度又明显降低。髓袢升支粗段对 NaCl 的重吸收，是由于上皮细胞主动重吸收 Cl^- 后造成跨上皮细胞电位差而将 Na^+ 被动重吸收。髓袢升支粗段上皮细胞对 NaCl 的重吸收属 Na^+、Cl^-、K^+ 同向耦联转运，通常转运体按 Na^+ ：$2Cl^-$ ：K^+ 的比例将 Na^+、Cl^- 和 K^+ 一起转入胞内。进入细胞内的 Na^+ 被泵入组织液，Cl^- 经通道进入组织液，而 K^+ 经管腔膜返回小管液中，再与同向转运体结合，

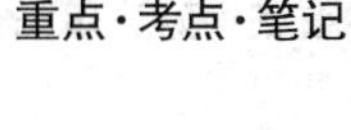
重点·考点·笔记

参与 Na^+，Cl^- 和 K^+ 的转运。某些药如呋塞米和依他尼酸能抑制 Na^+、Cl^- 和 K^+ 的同向转运，使 NaCl 的重吸收减少。

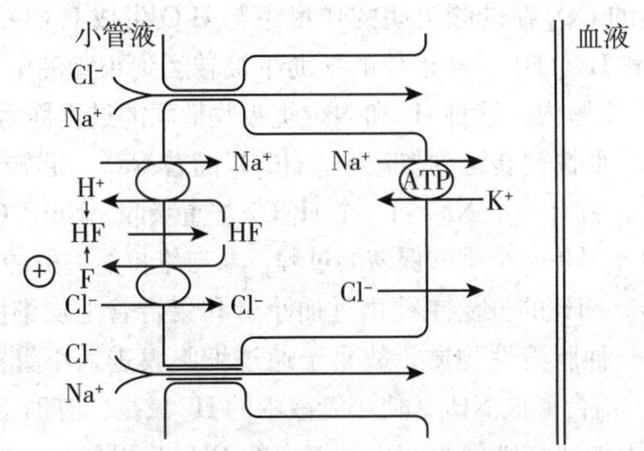

图 8–8　Na^+、Cl^- 和水的重吸收及交换

远端小管和集合管对NaCl和水的重吸收可根据机体的水、盐平衡状况进行调节，Na^+ 的重吸收主要受醛固酮的调节，水的重吸收则主要受抗利尿激素的调节。

（2）K^+ 的重吸收：肾是排钾和调节钾平衡的主要器官。肾小球滤液中的钾先在近曲肾小管内被完全吸收，然后远曲肾小管细胞和集合管细胞再将过剩的钾分泌出来，从尿排出，使钾在体内保持平衡。但是，当人体摄入钾不足时，肾不能明显地减少排钾，故易引起缺钾。

（3）HCO_3^- 的重吸收：HCO_3^- 的重吸收与小管上皮细胞管腔膜上的 Na^+–H^+ 交换有密切关系。HCO_3^- 在血浆中以钠盐（$NaHCO_3$）的形式存在，当滤入肾小囊后，解离成 Na^+ 和 HCO_3^-。通过 Na^+–H^+ 交换，H^+ 由细胞内分泌到小管液中，Na^+ 进入细胞内，并与细胞内的 HCO_3^- 一起被转运入血。由于小管液中的 HCO_3^- 不易通过管腔膜，它与分泌的 H^+ 结合生成 H_2CO_3，在碳酸酐酶作用下，H_2CO_3 迅速分解为 CO_2 和水。CO_2 是高度脂溶性物质，能迅速通过管腔膜进入细胞内，在碳酸酐酶作用下，进入细胞内的 CO_2 与 H_2O 结合生成 H_2CO_3，H_2CO_3 又解离成 H^+ 和 HCO_3^-。H^+ 通过 Na^+–H^+ 交换从细胞分泌到小管液中，HCO_3^- 则与 Na^+ 一起转运入血。因此，肾小管重吸收 HCO_3^- 是以 CO_2 的形式进行的，速率明显大于 Cl^- 的重吸收。

考点提示

肾糖阈：尿中开始出现葡萄糖时的最低的血糖浓度，正常成年人为 160 ~ 180mg/100ml。

（4）葡萄糖的重吸收：葡萄糖重吸收的部位仅限于近球小管。正常情况下，葡萄糖全部被重吸收入血液。葡萄糖的重吸收是一种借助于 Na^+ 主动重吸收的继发性主动转运。因葡萄糖的转运需要载体的参与，且载体数目是有限的，所以肾小管对葡萄糖的重吸收有一定限度。当血糖浓度过高时，小管液中的葡萄糖不能够被完全重吸收，则终尿中会出现葡萄糖，称为糖尿。尿中开始出现葡萄糖时的最低的血糖浓度，称为肾糖阈（renal glucose threshold），正常成年人为 160 ～ 180mg/100ml。

三、肾小管和集合管的分泌

肾小管和集合管的分泌是指肾小管和集合管上皮细胞将其代谢产物或血浆中的某些物质转运至小管腔的过程。肾小管和集合管主要分泌 H^+、NH_3、K^+，对机体维持酸碱平衡和 Na^+、K^+ 平衡具有重要意义（图 8–9）。

重点·考点·笔记

1. H^+ **的分泌** 肾小管和集合管的上皮细胞均可分泌 H^+，但近端小管分泌量最大。近端小管分泌 H^+ 是通过 H^+–Na^+ 交换实现的。在近端小管，由细胞代谢产生或由小管液进入细胞的 CO_2 在碳酸酐酶的作用下与 H_2O 生成 H_2CO_3，H_2CO_3 不稳定，自动解离成 HCO_3^- 和 H^+。H^+ 在转运体的帮助下被转运到小管液中，同时小管液中的 Na^+ 也被转运到上皮细胞内。这种 H^+ 和 Na^+ 重吸收耦联的过程称为 H^+–Na^+ 交换。进入上皮细胞内的 Na^+ 很快被转运到血液中，HCO_3^- 随着 Na^+ 一起转运入血。这样上皮细胞每分泌一个 H^+，就有一个 Na^+ 和一个 HCO_3^- 被重吸收，$NaHCO_3$ 是体内重要的碱储备。因此，H^+ 的分泌是一个排酸保碱的过程，参与维持体内的酸碱平衡。

2. NH_3 **的分泌** NH_3 的分泌主要由远曲小管和集合管上皮细胞内的谷氨酰胺脱氨基产生。NH_3 是一种脂溶性物质，故易于通过细胞膜进入小管液。进入小管液中的 NH_3 与其中的 H^+ 结合形成 NH_4^+，使小管液中的 H^+ 减少，有助于 H^+ 的继续分泌。NH_4^+ 是水溶性的，不能通过细胞膜。小管液中的 NH_4^+ 与强酸盐（如 NaCl）的负离子结合形成铵盐（NH_4Cl）随尿排出，强酸盐的正离子（如 Na^+）则与 H^+ 交换而进入肾小管上皮细胞，然后和细胞内的 HCO_3^- 一起被转入血液，从而增加 $NaHCO_3$ 的重吸收。NH_3 与 H^+ 结合形成 NH_4^+，降低了小管液中 NH_3 的浓度，有利于 NH_3 的排泄。因此，NH_3 的分泌有着间接排酸保碱的作用，参与维持体内的酸碱平衡。

3. K^+ **的分泌** 尿液中 K^+ 的分泌主要在远曲小管和集合管。小管液中的 K^+ 绝大部分在近曲小管被重吸收入血。K^+ 的分泌是一个主动过程，主要与 Na^+ 的重吸收密切相关。远曲肾小管细胞和集合管细胞对 Na^+ 的重吸收造成管腔内变为负电位，此外钠泵的活动促使组织液中的 K^+ 进入细胞，形成细胞内高 K^+，有利于 K^+ 进入小管液中。这种 K^+ 的分泌和 Na^+ 的重吸收耦联起来的现象称为 K^+–Na^+ 交换体。H^+–Na^+ 交换和 K^+–Na^+ 交换都与 Na^+ 的重吸收有关，所以两者之间有竞争抑制的现象。当体内酸中毒时，H^+–Na^+ 交换增多，K^+–Na^+ 交换减少，K^+ 随尿排出减少，可能引起高血钾；当碱中毒时，K^+–Na^+ 交换增多，H^+–Na^+ 交换减少，K^+ 随尿排出增多，可能引起低血钾。

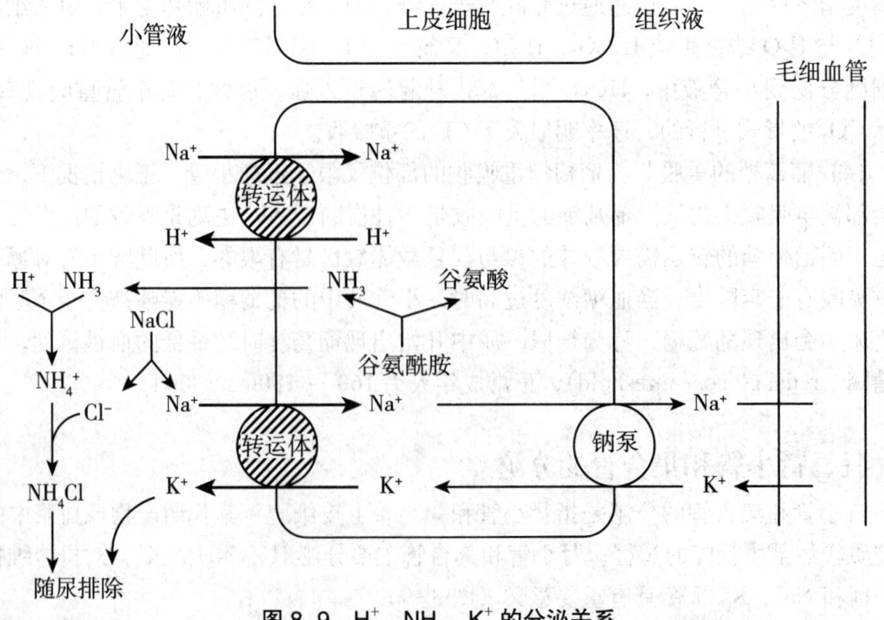

图 8–9 H^+、NH_3、K^+ 的分泌关系

体内的 K^+ 主要由肾分泌排出。机体在正常情况下摄入的 K^+ 和排出的 K^+ 保持动态平衡。其代谢特点是：多吃多排，少吃少排，不吃也排。临床上，应对不能进食的患者适当补充 K^+，以免出现低血钾。

四、尿的浓缩和稀释

当体内缺水时，机体将排出渗透压明显高于血浆渗透压的高渗尿，表示尿被浓缩；而当体内水过多时，机体将排出渗透压低于血浆渗透压的低渗尿。若无论缺水还是水过剩，机体排出的尿液的渗透压总是与血浆的渗透压相等或相近，即排出等渗尿，则表示肾的浓缩和稀释功能严重减退。根据尿的渗透浓度可以了解肾的浓缩和稀释能力。肾的浓缩和稀释能力，在维持体液平衡和渗透压稳定中有极为重要的作用。

（一）尿液的稀释

尿液的稀释是由于小管液的溶质被重吸收而水不易被重吸收造成的。这种情况主要发生在髓袢升支粗段。前已述及，髓袢升支粗段能主动重吸收 Na^+ 和 Cl^-（图 8–10），而对水却不通透，故水不被重吸收，造成髓袢升支粗段小管液低渗。在体内水过剩而抗利尿激素释放被抑制时，集合管对水的通透性非常低。因此，髓袢升支的小管液流经远曲小管和集合管时，NaCl 继续被重吸收，使小管液渗透浓度进一步下降，可降低至 50mOsm/（kg · H_2O），形成低渗尿，造成尿液的稀释。抗利尿激素完全缺乏时，如严重尿崩症患者，每天可排出高达 20L 的低渗尿，相当于肾小球滤过率的 10%。

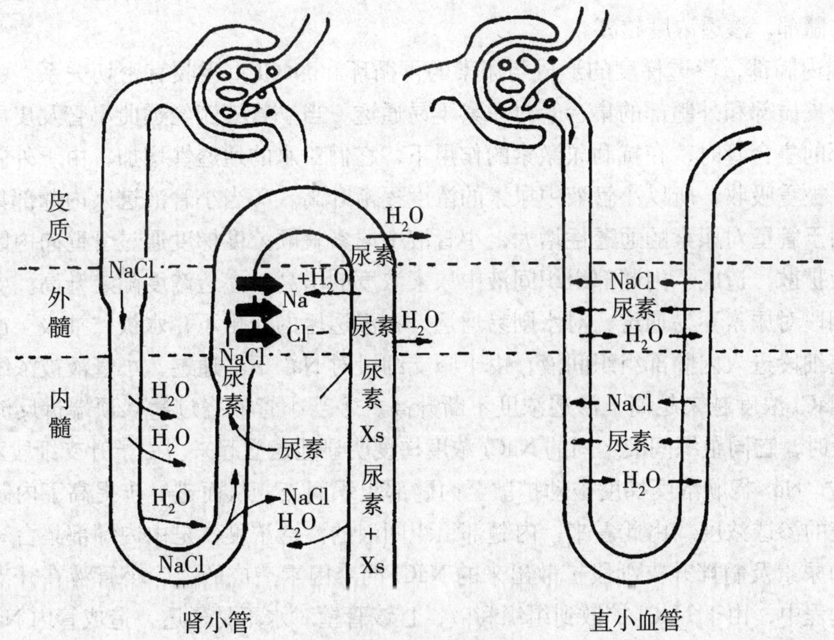

图 8–10　肾髓质渗透压梯度

重点·考点·笔记

（二）尿液的浓缩

尿液的浓缩是由于小管液中的水被重吸收而溶质仍留在小管液中造成的。水重吸收的动力来自肾髓质渗透梯度的建立，即髓质渗透浓度由髓质外层向乳头部逐渐升高。用冰点降低法测定鼠肾的渗透浓度，发现肾皮质部组织间液（包括细胞内液和细胞外液）的渗透浓度与血液渗透浓度之比为 1.0，说明皮质部组织间液与血浆是等渗的；而髓质部组织间液与血浆的渗透浓度之比，由髓质外层向乳头部逐渐升高，分别为 2.0、3.0、4.0，表明肾髓质的渗透浓度由外向内逐步升高，具有明确的渗透梯度。在抗利尿激素存在时，远曲小管和集合管对水的通透性增加，小管液从外髓集合管向内髓集合管流动时，由于渗透作用，水不断进入高渗的组织间液，使小管液不断被浓缩而变成高渗液，最后尿液的渗透浓度可高达 120mOsm/（kg · H_2O），形成浓缩尿。可见，髓质渗透梯度是尿浓缩的必要条件。

髓袢是形成髓质渗透梯度的重要结构，只有具有髓袢的肾才能形成浓缩尿，髓袢越长，肾的浓缩能力就越强。例如，沙鼠的肾髓质内层特别厚，它的肾能产生 20 倍于血浆渗透浓度的高渗尿；猪的髓袢较短，只能产生 1. 5 倍于血浆渗透浓度的尿液；人的髓袢具有中等长度，最多能产生 4 ～ 5 倍于血浆渗透浓度的高渗尿。

髓质渗透梯度是如何形成的？有人用肾小管各段对水和溶质的通透性不同和逆流倍增现象来解释。

在外髓部，由于髓袢升支粗段能主动重吸收 Na^+ 和 Cl^-，而对水不通透，故升支粗段内小管液向皮质方向流动时，管内 NaCl 浓度逐渐降低，小管液渗透浓度逐渐下降，而升支粗段外围组织间液则变成高渗。髓袢升支粗段位于外髓部，故外髓部的渗透梯度主要是由升支粗段 NaCl 的重吸收所形成。越靠近皮质部，渗透浓度越低；越靠近内髓部，渗透浓度越高。

在内髓部，渗透梯度的形成与尿素的再循环和 NaCl 重吸收有密切关系。①远曲小管及皮质部和外髓部的集合管对尿素不易通透。当小管液流经远曲小管及皮质部和外髓部的集合管时，在抗利尿激素的作用下，它们对水的通透性增加，由于外髓部高渗，水被重吸收，所以小管液中尿素的浓度逐渐升高。②当小管液进入内髓部集合管时，由于管壁对尿素的通透性增大，小管液中尿素就顺浓度梯度通过管壁向内髓部组织间液扩散，造成了内髓部组织间液中尿素浓度的增高，渗透浓度随之升高。③髓袢降支细段对尿素不易通透，对水则易通透，在渗透压的作用下，水被“抽吸”出来，从降支细段进入内髓部组织间液。由于降支细段对 Na^+ 不易通透，小管液被浓缩，其中的 NaCl 浓度越来越高，渗透浓度不断升高。④当小管液绕过髓袢顶端折反流入升支细段时，它同组织间液之间的 NaCl 浓度梯度明显地建立起来。由于升支细段对 Na^+ 易通透，Na^+ 将顺浓度梯度被动扩散至内髓部组织间液，从而进一步提高了内髓部组织间液的渗透浓度。由此看来，内髓部组织间液的渗透浓度，是由内髓部集合管扩散出来的尿素及髓袢升支细段扩散出来的 NaCl 两个因素造成的。⑤小管液在升支细段流动过程中，由于 NaCl 扩散到组织间液，且该管壁对水不易通透，造成管内 NaCl 浓度逐渐降低，渗透浓度也逐渐降低。这样，降支细段与升支细段就构成了一个逆流倍增系统，使内髓部组织间液形成渗透梯度。⑥因为升支细段对尿素具有中等的通透性，所以从内髓部集合管扩散到组织间液的尿素可以进入升支细段，而后流经升支粗段、远曲小管、皮质部和外髓部集合管，重新进入内髓部集合管外，再扩散到内髓部组织间液，这样就形成了尿素的再循环。

通过肾小管上述的逆流作用，不断有溶质进入髓质组织间液形成渗透梯度，也不断有水被肾小管和集合管重吸收至组织间液。因此，必须把组织间液中多余的溶质和水除去才能保持髓质渗透梯度，这与直小血管的逆流交换作用密切相关。直小血管的降支和升支是并行的细血管，在髓质中形成逆流系统。在直小血管降支进入髓质的入口处，血浆渗透浓度约为300mOsm/（kg·H_2O）。由于直小血管对溶质和水的通透性高，当它在向髓质深部下行过程中，周围组织间液中的溶质就会顺浓度梯度不断扩散到直小血管降支中，而其中的水则渗出到组织间液，使血管中的血浆渗透浓度与组织间液达到平衡。因此，越向内髓部深入，降支血管中的溶质浓度越高。在折返处，其渗透浓度可高达1200mOsm/（kg·H_2O）。如果直小血管降支此时离开髓质，就会把进入直小血管降支中的大量溶质带回循环系统，而将直小血管渗出的水保留在组织间液。这样，髓质渗透梯度就不能维持了。由于直小血管是逆流系统，当直小血管升支从髓质深部返回外髓部时，血管内的溶质浓度比同一水平组织间液的高，溶质又逐渐扩散回组织间液，并且可以再进入降支，这是一个逆流交换过程。因此，当直小血管升支离开外髓部时，只把多余的溶质带回循环中；同时，通过渗透作用，组织间液中的水不断进入直小血管升支，随血流返回循环。这样，逆流交换过程仅将髓质中多余的溶质和水带回循环，从而使肾髓质的渗透梯度得以维持。

第三节　尿生成的调节

尿液的生成主要包括肾小球的滤过作用、肾小管和集合管的重吸收、肾小管集合管的分泌。机体对尿液生成的调节也是基于对这三个环节的调节来实现的。影响肾小球滤过作用的因素我们已在第二节阐述，本节将着重讲解肾小管与集合管的重吸收及分泌的调节。

一、体液调节

（一）抗利尿激素

抗利尿激素（antidiuretic hormone，ADH）又称血管升压素，由下丘脑视上核和视旁核的神经元合成，经下丘脑垂体束运输至神经垂体进行储存，机体需要时由此释放入血。

1. 抗利尿激素的生理作用及机制　抗利尿激素的生理作用主要是提高远曲小管和集合管对水的通透性，增强水的重吸收，使尿液量减少。抗利尿激素释放与否受血浆晶体渗透压和循环血量的调节。

（1）血浆晶体渗透压：正常生理情况下，血浆晶体渗透压是调节抗利尿激素的重要因素。在下丘脑视上核和视旁核及其周围区域有渗透压感受器细胞，对血浆晶体渗透压的变化相当敏感。大量出汗或严重腹泻、呕吐时，体内水分大量丢失，导致血浆晶体渗透压升高，刺激感受器，使抗利尿激素合成、释放增多，提高远曲小管和集合

重点·考点·笔记

管对水的重吸收，使尿液量减少。当大量饮用清水时，使血浆晶体渗透压降低，使抗利尿激素合成、分泌减少甚至停止，降低远曲小管和集合管对水的重吸收，尿液量增多，排出体内多余的水分。由于一次饮用大量清水，反射性地引起抗利尿激素合成、分泌减少，使得尿液量明显增多的现象，称为水利尿（water diuresis）。

（2）循环血量：循环血量发生改变时，可刺激左心房和胸腔大静脉中的容量感受器，冲动沿迷走神经传入神经中枢，反射性地引起抗利尿激素的释放。当循环血量增多时，对容量感受器的刺激增强，迷走神经的传入冲动增多，使抗利尿激素的释放减少，降低远曲小管和集合管对水的重吸收，尿液量增多；当循环血量减少时，对容量感受器的刺激减弱，迷走神经的传入冲动减少，抗利尿激素释放增多，使远曲小管和集合管对水的重吸收增多，尿液量减少。这样，可保持循环血量的相对稳定。

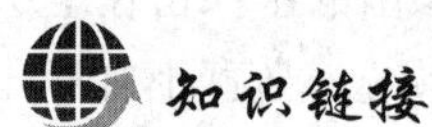

知识链接

抗利尿激素与尿崩症

当下丘脑视上核和视旁核病变导致抗利尿激素分泌不足时，或当肾对抗利尿激素的反应性降低时，患者出现多尿、烦渴、多饮、低比重尿和低渗尿的临床改变，称为尿崩症。

（二）醛固酮

醛固酮（aldosterone）是由肾上腺皮质球状带合成分泌的一种盐皮质激素。

1. 醛固酮的生理作用及机制 醛固酮的主要作用是调节远曲小管和集合管对 Na^+、水的重吸收及对 K^+ 的分泌，具有保 Na^+、保水、排 K^+ 作用。醛固酮在维持血容量的相对稳定中起重要的作用。

2. 醛固酮的分泌调节 醛固酮的分泌主要受肾素－血管紧张素－醛固酮系统的调节和血 K^+、血 Na^+ 浓度的调节。

（1）肾素－血管紧张素－醛固酮系统：肾素是由近球细胞分泌的一种蛋白水解酶。当机体失血时，循环血量减少，肾血流量减少，对入球小动脉的牵张感受器的刺激减弱；当肾血流量减少时，流经肾小球的血液量减少，肾小球的滤过率下降，滤过的 Na^+ 下降，经过致密斑的 Na^+ 量也减少，使致密斑感受器收到的刺激增强。上述两种情况均可刺激近球细胞分泌肾素。交感神经兴奋促进肾素的分泌，肾上腺素、去甲肾上腺素均可直接刺激近球细胞分泌肾素。

肾素可以使血浆中的血管紧张素原水解为血管紧张素Ⅰ，血管紧张素Ⅰ在转换酶的作用下转变为血管紧张素Ⅱ，血管紧张素Ⅱ在氨基肽酶的作用下降解成血管紧张素Ⅲ。血管紧张素Ⅱ和血管紧张素Ⅲ都具有收缩血管和刺激醛固酮分泌的功能，但是血管紧张素Ⅱ的缩血管作用较强，血管紧张素Ⅲ则主要是刺激醛固酮的分泌。肾素的分泌量，决定了血浆中血管紧张素的浓度；而血浆中的醛固酮的水平，则取决于血管紧张素的浓度。因此，肾素、血管紧张素和醛固酮之间构成了一个相互关联的功能系统，称为肾素－血管紧张素－醛固酮系统。

(2) 血 K^+ 和血 Na^+ 浓度：当血 K^+ 浓度升高或血 Na^+ 浓度降低时，可直接刺激肾上腺皮质球状带，使醛固酮的合成分泌增加，以促进肾保 Na^+、保水、排 K^+。

(3) 心房钠尿肽：心房钠尿肽（ANP）是由心房肌细胞合成并分泌的肽类激素，其主要作用是促进肾排 Na^+、排水。当循环血量增加使心房扩张或 Na^+ 摄入过多时，可刺激 ANP 的合成与分泌。ANP 通过抑制集合管对 NaCl 的重吸收、使入球小动脉和出球小动脉舒张，以及抑制肾素、抗利尿激素、醛固酮的合成与分泌，使水的重吸收减少，尿液量增多，发挥利尿作用。

二、神经调节

一般认为，肾主要受交感神经支配。正常情况下，神经系统对尿生成的影响比较小。当肾交感神经兴奋时，节后纤维释放去甲肾上腺素，通过以下作用调节泌尿活动。①使入球小动脉和出球小动脉收缩，以入球小动脉收缩明显，流入阻力增大，肾小球毛细血管血流量减少，肾小球滤过率下降；②刺激球旁细胞分泌肾素，激活肾素－血管紧张素－醛固酮系统，增加机体对 NaCl 和水的重吸收；③促进近端小管和髓袢上皮细胞对 Na^+、HCO_3^-、Cl^- 和水的重吸收。

三、自身调节

尿生成的自身调节包括小管液中溶质浓度对肾小管功能的调节和球－管平衡。

（一）小管液中溶质浓度

小管液渗透压是对抗肾小管重吸收水的力量。渗透压与溶质颗粒数目成正比。小管液溶质浓度高，渗透压就高，肾小管尤其是近端小管对水的重吸收减少；小管液中 Na^+ 被稀释，与细胞内液之间 Na^+ 的浓度差减小，Na^+ 的重吸收也减少，使尿量增多。

当血糖增高超过肾糖阈后，肾小管不能将葡萄糖完全重吸收回血液，导致小管液中溶质的浓度升高，则小管液的渗透压升高，肾小管对水、Na^+ 的重吸收减少，尿量增多。

这种由于小管液渗透压升高引起的水、Na^+ 重吸收减少而利尿的现象，称为渗透性利尿。

（二）球－管平衡

近端小管对水的重吸收与肾小球滤过率之间存在比较稳定的关系。无论肾小球的滤过率增加还是减小，近端小管对水、Na^+ 的重吸收始终占肾小球滤过率的 65% ～ 70%，此现象称为球－管平衡。其生理意义在于使尿液中排出的溶质和水不因肾小球滤过率的增减而出现大幅度的改变。

球－管平衡在某些情况下是可以被打破的。如渗透性利尿时，小管液的渗透压升高使水的重吸收减少，虽然此时肾小球的滤过率不变，但是近端小管的重吸收率低于 65% ～ 70%，水和 Na^+ 的排出明显增多。

重点·考点·笔记

第四节 尿的排放

一、尿液

（一）尿量

考点提示

当每昼夜的排尿量持续在2500ml以上时称为多尿；持续在100~500ml时称为少尿；少于100ml时称为无尿。

正常成年人每昼夜排出的尿液量为1000 ~ 2000ml，平均值为1500ml。尿液量的多少取决于机体每天摄入的水量和通过其他途径排出的水量。当每昼夜的排尿量持续在2500ml以上时称为多尿；持续在100 ~ 500ml时称为少尿；少于100ml时称为无尿。多尿、少尿、无尿均为尿液排出的异常现象。正常成年人每天大约产生35g固体代谢产物，至少需要500ml尿液才能将这些固体物质溶解并排出体外。少尿或无尿可使这些固体物质在体内堆积，严重时可致尿毒症；多尿则可引起水电解质紊乱。

（二）尿的理化性质

尿液的主要成分是水，占95% ~ 97%，其余是溶解于水中的固体物质，包括无机物和有机物两大类。其中有机物主要是尿素，还有尿酸、肌酐和氨等。

1. 尿液的颜色 正常的新鲜尿液是淡黄色的透明液体。其颜色主要来自胆色素的代谢产物，同时也会受到一些药物和食物的影响。尿液量少或者尿液存放时间过长都会使尿液的颜色变深。

2. 尿液的比重 尿液的比重为1.015 ~ 1.025。

3. 尿液的酸碱度 尿液多为酸性，pH介于5.0 ~ 7.0之间，其酸碱度主要受代谢产物的影响。当摄入的蛋白质较多时，尿呈酸性；当摄入的蔬菜较多时，尿呈碱性。

二、尿的排放

尿的生成是一个连续不断的过程，但尿的排放是一个间歇的过程。肾连续不断地生成尿液，经肾盂、输尿管输送到膀胱暂时储存，当膀胱的尿液量达到一定的程度时，就会反射性地引起排尿活动，排出尿液。

（一）膀胱尿道的神经支配

膀胱逼尿肌和尿道内括约肌均属于平滑肌，受交感和副交感神经的双重支配。尿道外括约肌属于骨骼肌，受躯体神经的支配。支配膀胱和尿道的神经主要包括以下三对。

1. 盆神经 属于副交感神经，起自骶髓第2 ~ 4节段的侧角，兴奋时使膀胱逼尿肌收缩，尿道内括约肌舒张，促进排尿。

2. 腹下神经 属于交感神经，起自胸髓第12节段和腰髓第1 ~ 2节段侧角，兴奋时使膀胱逼尿肌舒张，尿道内括约肌收缩，有利于尿液的储存。

3. 阴部神经 属于躯体神经，起自骶髓2 ~ 4前角，兴奋时使尿道外括约肌收缩，并受意识支配。

三对神经也含有传入纤维。盆神经中有传入膀胱充盈感觉的纤维，腹下神经中有传入膀胱痛觉的纤维，而尿道感觉的传入纤维则存在于阴部神经中（图8–11）。

重点·考点·笔记

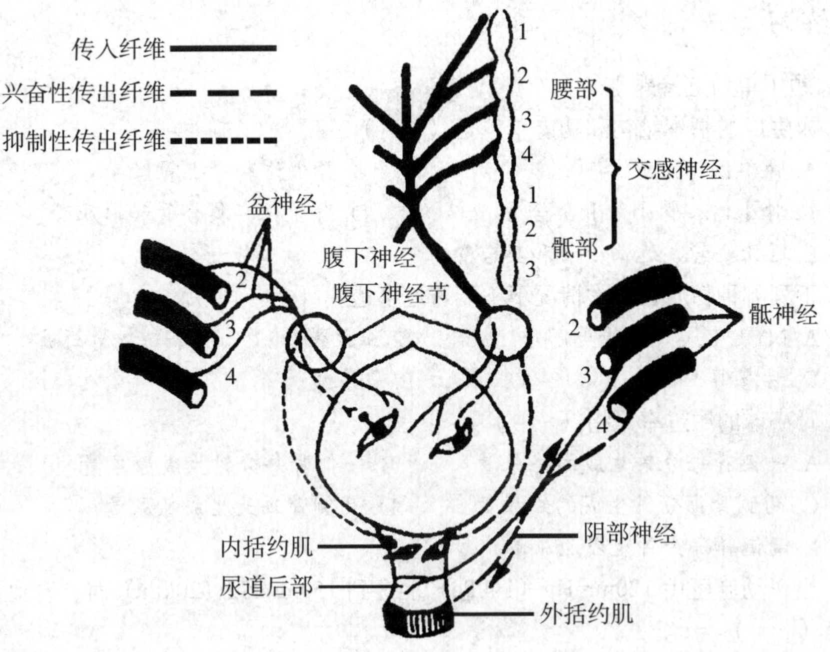

图 8–11　膀胱和尿道的神经支配

(二)排尿反射

排尿反射是一个复杂的反射活动，其初级中枢位于脊髓骶段，并受大脑神经中枢的支配，可被意识抑制或促进。正常情况下，当膀胱内的尿液量达到 400 ~ 500ml 时，膀胱内的压强增大，刺激膀胱壁上的牵张感受器产生兴奋，冲动沿盆神经传入到初级排尿中枢骶髓；与此同时，冲动也上传到了大脑皮质排尿反射的高级中枢，产生排尿欲望。若在环境允许的情况下，排尿反射开始进行；若环境不允许，则冲动沿着盆神经传出引起膀胱逼尿肌收缩、尿道内括约肌舒张，尿液进入后尿道。此时，尿液还能刺激后尿道中的感受器，冲动再次沿着盆神经传到初级排尿中枢使其活动加强，并反射性地抑制阴部神经，使尿道外括约肌舒张，尿液排出体外。尿液流经尿道时可刺激尿道壁上的感受器，进一步反射性地加强排尿中枢的活动，通过这种正反馈作用，使排尿反射一再加强，直到尿液排完为止。

存在于大脑皮质的高级排尿中枢对骶髓初级排尿中枢既有兴奋作用又有抑制作用，但以抑制作用为主。小儿因大脑皮质尚未发育完善，对初级排尿反射中枢的控制能力较弱，故排尿次数多，夜间也易发生遗尿。

排尿反射的任何一个环节都非常重要，无论哪一环节出现障碍，都可导致排尿异常。在临床上常见的排尿异常有尿失禁、尿潴留、尿频。尿失禁（incontinence）是指排尿失去意识控制，多因脊髓受损，初级排尿中枢失去了与大脑皮质的联系。尿潴留（urine retention）是指膀胱中的尿液充盈过多而不能排出，多因骶部脊髓损伤，初级排尿中枢的活动发生障碍所致。尿频是指排尿次数过多，多是由于膀胱炎症或是膀胱结石刺激引起的。

（张　庆　赵修燕）

重点·考点·笔记

课后练习

A_1题（单项选择题）

1. 尿生成的基本结构和功能单位是（　　）

A. 肾单位　　B. 肾小体和肾小管

C. 肾小体、肾小管和集合管　　D. 肾单位、集合管和输尿管

E. 近曲小管、远曲小管和集合管

2. 下列哪种物质在正常情况下不能透过半透膜（　　）

A. Na^+、K^+、Cl^- 等电解质　　B. 血浆蛋白　　C. 葡萄糖

D. 甘露醇　　E. 氨基酸

3. 肾小球的滤过率是指（　　）

A. 一侧肾每分钟生成的终尿量　　B. 一侧肾每分钟生成原尿量

C. 两侧肾每分钟生成的终尿量　　D. 两侧肾每天生成原尿量

E. 两侧肾每分钟生成原尿量

4. 当肾动脉压由 120mmHg（16kPa）上升到 150mmHg（20kPa）时，肾血流量的变化是（　　）

A. 明显增加　　B. 明显减少　　C. 无明显改变

D. 先增加后减少　　E. 先减少后增加

5. 大量饮水后，尿量增多的主要是由于（　　）

A. 肾小球毛细血管血压升高　　B. 醛固酮分泌减少

C. 血浆晶体渗透压下降　　D. 血浆胶体渗透压下降

E. 肾小球滤过率增加

重点·考点·笔记

第九章　感觉器官的功能

学习目标

1. 掌握　感受器和感觉器官的概念及感受器的一般生理特征；眼的调节；眼的折射异常；耳蜗和前庭器官的功能。

2. 熟悉　眼的感光功能；视力；外耳和中耳的功能。

3. 了解　视野、明适应和暗适应；前庭反应。

案例引入

患者，女性，12岁。两年来，双眼过度视物疲劳后出现视物模糊，因视力下降来就诊。医生诊断为近视眼。

病情诊断：近视眼。

讨论分析：近视是如何形成的？如何矫正近视？

解析问题路径导航：

由于患者长期视物疲劳，导致眼球的前后径过长，或角膜和晶状体的曲率过大，折光力过强，使平行光线聚焦在视网膜的前方，视远物不清。只有将物体移近，才能看清物体。其矫正方法是佩戴合适的凹透镜。

第一节　概述

一、感受器和感觉器官

感受器（receptor）是指分布在体表或体内，专门感受体内外环境变化的特殊结构或装置。感觉器官（sense organ）除包含感受器外，还有一些非神经组织的附属结构，这些附属结构都是有利于感受器实现其感受功能的。如视觉器官，除含有感光细胞外，还包括眼球壁的一些其他结构和眼球的内容物等。

人体的感受器种类很多，有不同的分类方法。根据感受器所接受刺激的性质，可分为光感受器、机械感受器、温度感受器和化学感受器等；根据感受器的分布部位，可分为内感受器和外感受器。外感受器主要分布在体表，将外界环境变化的信息，通过感觉神经纤维传送到中枢，能引起清晰的主观感觉，并能精确定位。如声、光、触、味等感受器，外感受器是机体适应外界环境的基础。内感受器存在于身体内部，能感受内环境的各种变化，如颈动脉窦压力感受器、肺牵张感受器等。来自内感受器

重点·考点·笔记

的冲动到达中枢后，只产生模糊的感觉，不能精确定位。内感受器在维持机体内环境的稳定及协调机体的完整统一性方面起着重要作用。

二、感受器的一般生理特征

（一）适宜刺激

每种感受器有其最敏感、最容易接受的刺激，这种刺激称为该感受器的适宜刺激（adequate stimulus）。如一定波长的光波是视网膜感光细胞的适宜刺激，一定频率的声波是内耳耳蜗毛细胞的适宜刺激。

（二）换能作用

感受器接受刺激后可将各种刺激能量，如声能、光能、热能、机械能、化学能等，转换为生物电形式的电能，这种作用称为感受器的换能作用（transduction of receptor）。因此，感受器可以看成是生物换能器。各种感受器接受刺激时，可使感受器细胞膜的通透性发生改变，对某些离子的通透性增加，产生电位变化，此电位称感受器电位。感受器电位属于局部电位，其大小与刺激强度和感受器的功能状态有关，并且可以发生时间和空间上的总和。当感受器电位达到一定水平时，可引发传入神经纤维产生动作电位。

（三）编码功能

感受器在接受刺激的过程中，不仅发生了能量的转换，而且将刺激所包含的环境变化的信息转移到动作电位的特有序列之中，传入中枢，此称为感受器的编码功能（coding）。感觉中枢通过对传入神经动作电位的序列变化进行分析综合，获得对外界的各种主观感觉。

（四）适应现象

当某种恒定强度的刺激持续作用于感受器时，其转入神经纤维上动作电位的发放频率会逐渐下降，主观感觉可以减弱或消失，这种现象称为感受器的适应（adaptation）现象。不同感受器适应的快慢有很大差别，如嗅觉、触觉感受器适应很快，有利于机体不断接受新的刺激；而痛觉感受器不容易产生适应，对机体有保护作用。

第二节　视觉器官

视觉是通过眼、视神经和视觉中枢的共同活动来完成的。眼是视觉的外周感觉器官。视觉感受器是分布于视网膜上的视锥细胞和视杆细胞，它们的适宜刺激是波长为 380 ~ 760nm 的电磁波（可见光）。人脑从外界获得的信息大多来自视觉，所以眼是人体最重要的感觉器官。

眼按功能可分为折光系统和感光系统两大部分。眼的折光系统由角膜、房水、晶状体和玻璃体组成，能够把来自外界物体的光线聚焦在视网膜上形成清晰的物像；感光系统是具有复杂结构和功能的视网膜，视网膜上的感光细胞能感受光的刺激，产生兴奋，由视神经传入视觉中枢产生视觉。

一、眼的折光功能

（一）眼的折光与成像

眼的折光系统是一个复杂的光学系统，由角膜、房水、晶状体和玻璃体四种折光率不同的折光体组成。其中晶状体的折光率最大，又能根据机体需要改变凸度大小，因此是最重要的折光体。眼折光成像的原理与凸透镜成像的原理相似，但要复杂得多。为便于理解，通常用简化眼（reduced eye）来说明眼折光系统的功能（图 9–1）。

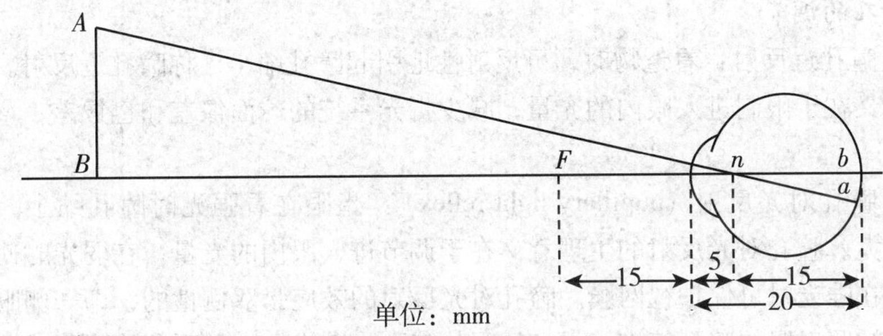

图 9–1　简化眼

简化眼假定眼球的前后径为 20mm，内容物为均匀的折光体，折光率与水相同，为 1.33。外界光线进入眼时，只在前表面发生一次折射。简化眼前表面的曲率半径为 5mm，即节点 *n*（总光心）到前表面的距离为 5mm，节点 *n* 距视网膜的距离为 15mm。光线经节点不发生折射，直接投射到视网膜上。根据凸透镜成像原理，正常人眼在视 6m 以外的物体时，晶状体处于完全静息状态，进入眼内的光线正好聚焦在视网膜上，形成一个缩小而倒立的物像，通过大脑皮质调整作用形成直立视觉。

（二）眼的调节

正常人眼在静息状态下看 6m 以外的物体时，由于物体发出的光线到达人眼时已接近平行光线，经折光系统折射后，不需要调节，恰好聚焦在视网膜上，形成清晰的物像。当看 6m 以内的物体时，从物体上发出的光线呈辐射状，经折射后，物像将落在视网膜的后方，会造成视物不清。但正常人在看近物时也非常清晰，这是由于眼进行了相应的调节。随所视物体距离的不同，眼的折光系统发生相应改变的过程，称为眼的调节。眼的调节包括晶状体的调节、瞳孔的调节和双眼球会聚。这三种调节是同时进行的，其中以晶状体的调节最为重要。

1. 晶状体的调节　晶状体呈双凸形，富有弹性，外包囊膜，周边部借睫状小带与睫状体相连。看远物时，睫状肌松弛，睫状小带被拉紧，晶状体受牵拉而处于扁平状态。当视近物时，视网膜上模糊物像的信息传到大脑皮质视觉中枢，可反射性地引起动眼神经中的副交感神经兴奋，使睫状肌中的环状肌收缩。于是睫状小带松弛，晶状体因自身的弹性变凸，尤其是向前凸起更为明显（图 9–2），折光能力增强，使物像前

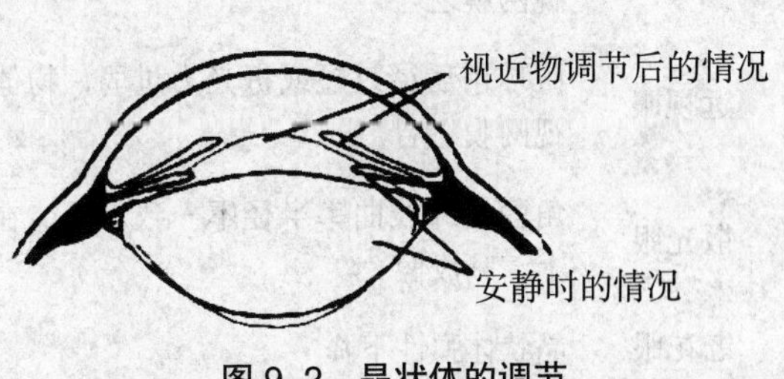

图 9–2　晶状体的调节

重点·考点·笔记

移而成像于视网膜上。

眼看近物的调节能力是有限的。眼的调节能力是指眼做最大限度的调节所能增加的折光力，其大小可用眼能看清物体的最近距离，即近点（near point of vision）表示。正常眼的近点越近，调节能力越强，说明晶状体的弹性越好。随着年龄的增长，晶状体自身的弹性逐渐减弱，调节能力降低，近点也逐渐变远。如 10 岁、20 岁和 60 岁的近点分别是 8.8cm、10.4cm 和 83.3cm。老年人因晶状体弹性减弱，近点变远，看远物时清楚，看近物时不清楚，称为老视，即通常所说的老花眼，可用凸透镜矫正。

2. 瞳孔的调节

（1）瞳孔近反射：看近物时，可反射性地引起瞳孔缩小，称瞳孔近反射。此反射的生理意义在于限制进入眼内的光量，减少折光系统的球面像差和色像差，增加视觉清晰度。

（2）瞳孔对光反射（pupillary light reflex）：指眼在看强光时瞳孔缩小，看弱光时瞳孔扩大。瞳孔对光反射的生理意义在于调节进入眼内的光量，在弱光时使眼能看清物体，在强光时可保护视网膜。瞳孔对光反射的效应是双侧性的，即一侧眼被照射时，不仅被照射眼的瞳孔缩小，另一侧眼的瞳孔也缩小，这种现象称为互感性对光反射。瞳孔对光反射的中枢在中脑。临床上常通过检查瞳孔对光反射来判断中枢神经系统病变的部位、全身麻醉的深度及病情危重的程度。

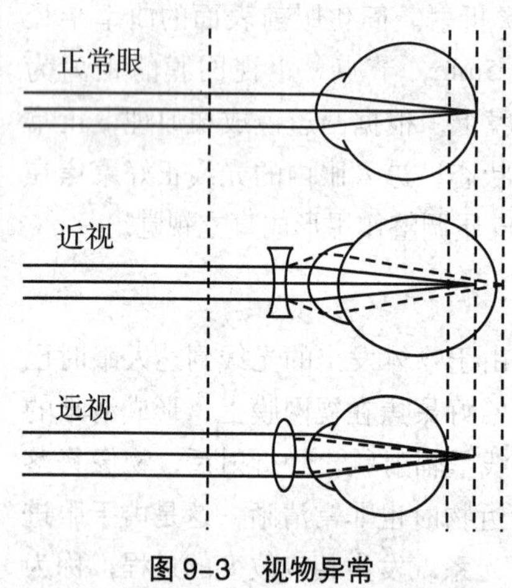

图 9-3　视物异常

3. 双眼球会聚　视近物时，两眼视轴向鼻侧聚拢，这种现象称为双眼球会聚，也称辐辏反射。其意义在于，当看近物时，使物体的成像落在两眼视网膜的对称点上，避免复视。

（三）眼的折光异常

正常人眼通过调节，可看清远近不同的物体。但有些人因眼的折光系统或眼球的形态发生异常，致使平行光线不能在视网膜上清晰成像，称为眼的折光异常或屈光不正。常见的屈光不正有近视、远视和散光（图 9-3），主要原因和矫正方法见表 9-1。

表 9-1　眼折光异常及其矫正方法

折光异常	产生原因	矫正方法
近视眼	眼球前后径过长或折光力过强，物体成像于视网膜之前	佩戴适宜凹透镜
远视眼	眼球前后径过短或折光力过弱，物体成像于视网膜之后	佩戴适宜凸透镜
散光眼	角膜经纬线曲率半径不一致，不能在视网膜上清晰成像	佩戴与角膜经纬曲率相反的圆柱形透镜
老花眼	晶状体弹性下降	看近物时佩戴适宜凸透镜

1. 近视　近视（myopia）是由于眼球的前后径过长，或角膜和晶状体的曲率过大，折光力过强，使平行光线聚焦在视网膜的前方，造成视物不清。近视眼视远物不清，只有将物体移近，才能看清物体。其矫正方法是佩戴合适的凹透镜。

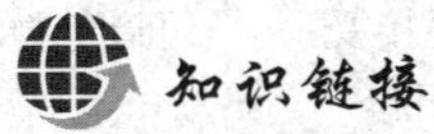

近视眼的形成与预防

一般认为，除先天遗传外，近视眼大多是由于不良的用眼习惯造成的。如长时间近距离读写或作业、照明条件不良、字迹过小或在摇摆不定的车厢内阅读等，使眼持续处在过度紧张的调节状态或调节痉挛，可导致近视眼的发生。预防近视眼的方法包括：养成看书写字的正确姿势，眼与书本之间应保持一定的距离；看书时间不宜过长，防止眼睛过度疲劳；不要看字迹太小或模糊的书报；改正不合理的用眼习惯等。

2. 远视　远视（hyperopia）是由于眼球前后径过短，或折光系统的折光力太弱，使平行光线聚焦在视网膜的后方，造成视物不清。远视眼视远物时就需要调节。远视眼视近物时，近点远移，眼的调节余地就小了，睫状肌只有持续地加强收缩，增加晶状体的曲率才能看清物体，故容易发生疲劳和头痛。其矫正方法是佩戴合适的凸透镜。

3. 散光　散光（astigmatism）是由于角膜表面不同方位上的曲率不一致，使沿不同方向射入眼内的平行光线不能聚焦，导致物像变形或视物不清。矫正方法是佩戴合适的圆柱形透镜。

二、眼感光系统的功能

（一）视网膜的感光换能系统

视网膜感光细胞有视锥细胞（cones）和视杆细胞（rods），两种感光细胞的分布、对光的敏感性、辨别物体的能力及功能各不相同（表 9–2）。视锥细胞及与其相关的传递细胞如双极细胞和神经节细胞组成视锥系统。视锥细胞主要分布于视网膜的中央部位，在黄斑的中央凹处最密集。视锥细胞对光的敏感度低，主要接受强光的刺激，对物体的细微结构分辨力高，又能辨别物体的颜色，视物精确，司昼光觉和色觉。以白昼活动为主的动物，如鸡、鸽等，其视网膜的感光细胞几乎全是视锥细胞。视杆细胞及与其相关的传递细胞如双极细胞和神经节细胞组成视杆系统。视杆细胞主要分布于视网膜的周边部位，在中央凹几乎没有视杆细胞。视杆细胞对光的敏感度高，主要接受暗光的刺激，视物分辨力低，不能辨别物体的颜色，精确性差，只有粗略的轮廓，司暗光觉，无色觉功能。以夜间活动为主的动物，如鼠、猫头鹰等，其视网膜的感光细胞以视杆细胞为主。

重点·考点·笔记

表 9–2 视锥细胞与视杆细胞的比较

细胞	分布	特点	功能
视锥细胞	主要分布于视网膜的中央部黄斑的中央凹最为密集	对光的敏感性低，主要接受强光刺激，能辨别物体颜色	司昼光觉、色觉
视杆细胞	主要分布于视网膜的周边部	对光的敏感性高，主要接受暗光刺激，能辨别物体明暗	司暗光觉

（二）视杆细胞的光化学反应与换能

视杆细胞所含的感光色素是视紫红质。视紫红质在光的作用下，分解为视黄醛（retinene）与视蛋白（opsin）（图 9–4），在暗处又重新合成视紫红质。实际上暗处视物时，视紫红质既有分解又有合成，这是人在暗光条件下不断视物的基础。在暗光下，合成大于分解，合成的视紫红质越多，视网膜对暗光越敏感；在强光下，分解大于合成，视紫红质减少，使视杆细胞减弱甚至失去感受光刺激的能力。视紫红质在分解和合成的过程中，部分视黄醛被消耗，需要从食物中摄取维生素 A 补充。若维生素 A 长期摄入不足，视紫红质合成减少，可引起暗视觉障碍，称夜盲症（nyctalopia）。

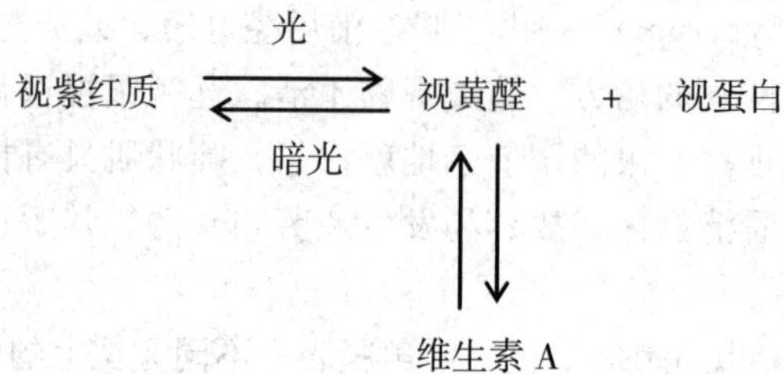

图 9–4 视杆细胞的光化学反应

光化学反应过程伴随着能量转换。当视紫红质分解时，视杆细胞出现一种较强且较持久的超极化感受器电位。该电位不能直接引发动作电位，它以电紧张的形式扩布，将光刺激的信息传递给双极细胞和水平细胞，最终在神经节细胞上诱发动作电位并传入视觉中枢，引起视觉。

（三）视锥细胞的感光换能作用与色觉

目前认为，视网膜上分布有三种不同的视锥细胞，分别含有对红、绿、蓝三种光敏感的感光色素。感光色素实质仍是视黄醛与视蛋白的复合物，与视紫红质不同的是，视蛋白存在微小差异。在光化学反应过程中，两者很相似。

视锥细胞的特点是它具有辨别颜色的能力。色觉（color vision）是一种复杂的物理、心理现象。正常人眼可分辨波长 380 ~ 760nm 的 150 种左右不同的颜色，每种颜色都与一定波长的光线相对应。人眼具有色觉功能的原因尚未完全搞清楚，一般用视觉的三原色学说来解释。该学说认为，在视网膜上分布有三种不同的视锥细胞，即感红、感绿、感蓝视锥细胞，分别含有对红、绿、蓝三种光敏感的感光色素。不同颜色的光线作用于视网膜时，三种视锥细胞产生了不同程度的兴奋，这样的信息传到中枢，就会产生不同的色觉。例如，红、绿、蓝三种视锥细胞兴奋程度的比例为4 ∶ 1 ∶ 0时，产生红色的感觉；三者的比例为2 ∶ 8 ∶ 1时，产生绿色的感觉；三种视锥细胞受到同等程度的三色光刺激时，将引起白色的感觉。

色觉障碍有色盲和色弱两种情况，色盲又分为全色盲与部分色盲。全色盲极为少见，大多数为部分色盲，不能分辨某些颜色，常见有红绿色盲，即不辨红绿。色盲属遗传缺陷疾病，可能是由于某种视蛋白的合成障碍造成缺乏某种视锥细胞，多见于男性。色弱是指辨别某种颜色的能力较差，多与健康和营养有关。

三、与视觉有关的几种生理现象

（一）暗适应与明适应

人从明亮处突然进入暗处，起初看不清物体，经过一定时间后，才能逐渐看清暗处的物体，这一过程称为暗适应（dark adaptation）。相反，从暗处突然进入光亮处，最初感到光亮耀眼，不能视物，稍待片刻，视觉才能恢复正常，这一过程称为明适应（light adaptation）。

暗适应是由于在光亮处视杆细胞中的视紫红质大量分解，剩余量少，不足以产生兴奋，到暗处后视紫红质的合成逐渐增加，于是暗视觉逐步恢复。因此，暗造应实质上是视紫红质含量恢复的过程，正常人需要20 ～ 30分钟。明适应较快，约1分钟即可完成。明适应主要是由于在暗处时视杆细胞内蓄积了大量视紫红质，到光亮处时遇强光迅速分解，因而产生耀眼的光感，待视紫红质大量分解后，视锥细胞即恢复昼光觉。

（二）视敏度

视敏度（visual acuity）又称视力，是指眼分辨物体细微结构的最大能力（图9–5）。视力通常以视角大小为指标，即视力 =1/ 视角（分）。视角是物体上两点发出的光线进入眼球后通过节点交叉所形成的夹角。受试者能分辨的视角越小，其视力越好。正常人眼能分辨的最小视角为1分角（1/60度）。1分视角的视力为1.0，是正常视力。离眼5m处的两点相距为1.5mm时，光线入眼视角正好等于1分角，检查视力所用的视力表就是根据这一原理设计的。

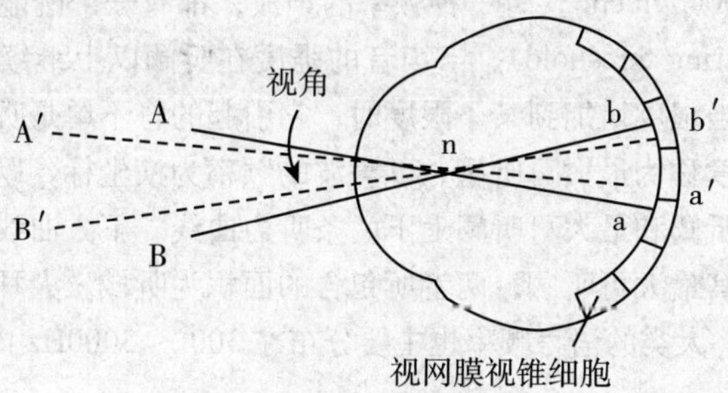

图9–5　视敏度

重点·考点·笔记

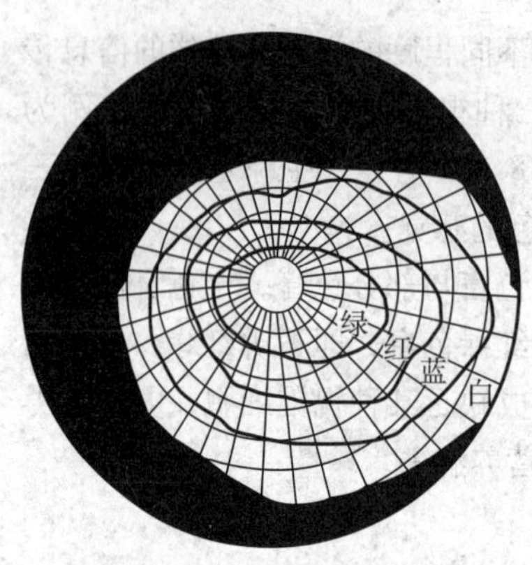

图 9–6　人右眼视野

（三）视野

单眼固定注视前方一点时，所能看到的空间范围称为视野（visual field）（图 9–6）。视野可用视野计测定。一般是颞侧与下侧视野大，鼻侧与上侧视野小；各种颜色的视野以白色最大，依次是黄色、蓝色、红色，绿色视野最小。临床上检查视野，可帮助诊断眼部和中枢神经系统的一些病变。

（四）双眼视觉和立体视觉

两眼同时看一物体时所产生的视觉称为双眼视觉（binocular vision）。此时两眼视野大部分重叠，左眼看到的物体左侧面多些，右眼看到的物体右侧面多些，因而在两侧视网膜上各形成一个彼此对称又有差别的像，经中枢整合后，只产生单一物体的感觉。一般来说，在用单眼视物时，只能看到物体的平面，即只能感觉到物体的大小。在用双眼视物时，不但能感觉到物体的大小，还能感觉到距离物体的远近和物体表面的凹凸情况，即形成立体视觉。双眼视觉可以扩大视野，弥补生理性盲点，还可增强判断物体大小、距离的准确性。

第三节　听觉器官

听觉（hearing）的外周感受器官是耳，由外耳、中耳和内耳的耳蜗组成。由声源振动引起空气产生疏密波，疏密波通过外耳和中耳组成的传音系统传递到内耳，内耳的换能作用将声波的机械能转变为听神经纤维上的神经冲动，后者沿听神经传到大脑皮质的听觉中枢，产生听觉。听觉对动物适应环境和人类认识自然有着重要的意义。在人类，有声语言更是交流思想、互通往来的重要工具。

一、听阈和听域

人耳的适宜刺激是空气振动疏密波，但振动的频率必须在一定范围内，并且达到一定强度才能产生听觉。通常人耳能感受的振动频率为 20 ～ 20000Hz，能感受的声波压强为 0.0002 ～ 1000dyn/cm^2。每一种频率的声波，都有一个刚能引起听觉的最小强度，称为听阈（hearing threshold）。当声音的强度在听阈以上继续增加时，听觉的感受也相应增强，但当强度增加到某一限度时，它引起的将不单是听觉，还会引起鼓膜的疼痛感，这个限度称为最大可听阈。以声波的频率为横坐标，以声音的强度或声压为纵坐标，可绘制听阈和最大可听阈上下两条听力曲线。下方曲线表示不同频率的听阈，上方曲线表示其最大可听阈，两者所包含的面积为听域。人耳最敏感的声波频率在 1000 ～ 3000Hz，人类的语言频率也主要分布在 300 ～ 3000Hz 内。

二、耳的听觉功能

耳既是听觉器官，又是位置觉与平衡器官。耳可分外耳、中耳和内耳三部分

(图 9–7)。外耳和中耳是传音系统，内耳中的耳蜗是感音系统。内耳中的前庭和半规管合称为前庭器官，它们是位置觉与运动觉的感觉器官。

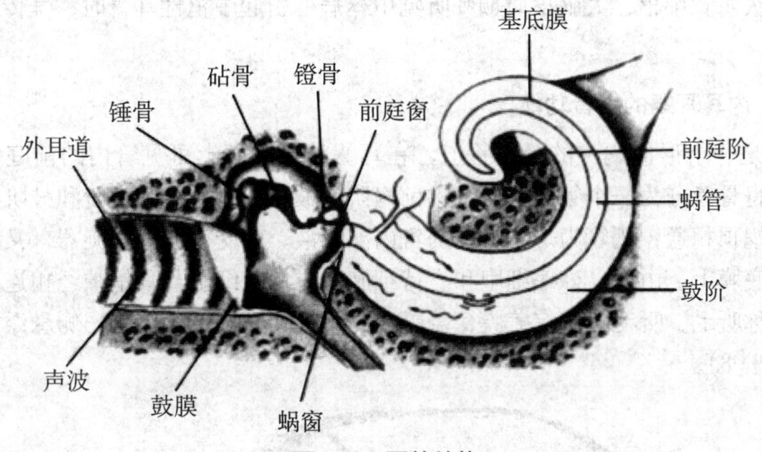

图 9–7　耳的结构

（一）外耳和中耳的传音功能

1. 外耳的功能　外耳由耳郭和外耳道组成。耳郭具有集音作用。外耳道是声波传导的通道，作为一个共鸣腔，可与一定频率的声波发生共振，提高声音的强度。

2. 中耳的功能　中耳包括鼓膜、鼓室、听小骨及咽鼓管等结构，它们在传音中发挥了重要的作用。

鼓膜呈椭圆漏斗形，其振动与声波的振动同始同终，很少有余振，因此能将声波如实地传递给听小骨。

听骨链由锤骨、砧骨和镫骨依次连接而成。锤骨柄附着于鼓膜顶部，镫骨底和前庭窗膜相连。砧骨连接在两者之间，形成一定角度的杠杆，其支点刚好在整个听骨链的重心上，因而在能量传递中惰性最小，效率最高。声波由鼓膜经听骨链传至前庭窗时，幅度减小而强度增大，这样即可提高传音效率，又可避免内耳损伤。

咽鼓管是连接鼓室和咽腔的管道，通常处于闭锁状态，当吞咽或打哈欠时才被动开放。咽鼓管开放时，可调节鼓室内气压与大气压之间的平衡，对维持鼓膜的正常位置、形状和振动性能具有重要意义。

3. 声波传入内耳的途径　声波传入内耳的途径有气传导和骨传导两种，正常情况下，以气传导为主。

(1) 气传导：声波经外耳道、鼓膜、听骨链和前庭窗传入耳蜗，称为气传导（air conduction)。气传导是声波传导的主要途径。当正常气传导途径的结构损坏时，如鼓膜大穿孔、听骨链严重病变等，声波也可通过外耳道和鼓室内的空气传至蜗窗，经蜗窗传至耳蜗，使听觉功能得到部分代偿。

(2) 骨传导：声波直接引起颅骨的振动，从而引起耳蜗内淋巴的振动，称为骨传导（bone conduction)。正常情况下，骨传导的效率比气传导的效率低得多，只有在气传导发生障碍时，才显得重要。

在临床工作中，常用音叉检查患者气传导和骨传导的情况，帮助诊断听觉障碍的

重点·考点·笔记

病变部位和性质。例如，当外耳道或中耳病变引起传音性耳聋时，气传导明显受损，骨传导则不受影响，甚至相对增强；而耳蜗病变出现感音性耳聋，或听觉传导通路、皮质下各级听觉中枢、大脑皮质颞叶听觉中枢病变引起中枢性耳聋时，气传导和骨传导均减弱。

（二）内耳耳蜗的感音功能

耳蜗是一个形似蜗牛的骨质管道，在耳蜗的纵断面上可见管内的前庭膜和基底膜，它的将骨管分为三个管腔，分别称前庭阶、鼓阶和蜗管。前庭阶和鼓阶内含外淋巴液，在蜗顶相通；蜗管为一盲管，内含内淋巴液。感受声波的螺旋器，又称柯蒂氏器位于基底膜上，由内、外毛细胞和支持细胞组成。毛细胞与耳蜗神经相连，其顶部有纤毛，称听毛。听毛上方有盖膜，盖膜一侧附着在耳蜗轴上，另一侧悬浮于内淋巴液中（图 9–8）。

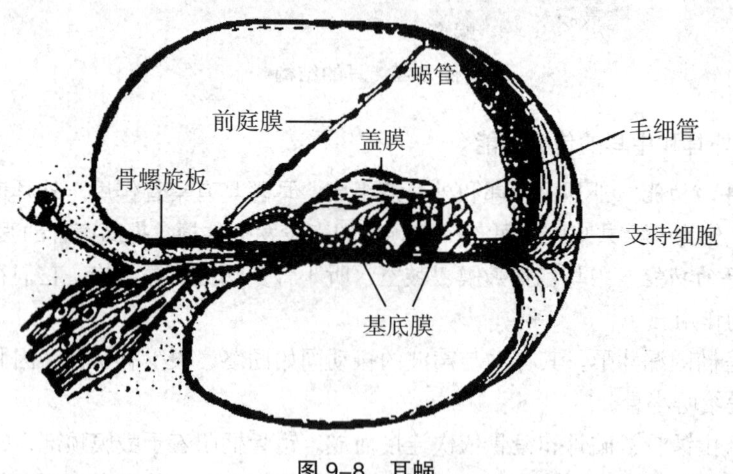

图 9–8　耳蜗

1. 耳蜗的感音换能作用　声波通过气传导或骨传导传入内耳，可引起内、外淋巴液的振动，进而引起基底膜的振动，于是毛细胞与盖膜之间相对位置不断发生改变，听毛来回弯曲，引起毛细胞的电位交替改变，产生微音器电位。该电位可激发毛细胞底部的耳蜗神经末梢产生动作电位，形成神经冲动，传入大脑皮质颞叶，引起听觉。

2. 耳蜗对声音的初步分析　音调高低决定于声波的频率。正常人能够听到的声波频率为 16 ～ 20000Hz，对 1000 ～ 3000Hz 的声波最为敏感。耳蜗对音调的分析是以基底膜产生最大振幅的部位为依据的。根据行波学说，基底膜的振动从蜗底部开始，以行波的方式沿基底膜逐渐向顶部推进。高频声波行波传播距离较近，其最大振幅部位靠近蜗底；低频声波行波传播距离较远，其最大振幅部位靠近蜗顶；中频声波，其最大振幅部位在中段。当最大振幅部位的毛细胞受到相应频率声波最大刺激后，兴奋并激发相应的耳蜗神经纤维发放冲动，冲动传至听觉中枢的相应部位，引起相应的音调感觉。

声波响度的分析，取决于耳蜗神经发放冲动的频率和参与活动的神经纤维的数量。声音越强，每根神经纤维发放的冲动频率越高，参加活动的神经纤维数量越多，传向中枢后，产生的声音感觉越强。

三、内耳的位置觉和运动觉功能

前庭器官（vestibular apparatus）包括前庭和半规管两部分，它们位于颞骨岩部的骨迷路中，是头部位置觉与运动觉的感觉器官。前庭器官对身体平衡有重要意义。

前庭器官的感受细胞都称为毛细胞。毛细胞顶部的纤毛中有一条最长的，称为动毛，位于一侧边缘处，其余的称为静毛。当静毛倒向动毛时，毛细胞底部的神经纤维发放冲动频率增加；与此相反，当动毛倒向静毛时，神经纤维发放冲动频率减少。冲动频率增减的信息传至中枢，产生位置觉和运动觉。

（一）前庭的功能

前庭位于蜗管与半规管之间，包括椭圆囊和球囊。两囊内各有一囊斑，囊斑中有毛细胞，毛细胞的纤毛插在位砂膜内。位砂膜主要由碳酸钙和蛋白质组成。

当头部位置改变或身体做直线变速运动时，由于惯性和重力的作用，位砂膜与毛细胞的相对位置会发生改变，牵拉毛细胞的纤毛，刺激毛细胞产生兴奋。冲动沿前庭神经传入中枢引起姿势反射，维持身体平衡；同时冲动上传大脑皮质，引起位置觉及直线变速运动觉。

（二）半规管的功能

两侧内耳各有三个互相垂直的半规管。每个半规管均有膨大端，称壶腹，内有隆起的壶腹嵴。壶腹嵴内有毛细胞，毛细胞顶部的纤毛包埋于圆顶形的壶腹帽中。

当身体做旋转变速运动时，与旋转方向相应的半规管内淋巴液因惯性作用，冲击壶腹帽，牵拉纤毛从而刺激毛细胞产生兴奋。冲动经前庭神经传入中枢可引起姿势反射，维持身体平衡；同时冲动上传大脑皮质，产生旋转变速运动感觉。

当前庭器官受到过强或过久的刺激，或前庭功能过于敏感时，常会出现恶心、呕吐、眩晕、皮肤苍白、心率加快、血压下降等现象，称为前庭自主神经反应(vestibular autonomic reaction)。在某些人，这种反应特别明显，表现为晕车、晕船或航空病。通过适当锻炼，前庭器官的适应能力可以提高。

（张会爱　王　璐）

课后练习

A_1 题（单项选择题）

1. 感受强光并有辨色能力的细胞是（　　）
   A. 视锥细胞　　B. 视杆细胞　　C. 双极细胞　　D. 节细胞
2. 有关视紫红质的叙述，错误的是（　　）
   A. 是视杆细胞的感光物质　　B. 遇弱光分解为视黄醛和视蛋白
   C. 暗环境中合成大于分解　　D. 合成不足引起暗视觉障碍

重点·考点·笔记

3. 眼的折光系统不包括（　　）

A. 角膜　B. 虹膜　C. 房水　D. 晶状体

4. 眼的调节包括（　　）

A. 晶状体形状改变　B. 双眼会聚

C. 瞳孔大小的改变　D. 以上都正确

5. 眼的调节主要决定于（　　）

A. 瞳孔的大小　B. 晶状体的弹性

C. 玻璃体的弹性　D. 角膜的折光指数

重点·考点·笔记

第十章　神经系统的功能

学习目标

1. 掌握　经典突触的结构、突触传递的过程、突触传递的特征；神经递质；特异性投射系统与非特异性投射系统的概念及意义；牵张反射的概念、分类及意义；脊休克的概念和表现；去大脑僵直的概念；交感和副交感神经的功能特点；条件反射的形成过程及演变。

2. 熟悉　神经元和神经纤维；突触的类型；人类大脑皮质活动的特征；中枢抑制；脊髓的感觉传导功能；大脑皮质的感觉分析功能；皮肤痛和内脏痛的特点，牵涉痛的概念和常见内脏疾病牵涉痛的部位；牵张反射的反射弧；脑干对肌紧张的调节；小脑和大脑皮质对躯体运动的调节；交感和副交感神经的特征；脊髓、低位脑干、下丘脑和大脑皮质对内脏功能的调节。

3. 了解　中枢神经元的联系方式；基底神经节；大脑皮质的电活动；觉醒与睡眠。

案例引入

患者，男性，29岁。车祸中被过度拉长颈部，出现短暂意识丧失。醒来后四肢不能动，躯干和四肢的感觉完全丧失。1个月以后，肩部可以适当地活动，但四肢仍然处于麻痹状态。此时患者肌张力增强，双侧巴宾斯基征阳性，刺激一侧足部可以导致该侧的缩足反射和另一侧腿的屈曲，双侧上肢和下肢的牵张反射亢进。患者必须插导尿管排尿。

病情诊断： 脊髓损伤。

讨论分析： 患者脊髓功能性横断在什么水平？

解析问题路径导航：

患者车祸外伤使颈部脊髓发生功能性横断。随意运动丧失的特点提示了脊髓损伤的水平段。患者肩部运动功能最后得到部分恢复，肩部肌肉受颈部第5脊髓节段（C_5）的神经支配。颈部第6脊髓节段（C_6）和胸部第1脊髓节段（T_1）损伤时，C_6和T_1发出的神经轴突支配的肌肉会出现麻痹现象。因此推断脊髓横断水平是在C_5～C_6水平。

神经系统是生物体内最重要的调节系统。神经系统既可直接调控体内各系统和器官的功能，也可与其他调控系统相结合，共同协调生物体的各项生命活动，使体内各器官、系统的活动成为一个相互联系、相互协调的统一整体，从而更好地适应

重点·考点·笔记

内环境、外环境的变化。神经系统接受信息，整合分析信息，发出指令，协调各系统、器官的功能活动，是指挥人体的最高司令部。本章主要介绍中枢神经系统的生理功能。

第一节　神经系统功能活动的一般规律

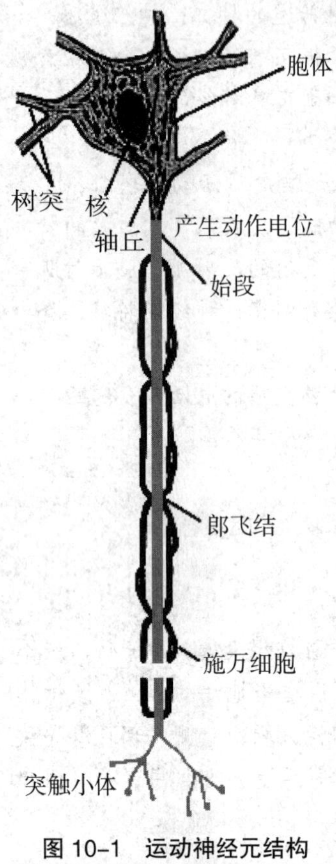

图 10-1　运动神经元结构与功能

一、神经元和神经纤维

神经元（neuron）与神经胶质细胞（neuroglia）是构成神经系统的主要细胞。神经元也称为神经细胞，是组成神经系统的基本功能单位。在高等动物的神经系统中，其数目可达 1000 亿个。神经胶质细胞也称为胶质细胞，它对神经系统功能的完成具有重要意义，具有支持、保护和营养神经元的功能。

（一）神经元的结构和功能

神经元由胞体和突起组成（图 10–1）。胞体主要位于脑、脊髓、神经节及某些器官的神经组织中，是神经元的营养和代谢中心。突起可分为树突和轴突两类。神经元的树突可有一个或多个，通常较短，由胞体轴丘处向外呈树枝状伸出，主要接受其他神经元传来的信息。一般情况下，神经元的轴突只有一条，轴突离开细胞体若干距离后，获得髓鞘成为神经纤维（nerve fiber）。神经纤维分为有髓纤维与无髓纤维两大类。神经元的动作电位产生于轴丘。轴突和树突均能接受外来刺激，但只有轴突才能传出信息或冲动。

神经元的功能主要包括：①接受外来信息；②分析信息；③传递信息。

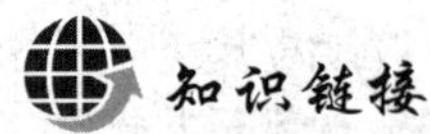

知识链接

神经元学说开创了新纪元

人类在了解脑功能的过程中，经历了蒙昧的精神至上学说的年代。

直到 19 世纪 20 年代，意大利细胞学家 Camillo Golgi（1843—1926）徒手将脑组织切成薄片，用重铬酸钾 - 硝酸银浸染法染色，第一次在显微镜下观察到了神经细胞和神经胶质细胞。

西班牙神经组织学家 Santiago Ramón y Cajal（1852—1934）在掌握了 Golgi 染色法后，又进一步改良了 Golgi 染色法，并发明了还原硝酸银染色法，此法可显示神经纤维的微细结构。他发现神经细胞之间没有原生质的联系，因而提出神经细胞是整个神经活动最基本的单位，从而使复杂的神经系统有了进一步研究的切入口。为此，他们两人共享了1906年诺贝尔生理学或医学奖。此后，Cajal经过大量精细的实验，创立了“神经元学说”，该学说的创立为神经科学的进一步发展开创了新纪元。

（二）神经胶质细胞

神经胶质细胞是神经组织的重要成分之一，在数量上为神经元的10～50倍，广泛分布于中枢神经系统和周围神经系统。神经胶质细胞也有突起和胞体，但没有树突与轴突之分。其主要功能包括：支持、保护和营养作用；参与神经组织创伤后的修复；参与血脑屏障的形成；参与神经递质的代谢；分泌有活性的神经营养因子，维持神经元的生长、发育和功能的完整性。

（三）神经纤维

神经纤维（nerve fiber）由轴索（轴突和感觉神经元的长树突）和外包的神经胶质细胞（构成髓鞘）或神经膜组成。习惯上把有髓鞘的神经纤维称为有髓纤维，无髓鞘的神经纤维称为无髓纤维。

1. 神经纤维的分类 通常使用的神经纤维分类方法有两种。

（1）根据电生理学特性分类：根据神经纤维电生理学特性的不同，将神经纤维分为A、B、C类纤维。这种分类方法主要用于传出神经纤维。

（2）根据纤维的直径和来源分类：根据神经纤维组织学特性的不同，将其分为Ⅰ、Ⅱ、Ⅲ、Ⅳ类纤维。这种分类方法主要用于传入神经纤维。

神经纤维分类方法及其对应关系见表10-1。

表10-1 神经纤维的分类

按电生理学特性分类	传导速度（m/s）	直径（μm）	来源	按来源及直径分类
A类（有髓鞘）				
α	70～120	12～22	肌梭、腱器官传入纤维；梭外肌传出纤维	Ⅰ
β	30～70	8～13	皮肤触压觉传入纤维	Ⅱ
γ	15～30	4～8	梭内肌传出纤维	
δ	12～30	1～4	皮肤痛温觉传入纤维	Ⅲ
B类（有髓鞘）	3～15	1～3	自主神经节前纤维	
C类（无髓鞘）				
sC	0.7～2.3	0.3～1.3	自主神经节后纤维	
drC	0.6～2.0	0.4～1.2	脊髓后根痛觉传入纤维	Ⅳ

重点·考点·笔记

2. 神经纤维传导兴奋的速度 不同神经纤维传导的兴奋速度具有较大差别，与神经纤维的直径、有无髓鞘及温度有关。一般而言，直径大的纤维比直径小的纤维传导速度快；有髓鞘纤维比无髓鞘纤维传导速度快；在一定范围内，神经纤维的传导速度与温度呈正比。温度降低可以减慢神经纤维的传导速度甚至造成传导阻滞，这是临床上采用冷冻麻醉的机制之一。测定神经纤维的传导速度，有助于神经纤维病变的诊断和神经损伤预后的评估。

3. 神经纤维的功能

(1) 功能性作用：神经纤维将兴奋传导到神经末梢，通过释放神经递质改变其所支配组织的功能活动，称为神经纤维的功能性作用，即传导兴奋或传导神经冲动的作用。

(2) 营养性作用：通常情况下，神经末梢可释放某些营养因子，持久性的影响和调整其所支配组织的结构和代谢活动，称为神经纤维的营养性作用。神经的营养性作用与神经冲动关系不大。临床上研究发现，用局麻药阻断神经冲动的传导，其所支配组织的代谢活动并未发生改变。一般情况下，神经纤维的营养性作用不易被察觉，但在神经受损后，其所支配的肌肉内糖原合成速度减慢，蛋白质分解速度加快，肌肉逐渐出现萎缩。尤其是周围神经受损时会出现肌肉萎缩，其原因是肌肉失去了神经的营养。神经元也需要其所支配组织或细胞的营养性支持，如：神经生长因子可以促进神经元突起的生长，维持神经系统的正常功能。

4. 神经纤维传导兴奋的特征 神经纤维的主要功能是传导神经冲动，其机制是：兴奋部位与未兴奋部位之间的电位差形成的局部电流引起邻近膜去极化，当去极化达到阈电位时，邻近膜产生新的动作电位。动作电位在神经纤维上的传导具有以下特征。

> **考点提示**
> 神经纤维传导兴奋的特征：双向传导、绝缘性、完整性和相对不疲劳性。

(1) 双向传导：在实验条件下，刺激神经纤维的任何一点，产生的动作电位均可向两端传导，即兴奋传导的双向性。但在体内，神经纤维上动作电位往往是单方向传导，这是由神经元的极性所决定的。

(2) 绝缘性：神经纤维外覆的神经膜及髓鞘是绝缘的，因此，冲动在神经纤维上传导时不会波及邻近纤维。其生理学意义在于保证神经调节的准确性和精确性。

(3) 完整性：神经纤维能将信息传送到远隔部位，不仅要求其结构完整，同时要求其功能正常。如用冷冻或局麻药作用于神经纤维的某一点，破坏其生理功能的完整性时，可造成神经冲动的传导阻滞。

(4) 相对不疲劳性：神经纤维可以在较长时间内持续传导动作电位，不容易产生疲劳。在实验中用电刺激神经－肌肉标本的神经部分时，连续刺激神经纤维 9 ～ 12 小时，神经纤维的兴奋性始终不变，但肌肉部分则很快因疲劳不再收缩。

5. 神经纤维的轴浆运输 神经纤维的细胞质又称为轴浆。轴浆在轴突与胞体之间具有往返流动性能，发挥着物质运输作用，称为轴浆运输。轴浆运输的方向可以是顺向的，也可为逆向的，还可为双向的。轴浆从胞体向轴突末梢运输，称为顺向轴浆运输，主要参与递质囊泡的运输。轴浆从轴突末梢向胞体运输，称为逆向轴浆运输，可能对胞体蛋白质的合成起反馈调节作用。

二、突触生理

人类的神经系统具有复杂的功能。第一，中枢神经系统内约存在 140 亿个神经

重点·考点·笔记

元，其中传出神经元达数十万，传入神经元达上百万，还包括大量中间神经元。第二，神经元之间存在着相互联系，构成了多层次的神经回路和庞大的网络系统，这是完成各种信息传递和信息处理的结构基础。

（一）突触的结构和类型

神经元与神经元接触并传递信息的部位称为突触（synapse）。突触有特殊的微细结构，一个神经元的轴突末梢首先分成许多小支，每个小支的末梢部分膨大呈球状，称为突触小体，贴附在下一个神经元的胞体或突起表面。在电子显微镜下观察到，突触的接触处有两层膜，轴突末梢的轴突膜称为突触前膜，与突触前膜相对的胞体膜、轴突膜或树突膜则称为突触后膜，两膜之间为突触间隙。一个突触即由突触前膜、突触间隙和突触后膜三部分组成。突触前膜和后膜较一般的神经元膜稍厚，为 7.5nm 左右。突触间隙为 20nm 左右，其间有黏多糖和糖蛋白。突触前膜内侧有致密突起，致密突起和网格形成囊泡栏栅，其间隙处正好容纳一个囊泡。在突触小体的轴浆内，含有较多的线粒体和大量聚集的囊泡（突触小泡）。突触小泡的直径为 20 ~ 80nm，它们含有高浓度的递质。不同突触内含的囊泡大小和形状不完全相同，释放乙酰胆碱的突触，其小泡直径为 30 ~ 50nm，在电镜下为均匀致密的囊泡；释放去甲肾上腺素的小泡，直径为 30 ~ 60nm，其中有一个直径为 15 ~ 25nm 的致密中心。突触小泡在轴浆中分布不均匀，常聚集在致密突起处（图 10–2）。

一个神经元的轴突末梢一般都分支形成许多突触小体，与其后的神经元构成突触，所以一个神经元能通过突触传递作用于许多神经元。同时，一个神经元的树突、轴突或胞体可以与许多神经元的突触小体构成突触，因此一个神经元又可接受许多神经元的作用。据估算，一个脊椎前角运动神经元的胞体和树突上约有 2000 个突触，而一个大脑皮层锥体细胞则约有 30000 个突触。

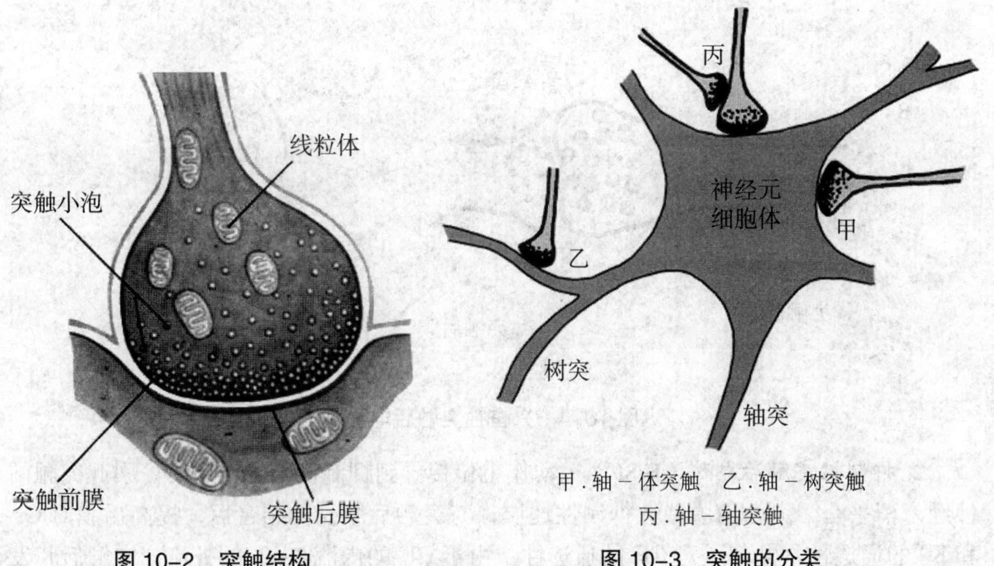

图 10–2　突触结构

图 10–3　突触的分类

根据神经元相互接触的部位，经典突触可分为轴 – 体突触、轴 – 轴突触和轴 – 树突触三类（图 10–3），其中轴 – 树突触最为常见。按突触对突触后神经元功能活动的影响，可将突触分为兴奋性突触与抑制性突触两种。

（二）突触传递过程

突触传递是指信息从突触前神经元传递到突触后神经元的过程。它与前面所学的神经－肌肉接头处的兴奋传递过程相似，也是一个电－化学－电的过程。

突触传递过程是连续的，可分为以下几个阶段。①突触前膜去极化：当突触前神经元的兴奋传导到轴突末梢时，突触前膜去极化。② Ca^{2+} 流入突触小体：突触前膜的去极化导致前膜上电压门控性 Ca^{2+} 通道开放，Ca^{2+} 内流，其作用是促进突触小泡向前膜靠近，并与之发生融合。③递质释放：储存在囊泡中的递质发生倾囊式释放，扩散到间隙与后膜。④递质与受体结合：释放递质与后膜上的相应受体或配体门控通道结合，引起后膜离子通透性的改变。⑤产生突触后电位：突触后膜上离子通道通透性增大，离子进入，继而引起突触后膜的膜电位改变，这种发生在突触后膜上的局部电位称突触后电位。⑥递质的灭活：释放到突触间隙的神经递质通过不同途径被及时清除或灭活，其意义在于保证突触部位信息传递的精确性和特异性。

1. 兴奋性突触后电位（EPSP） 动作电位传导到兴奋性突触前膜时，引起突触前膜释放某种兴奋性递质，作用于突触后膜上的特异受体，提高后膜对 Na^+ 和 K^+ 的通透性，特别是对 Na^+ 的通透性。由于 Na^+ 内流，突触后膜发生局部去极化，这种电位变化称为兴奋性突触后电位（图 10–4）。

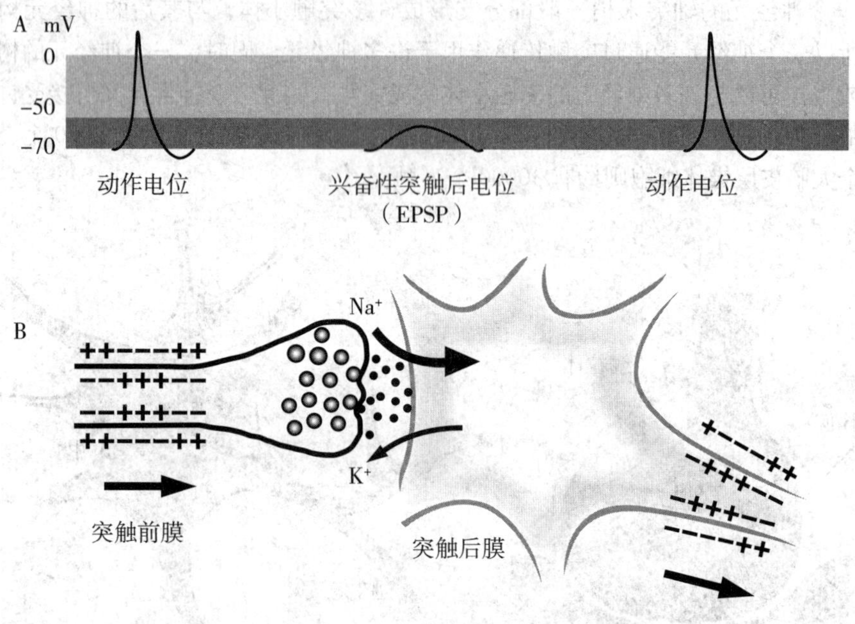

图 10–4　兴奋性突触后电位

2. 抑制性突触后电位（IPSP） 动作电位传导到抑制性突触前膜时，引起突触前神经末梢兴奋，突触前膜释放抑制性递质，与突触后膜受体结合后，提高后膜对 Cl^- 和 K^+ 的通透性，尤其是对 Cl^- 的通透性。由于 Cl^- 的内流与 K^+ 的外流，突触后膜发生局部超极化，这种电位变化称为抑制性突触后电位（图 10–5）。

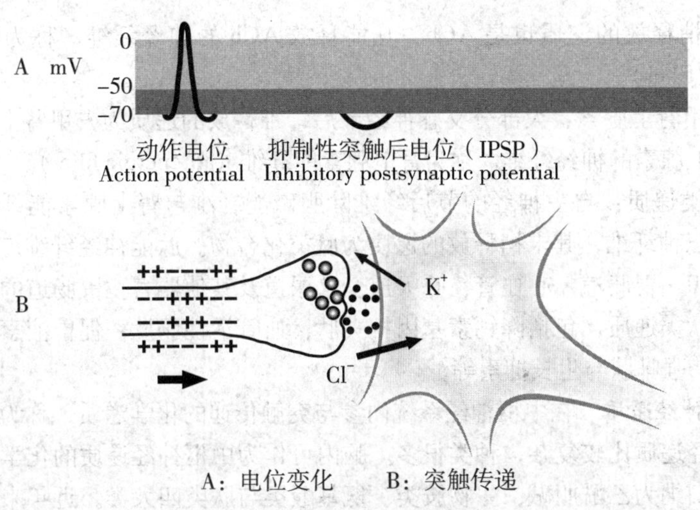

图 10-5　抑制性突触后电位产生机制

在中枢神经系统中，一个神经元常与其他多个神经末梢构成突触。在这些突触中，有兴奋性突触，也有抑制性突触，它们分别产生的 EPSP 与 IPSP 可在突触后神经元的胞体进行整合，轴突始段则是神经元对两种电位进行整合的整合点。因此，突触后神经元的状态实际上取决于同时产生的 EPSP 与 IPSP 的代数和。如果 EPSP 占优势并达阈电位水平时，突触后神经元产生兴奋；相反，若 IPSP 占优势，突触后神经元则表现为抑制。

三、神经递质

神经递质（neurotransmitter）是指由突触前膜释放的、具有在神经元之间或神经元与效应细胞之间传递信息功能的特殊化学物质。作为参与神经调节的递质，必须具备下列条件：①在突触前神经元内具有合成递质的前体物质与酶系统，能合成递质并储存于囊泡内；②囊泡内递质能释放入突触间隙；③递质可作用于突触后膜上的特异受体，产生特定生理效应；④在突触部位存在着能使递质失活的酶或其他失活方式；⑤递质的突触传递作用，能被递质拟似剂或受体阻断剂加强或阻断。

神经元还产生另一类化学物质，它们不起直接传递信息的作用，而是起调节信息传递效率的作用，增强或削弱递质的信息传递效应，这类化学物质称为神经调质。

长期以来，一直认为一个神经元内只存在一种递质，其全部神经末梢均释放一种递质。近年来发现有递质共存现象，即两种或两种以上的递质或调质可共存于同一神经元。递质共存的意义在于协调某些生理过程。

神经递质根据其存在部位的不同，可分为外周神经递质与中枢神经递质。

1. 外周神经递质　包括自主神经和躯体运动神经末梢所释放的递质，主要有乙酰胆碱（acetylcholine，ACh）、去甲肾上腺素（noradrenaline，NA）和肽类递质三类。

（1）乙酰胆碱：在自主神经系统中，全部交感神经和副交感神经的节前纤维、副交感神经的节后纤维，以及交感神经的小部分节后纤维（如支配汗腺及支配骨骼肌血管的交感神经）都可释放 ACh。躯体运动神经在性质上不属于自主性神

重点·考点·笔记

经，但其末梢释放的递质也是 ACh。凡能释放 ACh 的神经纤维，称为胆碱能纤维（cholinergic fiber）。

（2）去甲肾上腺素：大部分交感神经节后纤维释放的递质为去甲肾上腺素。凡能释放去甲肾上腺素的神经纤维，称为肾上腺素能纤维（adrenergic fiber）。

（3）肽类递质：自主神经的节后纤维除胆碱能纤维与肾上腺素能纤维外，近年来还发现第三种纤维，其末梢释放的递质为肽类化合物。肽能神经纤维广泛地分布于外周神经组织、胃肠道、心血管、呼吸道、泌尿道及其他器官。胃肠道的肽能神经元能释放多种肽类递质，包括降钙素基因相关肽、血管活性肠肽、促胃液素、胆囊收缩素、脑啡肽、强啡肽与生长抑素等。

2. 中枢神经递质 在中枢神经系统内参与突触传递的化学递质，称为中枢神经递质。中枢神经递质比较复杂，种类很多。脑内可作为中枢神经递质的化学物质有几十种，大致可归纳为乙酰胆碱、生物胺类、氨基酸类与肽类四大类。近年来还发现，一氧化氮（NO）及一氧化碳（CO）也可作为脑内递质。以下仅简略地介绍几种比较重要的中枢神经递质的分布与作用。

（1）乙酰胆碱：主要分布在脊髓前角运动神经元、脑干网状结构上行激动系统、丘脑后腹核内的特异感觉投射系统、纹状体，以及边缘系统的梨状区、杏仁核、海马等脑区。胆碱能神经元对中枢神经元的作用以兴奋为主。它在传递特异性感觉、维持机体觉醒状态，以及调节躯体运动、心血管活动、呼吸、体温、摄食、饮水等生理活动中均起重要作用。此外，还参与镇痛与应激反应。

（2）胺类：包括多巴胺、去甲肾上腺素、肾上腺素、5-羟色胺等，它们分别组成不同的递质系统。①多巴胺：多巴胺（dopamine，DA）能神经元胞体主要位于中脑黑质，脑内多巴胺递质系统的神经元主要分布在黑质－纹状体、中脑边缘系统及结节－漏斗部。它们分别与运动调节、情绪精神活动及内分泌活动有关系。②去甲肾上腺素：绝大多数去甲肾上腺素能神经元分布在低位脑干，尤其是中脑网状结构、脑桥的蓝斑及延髓网状结构的腹外侧部分。去甲肾上腺素递质系统对睡眠与觉醒、学习与记忆、体温、情绪、摄食行为及躯体运动与心血管活动等多种功能均有调节作用。③肾上腺素（adrenaline，AD）：主要功能是参与血压、呼吸的调控。④ 5-羟色胺（5-HT）：5-HT 递质系统也比较集中，其神经元胞体主要位于低位脑干近中线区的中缝核群内。中枢内的 5-HT 递质系统与睡眠、情绪精神活动、内分泌活动、心血管活动及体温调节有关。

（3）氨基酸类：包括谷氨酸、门冬氨酸、甘氨酸、γ－氨基丁酸（GABA），前两者为兴奋性氨基酸，后两者为抑制性氨基酸。①兴奋性氨基酸：谷氨酸在脑和脊髓中含量很高，脑内以大脑皮质、小脑与纹状体的含量最高，脊髓中以背侧部分的含量较多。谷氨酸对所有中枢神经元都表现为明显的兴奋作用，有人认为它是神经系统中最基本的一类传递信息的神经递质。②抑制性氨基酸：甘氨酸为低位中枢如脊髓、脑干的抑制性递质，它可能对感觉和运动反射进行抑制性调控。GABA 主要分布在大脑皮质浅层、小脑皮质浦肯野细胞层、黑质、纹状体与脊髓，它对中枢神经元具有普遍的抑制作用。GABA 在调节内分泌活动、维持骨骼肌的正常兴奋性及镇痛等方面均起重要作用。此外，它还参与睡眠与觉醒机制。

（4）肽类：神经元释放的具有神经活性的肽类化学物质，称为神经肽。迄今为止，中枢神经系统内陆续发现的神经肽有100多种。目前，已肯定为中枢肽类递质的主要有P物质、脑啡肽、强啡肽等。①P物质：中枢内的P物质以黑质、纹状体、下丘脑、孤束核、中缝核、延髓和脊髓背角等神经结构的含量较高。P物质是第一级伤害性传入纤维末梢释放的兴奋性递质，它对痛觉传递的第一级突触起易化作用；但在脑的高级部位反而起镇痛效应。P物质对心血管活动、躯体运动行为及神经内分泌活动均有调节作用。另外，P物质还有促进免疫反应的作用。②脑啡肽：脑啡肽是脑内生成的具有阿片样生物活性的物质。脑啡肽广泛地分布于脑区与脊髓内，多在纹状体、杏仁核、下丘脑、中脑中央灰质、延髓头端腹内侧区和脊髓背角等部位。脑啡肽有很强的镇痛活性，它在脑和脊髓内均发挥镇痛作用。脑啡肽也可作用于脑内某些结构，调节心血管活动，一般表现为抑制作用。③强啡肽：强啡肽具有强烈的阿片样生物活性。它在脑内的分布与脑啡肽相似，有相当程度的重叠。强啡肽在脊髓发挥镇痛作用，而在脑内反而有对抗吗啡镇痛作用。它对心血管等许多系统的生理活动也起调节作用。

（5）其他递质：一氧化氮（NO）在神经系统中也起递质作用。NO作为一种神经元的信息传递物与其他递质不同，是一种气体分子。在不同脑区中，NO可通过改变突触前神经末梢的递质释放，从而调节突触功能。NO还可介导突触传递的可塑性，使用NO合酶抑制剂后，海马的长时程增强效应被完全阻断。NO还具有神经的保护作用。

3. 递质的代谢　包括递质的合成、储存、释放与失活等步骤。以下主要介绍乙酰胆碱、去甲肾上腺素的代谢。

（1）乙酰胆碱：ACh是由胆碱与乙酰辅酶A经胆碱乙酰化酶的催化，在神经元的胞质中合成。释放到突触间隙的ACh，与后膜相应受体结合发挥生理效应后，经胆碱酯酶水解而失活。水解产生的乙酸进入血液。部分胆碱可被神经末梢摄取，以便在胞质中再次合成ACh。

（2）去甲肾上腺素：去甲肾上腺素的生物合成是以酪氨酸为原料，在胞质内经酪氨酸羟化酶的作用生成多巴；再经多巴脱羧酶的作用转变为多巴胺；多巴胺进入突触小泡，在多巴胺β-羟化酶的作用下合成去甲肾腺素，储存在小泡之中。去甲肾上腺素也是通过胞裂外排进行量子式的释放。释放后的去甲肾上腺素在与相应受体结合产生效应后，大部分被突触前膜重新摄取并储存于小泡内以备再用；小部分在效应细胞经单胺氧化酶（MAO）与儿茶酚胺氧位甲基转移酶（COMT）破坏失活；还有一小部分进入血液循环，在肝、肾中被灭活。

在上述递质的代谢过程中，递质的生物合成需要原料与相关酶系的催化；在递质释放过程中，Ca^{2+}的转移具有重要作用；递质发挥生理效应后，递质的迅速失活可防止其持续作用，是保持神经冲动正常传递的必要条件。

重点·考点·笔记

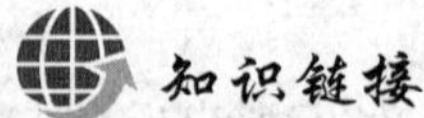

神经递质的发现

早在19世纪末，就有专家认为自主神经是通过化学传递信息。1904年，英国剑桥大学的Thomas Renton Elliott在研究动物膀胱和尿道的神经支配时发现，刺激交感神经的反应与注射肾上腺素的作用是相似的，由此提出一个假设，肾上腺素可能是交感神经末梢释放的化学刺激物。1914年英国人Dale证明乙酰胆碱的作用与副交感神经兴奋所产生的效应相似。尽管有了这样的想法，但是人们对自主神经是否存在可以传递信息的化学物质仍然存在激烈的争论。

1921年，德国科学家奥托·洛伊维在做蛙心灌流实验的过程中，用电刺激支配蛙心的迷走神经，发现蛙心的活动出现“三负”效应；将蛙心灌流液移注到制备好的另一个离体蛙心中，结果另一蛙心的活动也被抑制。于是，他将这种物质称为迷走物质。经进一步研究发现，这种迷走物质就是乙酰胆碱。奥托·洛伊维的实验有力地证明了自主神经末梢可以释放某些化学物质来调节其所支配的效应器的活动。奥托·洛伊维和Dale一起分享了1936年的诺贝尔生理学或医学奖。1924年，Adrian提出中枢内的信息传递也有化学物质的参与，称为神经递质。

四、中枢兴奋传递的特征

（一）中枢神经元的联系方式

中枢神经系统由数以千亿、种类繁多的神经元组成，它们之间相互连接成网。神经元之间的联系方式多种多样，归纳起来主要有辐散式、聚合式、链锁式与环式（图10–6）。

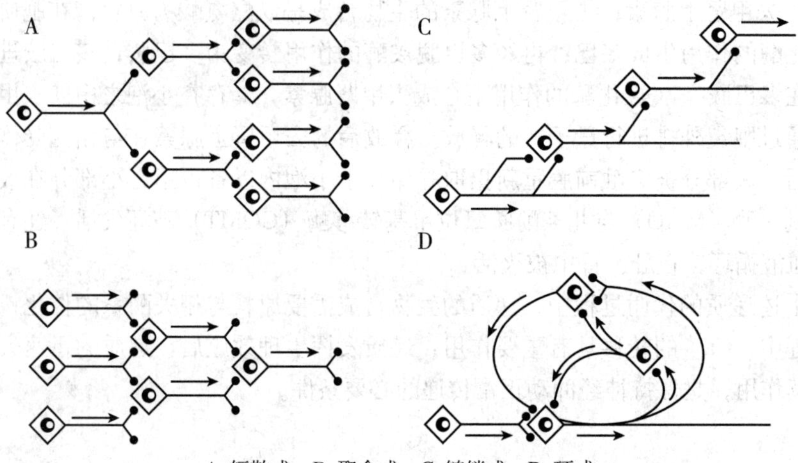

A. 辐散式　B. 聚合式　C. 链锁式　D. 环式

图10–6　中枢神经元的联系方式

1. 辐散式　一个神经元的轴突可以通过其分支分别与许多神经元建立突触联系，称为辐散式联系。这种联系方式能使一个神经元的兴奋引发许多神经元同时兴奋或抑制，从而扩大了神经元活动的影响范围。辐散式联系在感觉传导途径上多见。

2. 聚合式　许多神经元的轴突末梢共同与同一个神经元的胞体或树突建立突触联系，称为聚合式联系。它使许多神经元的作用集中到同一神经元，从而发生总和或整合作用。聚合式联系在运动传出途径中多见。

3. 链锁式　神经元一个接一个依次连接，构成链锁式联系。兴奋通过链锁式联系，可在空间上扩大作用范围。

4. 环式　一个神经元通过其轴突侧支与中间神经元建立突触联系，而中间神经元又通过其本身的轴突，回返性的与原来的神经元建立突触联系，形成一个闭合环路，称环式联系。若中间神经元为兴奋性神经元，通过环式联系可使兴奋效应增强和延续，产生正反馈效应，此效应称为后发放；若中间神经元为抑制性神经元，通过环式联系可使兴奋效应减弱或终止，产生负反馈效应。

（二）中枢信息传递的特征

中枢信息传递以化学性突触的传递为主，它与神经冲动在神经纤维上的传导有着明显不同。

1. 单向传递　突触的信息传递只能是单一方向的。这是因为到达神经末梢的神经冲动引起突触前膜释放神经递质，然后递质作用于突触后膜的受体，在突触后膜产生突触后电位，从而完成神经信息由突触前到突触后的传递。

2. 突触延搁　在哺乳动物的中枢神经系统内，完成一次突触传递大约需要0.5ms，这称为突触延搁。形成突触延搁的原因主要是化学突触的传递过程复杂，其中包括突触前膜 Ca^{2+} 通道的缓慢开放、递质释放及扩散等。在反射活动中，突触联系主要存在于中枢神经系统内，兴奋通过的突触数量越多，反射所需的时间越长。兴奋在中枢传播时往往需要较长时间，这一现象称为中枢延搁。

3. 总和　包括时间总和与空间总和。表现为由同一突触前神经末梢连续传来一系列冲动，或是由许多突触前神经末梢同时传来多个冲动，引起较多的神经递质的释放，总和叠加产生较大的EPSP，从而诱发突触后神经元兴奋。抑制性突触传递可发生IPSP的总和。

4. 兴奋节律的改变　在同一反射活动中，传出神经传导兴奋的频率与传入神经兴奋的频率不同的现象，称为兴奋节律的改变。这是因为传出神经的频率不仅要受传入神经频率的影响，还要受中间神经元性质、联系方式及自身功能状态的影响，最后传出冲动的频率是各种因素综合作用的结果。

5. 对内环境变化敏感及易疲劳　突触传递易受内环境变化的影响，如细胞外液的 Ca^{2+}、Mg^{2+} 的浓度、缺氧、酸中毒、麻醉药及某些药物均可影响突触传递。实验表明，突触是反射弧中最易发生疲劳的环节，这可能与神经递质的耗竭有关。

考点提示

中枢信息传递的特征：单向传递、突触延搁、总和、兴奋节律的改变、对内环境变化敏感及易疲劳。

五、中枢抑制

在任何反射中，中枢活动总是既有兴奋又有抑制，其抑制称为中枢抑制。中枢抑制与中枢兴奋一样，都是中枢的重要生理活动，且均为主动过程。二者的对立统一是反射活动协调的基础。中枢抑制表现在突触传递的过程中，所以也称为突触抑制。突触抑制可发生在突触后膜，也可发生在突触前膜。两者产生的机制不同，分别称为突触后抑制与突触前抑制，前者又称为超极化抑制，后者又称为去极化抑制。

（一）突触后抑制

突触后抑制是由于突触后膜的兴奋性降低，接受信息的能力减弱所造成的传递抑制，所有突触后抑制都是由抑制性中间神经元的活动引起的。当一个兴奋性神经元使一个抑制性中间神经元兴奋时，其轴突末梢释放抑制性递质，使它作用的突触后膜超极化，产生 IPSP，从而降低突触后神经元的兴奋性，使其呈现抑制效应。根据抑制性神经元功能与联系方式的不同，突触后抑制可分为传入侧支性抑制与回返性抑制。

1. 传入侧支性抑制 传入神经进入中枢后，一方面直接兴奋某一中枢神经元，产生传出效应；另一方面经其轴突侧支兴奋抑制性中间神经元，通过此抑制性神经元的活动，转而抑制另一中枢神经元的活动，这种现象称为传入侧支性抑制，又称交互抑制（图 10–7）。例如，引起屈反射的传入神经进入脊髓后，一方面可直接兴奋屈肌运动神经元，另一方面经侧支兴奋抑制性中间神经元，再通过突触后抑制作用抑制伸肌运动神经元，以便在屈肌收缩的同时使伸肌舒张。这种抑制形式不仅在脊髓有，在脑内也有。它是中枢神经系统最基本的活动方式之一，其意义是使不同中枢之间的活动得以协调。

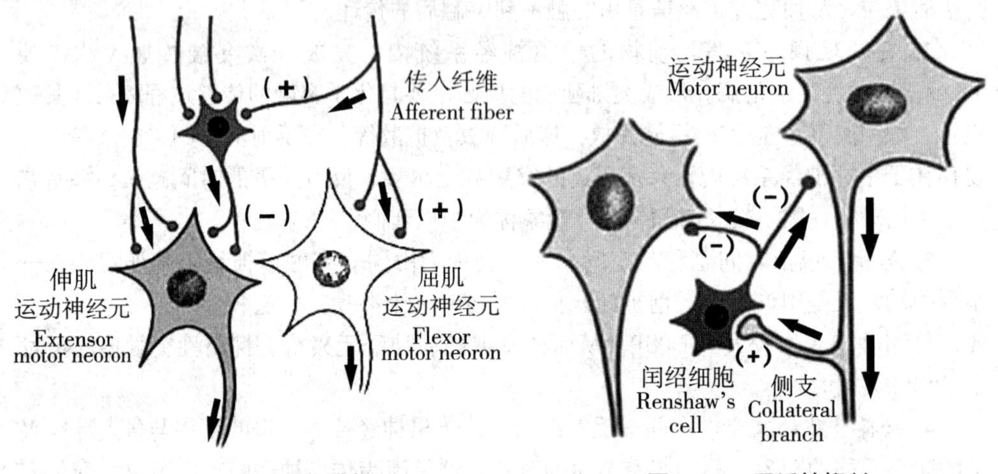

图 10–7 传入侧支性抑制　　图 10–8 回返性抑制

2. 回返性抑制 一个中枢神经元的兴奋活动，可通过其轴突侧支兴奋抑制性中间神经元，后者经其轴突返回来抑制原先发生兴奋的神经元及同一中枢的其他神经元，称为回返性抑制（图 10–8）。例如，脊髓前角运动神经元与闰绍细胞之间的功能联系，就是回返性抑制的典型。脊髓前角 α 运动神经元的轴突发出返回侧支，与闰绍细胞形成兴奋性突触，而闰绍细胞的轴突反过来与该运动神经元的胞体构成抑制性突触。当前角运动神经元兴奋时，释放 ACh 递质激活闰绍细胞，后者是抑制性中间神经元，其释放抑制性递质甘氨酸，引起 α 运动神经元的突触后抑制。这是一种负反馈抑制，其意义在于防止神经元过度、过久的兴奋，并促使同一中枢内许多神经元的活动同步化。士的宁与破伤风毒素可破坏闰绍细胞的功能，阻断回返性抑制，导致骨骼肌痉挛。

（二）突触前抑制

突触前抑制的结构基础是轴突－轴突式突触与轴突－胞体式突触。脊髓初级传入神经元的轴突末梢（轴突B）分别与运动神经元的胞体（神经元C）、中间神经元的轴突末梢（轴突A）构成轴突－胞体式兴奋突触及轴突－轴突式突触。当轴突B单独兴奋时，可在神经元C上产生EPSP，触发该神经元的兴奋。如果先兴奋轴突A，再兴奋轴突B，则神经元C上产生的EPSP明显减小，不能产生兴奋，呈现抑制效应(图10–9)。

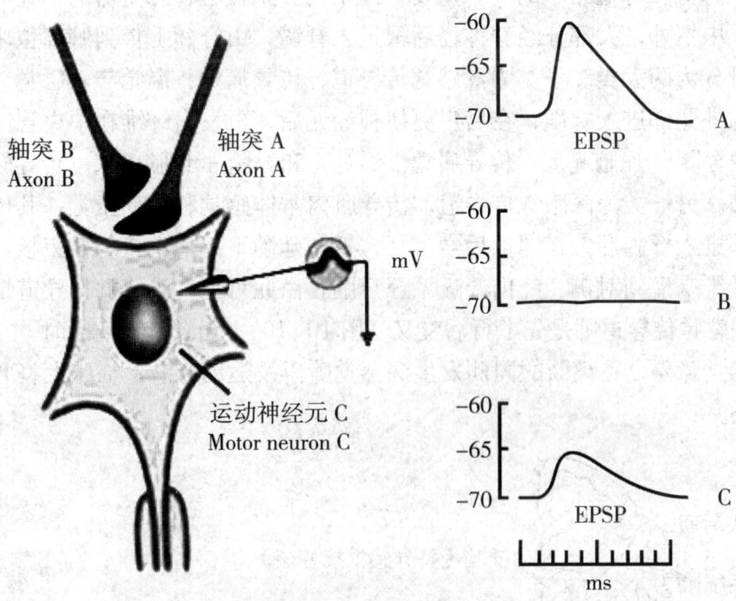

图 10–9　突触前抑制

这种抑制形式产生的机制较复杂。目前认为，可能是轴突A兴奋时，其末梢释放GABA，使轴突B发生部分去极，膜电位减小；当轴突B兴奋时，由于此处的膜电位小，形成动作电位的幅度也小，Ca^{2+}内流量少，使轴突B末梢释放的兴奋性递质量减少；最终导致神经元C形成的EPSP显著降低，不能爆发动作电位而表现为抑制效应。这种抑制是通过中间神经元的活动使突触前膜发生去极化，释放的递质量减少，使突触前膜向突触后膜传递信息的作用减弱造成的传递抑制，而突触后膜的兴奋性即接受信息的能力并无改变，故称为突触前抑制。这种抑制发生时，后膜产生的不是超极化，而是去极化，形成的不是IPSP，只是减小了的EPSP，所以突触前抑制也称为去极化抑制。

突触前抑制在中枢神经系统内广泛存在，尤其多见于感觉传入系统的各级转换站。此外，大脑皮质、脑干与小脑等处发出的下行冲动，也可对感觉传导束发生突触前抑制。其生理意义是控制从外周传入中枢的感觉信息，使感觉更加清晰和集中，故在调节感觉传入活动中起重要作用。

重点·考点·笔记

与突触后抑制相比，突触前抑制的潜伏期较长，抑制效应的持续时间也长。

第二节　神经系统的感觉分析功能

感觉是脑的一种功能，是人体的感受器将体内外环境中的各种变化信息转换为电位变化，并以神经冲动的形式经各自的神经通路传向各级中枢，经中枢不断分析、整合而形成。

一、脊髓与脑干的感觉传导功能

脊髓是感觉传导通路中的一个重要神经结构。来自各种感受器的神经冲动除通过脑神经传入中枢外，大部分经脊神经后根进入脊髓，由脊髓上传到脑高位中枢。感觉传导路径可分为两大类。一类为浅感觉传导道，传导痛觉、温觉与轻触觉，其传入纤维由后根的外侧部进入脊髓，在后角更换神经元后，再发出纤维在中央管前交叉到对侧，分别经脊髓－丘脑侧束（传导痛觉、温觉）和脊髓－丘脑前束（传导轻触觉）上行抵达丘脑。另一类为深感觉传导道，传导肌肉本体感觉和深部压觉，其传入纤维由后根内侧部进入脊髓后，在同侧后索上行，抵达延髓下部薄束核与楔束核，更换神经元后，其纤维交叉到对侧，经内侧丘系至丘脑。由此可见，浅感觉传导道是先交叉后上行，而深感觉传导道则是先上行后交叉（图 10–10）。当脊髓半离断时，在离断的对侧出现浅感觉障碍，在离断的同侧发生深感觉障碍及运动麻痹，临床上将此称为脊髓半切综合征。

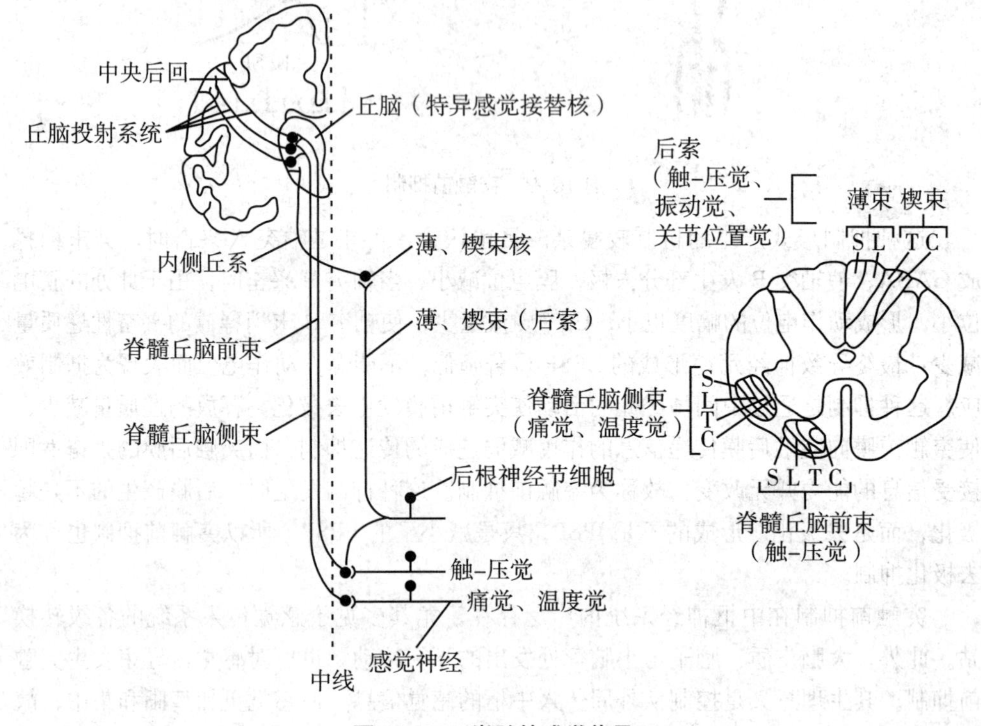

图 10–10　脊髓的感觉传导

二、丘脑及其感觉投射系统

丘脑由大量神经核团组成，除嗅觉以外的各种感觉传导通路都要在此更换神经元，然后投射到大脑皮质。因此，丘脑是最重要的感觉接替站，同时也能对感觉传入信息进行粗糙的分析与综合。

（一）丘脑的核团

根据丘脑的感觉功能特点，其核团大致可分为三类（图 10-11）。

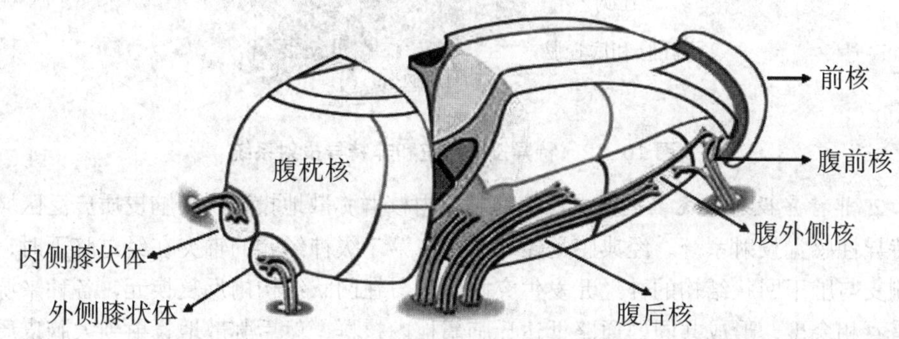

图 10-11　丘脑主要核团

1. **感觉接替核**　这类核团主要有后腹核和内、外侧膝状体。它们是机体所有特定感觉（嗅觉除外）纤维投射到大脑皮质特定区域的换元接替部位。各种感觉功能在丘脑内有严格的定位，其中后腹核外侧部（后外侧腹核）接受脊髓丘脑束与内侧丘系的纤维投射，传导来自躯体的感觉；后腹核内侧部（后内侧腹核）接受三叉丘系的纤维投射，传导来自头面部的感觉；由后腹核发出的纤维投向大脑皮质感觉区；内侧膝状体与外侧膝状体分别接受听觉、视觉传导的纤维投射，并发出纤维投向相应的大脑皮质听区与视区。

2. **联络核**　主要包括丘脑枕核、外侧腹核与丘脑前核等。这类核团并不直接接受感觉投射纤维，但接受来自丘脑感觉接替核和其他皮质下中枢的纤维，换元后投射到大脑皮质的特定区域。其功能与各种感觉在丘脑和大脑皮质之间的联系协调有关，故称联络核。

3. **髓板内核群**　主要有中央中核、束旁核和中央外侧核等。这类核团没有直接投射到大脑皮质的纤维，但它们接受脑干网状结构的上行纤维，经多突触接替换元后，弥散地投射到整个大脑皮质。髓板内核群起着维持和改变大脑皮质兴奋状态的重要作用。

（二）丘脑的感觉投射系统

根据丘脑核团向大脑皮质投射途径与功能的不同，可将丘脑的感觉投射系统分为两大系统，即特异投射系统与非特异投射系统（图 10-12）。

1. **特异投射系统**　是指从丘脑感觉接替核发出的纤维投射到大脑皮质特定区域，具有点对点投射关系的感觉投射系统。丘脑的联络核在结构上大部分也与大脑皮质有特定的投射关系，投射到皮质的特定区域，所以也归属于这一系统，但它不引起特定感觉。

重点·考点·笔记

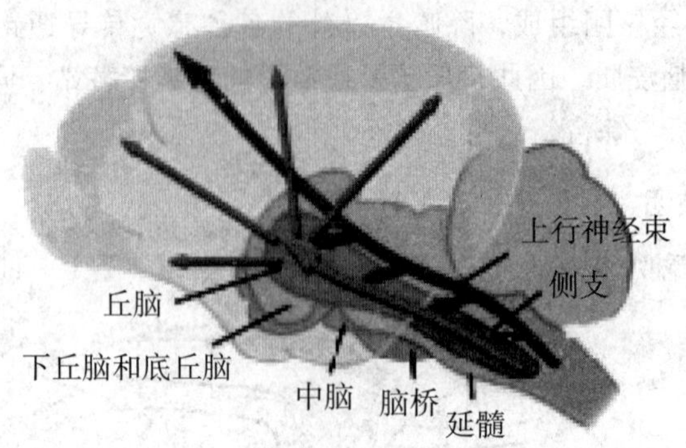

图 10-12 特异投射系统和非特异投射系统

2. 非特异投射系统 是指由丘脑的髓板内核群弥散地投射到大脑皮质广泛区域的非特异性感觉投射系统。经典感觉传导通路中第二级神经元的轴突在经过脑干时，发出侧支与脑干网状结构的神经元发生突触联系，在网状结构内反复换元，各种来源的兴奋互相会聚，形成共同的通路抵达丘脑髓板内核群，然后弥散地投射到大脑皮质广泛区域。非特异投射系统功能是维持和改变大脑皮质的兴奋状态，但不产生特定感觉。

动物实验表明，损毁脑干头端部网状结构，仅保留上传的特异感觉传导通路，动物即进入昏睡状态，脑电波呈同步化慢波；若在中脑水平切断特异感觉通路而不损害内侧网状结构，则动物仍处于清醒状态，脑电波呈现去同步化快波。由此可见，在脑干网状结构内存在具有上行唤醒作用的功能系统，这一系统称为脑干网状结构上行激动系统（ascending reticular activating system，ARAS）。目前认为，ARAS 主要是通过丘脑非特异投射系统来发挥作用的。丘脑非特异投射系统可视为 ARAS 的丘脑部分，在功能上这两者是一个不可分割的系统。由于这一系统是一个多突触接替的上行系统，所以容易受药物的影响出现传导阻滞。如巴比妥类催眠药的作用，可能就是阻断 ARAS 的传导，从而使大脑皮质进入抑制状态。

非特异与特异投射系统虽各自具有形态与功能上的特征，但二者具有密不可分的关系。特异投射系统传递特异感觉冲动，产生特定感觉，但感觉的产生有赖于非特异投射系统的上行唤醒作用；而非特异性传入冲动又来源于特异投射系统的感觉传入信息。正常情况下，这二者相互作用与配合，才能使大脑皮质既能处于觉醒状态，又能产生各种特定感觉。

三、大脑皮层的感觉分析功能

各种感觉传入冲动最后到达大脑皮质，通过其精细的分析、综合而产生相应的感觉。因此，大脑皮质是感觉分析的最高级中枢。皮质的不同区域在感觉功能上具有不同的分工，称为大脑皮质的功能定位。

（一）体表感觉区

1. 第一感觉区 主要位于大脑皮质中央后回，该皮质感觉区产生的感觉定位明确，性质清晰。其感觉投射有如下规律：①投射纤维左右交叉，即一侧的体表感觉投射到对侧大脑皮质的相应区域，但头面部感觉的投射是双侧性的。②投射区域的空间安排是倒置的，即下肢代表区在顶部（膝以下的代表区在皮质内侧面），上肢代表区在中间部，头面部代表区在底部，但头面部代表区内部的安排是正立的（图10–13）。③投射区的大小与体表感觉的灵敏度有关，感觉灵敏度高的拇指、示指、口唇的代表区大，而感觉灵敏度低的背部代表区小。这是因为感觉灵敏的部位具有较多的感受器，皮质与其相联系的神经元数量也较多。这种结构特点有利于精细的感觉分析。

2. 第二感觉区　位于中央前回与脑岛之间，其面积较小，体表感觉在此区的投射是双侧性的，空间安排呈正立位。第二感觉区对感觉仅有粗糙的分析作用，其感觉定位不明确，性质不清晰。

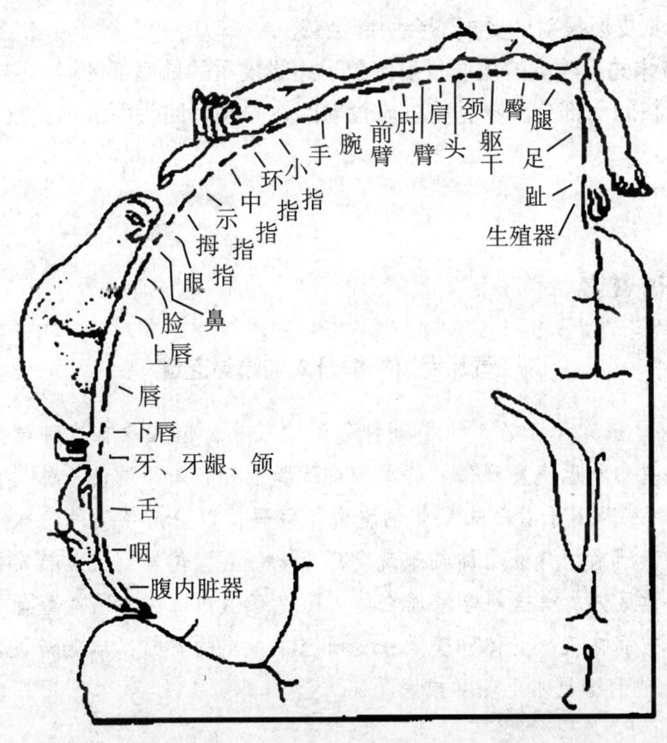

图 10–13　人大脑皮质体表感觉区

（二）本体感觉区

本体感觉是指肌肉、关节等的运动觉与位置觉。目前认为，中央前回（4 区）既是运动区，也是肌肉本体感觉投射区。刺激人脑的中央前回，可引起受试者试图发动肢体运动的主观感觉。

（三）内脏感觉区

内脏感觉投射的范围较弥散，并与体表感觉区有一定的重叠。第一感觉区的躯干与下肢部位有内脏感觉代表区。人脑的第二感觉区和运动辅助区都与内脏感觉有关。边缘系统的皮质部位也接受内脏感觉的投射。

重点·考点·笔记

（四）特殊感觉

1. 视觉　枕叶皮质的距状裂上、下缘（17区）是视觉的主要投射区。左眼颞侧和右眼鼻侧视网膜的传入纤维投射到左侧枕叶皮质；同样，右眼颞侧和左眼鼻侧视网膜的传入纤维投射到右侧枕叶皮质。所以，一侧枕叶皮质受损可造成两眼对侧偏盲，双侧枕叶损伤可导致全盲。此外，视网膜的上半部投射到距状裂的上缘，下半部投射到下缘，视网膜中央的黄斑区投射到距状裂的后部，周边区投射到距状裂的前部。

2. 听觉　人的听觉皮质投射区位于颞横回与颞上回（41区与42区）。41区是接受内侧膝状体听投射纤维的主要区域，42区也接受少量投射纤维，并有纤维与41区联系。听觉投射是双侧性的，即一侧听觉皮质投射区接受双侧耳蜗感受器的传入投射，故一侧听觉皮质投射区受损不会引起全聋。

3. 嗅觉与味觉　嗅觉的皮质投射区位于边缘皮质的前底部区域，包括梨状区皮质的前部、杏仁核的一部分。味觉的皮质投射区在中央后回头面部感觉投射区的下侧和脑岛后部皮质。

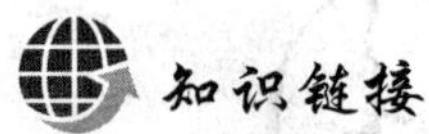

“气味专家”解开人类嗅觉之谜

人体能够分辨和记忆大约1万种不同的气味，但人具有这种能力的原理是什么？阿克塞尔和巴克发现，人的鼻腔细胞膜上分布着不同的气味受体。人类大约有1000个基因用于对气味受体细胞进行编码，以分辨不同的气味。气味受体被气味分子激活后，气味受体细胞就会产生电信号，传输到大脑特定区域，进而传至大脑其他区域。美国科学家理查德·阿克塞尔和琳达·巴克着有“气味专家”之称，因为他们在气味受体和嗅觉系统研究中做出的贡献，瑞典诺贝尔基金会于2004年授予他们诺贝尔生理学或医学奖。

四、痛觉

疼痛（pain）是最常见的临床症状。它是伤害性或潜在伤害性刺激引起的不愉快的主观体验，常伴有自主神经活动、运动反射与情绪反应。疼痛可作为机体受损害时的一种报警系统，对机体起保护作用。但疼痛特别是慢性疼痛或剧痛，往往使患者深受折磨，导致机体功能失调，甚至发生休克。所以，研究疼痛产生的机制及规律，对临床诊断与解除疼痛具有重要意义。

（一）痛觉感受器

痛觉感受器是游离的神经末梢，是一种化学感受器，广泛地分布于皮肤、肌肉、关节、内脏器官等处。在外伤、炎症、缺血、缺氧等伤害性刺激的作用下，损伤组织局部释放或合成一些致痛的化学物质，主要包括 H^+、K^+、5- 羟色胺、组胺、缓激肽、P 物质、前列腺素、白三烯、血栓素与血小板激活因子等，当它们达到一定浓度时，可兴奋痛觉感受器，产生痛觉传入冲动，进入中枢引起痛觉。

（二）皮肤痛觉

伤害性刺激作用于皮肤时，可先后出现快痛与慢痛两种性质的痛觉。快痛又称第一痛或急性痛，是一种尖锐的刺痛。快痛特点是产生与消失迅速，感觉清楚，定位明确，常引起快速的防卫反射。快痛一般属于生理性疼痛。慢痛又称第二痛，一般在刺激作用后 0.5 ～ 1.0 秒才能感觉到。慢痛特点是定位不太明确，持续时间较长，为一种强烈而难以忍受的烧灼痛，常伴有情绪反应及心血管与呼吸等方面的反应。慢痛一般属于病理性疼痛。在外伤时，上述两种痛觉相继出现，不易明确区分。皮肤有炎症时，常以慢痛为主。此外，深部组织（如骨膜、韧带和肌肉等）和内脏的痛觉，一般也表现为慢痛。

现已明确，快痛由较粗的、传导速度较快的 A_δ 纤维传导，其兴奋阈较低；慢痛由无髓鞘、传导速度较慢 C 纤维传导，其兴奋阈较高。

（三）内脏痛与牵涉痛

1. 内脏痛　内脏痛是伤害性刺激作用于内脏器官引起的疼痛。内脏痛是临床上常见的症状，常为病理性疼痛。与皮肤痛相比，内脏痛有以下特征。①性质缓慢、持续、定位不精确和对刺激的分辨能力差，常伴有明显的自主神经活动变化，情绪反应强烈，有时更甚于疾病的本身；②能引起皮肤痛的刺激如切割、烧灼等一般不引起内脏痛，而机械性牵拉、缺血、痉挛、炎症与化学刺激作用于内脏，则能产生疼痛。临床上观察到，肠管发生梗阻而出现异常运动、循环障碍与炎症时，往往会引起剧痛，严重时甚至危及生命。

还有一种内脏痛，是由于体腔壁层浆膜（胸膜、腹膜、心包膜）受到炎症、压力、摩擦或牵拉等伤害性刺激时所产生的疼痛，称为体腔壁痛。

2. 牵涉痛　某些内脏疾病可引起体表一定部位发生疼痛或痛觉过敏，这种现象称为牵涉痛。每一内脏有特定牵涉痛区（表 10-2），如心肌缺血时，可出现左肩、左臂内侧、左侧颈部和心前区疼痛；胆囊炎、胆结石时，可出现右肩胛部疼痛；阑尾炎初期，常感上腹部或脐区疼痛。牵涉痛并非内脏痛所特有的现象，深部躯体痛、牙痛等也可产生牵涉痛。

表 10-2　常见内脏疾病牵涉痛部位

内脏牵涉痛部位	患病内脏
心前区、左臂尺侧	心绞痛、心肌梗死
左上腹	胃病
肩胛间	胰腺炎
转移性右下腹	阑尾炎
右肩胛区	胆囊炎
腹股沟、会阴部放射性阵痛	肾、输尿管结石

重点·考点·笔记

考点提示

内脏痛的特征：①性质缓慢、持续、定位不精确和对刺激的分辨能力差，常伴有明显的自主神经活动变化，情绪反应强烈，有时更甚于疾病的本身；②能引起皮肤痛的刺激如切割、烧灼等一般不引起内脏痛，而机械性牵拉、缺血、痉挛、炎症与化学刺激作用于内脏，则能产生疼痛。

重点·考点·笔记

牵涉痛产生的机制，有会聚学说与易化学说（图 10-14）。会聚学说认为，患病内脏的传入纤维与被牵涉部位的皮肤传入纤维由同一背根进入脊髓同一区域，聚合于同一脊髓神经元，并由同一纤维上传入脑，在中枢内分享共同的传导通路。由于大脑皮质习惯于识别来自皮肤的刺激，因而误将内脏痛当作皮肤痛，故产生了牵涉痛。易化学说认为，内脏痛觉传入冲动，可提高内脏－躯体会聚神经元的兴奋性，对相应皮肤区域的传入冲动产生易化作用，导致牵涉性痛觉过敏。

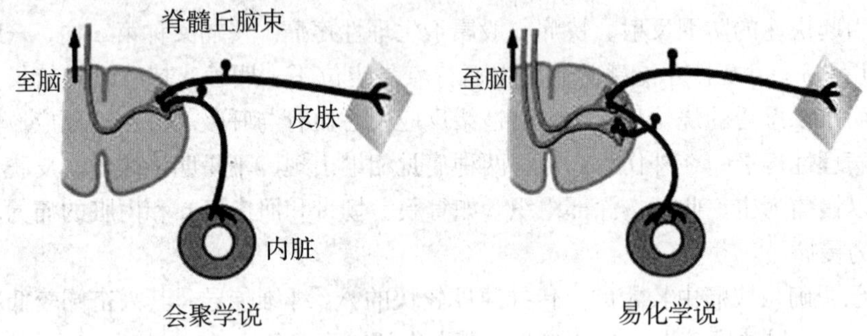

图 10-14　牵涉痛产生机制

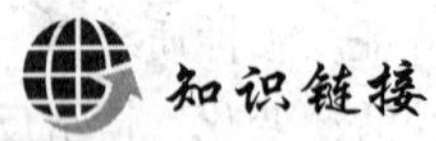

没有疼痛的痛苦生活

痛觉是由体内外伤害性刺激所引起的一种令人厌恶的、伴有情绪活动和防卫反应的感觉。但是，痛觉可在机体受到威胁时发出警报，具有保护意义。先天缺乏痛觉的人，因为在受到威胁时缺乏警报信号，往往很年轻就丧失了生命。例如，加拿大一位妇女出生时就对痛刺激没有反应，但她没有其他感觉障碍，而且人非常聪明。尽管在幼年时期，父母就训练她如何避开有害场景，但她的关节和脊椎还是发生了进行性退变，最后 28 岁就失去了生命。因此，痛觉感受器的低水平活动在我们的生活中起着重要的作用。即使在睡眠时，痛觉感受器也在活动，可以预防压疮的发生和脊椎的变形。

第三节　神经系统对躯体运动的调节

运动是行为的基础。人体所处的各种姿势及所进行的各种形式的躯体运动，都是以骨骼肌的活动为基础的。在运动过程中，骨骼肌的舒缩活动，不同肌群之间的相互配合，均有赖于神经系统的调节。调节姿势和运动的神经结构从低级到高级，可分为脊髓、脑干下行系统和大脑皮质运动区三个水平。此外，躯体运动还接受小脑和基底神经节的调节。

一、脊髓对躯体运动的调节

脊髓是调节躯体运动的初级中枢，通过脊髓能完成一些比较简单的躯体运动反射，如牵张反射、屈反射和交叉伸肌反射等。

（一）脊髓前角运动神经元

在脊髓前角存在大量的运动神经元，它们的轴突经前根离开脊髓后直达其所支配的肌肉。这些神经元可分为 α、β、γ 三种类型。

1. α 运动神经元与运动单位 α 运动神经元发出 Aα 传出纤维，其末梢在肌肉中分成许多分支，每一分支支配一根肌纤维。因此，当该神经元兴奋时，可引起它所支配的许多肌纤维收缩。由一个 α 运动神经元及其所支配的全部肌纤维组成的功能单位，称为运动单位（motor unit）。一个运动单位所包含的肌纤维数目多少不一。参与粗大运动的肌肉，其运动单位的肌纤维数目较多，如一个支配四肢肌肉的运动神经元，可支配2000根左右的肌纤维；而一个支配眼外肌的运动神经元只支配6 ~ 12根肌纤维，有利于完成精细运动。α 运动神经元既接受来自皮肤、肌肉和关节等外周的传入信息，也接受从脑干到大脑皮质等高位中枢的下传信息，许多运动信息在此会聚并发生整合，最终由它发出冲动到达其所支配的骨骼肌。因此，α 运动神经元被称为脊髓反射的最后公路。

2. γ 运动神经元 γ 运动神经元的胞体分散在 α 运动神经元之间，其胞体较 α 运动神经元小。它发出较细的 Aγ 传出纤维支配骨骼肌的梭内肌纤维，分布于肌梭的两端。γ 运动神经元的兴奋性较高，常以较高频率持续放电。当 γ 运动神经元兴奋时，梭内肌纤维两端收缩，从而提高了肌梭感受器的敏感性。

（二）牵张反射

牵张反射（stretch reflex）是指有完整神经支配的骨骼肌在受外力牵拉而伸长时，引起的被牵拉的同一肌肉发生收缩的反射。

1. 牵张反射的类型 牵张反射可分为腱反射（tendon reflex）与肌紧张（muscle tonus）两种类型。①腱反射：又称位相性牵张反射，是指快速牵拉肌腱时发生的牵张反射，表现为被牵拉肌肉迅速而明显地缩短。例如，快速叩击股四头肌腱，可使股四头肌受到牵拉而发生一次快速收缩，引起膝关节伸直，称膝反射（图10–15）。叩击不同肌腱，可引起不同的腱反射。腱反射的传入纤维直径较粗，传导速度较快；反射的潜伏期很短，其中枢延搁时间只相当于一个突触的传递时间，故认为腱反射是单突触反射。临床上常通过检查腱反射来了解神经系统的功能状态。如果腱反射减弱或消失，常提示反射弧的传入、传出通路或者脊髓反射中枢受损；而腱反射亢进，则说明控制脊髓的高级中枢作用减弱，提示高位中枢的病变。②肌紧张：又称紧张性牵张反射，是指缓慢持续牵拉肌腱所引起的牵张反射，表现为受牵拉肌肉处于收缩状态。肌紧张反射弧的中枢为多突触接替，属于多突触反射。该反射引起肌肉收缩的

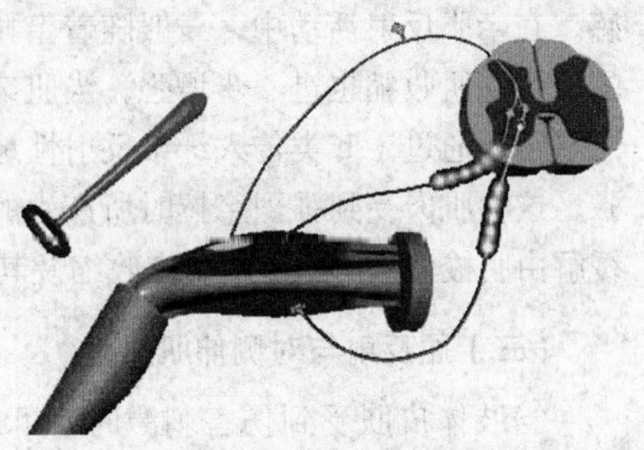

图10–15 膝反射弧

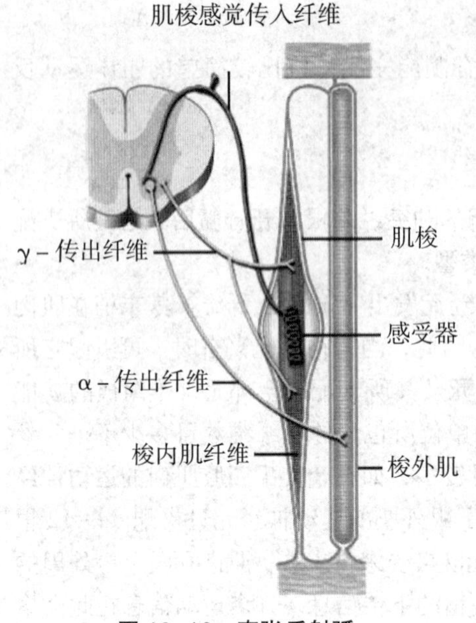

图 10–16　牵张反射弧

力量不大，只是阻止肌肉被拉长，因此不表现明显的动作。这可能是在同一肌肉内的不同运动单位交替收缩的结果，因此肌紧张能持久进行而不易疲劳。肌紧张是维持身体姿势最基本的反射活动，也是随意运动的基础。

2. 牵张反射的感受装置与反射途径　腱反射与肌紧张的感受器主要是肌梭。肌梭是一种感受机械牵拉刺激或肌肉长度变化的特殊感受装置（图 10–16），属于本体感受器。肌梭呈梭形，其外层为一结缔组织囊，囊内含有 2 ～ 12 条特殊肌纤维，称为梭内肌纤维；囊外为一般骨骼肌纤维，称为梭外肌纤维。梭内肌纤维与梭外肌纤维平行排列，呈并联关系。梭内肌纤维的收缩成分位于纤维的两端，中间部是肌梭的感受装置，两者呈串联关系。因此，当梭外肌收缩时，梭内肌感受装置所受牵拉刺激减少；而当梭外肌纤维被拉长或梭内肌收缩成分收缩时，可使肌梭感受装置受到牵张刺激而兴奋。肌梭的传入神经纤维有两种，一种为直径较粗的Ⅰa类纤维；另一种为直径较细的Ⅱ类纤维。

当肌肉受到外力牵拉时，梭内肌感受装置被拉长，肌梭受到牵张刺激，发放传入冲动，冲动的频率与肌梭被牵张的程度成正比。肌梭的传入冲动沿Ⅰa类纤维传至脊髓，引起支配同一肌肉的 α 运动神经元的活动，然后通过 Aα 纤维传出引起梭外肌收缩，完成一次肌牵张反射。

γ 运动神经元兴奋时，并不能直接引起肌肉的收缩。但由 γ 运动神经元传出活动引起的梭内肌的收缩能牵拉肌梭提高其敏感性，并通过Ⅰa类纤维的传入活动，改变 α 运动神经元的兴奋状态，从而调节肌肉的收缩。由此可见，γ 运动神经元传出活动的作用是调节肌梭对牵张反射的敏感性。

腱器官是分布于肌腱胶原纤维之间的牵张感受装置，与梭外肌呈串联关系。其传入纤维是直径较细的Ⅰb类纤维，它不直接终止于 α 运动神经元，而是通过抑制性中间神经元，抑制同一肌肉 α 运动神经元的活动。腱器官是一种感受肌肉张力变化的感受器，对肌肉的被动牵拉刺激不太敏感，而对肌肉主动收缩所产生的牵拉异常敏感。在牵张反射活动中，一般随着牵拉肌肉的力量增强，肌梭传入冲动的增多，引起的反射性肌收缩也进一步增强，当肌肉收缩达到一定强度时，张力便作用于腱器官使之兴奋，通过Ⅰb类传入纤维反射性地抑制同一肌肉收缩，使肌肉收缩停止，转而舒张。这种肌肉受到强烈牵拉时所产生的舒张反应，称为反牵张反射。其生理意义在于缓解由肌梭传入所引起的肌肉收缩及其所产生的张力，防止过分收缩对肌肉的损伤。

（三）屈反射与对侧伸肌反射

当肢体皮肤受到伤害刺激时，可反射性引起受刺激侧肢体的屈肌收缩，伸肌舒张，使肢体屈曲，称为屈反射（flexor reflex）。如火烫、针刺皮肤时，该侧肢体立即缩回，其目的在于避开有害刺激，对机体有保护意义。屈反射是一种多突触反射，其反射弧的传出部分可支配多个关节的肌肉活动。该反射的强弱与刺激强度有关，反射的范围可随刺激强度的增加而扩大。如足趾受到较弱的刺激时，只引起踝关节屈曲，随着刺激的增强，膝关节和髋关节也可发生屈曲。当刺激加大达一定强度时，则对侧肢体的伸肌也被激活，在同侧肢体发生屈反射的基础上，出现对侧肢体伸直的反射活动，称为对侧伸肌反射。该反射是一种姿势反射，在保持身体平衡中具有重要意义。

（四）脊休克

脊髓与脑完全断离的动物称为脊动物。与脑断离的脊髓暂时丧失反射活动能力，进入无反应状态，这种现象称为脊休克（spinal shock）。脊休克的主要表现有：在横断面以下的屈反射、对侧伸肌反射、腱反射与肌紧张均丧失，外周血管扩张，动脉血压下降，发汗、排便和排尿等自主神经反射均不能出现。随后，脊髓的反射功能可逐渐恢复。低等动物恢复较快，动物越高等恢复越慢。如蛙在脊髓离断后数分钟内反射即恢复，犬需几天，人类则需数周甚至数月。在恢复过程中，首先恢复的是一些比较原始、简单的反射，如屈反射、腱反射；而后比较复杂的反射逐渐恢复，如对侧伸肌反射、搔爬反射。在脊髓躯体反射恢复后，部分内脏反射活动也开始恢复，如血压逐渐回升到一定水平，并出现一定的排便、排尿反射。由此可见，脊髓本身可以完成一些简单的反射，脊髓内存在着低级的躯体反射与内脏反射中枢。脊髓横断后，由于脊髓内上行与下行的神经束均被中断，因此断面以下的各种感觉和随意运动很难恢复，甚至将永远丧失，临床上称为截瘫。

> **考点提示**
> 脊休克：脊髓与脑完全断离的动物称为脊动物。与脑断离的脊髓暂时丧失一切反射活动的能力，进入无反应状态。

脊休克的产生并非是切断损伤的刺激引起的，因为当反射恢复后，在原切面之下进行第二次脊髓切断并不能使脊休克重新出现。目前认为，脊休克产生的原因是由于离断的脊髓突然失去了高位中枢的调节，特别是失去了大脑皮质、脑干网状结构和前庭核的下行性易化作用所致。

二、脑干对肌紧张的调节

脑干是脊髓与高级中枢之间的运动控制中枢，能完成一系列反射。脑干通过调节肌紧张以维持一定的姿势，并参与躯体运动的协调。

（一）脑干网状结构易化区与抑制区

脑干网状结构主要是由中脑、脑桥和延髓中央部大小不等的神经元和神经纤维混合组成的神经结构。按其对脊髓运动功能影响的不同，可将脑干网状结构分为易化区与抑制区（图 10–17）。

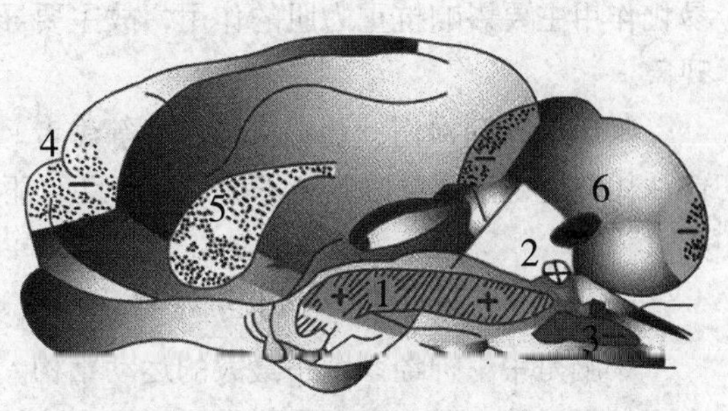

1. 网状结构易化区　2. 延髓前庭核　3. 网状结构抑制区　4. 大脑皮质　5. 尾状核　6. 小脑

图 10–17　猫脑干网状结构下行抑制和易化系统

1. 易化区及其作用　脑干网状结构中能加强肌紧张和肌肉运动的区域，称为易化区。易化区较大，包括

重点·考点·笔记

延髓网状结构的背外侧部分、脑桥被盖、中脑的中央灰质与被盖等脑干中央区域。易化区的作用主要是通过网状脊髓束的下行通路兴奋 γ 运动神经元，增强肌紧张与肌肉运动。此外，易化区对 α 运动神经元也有一定的易化作用。易化肌紧张的中枢部位除网状结构易化区外，还有脑干外神经结构，如前庭核、小脑前叶两侧部等部位，它们共同组成易化系统。网状结构易化区具有持续的自发放电活动，这可能是由上行感觉传入冲动的激动作用所引起的。

2. 抑制区及其作用 脑干网状结构中还有抑制肌紧张和肌肉运动的区域，称为抑制区。该区较小，位于延髓网状结构的腹内侧部。其作用主要是通过网状脊髓束的下行抑制性纤维与 γ 运动神经元形成抑制性突触，抑制 γ 运动神经元的活动来实现的。

抑制肌紧张的中枢部位除网状结构抑制区外，还有大脑皮质运动区、纹状体与小脑前叶蚓部等脑干外神经结构，它们构成抑制系统。这些脑干外神经结构不仅可通过网状结构抑制区的活动抑制肌紧张，而且能控制网状结构易化区的活动，使其受到抑制。一般来说，网状结构抑制区本身无自发活动，它在接受上述各高位中枢传入的始动作用时，才能发挥下行抑制的作用。

正常情况下，易化与抑制肌紧张的活动处于相对平衡。但从活动的强度来看，易化区的活动较抑制区强，因此在肌紧张的平衡调节中，易化区略占优势。

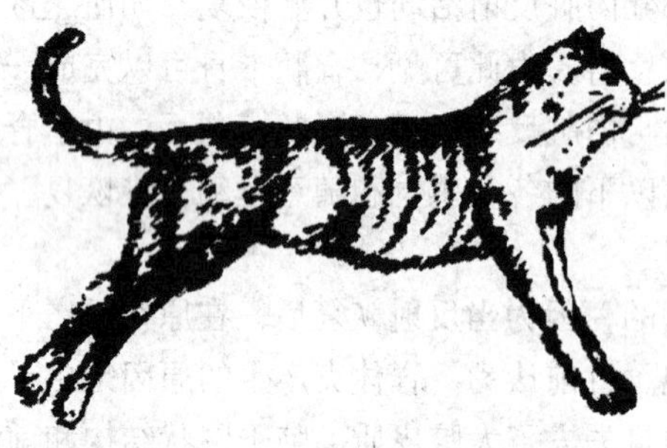

图 10-18 猫去大脑僵直的表现

（二）去大脑僵直

在中脑上、下丘之间横断脑干的动物，会立即出现全身肌紧张，特别是伸肌肌紧张过度亢进，表现为四肢伸直、头尾昂起、脊柱挺硬的角弓反张状态，称为去大脑僵直（图 10-18）。

去大脑僵直的发生是由于在中脑水平切断了大脑皮质运动区和纹状体等神经结构与脑干网状结构的功能联系，使抑制区失去了高位中枢的始动作用，削弱了抑制区的活动。而与网状易化区保持功能联系的神经结构虽有部分被切除，但易化区本身存在自发活动，而且前庭核的易化作用依然保留，所以易化区的活动仍继续存在，易化系统的活动占有显著优势。由于这些易化作用主要影响抗重力肌的作用，故主要导致伸肌肌紧张加强，而出现去大脑僵直现象。

临床上，脑损伤、脑出血与脑炎等患者，有时也可出现类似去大脑僵直的表现，这往往是病变已严重侵犯脑干、预后不良的征兆。

三、小脑对躯体运动的调节

小脑是中枢神经系统中最大的运动结构。小脑对于维持身体平衡、调节肌紧张、协调与形成随意运动均有重要作用。按小脑的传入、传出纤维联系可将其分为前庭小脑、脊髓小脑与皮质小脑三个功能部分（图 10-19），它们分别主要接受前庭系统、脊髓和大脑皮质的传入，其传出也相应地到达前庭核、脊髓和大脑皮质，形成三个闭合的神经回路。

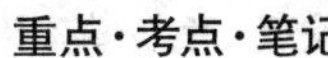

重点·考点·笔记

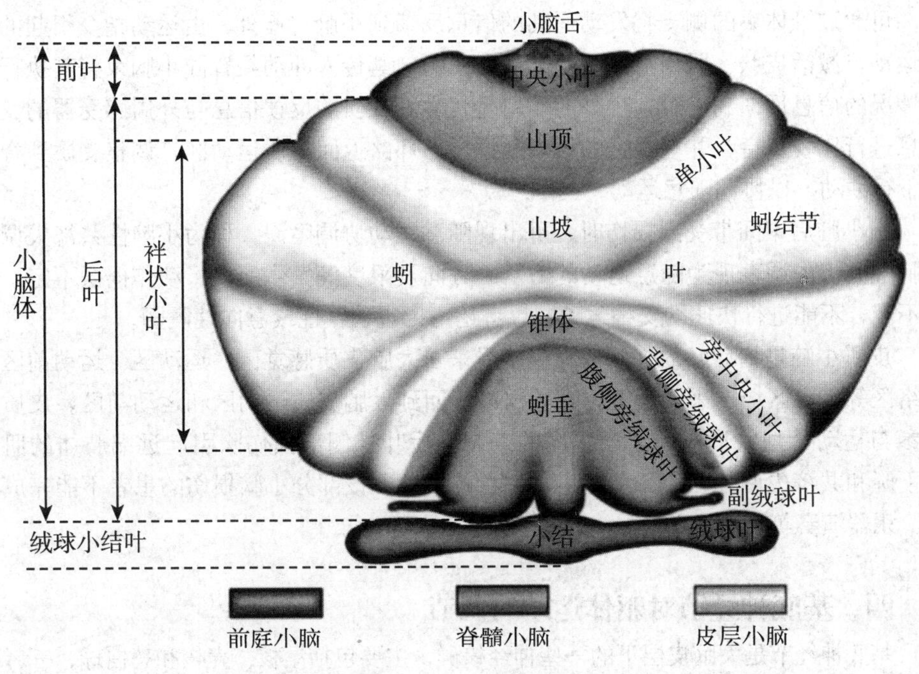

图 10-19　小脑分区

(一)维持身体平衡

维持身体平衡是前庭小脑的主要功能。前庭小脑主要由绒球小结叶构成。由于绒球小结叶直接与前庭神经核发生连接，因此其平衡功能与前庭器官和前庭核的活动有密切关系。其反射途径为：前庭器官→前庭核→绒球小结叶→前庭核→脊髓运动神经元→肌肉。绒球小结叶经前庭核换元，经前庭脊髓束抵达脊髓前角内侧，调节运动神经元的兴奋与肌肉的收缩活动，维持躯体运动的平衡。绒球小结叶的病变或损伤，可导致躯体平衡功能的障碍，但随意运动的协调功能一般不受影响。如第四脑室的肿瘤压迫绒球小结叶时，患者站立不稳，但肌肉运动协调仍良好。切除绒球小结叶的猴不能保持身体的平衡，但随意运动仍能协调。

(二)调节肌紧张与协调随意运动

小脑调节肌紧张与协调随意运动的功能，主要是由脊髓小脑完成的。脊髓小脑由小脑前叶和后叶的中间带（包括旁中央小叶）组成。其中，小脑前叶的功能是调节肌紧张，小脑后叶中间带的功能是协调随意运动。

1. 调节肌紧张　小脑前叶主要接受来自肌肉、关节等处本体感受器的传入冲动，也接受视觉、听觉与前庭的传入信息，其传出冲动分别通过网状脊髓束、前庭脊髓束等下行系统到达脊髓，进而调节肌紧张。小脑前叶对肌紧张具有抑制和易化双重调节作用。加强肌紧张主要是前叶两侧部的功能。实验中刺激猴的前叶两侧部可使肌紧张明显增强。在生物进化过程中，前叶对肌紧张的抑制作用逐渐减弱，而易化肌紧张的作用逐渐占优势。小脑损伤后可出现肌张力减退或肌无力现象。

2. 协调随意运动　协调随意运动是小脑后叶中间带的重要功能，它可通过环路联系对大脑皮质发动的随意运动起重要调节作用。在皮质运动区向脊髓发出运动指令

重点·考点·笔记

时，可通过锥体束的侧支将发动运动的信息反馈到小脑。此外，由运动指令引起的随意运动可激活皮肤、肌肉与关节等外周感受器，其传入冲动经脊髓小脑束将其执行运动情况的信息反馈到小脑。小脑的作用是将大脑皮质的反馈信息与外周感受器的反馈信息进行比较整合，并将整合的结果通过反馈环路返回皮质运动区，调整皮质到脊髓的下行冲动，以协调随意运动。

当小脑后中间带受到损伤时，可出现随意运动协调障碍，称为小脑性共济失调。小脑性共济失调表现为随意运动的力量、方向及限度等发生紊乱，动作摇摆不定，指物不准，不能进行快速的交替运动。患者还可出现动作性或意向性震颤。

皮质小脑是指后叶的外侧部，仅接受来自大脑皮质感觉区、运动区、运动前区、联络区等广大区域传来的信息，其传出冲动回到大脑皮质运动区和运动前区。皮质小脑参与运动计划的形成和运动程序的编制。后叶外侧部损伤除引起远端肢体的肌张力下降和共济失调外，还可引起运动起始的延缓。该部分小脑损伤的患者不能完成打字、乐器演奏等精巧运动。

四、基底神经节对躯体运动的调节

基底神经节是大脑皮层下的一些神经核群，主要包括尾核、壳核和苍白球，三者合称纹状体。此外，丘脑底核、中脑的黑质与红核及被盖网状结构等在功能上与纹状体密切相关（图 10–20），故也属于基底神经节的范畴。基底神经节中与运动有关的主要是纹状体。纹状体的传入冲动主要来自大脑皮质，传出冲动经过丘脑又返回大脑皮质。

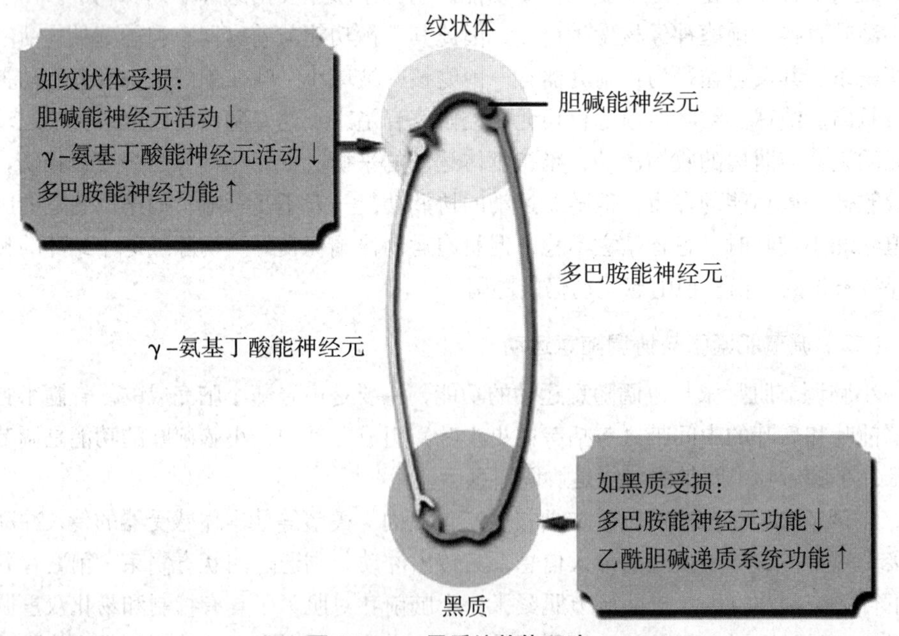

图 10–20　黑质纹状体环路

基底神经节的主要作用是调节运动，与随意运动的产生和稳定、肌紧张的控制及本体感觉传入冲动的处理等均有密切关系。在人类，基底神经节损伤可引起一系列运动功能障碍，临床表现主要分两大类：一类是运动过少而肌紧张亢进的综合征，如震颤麻痹等；另一类是运动过多而肌紧张低下的综合征，如舞蹈病等。

震颤麻痹（帕金森病）主要症状是全身肌紧张增强、肌肉强直、随意运动减少、动作迟缓、面部表情呆板（面具脸）。此外，患者常伴有静止性震颤，多出现于上肢。震颤麻痹的病变主要在中脑黑质。黑质和纹状体间存在着相互拮抗的递质系统：一种是多巴胺抑制系统，黑质是多巴胺能神经元胞体集中处，由此发出的多巴胺纤维到纹状体，对纹状体神经元起抑制作用；另一种为乙酰胆碱兴奋系统，对纹状体神经元产生易化作用。正常时这两个系统保持平衡，保证正常肌紧张和运动的协调性。当黑质病变时，多巴胺能神经元受损，黑质与纹状体中多巴胺含量均明显减少，使多巴胺递质系统的功能减退，导致 ACh 递质系统的功能亢进，从而产生震颤麻痹。临床上应用左旋多巴以增强多巴胺的合成，或应用 M 受体阻断剂以阻断 ACh 的作用，均对震颤麻痹有一定的治疗作用。舞蹈病（亨廷顿病）主要症状为上肢和头部不自主的舞蹈样动作，并伴有肌张力降低等，病变主要在纹状体。目前认为，舞蹈病的产生是由于纹状体中胆碱能神经元和 γ－氨基丁酸能神经元功能减退，减弱了对黑质多巴胺能神经元的抑制，使多巴胺能神经元的功能相对亢进所致。

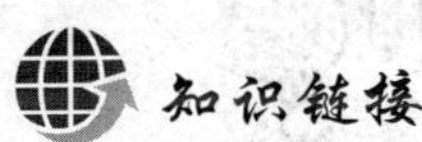

帕金森病主要临床的表现

帕金森病的英文为 Parkinson's Disease，因詹姆士·帕金森（James Parkinson）于 1817 年在英国发现此病而命名。帕金森病是一种慢性的中枢神经系统退行性病变，它会损害患者的动作技能、语言能力及其他功能。其病因可能与大脑底部基底核（basal ganglia）及黑质（substantial nigra）神经细胞快速退化，无法分泌足够的多巴胺（dopamine）有关。该病起病缓慢，呈进行性加重，临床主要表现如下。

①姿势与步态：面容呆板，形若假面具。②震颤：多见于头部和四肢，以手部最明显，手指表现为粗大的静止性震颤。③肌肉僵硬：伸肌、屈肌张力均增高，呈齿轮样强直或铅管样强直。④运动障碍：与肌肉僵硬有关，如发音肌僵硬引起发音困难，手指肌僵硬使生活不能自理。⑤其他：易激动，偶有阵发性冲动行为；出汗、唾液、皮脂腺液等分泌增多；脑脊液、尿中多巴胺及其代谢产物降低。

五、大脑皮质对躯体运动的调节

（一）大脑皮质的运动区

高等动物，特别是人类的躯体运动受大脑皮质的控制。大脑皮质中与躯体运动有密切关系的区域，称为大脑皮质运动区。

1. 主要运动区　又称运动皮质，位于中央前回和运动前区。主要运动区具有下列功能特征：①具有交叉支配的性质，即一侧皮质主要支配对侧躯体的运动，但头面部

重点·考点·笔记

肌肉的运动，如咀嚼、喉及脸上部运动是双侧支配。②具有精细的功能定位，即皮质的一定区域支配一定部位的肌肉，其定位安排与感觉区类似，呈倒置分布。下肢代表区在顶部，上肢代表区在中间部，头面部肌肉代表区在底部，但头面部内部的安排是正立的。③功能代表区的大小与运动的精细和复杂程度有关，即运动越精细越复杂，皮质相应运动区的面积越大（图 10–21）。

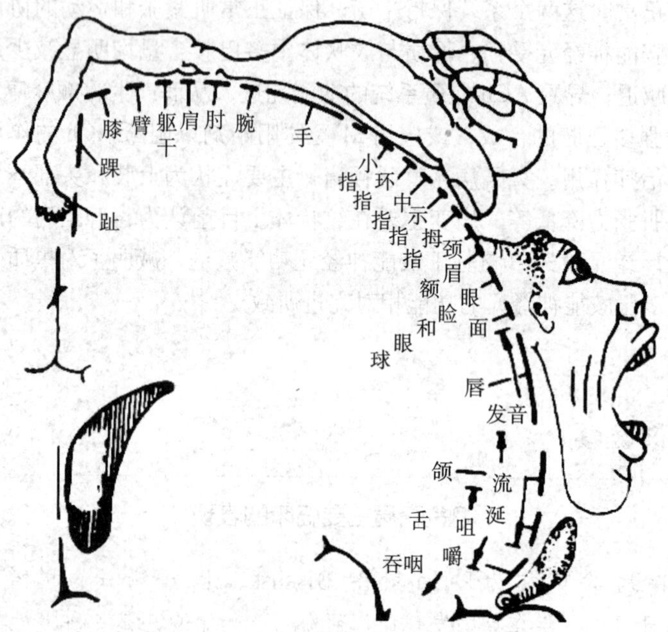

图 10–21 人大脑皮质运动区

2. 辅助运动区 位于大脑皮质的内侧面（两半球纵裂内侧壁），运动区之前。一般为双侧性支配，刺激该区可引起肢体运动与发声。

3. 第二运动区 位于中央前回与岛叶之间，即第Ⅱ体感区的位置。电刺激该区能引起双侧的运动反应，其运动代表区的分布与第Ⅱ体感区一致。

（二）运动传导通路

大脑皮质对躯体运动的调节可通过皮质脊髓束、皮质脑干束及其他下行传导通路的协调活动完成。

1. 皮质脊髓束与皮质脑干束 皮质脊髓束是指由皮质发出，经内囊和延髓锥体下行，到达脊髓前角运动神经元的传导束。皮质脊髓束中 80% 的纤维在延髓锥体跨过中线交叉到对侧下行，纵贯脊髓全长，称为皮质脊髓侧束；其余 20% 的纤维不跨越中线，在脊髓同侧前索下行，称为皮质脊髓前束。皮质脊髓前束一般只下降到脊髓胸段，大部分在逐个节段经前联合交叉终止于对侧的前角运动神经元，控制躯干和四肢近端肌肉，尤其是屈肌，与姿势的维持和粗大的运动有关。皮质脊髓侧束终止于脊髓前角外侧部分的运动神经元，控制四肢远端肌肉，与精细的、技巧性的运动有关。

2. 其他下行传导通路 皮质脊髓束和皮质脑干束除直接下行控制脊髓和脑干运动神经元外，还发出侧支，与一些直接起源于运动皮质的纤维一起，经脑干某些核团接替后形成顶盖脊髓束、网状脊髓束和前庭脊髓束，其功能与皮质脊髓前束相似。另外，红核脊髓束的功能可能与皮质脊髓侧束相似。

第四节　神经系统对内脏功能的调节

一般情况下，调节内脏活动的神经系统不受意识的控制，具有很强的自主性，故称之为自主神经系统。自主神经系统分为中枢和外周两部分。中枢部分包括从脊髓到大脑的有关神经结构。外周部分包括传入神经和传出神经，但习惯上仅指支配内脏器官的传出神经，并将其分为交感神经和副交感神经两部分。

一、自主神经系统的结构和功能特征

自主神经对内脏的支配与躯体运动神经不同，交感神经和副交感神经从中枢发出后，在到达效应器之前都要在神经节中更换一次神经元。由脑和脊髓发出到神经节的纤维称为节前纤维，由自主节内神经元发出终止于效应器的纤维称节后纤维。

交感神经的节前纤维起自胸腰段脊髓灰质侧角细胞，它们分别在椎旁和椎前神经节换元。其节后纤维分布极为广泛，几乎所有内脏器官、血管、汗腺等都受其支配（图 10–22）。但肾上腺髓质例外，它直接接受交感神经节前纤维的支配，相当于一个交感神经节。交感神经的节前纤维相对较短，而节后纤维相对较长。一根交感神经节前纤维可以和多个节后神经元发生突触联系。例如，猫颈上交感神经节中的节前纤维与节后纤维之比为 1 ∶ （11 ~ 17）。因此，交感神经兴奋时所影响的范围比较广泛。

副交感神经起源于脑干的第Ⅲ、Ⅶ、Ⅸ、Ⅹ对脑神经核和骶段脊髓（S_2 ~ S_4）灰质侧角。副交感神经的分布比较局限，某些器官没有副交感神经的支配，如皮肤和肌肉的血管、汗腺、竖毛肌、肾上腺髓质和肾等，只有交感神经支配。一根副交感神经的节前纤维只与几个节后神经元形成突触，所以副交感神经兴奋时，影响范围比较局限。

二、自主神经系统的主要功能及生理意义

自主神经系统的主要功能在于调节心肌、平滑肌和腺体的活动，以维持内环境的相对稳定，并支持躯体行为方面的活动。其功能特点如下。

1. 双重支配　除少数器官外，体内大多数组织器官都同时接受交感神经和副交感神经的双重支配，且二者对内脏活动的调节作用往往是相互拮抗的（表 10–3）。例如，对于心脏，迷走神经具有抑制作用，交感神经却具有兴奋作用。这种拮抗性能使神经系统从正、反两方面灵敏地调节器官活动，以适应机体的需要。在某些外周效应器上，交感神经和副交感神经也表现为协同作用。例如，支配唾液腺的交感神经和副交感神经对唾液分泌均有促进作用，仅在唾液性质方面有所差异，前者引起分泌的唾液黏稠，而后者引起分泌的唾液稀薄。

重点·考点·笔记

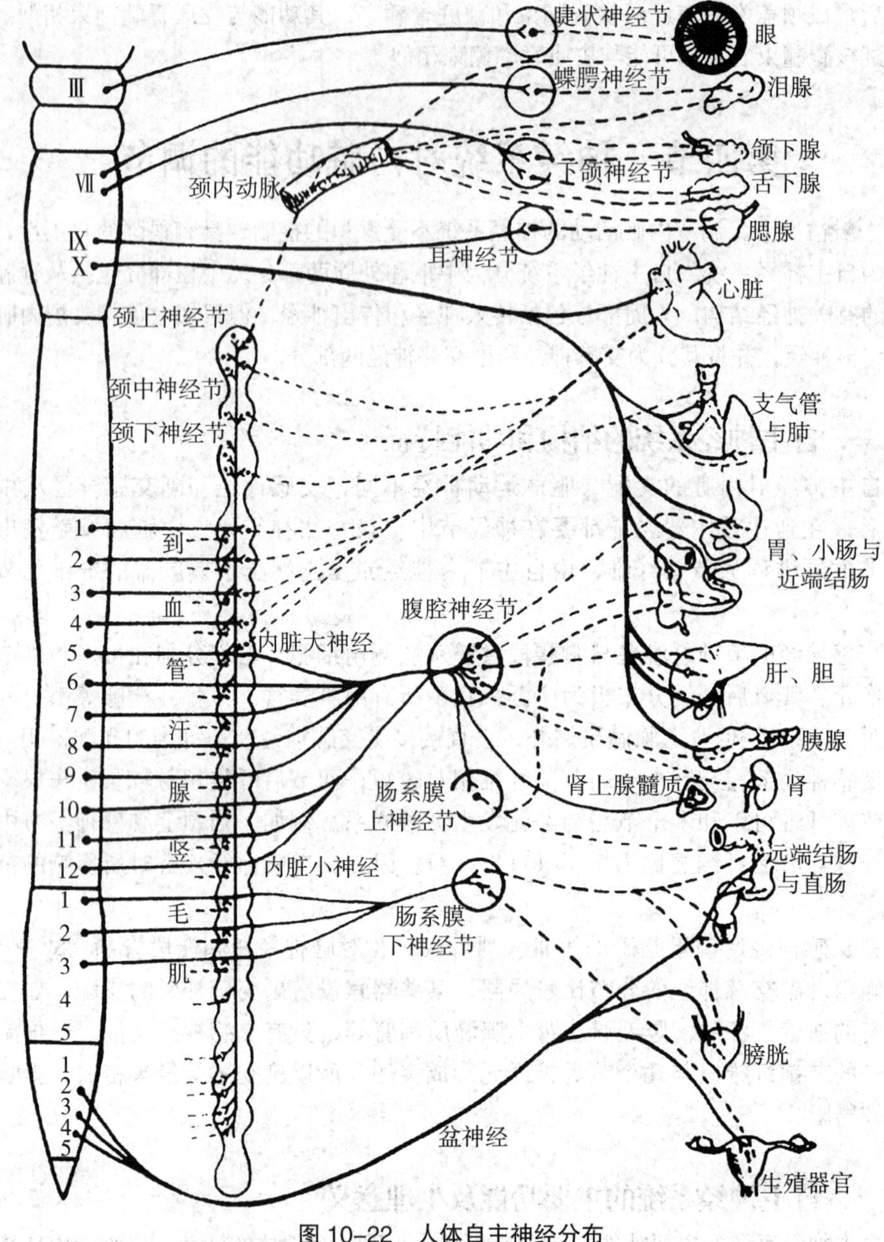

图 10-22 人体自主神经分布

2. 紧张性作用 自主神经对外周器官的支配，一般具有持久的紧张性作用。所谓紧张性是指在安静状态下自主神经仍不断地向效应器发放低频率神经冲动的特性。例如，由于交感神经的紧张性活动，正常时几乎使全身血管收缩到最大直径的一半，当交感紧张性活动增强时可使血管进一步收缩；相反，若交感紧张性降低时，血管扩张。与交感神经相似，副交感神经也有紧张性活动，其中以迷走神经的活动最为明显，形成迷走紧张性。交感神经和副交感神经的紧张性活动共同维持器官的正常活动。切断狗两侧迷走神经后，狗的心率可由 60 ~ 70 次 / 分增加到 300 ~ 320 次 / 分，这表明平时迷走神经有抑制心脏活动的作用，一旦消除此作用，则完全呈现交感神经的效应。

表 10-3　自主神经的主要功能

器官	交感神经	副交感神经
循环器官	心率加快、心肌收缩力加强，腹腔内脏、皮肤、唾液腺、外生殖器的血管收缩，骨骼肌血管收缩(肾上腺素受体)或舒张（胆碱受体）	心率减慢、心肌收缩力减弱，少数器官（如外生殖器）血管舒张
呼吸器官	支气管平滑肌舒张	支气管平滑肌收缩 呼吸道黏膜腺体分泌
消化器官	抑制胃肠运动，促进括约肌收缩，使唾液腺分泌黏稠的唾液	促进胃肠运动、胆囊收缩，促进括约舒张，唾液腺分泌稀薄唾液，使胃液、胰液、胆汁分泌增加
泌尿生殖器官	逼尿肌舒张、尿道内括约肌收缩，有孕子宫平滑肌收缩、无孕子宫平滑肌舒张	逼尿肌收缩、尿道内括约肌舒张
眼	瞳孔开大肌收缩，瞳孔开大	瞳孔括约肌收缩，瞳孔缩小；睫状肌收缩，泪腺分泌
皮肤	汗腺分泌，竖毛肌收缩	
内分泌和代谢	肾上腺髓质分泌激素，肝糖原分解	胰岛素分泌

3. 效应器所处功能状态的影响　自主神经的作用与效应器本身的功能状态有关。例如，刺激交感神经可使动物无孕子宫的活动受到抑制，而对有孕子宫却可加强其活动。又如小肠，副交感神经兴奋一般是加强其运动，但如果肠肌原来处于收缩状态，则刺激副交感神经可使之舒张。

4. 对整体生理功能调节的意义　交感神经系统的活动影响范围比较广泛，可动员机体许多器官的潜在力量，促进机体适应环境的急变。当机体遇到各种紧急情况如剧烈运动、失血、紧张、窒息、恐惧、寒冷时，交感神经系统的活动明显增强，同时肾上腺髓质分泌增加，表现出一系列的交感－肾上腺髓质系统活动亢进的现象。如心率增快，心肌收缩力增强，动脉血压升高；骨骼肌血管舒张，皮肤与腹腔内脏血管收缩，使血液重新分配；还可出现瞳孔扩大、支气管扩张、胃肠道活动抑制、肝糖原分解加速、血糖浓度升高等反应。实验证明，切除全部交感神经链的动物，只能在平静的环境中生存，对环境急变的适应能力显著减弱。

三、自主神经系统的递质和受体

自主神经对内脏器官的作用是通过神经末梢释放神经递质实现的，其释放的递质属于外周神经递质，主要包括乙酰胆碱和去甲肾上腺素。递质要发挥其生理效应，必须和相应的受体结合。一种递质对于同种组织细胞，如去甲肾上腺素对于血管平滑肌细胞，有的出现收缩效应，有的出现舒张效应，就是因为其作用于血管平滑肌细胞的不同受体。学习有关受体的理论，对于进一步理解某些药物的作用及临床治疗工作有

重点·考点·笔记

一定的意义。

（一）自主神经递质

1. 乙酰胆碱 乙酰胆碱（acetylcholine，ACh）是外周神经末梢释放的一类重要递质，凡是以乙酰胆碱作为递质的神经纤维皆可称为胆碱能纤维。自主神经中的胆碱能纤维包括全部交感神经和副交感神经的节前纤维、大多数副交感神经的节后纤维，以及交感神经的小部分节后纤维（如支配汗腺及支配骨骼肌血管）。此外，躯体运动神经纤维也是胆碱能纤维。

2. 去甲肾上腺素 去甲肾上腺素（norepinephrine，NE）是外周神经末梢释放的另一类重要的神经递质。外周神经中，凡是以去甲肾上腺素作为神经递质的神经纤维皆可称为肾上腺素能纤维。大部分交感神经节后纤维属于肾上腺素能纤维。

除上述两类主要的外周神经递质外，还发现有嘌呤类递质和肽类递质。在胃肠道的自主神经系统中已发现多种肽类物质，如引起胃产生容受性舒张的迷走神经纤维的递质可能就是一种称为血管活性肠肽的肽类物质。

（二）受体

受体是指位于细胞膜、细胞质内及细胞核内的大分子物质，它们能识别特定的生物活性物质并与之结合，并产生特定的生物学效应。能与受体特异性结合的生物活性物质称为配体。配体中与受体结合后产生相应生理效应的化学物质称为激动剂，与受体结合而不产生生理效应的化学物质称为拮抗剂。

1. 胆碱能受体 胆碱能受体可根据它们的药理特性分为两大类，即毒蕈碱受体（M 受体）和烟碱受体（N 受体）。它们除与 ACh 结合外，还可分别被毒蕈碱与烟碱所激动。这两种类型的受体还可进一步分为亚型（图 10–23）。

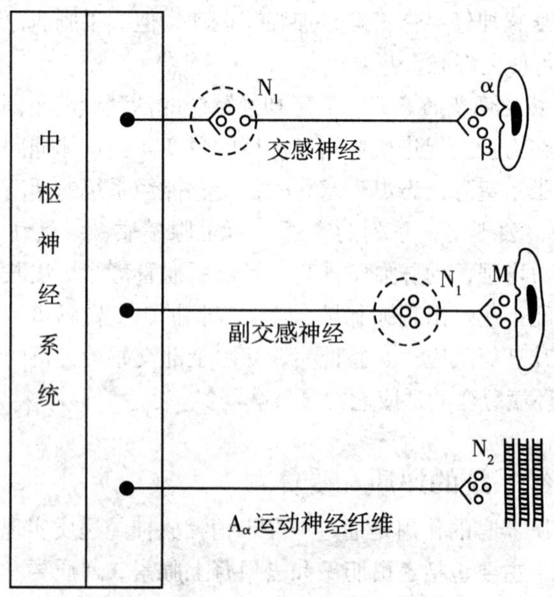

图 10–23 受体类型分布

(1) M 受体：M 受体广泛地分布于绝大多数副交感节后纤维支配的效应器（少数肽能纤维支配的效应器除外），以及部分交感节后纤维支配的汗腺、骨骼肌的血管壁上。ACh 与 M 受体结合后，可产生一系列自主神经节后胆碱能纤维兴奋的效应，包括心脏活动的抑制、支气管与胃肠道平滑肌的收缩、膀胱逼尿肌和瞳孔括约肌的收缩、消化腺与汗腺的分泌，以及骨骼肌血管的舒张等，这种效应称为毒蕈碱样作用(M 样作用)。阿托品是 M 受体的阻断剂，能和 M 受体结合，阻断 ACh 的 M 样作用。

近年来，运用分子克隆技术已阐明 M 受体的 5 种亚型，分别命名为 M_1、M_2、M_3、M_4 与 M_5 受体。其中，M_1 受体在脑内含量丰富，M_2 受体主要分布于心脏。M_4 受体在胰腺的腺泡和胰岛组织发现，介导胰酶与胰岛素的分泌。M_3 和 M_4 受体可见于平滑肌中。M_5 受体的药理学特性与生理效应尚不清楚。

(2) N 受体：N 受体又分为 N_1 受体与 N_2 受体两种亚型。现已知道，这两种受体实际上是一种 N 型 ACh 门控通道。为了区别上述两种离子通道或受体，现将 N_1 受体称为神经元型 N 受体，它分布于中枢神经系统内和自主神经节的突触后膜上，ACh 与之结合可引起节后神经元兴奋；而将 N_2 受体称之为肌肉型 N 受体，分布在神经 - 肌接头的终板膜上，ACh 与之结合可使骨骼肌兴奋。ACh 与这两种受体结合所产生的效应称为烟碱样作用（N 样作用）。六烃季铵主要阻断神经元型 N 受体的功能，十烃季铵则主要阻断肌肉型 N 受体的功能，而筒箭毒碱能同时阻断这两种受体的功能，从而拮抗 ACh 的 N 样作用。

2. 肾上腺素能受体 肾上腺素能受体是机体内能与儿茶酚胺类物质（包括肾上腺素、去甲肾上腺素、异丙肾上腺素等）相结合的受体，可分为 α 型与 β 型两种。α 受体又可分为 α_1 和 α_2 受体两个亚型，β 受体则能分为 β_1、β_2 和 β_3 受体三个亚型。存在于不同部位不同类型的肾上腺素能受体，产生的生物效应不同。

(1) α 受体：一般认为 α_1 受体分布于肾上腺素能神经所支配的效应器细胞膜上。在外周组织中，α_1 受体主要分布于平滑肌，儿茶酚胺与之结合后产生的平滑肌效应主要是兴奋性的，包括血管收缩（尤其是皮肤、胃肠与肾等内脏血管）、子宫收缩和瞳孔括约肌收缩等；α_2 受体主要分布于肾上腺素能纤维末梢的突触前膜上，对突触前 NE 的释放进行反馈调节。哌唑嗪为选择性 α_1 受体阻断剂，它可阻断 α_1 受体的兴奋效应产生降压作用，也可用于慢性心功能不全的治疗。育亨宾能选择性阻断 α_2 受体。酚妥拉明可阻断 α_1 与 α_2 两种受体的作用。

(2) β 受体：β_1 受体主要分布于心脏组织中，其作用是兴奋性的。在生理情况下，心脏的 β_1 受体作用占优势，可掩盖心脏 α_1 受体的作用；只有在 β_1 受体功能受抑制时，α_1 受体对心脏功能活动的调节才显示重要地位。此外，在肾组织中也有 β_1 受体，它起传导兴奋的作用，促进肾素分泌。β_2 受体主要分布在平滑肌，其效应是抑制性的，可使支气管、胃肠道、子宫及血管（冠状动脉、骨骼肌血管等）等平滑肌舒张。β 受体阻断剂已广泛应用于临床。阿替洛尔为选择性 β_1 受体阻断剂，临床上可用于治疗高血压、缺血性心脏病及快速性心律失常等。普萘洛尔是临床上常用的非选择性 β 受体阻断剂，它对 β_1 和 β_2 两种受体均有阻断作用，心动过速或心绞痛等心脏病患者应用普萘洛尔可降低心肌代谢与活动，达到治疗目的。对伴有呼吸系统疾病的患者，应用普萘洛尔可引发支气管痉挛，应避免使用。

重点·考点·笔记

3. 突触前受体 受体不仅存在于突触后膜，也存在于突触前膜。分布在突触前膜上的受体称突触前受体，它的主要作用是调节突触前神经末梢递质的释放量。目前认为，许多神经末梢都有突触前受体，且受体的类型、效应各不相同。例如，肾上腺素能纤维末梢的突触前膜上，存在 α_2 受体和 β_2 受体。突触前 α_2 受体被激活时，能反馈性地抑制神经末梢释放 NE 递质；而当 β_2 受体被激活时，则引起 NE 递质释放的增多。通过这两种反馈，调节 NE 的释放，可维持递质释放的动态平衡。

四、中枢对内脏功能的调节

（一）脊髓

脊髓是自主神经的初级中枢。通过脊髓能完成一些最基本的内脏反射活动，但其调节能力差，不能适应正常生理功能的需要。例如，脊髓高位横断的患者，由平卧位转成直立位时，会感到头晕。这是因为脊髓虽能完成血管张力反射，使外周血管保持一定的阻力，但对心血管活动不能进行精细的调节，对体位性血压反射的调节能力差。此外，基本的排尿、排便反射虽能进行，但往往不能排空，也不受意识控制。由此可见，在整体情况下，脊髓的自主神经功能是在高级中枢的调节下完成的。

（二）脑干

脑干是很多内脏活动的基本中枢，特别是脑干的延髓部分，具有很重要的作用。在延髓的网状结构中存在许多与循环、呼吸和消化系统等内脏活动有关的神经元，其下行纤维支配脊髓，调节着脊髓的功能。许多基本生命现象的反射性调节和自主神经的紧张性活动在延髓内进行。延髓受损，可能导致死亡，故延髓有“生命中枢”之称。脑桥有角膜反射中枢、呼吸调整中枢。中脑存在瞳孔对光反射中枢。

（三）下丘脑

下丘脑结构复杂，内含丰富的神经核团，是皮质下内脏活动最高级的调节中枢，也是调节内分泌的高级中枢。下丘脑在维持内环境的稳定和生命活动中起着十分重要的作用。

1. 调节摄食行为 下丘脑可调节机体的食欲状态。用埋藏电极刺激清醒动物下丘脑外侧区，可使动物食欲亢进；刺激下丘脑腹内侧核，可使动物拒食。下丘脑外侧区存在摄食中枢，腹内侧核存在饱中枢。摄食中枢和饱中枢的神经元活动存在交互抑制的关系。摄食中枢和饱中枢的神经元对血糖敏感，血糖水平的高低可调节摄食中枢和饱中枢的活动。若用微电泳法将葡萄糖透入饱中枢，可见神经元的放电活动增强。血糖水平高且利用血糖的利用率也高时，饱中枢即被兴奋而停止摄食活动。糖尿病患者血糖水平升高，但由于缺乏胰岛素，对糖的利用率降低，从而使饱中枢的神经元活动降低，摄食量增加。

2. 调节水平衡 正常情况下，机体对水的摄入与排出保持着动态平衡。机体通过渴感和饮水行为来管理水的摄入，而对于排水的管理则在很大程度上取决于肾的活动。临床上可见下丘脑损伤患者出现烦渴、多饮、多尿的症状，说明下丘脑对水的摄入与排出均有重要调节作用。一般认为，下丘脑控制摄水的区域位于外侧区，靠近摄食中枢后方。损毁该区域后，动物不仅拒食，而且拒饮；相反，刺激这个区域则饮水量增多。因此认为，下丘脑外侧区存在着饮水中枢，或称渴中枢。下丘脑控制排水的功能，是通过抗利尿激素的分泌和释放来调节的。

3. 对情绪反应的影响 情绪是一种心理活动，如喜、怒、哀、乐、忧、恐等，常伴随着一系列生理变化，包括自主性神经、躯体运动和内分泌的功能变化。情绪的生理反应，主要表现为自主神经的功能变化，尤以交感神经活动的相对亢进为多见。如果人长期处于烦闷、忧虑、悲哀、愤怒等不正常的情绪中，可造成自主神经功能的紊乱，导致与情绪有关的身心疾病，如冠心病、高血压、神经官能症等，甚至使人的意志消沉或丧失理智。动物实验表明，下丘脑与情绪反应密切相关。在间脑以上水平切除大脑，仅保留下丘脑以下结构的动物，给予轻微刺激即可引起“假怒”，表现为甩尾、竖毛、扩瞳、张牙舞爪、呼吸加快和血压升高等现象；若损毁整个下丘脑，则“假怒”反应不再出现。正常情况下，下丘脑的情绪活动受大脑皮质的抑制而不易表现出来，切除大脑皮质后抑制被解除，轻微刺激就能引发“假怒”反应。实验还发现，在下丘脑近中线两旁的腹内侧区存在防御反应区。慢性刺激防御反应区可引起血压持续升高，因此有人认为该区的持久兴奋与原发性高血压的发生有关。电刺激清醒动物的防御反应区还可引起动物出现防御性行为。此外，电刺激下丘脑外侧区可引起动物出现攻击行为，电刺激下丘脑背侧区则动物出现逃避行为。

4. 控制生物节律 机体的各种生命活动常按一定的时间顺序发生变化，这种变化的节律称为生物节律。生命活动的节律性尤以昼夜节律最为突出，如体温和促肾上腺皮质激素分泌等在一天内均有一个波动周期。身体内各种不同的细胞都有各自的昼夜节律，但一般情况下，机体组织器官的昼夜节律却是统一的，这表明体内存在控制昼夜节律的中枢。研究发现，下丘脑视交叉上核可能是机体昼夜节律的控制中心。

下丘脑除以上的功能外，还能完成对体温调节，对腺垂体功能的调节等。

（四）大脑皮质

人类的大脑皮质可分为新皮质、旧皮质和古皮质。新皮质是指进化较新、分化程度较高的大脑半球外侧面结构。旧皮质和古皮质则是指比较古旧的、围绕着脑干的大脑内侧面部分，其中最内侧的海马、穹隆等环形结构为古皮质，较外圈的环形结构包括扣带回、海马回等为旧皮质。古皮质和旧皮质曾被称为边缘叶，由于它在结构和功能上与大脑皮质的岛叶、颞极、眶回，以及皮质下的杏仁核、隔区、下丘脑、丘脑前核等密切相关，故将边缘叶连同这些结构统称为边缘系统。此外，中脑的中央灰质、被盖等也与上述结构存在着密切的上、下行纤维双向联系，因而把这部分结构也归入边缘系统中。

1. 新皮质 电刺激动物的新皮质，除能引起躯体运动等反应外，还可出现内脏活动的变化。例如，刺激皮质 4 区内侧面，能引起直肠与膀胱运动的变化；刺激 4 区外侧面，可产生呼吸与血管运动的变化；刺激 4 区底部，会出现消化道运动和唾液分泌的变化。电刺激人类大脑皮质也能观察到类似现象。如果切除动物新皮质，除有感觉运动丧失外，许多自主神经功能如血压、排尿、体温等的调节均发生异常。这些现象表明，新皮质与内脏活动密切相关，而且有区域分布特征。新皮质是自主功能的高级中枢与高级整合部位。

重点·考点·笔记

2. 边缘系统 边缘系统是调节内脏活动的高级中枢，它对内脏活动有广泛的影响，故有“内脏脑”之称。例如，电刺激扣带回前部，可引起呼吸抑制或加速、心率减慢、血压上升或下降、瞳孔扩大或缩小等；刺激杏仁核可引起心率加快或减慢、血压上升或下降、胃蠕动加强等；刺激隔区可引起呼吸暂停或加强、血压升高或降低等。

第五节 脑的高级功能及脑电活动

人的大脑皮质高度发达，是人体各种生理功能的最高级调节中枢。它除了具有产生感觉、调节躯体运动和自主神经活动的功能外，还有更为复杂的整合功能，如觉醒与睡眠、学习与记忆及语言与思维等。

一、脑的高级功能

（一）条件反射

俄国生理学家巴甫洛夫将反射分为非条件反射与条件反射。非条件反射是先天就有的反射，是在物种进化过程中逐渐发展起来的，其数目有限。由于人和动物的生存环境不断变化，反应形式有新的补充，这种新的补充形式就是条件反射。

1. 条件反射的建立 巴甫洛夫将条件刺激与非条件刺激按一定的方式反复结合形成的反射称为条件反射，后人也称其为经典条件反射。如给狗喂食时引起唾液分泌，这是非条件反射，食物为非条件刺激。当狗听到铃声时没有唾液分泌，因铃声与食物无关，故铃声为无关刺激。若在铃声之后给予食物，这样结合多次后，每当狗听到铃声就会分泌唾液，此时铃声已变成了进食的信号，由无关刺激变为了条件刺激，由条件刺激（铃声）引起的反射（唾液分泌）为条件反射。在非条件反射的基础上，无关刺激与非条件刺激在时间上结合的过程称为强化。经典的条件反射包含条件刺激与非条件刺激之间形成联系的过程，一种刺激成为预示另一种刺激即将出现的信号，是一种学习的过程。

有些条件反射比较复杂，动物必须通过自己完成一定的动作或操作，才能得到强化，称为操作式条件反射。如训练动物走迷宫、表演各种动作等。这类条件反射是一种很复杂的行为，更能代表动物日常生活的习性。

2. 条件反射的泛化、分化和消退 当一种条件反射建立后，若给予和条件刺激近似的刺激，也可获得条件刺激效果，引起同样的条件反射，这种现象称为条件反射的泛化。条件反射的泛化是由于条件刺激引起大脑皮质兴奋向周围扩散所致。如果这种近似刺激得不到非条件刺激的强化，该近似刺激就不再引起条件反射，这种现象称为条件反射的分化。条件反射的消退是指在条件反射建立以后，如果仅使用条件刺激，而不使用非条件刺激强化，条件反射的效应就会逐渐减弱，直至最后完全消退。条件反射的分化和消退都是大脑皮质发生抑制过程的表现。前者是分化抑制，后者为消退抑制，两者都是条件反射性抑制。

条件反射的特点有：建立在非条件反射的基础上，有个体差异；反射弧易变，可随时建立，且数量无限；由条件刺激引发，适应性强；需大脑皮质参与。条件反射的生物学意义是控制非条件反射，使机体活动具有计划性、灵活性和预见性，提高了机体适应环境变化的能力。

3. 人类条件反射活动的生物学特征　条件反射是大脑皮质活动的具体表现，引起条件反射的刺激是信号刺激。巴甫洛夫将一切信号分为两大类。一类称为第一信号，是具体信号，如食物的性状、灯光与铃声等，是以本身的理化性质来发挥刺激作用的。对第一信号建立条件反射的大脑皮质功能系统，称为第一信号系统。另一类称为第二信号，是抽象信号，如语言、文字等，它是以其所代表的含义来发挥刺激作用的。对第二信号产生条件反射的大脑皮质功能系统，称为第二信号系统。人类同时具有这两类系统，而动物仅有第一信号系统。人类由于有第二信号系统活动，因此能借助语言和文字对一切事物进行抽象概括，表达思维活动，形成推理，总结经验，从而扩大认识能力。

（二）学习与记忆

学习和记忆是大脑的重要功能，是两个相互联系的神经活动过程。学习是指新行为的获得或发展，即经验的获得；记忆则是指习得行为的保持与再现，即过去经验在大脑中的再现（图 10–24）。

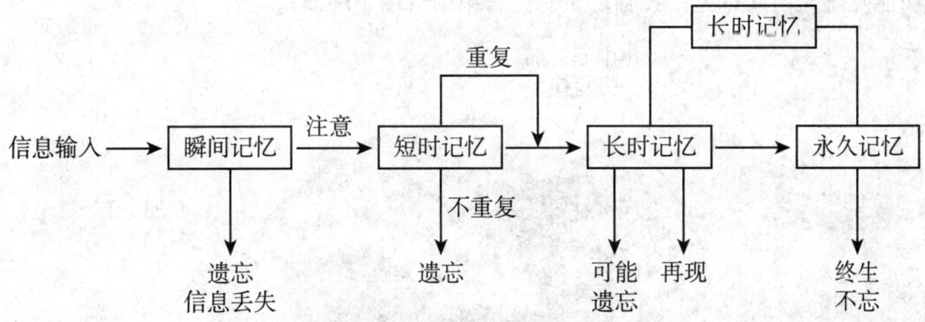

图 10–24　学习与记忆

1. 学习的形式　学习主要有两种形式，即非联合型学习和联合型学习。前者是一种简单的学习形式，它不需要刺激与反应之间形成某种明确的关系。后者是指刺激和反应之间存在明确的关系，它是两个事件在时间上很接近地重复发生，最后在脑内逐渐形成关联。人类绝大多数学习是联合型学习，经典条件反射和操作式条件反射均属此种类型的学习。

2. 记忆的过程　外界大量信息通过感觉器官进入大脑，但估计仅有 1% 的信息可被长时间记忆，而大部分会被遗忘。被储存的信息都是对机体有用的、反复作用的信息。根据信息储存时间的长短，记忆可分为短时记忆和长时记忆。人类的记忆过程可分成感觉性记忆、第一级记忆、第二级记忆和第三级记忆。前两个阶段相当于短时记忆，后两个阶段相当于长时记忆。感觉性记忆是感觉系统获得信息后首先在大脑感觉区储存的阶段，其性质粗糙，储存时间不超过 1 秒钟。若经分析处理，将那些不连续的、先后到达的信息整合成新的连续印象，即可转入第一级记忆。信息在第一级记忆中储存的时间也只有几秒钟，大多仅有即时应用的意义。如果反复学习运用，信息可在第一级记忆中循环，延长信息在第一级记忆中停留的时间，从而转入第二级记忆之

重点·考点·笔记

中，记忆持续时间可达数分钟至数年不等。第二级记忆中的有些记忆，如自己的姓名和每天都在操作的手艺等，由于长年累月的应用，不会遗忘，这类记忆属于第三级记忆。第三级记忆是一种牢固的记忆，常可保持终生。上述各类记忆是相互联系的，短时记忆是学习与长时记忆的基础（图 10–24）。

3. 记忆的障碍 临床上将疾病情况下发生的遗忘，即部分或完全丧失记忆和再认识的能力，称为记忆障碍。它可分为顺行性遗忘与逆行性遗忘症。顺行性遗忘症主要表现为近期记忆障碍，不能保留新近获得的信息，但发病前已形成的记忆依然存在。本症多见于慢性酒精中毒的患者。其机制可能是第一级记忆发生障碍，不能将信息从第一级记忆转入第二级记忆。逆行性遗忘症主要表现为远期记忆障碍，即在正常脑功能发生障碍之前一段时间内的记忆均被遗忘。本症多见于脑震荡的患者。其发生机制可能是第二级记忆发生紊乱，而第三级记忆却不受影响。

有关学习和记忆的机制仍不十分清楚。研究表明，学习和记忆是通过神经系统突触部位的一系列生理、生化和组织学的可塑性改变实现的。

（三）大脑皮质的语言中枢和优势半球

1. 大脑皮质的语言中枢 人类大脑皮质的一定区域受到损伤时，可引起特有的语言功能障碍。由此可见，大脑皮质有语言中枢（图 10–25）。

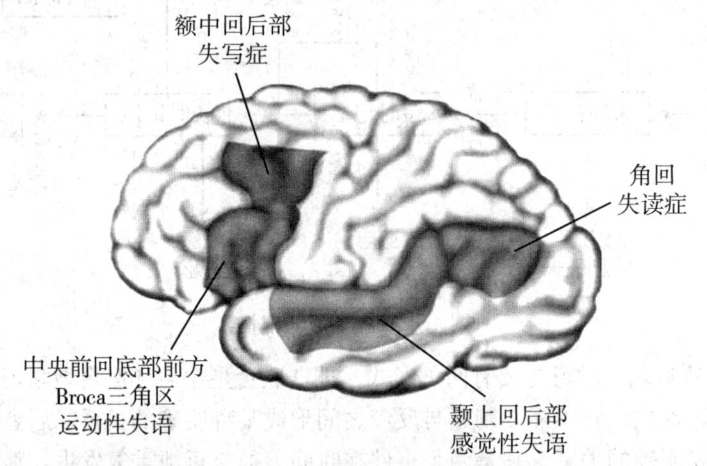

图 10–25 大脑皮质与语言功能有关的主要区域

临床发现，损伤位于中央前回底部前方的语言运动区（说话中枢）时，会引起运动失语症。患者能书写和看懂文字，能听懂别人说的话，其发音器官也正常，但自己却不会说话，不能用语言进行口头表达。如损伤颞上回后部的语言听觉区（听话中枢），会产生感觉失语症。这类患者能讲话、书写、看懂文字，也能听见别人的发音，但听不懂别人说话的含义，常答非所问。若角回部位的语言视觉区（阅读中枢）受损，会导致失读症。患者的视觉正常，其他的语言功能也健全，但无法看懂文字的含义。损伤额中回后部的语言视觉区（书写中枢），会出现失写症。患者能听懂别人说话，看懂文字，自己也会说话，手部肌肉也能活动，但丧失了写字与绘画的能力。

因此，大脑皮质语言功能具有一定的区域性，但各区的活动紧密相连，语言功能的完整有赖于各个语言皮质区域的共同活动。当大脑皮质的语言中枢受损时，常出现某几种失语症同时存在，严重时可出现上述四种语言功能同时障碍。例如，角回损伤时，除导致失读症外，还可伴有失写症。

2. 优势半球　两侧大脑的功能是不均等的，常常表现为一侧占优势。习惯用右手的人，右侧大脑皮质损伤时不出现失语症，而左侧大脑半球受到损伤时则出现失语症。这说明左侧大脑半球语言功能占优势，因此称左侧半球为优势半球。这种一侧优势的现象仅见于人类。语言功能的左侧优势除与遗传因素有关外，主要还是在后天生活实践中形成的，这与人类习惯使用右手有密切关系。人类的左侧优势自 10 ~ 12 岁起逐步建立，此时若损伤左侧半球，还可能在右侧大脑皮质再建立语言中枢。成人后，左侧优势已经形成，此时如发生左侧大脑皮质损害，则很难再建立起语言中枢。

右侧半球在非语词性的认知功能上占优势，如空间的辨认、深度知觉、触觉认识、音乐与美术欣赏及情感活动等。此外，这种优势也是相对的，而不是绝对的。左侧半球也有一定的非语词性认知功能，而右侧半球也有一定的简单语词活动功能。

二、脑电活动、觉醒与睡眠

（一）大脑皮质的生物电活动

大脑皮质神经元的电活动主要包括自发脑电活动和皮质诱发电位两种形式。前者是指大脑皮质的神经元，在无明显刺激的情况下，能产生持续的节律性电位变化；后者是指刺激特定感受器或感觉传入系统时，在大脑皮质相应区域引出的电位变化。

如果在头皮上安置引导电极，通过脑电图仪可记录到的自发脑电活动的图形，称为脑电图（electroencephalogram，EEG）。将引导电极直接放置于大脑皮质表面能记录到同样的自发脑电活动，称为皮质电图（electrocorticogram，ECOG）。一般来说，皮质电图的振幅比脑电图大 10 倍，而节律、波形和相位则基本相同，临床上一般描记脑电图。

1. 正常的脑电图波形　人类的脑电图很不规则，根据其频率和振幅的不同，可分为 α、β、θ、δ 四种基本波形（表 10–4，图 10–26）。在不同条件下，如安静、激动、困倦和睡眠等情况下，脑电图的波形有明显差异。

脑电图的波形随大脑皮质活动状态的不同而变化，当大脑皮质许多神经元的电活动趋于步调一致时，就出现高幅慢波（如 α 波），此现象称为同步化；相反，当皮质神经元的电活动不一致时，就出现低幅快波（如 β 波），称为去同步化。一般认为，脑电活动由同步化转变为去同步化时，表示皮质的兴奋活动增强；相反，脑电活动由去同步化转变为同步化时，则表示皮质的抑制过程。

表 10–4　正常脑电图波形特征及临床意义

脑电波	频率（Hz）	波幅（μV）	主要部位	特征	生理意义
α	8 ~ 13	20 ~ 100	枕叶	清醒、安静、闭目时出现	大脑皮质安静的标志
β	14 ~ 30	5 ~ 20	额叶、顶叶	兴奋活动时出现	大脑皮质兴奋的标志
θ	4 ~ 7	100 ~ 150	颞叶、顶叶	困倦时出现	大脑皮质浅抑制的标志
δ	0.5 ~ 3	20 ~ 200	颞叶、顶叶	熟睡时出现	大脑皮质深抑制的标志

重点·考点·笔记

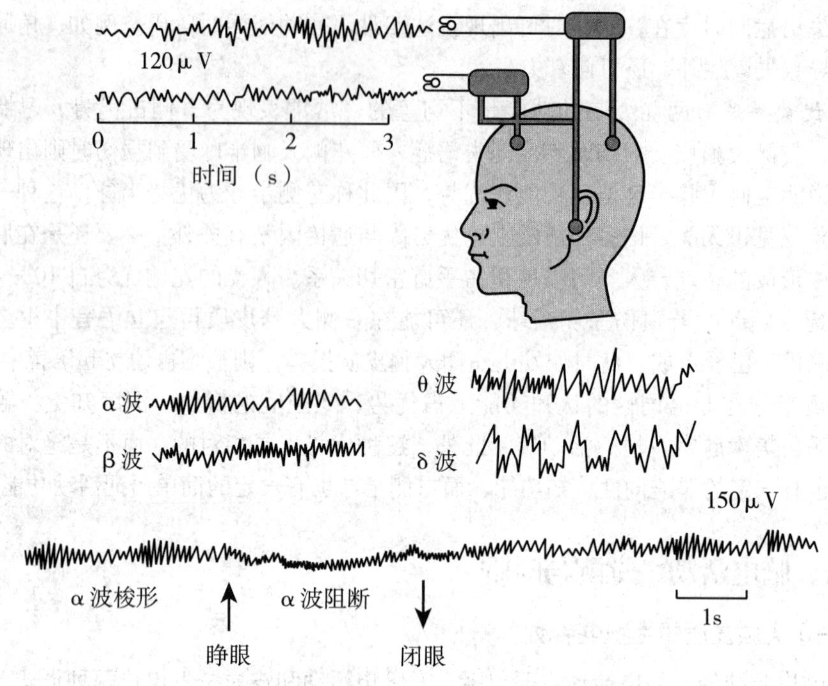

图 10-26　正常脑电图的描记和波形

脑电图在临床上对某些颅脑疾病的诊断具有重要价值。如癫痫患者的脑电图可呈现棘波、尖波、棘慢综合波等。颅内占位性病变患者，即使在清醒状态下，也可引出 δ 波或 θ 波。

2. 脑电波形成的机制　一般认为，脑电波主要是由神经元的突触后电位的总和所形成。单一神经元的突触后电位不足以引出皮质表面的电位改变，只有大量神经元同时产生突触后电位，并总和形成强大的电场时才能引出明显的电位变化。

脑电波节律的形成有赖于皮质下结构尤其是丘脑的活动。正常情况下，由丘脑上传的非特异投射的节律性兴奋抵达大脑皮质，可引起皮质细胞的自发脑电活动。实验表明，脑电的 α 节律来自丘脑非特异性投射系统的一些神经核，这些神经核的同步节律性活动可促进皮质电活动的同步化。

3. 皮质诱发电位　皮质诱发电位是指刺激感觉传入系统或脑的某一部位时，在大脑皮质一定部位引出的电位变化。皮质诱发电位由主反应和后发放两部分构成（图 10-27）。主反应的潜伏期为 5 ~ 12ms，潜伏期的长短取决于感觉冲动的长短、传导速度的快慢和传入途径中突触数目的多少。主反应的极性，一般表现为皮质表面先正后负，很可能是皮质大锥体细胞电活动的总和反应。在主反应之后常有一系列正相的周期性电位变化，即为后发放，其节律为每秒 8 ~ 12 次，它是皮质与丘脑感觉接替核之间环路活动的表现。

皮质诱发电位发生在自发脑电的背景下，其波形夹杂在自发脑电波之中，很难分辨。目前采用电脑信号平均技术，使诱发电位的记录纯化清晰，用这种方法显示出的皮质诱发电位称为平均诱发电位。它为研究人类的感觉功能、行为和心理活动，以及神经系统某些疾病的诊断提供了一种无创伤定位性的电生理学检查方法。

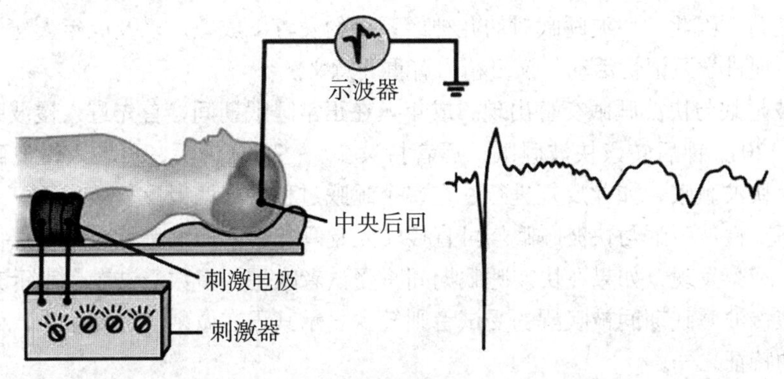

图 10-27　皮质诱发电位

（二）觉醒和睡眠

觉醒与睡眠是两个必要的生理过程，它们随昼夜节律发生周期性的转化。机体在觉醒时，能以适当的行动来应答环境的各种变化，从事各种体力与脑力活动。睡眠可保护脑细胞，促进精神和体力的恢复。成年人每天需睡眠 7 ～ 9 小时，儿童每天需要睡眠 10 ～ 12 小时，而老年人需 5 ～ 7 小时。如果睡眠障碍，常导致中枢系统功能活动的异常，特别是大脑皮质活动与内脏功能活动的紊乱。

1. 觉醒状态的维持　脑干网状结构上行激活系统的活动对大脑皮质具有唤醒的作用。因此，觉醒状态主要靠脑干网状结构上行激活系统的活动来维持。

觉醒状态包括脑电觉醒与行为觉醒两种状态。脑电觉醒指脑电波形由睡眠时的同步化慢波变为觉醒时的去同步化快波，而行为上不一定出现觉醒状态；行为觉醒指觉醒时的各种行为表现。这两种觉醒状态的维持是由不同的中枢递质所介导的。目前认为，脑电觉醒状态可能与网状结构上行激活系统的乙酰胆碱递质系统和蓝斑上部去甲肾上腺递质系统的功能有关。行为觉醒状态的维持，可能与中脑多巴胺递质系统的功能有关。

2. 睡眠的时相　人类睡眠包括慢波睡眠与快波睡眠两种时相，它们的生理功能不同，脑电图的变化也不同。

（1）慢波睡眠：是人们熟知的睡眠状态，其脑电图呈现同步化慢波，称为慢波睡眠或同步化睡眠。在此时相中，人体的生理功能发生一系列变化。表现为：意识暂时丧失；视、听、嗅、触等感觉功能减退；骨骼肌反射运动和肌紧张减弱；并伴有一些自主神经功能的改变，如血压下降、心率减慢、瞳孔缩小、体温下降、呼吸减慢、胃液分泌增多等交感神经活动水平降低，而副交感神经活动相对增强的现象。此外，进入慢波睡眠后生长激素的分泌较觉醒状态明显增多。因此，慢波睡眠对促进生长、消除疲劳、促进体力恢复有重要意义。

（2）快波睡眠：脑电波呈现去同步快波，称为快波睡眠或去同步睡眠，也称为异相睡眠。在此期间，各种感觉功能进一步减退，唤醒阈提高；交感活动进一步降低；骨骼肌反射活动和肌紧张进一步减弱。在快波睡眠期间还可出现快速的眼球转动（50 ～ 60 次 / 分），所以又称为快速眼动睡眠。快速眼动常伴有心率加快、血压上升、呼吸加快等生理活动的改变，这可促使慢性疾病恶化或某些潜伏疾病的突然发作，如心绞痛、脑出血、哮喘、阻塞性肺气肿等的发作。但在快波睡眠期间脑组织的蛋白质

重点·考点·笔记

合成率最高。因此，快波睡眠对幼儿神经系统的发育、成熟，以及成年人建立新的突触联系、促进学习记忆活动、恢复精力有重要意义。

慢波睡眠与快波睡眠交替出现。成年人在正常睡眠期间，首先进入慢波睡眠，持续 80 ~ 120 分钟后转入快波睡眠，后者持续 20 ~ 30 分钟后，再转入慢波睡眠，以后又转入快波睡眠，如此反复进行。在整个睡眠过程中，两者反复转化 4 ~ 5 次。正常情况下，慢波睡眠与快波睡眠均可直接转入觉醒状态，但觉醒状态不能直接进入快波睡眠。观察发现，如果在快波睡眠期间将受试者唤醒，多数受试者会表示其正在做梦，但在慢波睡眠期间被唤醒的受试者则较少表示其正在做梦。因此认为，做梦是快波睡眠的特征之一。

3. 睡眠的机制 目前认为，睡眠是中枢神经系统内发生的主动过程。睡眠在中枢内具有特定的神经结构和神经递质。

实验观察到，在脑干尾端存在能引起睡眠的中枢，它们的上行冲动作用于大脑皮质，与脑干网状结构上行激动系统相对抗，诱导皮质转向睡眠过程，称为脑干网状结构上行抑制系统。进一步的研究表明，脑干的睡眠诱导区主要位于脑桥中央水平与延髓尾侧之间的若干脑区，包括中缝核、孤束核、蓝斑及网状结构背内侧的一些神经元。睡眠的产生与中枢内某些递质有密切关系。实验表明，慢波睡眠主要与脑干 5- 羟色胺递质系统活动有关，快波睡眠主要与脑干内去甲肾上腺素、5- 羟色胺及乙酰胆碱递质系统的功能有关。

（未小明）

课后练习

A_1 型题（单项选择题）

1. 有髓神经纤维的传导速度（ ）
   A. 不受温度的影响　　B. 与直径成正比
   C. 与刺激强度有关　　D. 与髓鞘的厚度无关
2. 神经细胞兴奋阈值最低，最易产生动作电位的部位是（ ）
   A. 胞体　B. 树突　C. 轴丘　D. 轴突末梢
3. 中枢神经系统内，化学传递的特征不包括（ ）
   A. 单向传递　B. 中枢延搁　C. 兴奋节律不变　D. 易受药物等因素的影响
4. 在中脑上、下丘之间切断动物脑干，可出现（ ）
   A. 肢体痉挛麻痹　　B. 脊髓休克
   C. 去皮质僵直　　D. 去大脑僵直
5. 脊休克时，脊髓反射消失的原因是（ ）
   A. 剧烈损伤刺激的抑制作用
   B. 脊髓反射中枢受损
   C. 脊髓反射中枢突然失去高位中枢的易化作用
   D. 血压下降导致脊髓缺血

第十一章　内分泌

学习目标

1. 掌握　激素的概念；甲状腺激素、糖皮质激素、胰岛素的生理作用及其作用机制。

2. 熟悉　激素的化学分类和激素作用的一般特征；下丘脑与垂体的功能联系；生长激素：肾上腺髓质激素的主要生理作用；应急反应与应激反应。

3. 了解　激素的作用机制；催乳素、甲状旁腺素、降钙素、胰高血糖素等激素的主要生理作用。

案例引入

患者，女性，36岁。近3个月精神敏感，震颤，心悸，出汗增加就诊。虽然食量增加，但是体重降低7kg，具有显著的肌无力和易疲劳性。已经连续两月没来月经。体格检查：休息时脉搏120次/分，30秒的快速蹬踏以后增至160次/分。血压为160/60mmHg，呼吸20次/分。语速较快，皮肤温暖湿润，运动机能亢进。患者表现出快速反射和震颤。

病情诊断：甲状腺功能亢进。

讨论分析：甲状腺功能亢进临床特征。

解析问题路径导航：

甲状腺激素的高水平将使患者的基础代谢率升高，同时氧气的利用率高于正常。过量甲状腺激素导致的高基础代谢率增加产热量，导致机体对热环境不耐受，刺激机体出现散热活动，如出汗、呼吸过度、神经衰弱、震颤。肌无力是由于大量蛋白质被水解，导致肌肉丢失。患者的心排血量增加是由甲状腺素增加导致的前负荷、心肌收缩性、每搏量的增加，以及全身血管阻力降低所致。

内分泌系统是由内分泌腺和散在于某些组织器官中的内分泌细胞组成的，是发布信息、整合机体功能的调节系统。内分泌腺和内分泌细胞通过分泌各种激素来发挥调节作用。激素不经导管，直接释放到体液中，这种现象称为内分泌。内分泌系统与神经系统密切联系，相互配合，分别从不同的方面调节和维持机体的内环境稳态。

第一节　概述

一、内分泌与激素

人体内主要的内分泌腺有垂体、甲状腺、甲状旁腺、肾上腺、胰岛、性腺、胸腺和松果体；散在于组织器官中的内分泌细胞分布比较广泛，如消化道黏膜、心血管、肾、肺、皮肤、胎盘等部位均有各种各样的内分泌细胞；此外，在中枢神经系统内，特别是下丘脑中存在兼有内分泌功能的神经细胞。

（一）激素的概念

由内分泌腺或散在内分泌细胞分泌的高效能的生物活性物质，经组织液或血液传递而发挥其调节作用，此种化学物质称为激素（hormone）。被激素作用的细胞、组织、器官和内分泌腺，分别称为该激素的靶细胞、靶组织、靶器官和靶腺。

随着对内分泌系统和神经系统的研究，人们发现某些神经细胞和免疫活性细胞虽然属于非内分泌细胞，但也能够分泌传递信息的化学物质。因此，从在机体功能调节中传递化学信息的角度来看，激素与神经递质之间的界限已不像以前那么绝对了。

（二）激素的信息传递方式

大多数激素经血液运输至远距离的靶细胞而发挥作用，称为远距分泌（telecrine）；某些激素可不经血液运输，仅由组织液扩散而作用于邻近细胞，称为旁分泌（paracrine）；如果内分泌细胞所分泌的激素主要作用于自身和邻近的同类细胞，称为自分泌（autocrine）。另外，下丘脑有许多具有内分泌功能的神经细胞，这类细胞既能产生和传导神经冲动，又能合成和释放激素，故称神经内分泌细胞，它们产生的激素称为神经激素（neurohormone）。借助轴浆流动神经激素被运送至轴突末梢而释放，称为神经分泌（neurocrine）。

（三）激素的分类

激素的种类繁多，来源复杂，按其化学性质可分为两大类。

1. 含氮激素

（1）肽类和蛋白质激素：主要有下丘脑调节肽、神经垂体激素、腺垂体激素、胰岛素、甲状旁腺激素、降钙素及胃肠激素等。

（2）胺类激素：包括肾上腺素、去甲肾上腺素和甲状腺激素。

由于含氮激素易被胃肠道消化酶分解，所以临床应用一般为注射，不宜口服。甲状腺激素例外，可以口服。

2. 类固醇（甾体）激素　类固醇激素是由肾上腺皮质和性腺分泌的激素，如皮质醇、醛固酮、雌激素、孕激素及雄激素等。这类激素不易被消化酶破坏，用药时可以口服。另外，1，25- 二羟维生素 D_3 也被作为激素看待。

此外，前列腺素广泛存在于许多组织之中，由花生四烯酸转化而成。前列腺素主要在组织局部释放，可对局部功能活动进行调节，因此有人将其视为局部激素。

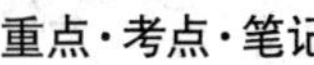

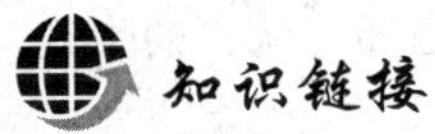

激素的发现

1902 年，英国生理学家斯塔林和贝利斯经过长期的观察研究，发现食物进入小肠后，由于食物与肠壁摩擦，小肠黏膜会分泌一种数量极少的物质进入血液，胰腺受到该物质刺激后就立刻分泌出胰液来。他们将这种物质提取注入哺乳动物的血液中，发现即使动物不吃东西，也会立刻分泌出胰液，于是他们给这种物质起名为"促胰液"。促胰液素是内分泌学史上一个伟大的发现。它不仅使人类发现了一个新的化学物质，而且发现了调节机体功能的一个新概念、新领域，动摇了机体完全由神经调节的思想。它表明，除神经系统外，机体还存在着一个通过化学物质的传递来调节远处器官活动的方式，即体液调节。

斯塔林于 1905 年采纳了同事哈代的建议，创用了"hormone"（激素）一词，音译"荷尔蒙"。当然，从字义上讲，"激素"这一术语今天看来并不完全令人满意，因为许多激素除了具有兴奋作用之外，还具有抑制作用。

二、激素作用的机制

激素作为信息物质与靶细胞上的受体结合后，如何把信息传递到细胞内并最终产生细胞生物效应，一直是内分泌学基础理论研究的重要内容。激素按其化学性质分为含氮激素和类固醇激素，这两类激素的作用机制完全不同。

（一）含氮激素作用机制——第二信使学说

含氮激素经血液运送到相应的靶细胞，与靶细胞膜上相应的特异性受体结合，激活细胞膜上的鸟苷酸调节蛋白（简称 G 蛋白）；继而激活膜内的腺苷酸环化酶（AC）；在 Mg^{2+} 存在的条件下，腺苷酸环化酶催化胞质内的 ATP 转变为环磷酸腺苷（cAMP）；cAMP 激活细胞内无活性的蛋白激酶，活化的蛋白激酶进而催化细胞内各种底物的磷酸化反应，诱发靶细胞的生物效应。激素激活腺苷酸环化酶，不断生成 cAMP，cAMP 在发挥作用后，可被磷酸二酯酶分解为 5-AMP 而失去活性，使细胞内 AMP 的生成与分解得以保持动态平衡。由含氮激素的作用过程可见，激素先将信息传递给靶细胞，继而 cAMP 在细胞内传递信息。因此，通常将激素称为第一信使，而 cAMP 则称为第二信使。

含氮类激素主要是通过 G 蛋白耦联受体和酶耦联受体介导的方式发挥作用。第二信使除 cAMP 外，还有环鸟苷酸（cGMP）、三磷酸肌醇、二酰甘油及钙等。

（二）类固醇激素作用机制——基因调节学说

类固醇激素的分子量较小，且为脂溶性，可以自由通过细胞膜而进入细胞。进入细胞的类固醇激素和胞质中的特异性受体结合，形成激素 - 胞质受体复合物。复合物发生构型变异，获得穿透核膜的能力，进入到细胞核内，与核内的特异受体结合，形成激素 - 核受体复合物。激素 - 核受体复合物可启动或抑制 DNA 的转录过程，生成新的信使核糖核酸（mRNA）或抑制生成新的信使核糖核酸（mRNA），进而启动或抑制在核糖核蛋白体上进行的翻译过程，最终合成或抑制新的蛋白质（酶）的生成，引起生理活动发生相应的变化。

上述含氮激素与类固醇激素的作用机制并不是绝对分开的。例如，胰岛素除了可以作用于细胞膜受体外，也能进入细胞发挥作用；甲状腺激素可以通过改变膜的通透性而进入细胞，通过调节蛋白质合成中的转录过程而发挥作用。

三、激素作用的一般特征

激素虽然种类很多，作用复杂，但它们在对靶组织发挥调节作用的过程中，具有某些共同的特点。

（一）激素的信息传递作用

内分泌系统与神经系统一样，是机体的生物信息传递系统，但两者的信息传递形式有所不同。神经信息在神经纤维上传输时，以电信号为信息的携带者，在突触或神经－效应器接头处，电信号要转变为化学信号。而内分泌系统依靠激素在细胞与细胞之间进行信息传递。不论哪种激素，只能对靶细胞的生理生化过程起加强或减弱的作用。例如，生长激素促进生长发育，甲状腺激素增强代谢过程，胰岛素降低血糖等。在这些作用中，激素既不能添加成分，也不能提供能量，仅仅起着“信使”的作用。

（二）激素作用的相对特异性

激素释放进入血液被运送到全身各个部位，虽然与各处的组织、细胞有广泛接触，但各种激素只作用于特定的器官、组织和细胞，这称为激素作用的特异性。激素作用的特异性与靶细胞上存在能与该激素发生特异性结合的受体有关。肽类和蛋白质激素的受体存在于靶细胞膜上，类固醇激素与甲状腺激素的受体则位于细胞质或细胞核内。激素与受体相互识别并特异性结合，经过细胞内复杂的反应，激发出一定的生理效应。有些激素作用的特异性很强，只作用于某一靶腺，如促甲状腺激素只作用于甲状腺，促肾上腺皮质激素只作用于肾上腺皮质，垂体促性腺激素只作用于性腺等。有些激素没有特定的靶腺，其作用比较广泛，如生长激素、甲状腺激素等，几乎对全身的组织细胞都发挥调节作用。但是，这些激素也是与细胞的相应受体结合而起作用的。

（三）激素的高效能生物放大作用

激素在血液中的浓度都很低，一般在pmol/L ~ nmol/L的数量级。虽然激素的含量甚微，但其作用显著，如1mg的甲状腺激素可使机体产热量增加约4200 000J（焦耳）。一分子的促甲状腺激素释放激素，可使腺垂体释放十万分子的促甲状腺激素。0.1μg的促肾上腺皮质激素释放激素，可引起腺垂体释放1μg促肾上腺皮质激素，后者能引起肾上腺皮质分泌40μg糖皮质激素，放大了400倍。据此不难理解血中的激素浓度虽低，但其作用却非常明显。因此，体液中激素浓度维持相对的稳定，对发挥激素的正常调节作用极为重要。

（四）激素间的相互作用

当多种激素共同参与某一生理活动的调节时，激素与激素之间往往存在着协同作用或拮抗作用，这对维持机体功能活动的相对稳定起着重要作用。例如，生长激素、肾上腺素、糖皮质激素及胰高血糖素，虽然使用的环节不同，但均能升高血糖，在升糖效应上有协同作用；相反，胰岛素则会降低血糖，与上述激素的升糖效应有拮抗作用。激素之间协同作用与拮抗作用的机制比较复杂，可以发生在受体水平，也可以发生在受体后信息传递过程，或是细胞内酶促反应的某一环节。例如，甲状腺激素可使许多组织（如心、脑等）的 β－肾上腺素能受体增加，提高它们对儿茶酚胺的敏感性，增强儿茶酚胺的效应。孕酮与醛固酮在受体水平存在着拮抗作用，虽然孕酮与醛固酮受体的亲和力较小，但当孕酮浓度升高时，可与醛固酮竞争同一受体，从而减弱醛固酮调节水盐代谢的作用。

另外，有的激素本身并不能直接对某些器官、组织或细胞产生生理效应，但是其存在却是另一种激素发挥效应的必备基础，即对另一种激素的调节起支持作用，这种现象称为允许作用。糖皮质激素的允许作用是最明显的，它对心肌和血管平滑肌并无收缩作用，但是只有在它存在时儿茶酚胺才能很好地发挥调节心血管的作用。

第二节　下丘脑与垂体

一、下丘脑与垂体的功能联系

下丘脑与神经垂体和腺垂体的联系非常密切，下丘脑与神经垂体形成下丘脑－神经垂体系统，下丘脑视上核和室旁核的神经元轴突延伸终止于神经垂体，形成下丘脑－垂体束；下丘脑与腺垂体之间通过下丘脑－腺垂体系统发生功能联系。下丘脑的一些神经元既能分泌激素（神经激素），具有内分泌细胞的功能，又保持典型神经细胞的功能。它们可将从大脑或中枢神经系统其他部位传来的神经信息转变为激素信息，起着换能神经元的作用，把神经调节与体液调节紧密联系起来。所以，下丘脑与垂体一起组成下丘脑－垂体功能单位（图 11–1）。

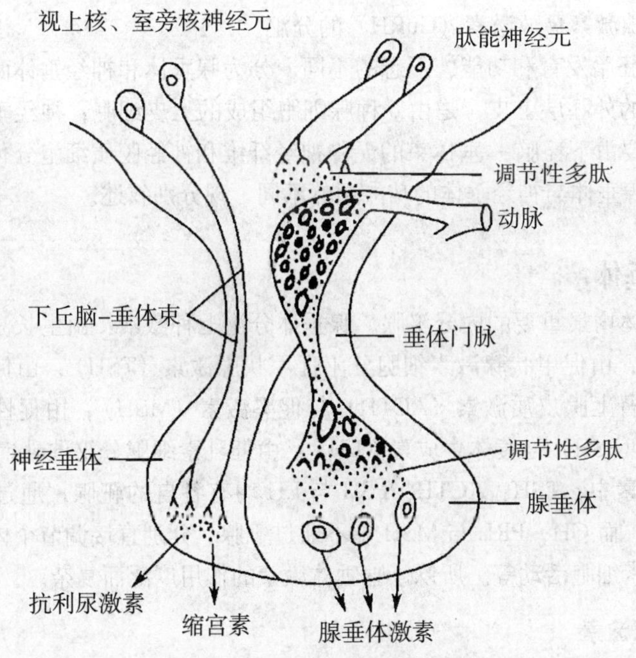

图 11–1　下丘脑与垂体功能联系

重点·考点·笔记

在下丘脑基底部的“促垂体区”（包括正中隆起、弓状核、腹内侧核、视交叉上核及室周核等）的肽类神经元分泌调节腺垂体功能的调节性多肽，称下丘脑调节肽。目前已知的共有九种，其中化学结构已阐明的有五种，还有四种调节性多肽的化学结构尚未弄清，所以暂称为因子。现将下丘脑调节肽的主要作用列于下表（表 11–1）。

表 11–1　下丘脑调节性多肽的种类及作用

激素种类	主要作用
促甲状腺激素释放激素（TRH）	促进促甲状腺激素的分泌
促性腺激素释放激素（GnRH）	促进黄体生成素、卵泡刺激素的分泌
生长激素释放激素（GHRH）	促进生长素的分泌
生长抑素（GHRIH）	抑制生长激素的分泌
促肾上腺皮质激素释放激素（CRH）	促进促肾上腺皮质激素的分泌
催乳素释放因子（PRF）	促进催乳素的分泌
催乳素释放抑制因子（PIF）	抑制催乳素的分泌
促黑激素释放因子（MRF）	促进促黑激素的分泌
促黑激素释放抑制因子（MIF）	抑制促黑激素的分泌

下丘脑调节肽除在下丘脑基底部的“促垂体区”生成外，在中枢神经系统的其他部位及身体的许多组织中也有生成。近年来研究表明，阿片肽类物质对下丘脑调节肽的释放有明显的影响。例如，给人注射脑啡肽或 β – 内啡肽可抑制促肾上腺激素释放激素（CRH）的释放，而使促肾上腺皮质激素（ACTH）的分泌降低。阿片受体拮抗药纳洛酮则有促进促肾上腺激素释放激素（CRH）释放的作用。注射脑啡肽或 β – 内啡肽可促进促甲状腺激素释放激素（TRH）和生长素释放激素（GHRH）释放，而抑制下丘脑促性腺激素释放激素（GnRH）的分泌。

垂体按其胚胎发育和功能、形态的不同，分为腺垂体和神经垂体两部分。腺垂体来自胚胎口凹的外胚层上皮，是由 6 种腺细胞组成的上皮细胞；神经垂体来自间脑底部的漏斗，主要由下丘脑 – 垂体束的无髓神经纤维和神经胶质细胞分化而成的神经垂体细胞组成。腺垂体与神经垂体的功能迥然不同，现分别叙述。

二、腺垂体

腺垂体是体内最重要的内分泌腺。腺垂体分泌七种激素：由生长激素细胞分泌生长激素（GH）；由促甲状腺激素细胞分泌促甲状腺激素（TSH）；由促肾上腺皮质激素细胞分泌促肾上腺皮质激素（ACTH）与促黑激素（MSH）；由促性腺激素细胞分泌卵泡刺激素（FSH）与黄体生成素（LH）；由催乳素细胞分泌催乳素（PRL）。在腺垂体分泌的激素中，TSH、ACTH、FSH 与 LH 均有各自的靶腺，通过调节靶腺的活动而发挥作用；而 GH、PRL 与 MSH 则不通过靶腺，分别直接调节个体生长、乳腺发育与泌乳、黑素细胞活动等。所以，腺垂体激素的作用广泛而复杂。

（一）生长激素

生长激素（growth hormone，GH）是一种糖蛋白激素，人类的生长激素含有 191

重点·考点·笔记

个氨基酸，分子量为22000。其化学结构与催乳素近似，故生长激素有弱催乳素作用，而催乳素有弱生长激素作用。不同种类动物生长激素的化学结构与免疫性质等有较大差别，除猴的生长激素外，其他动物的生长激素对人无效。近年来，利用DNA重组技术已经能够大量生产生长激素供临床使用。

1. 生长激素的生理作用　生长激素的生理作用是促进物质代谢与生长发育，对机体各个器官与各种组织均有影响，尤其是对骨骼、肌肉及内脏器官的作用更为显著。

(1) 促进生长发育：机体生长受多种激素的影响，而生长激素起关键作用。实验证明，幼年动物摘除垂体后，生长即停止，如及时补充生长激素则可使其生长恢复。人幼年时期缺乏生长激素，将出现生长停滞，身材矮小，称为侏儒症（dwarfism）；如生长激素过多则导致巨人症（giantism）。人成年后由于长骨骨骺已经钙化，长骨不再生长，生长激素过多时会使软骨成分较多的手脚肢端短骨、面骨及其软组织生长异常，出现手足粗大、鼻大唇厚、下颌突出等症状，称为肢端肥大症（acromegaly）。

GH的促生长作用是由于它能促进骨、软骨、肌肉及其他组织细胞分裂增殖，蛋白质合成增加。离体软骨培养实验发现，将GH加入到去垂体动物的软骨培养液中，对软骨的生长无效，而加入正常动物的血浆却有效，说明GH对软骨的生长并无直接作用。实验研究证明，GH主要诱导肝产生一种具有促进生长作用的肽类物质，称为生长介素(SM)，因其化学结构与胰岛素近似，所以又称为胰岛素样生长因子（IGF）。给幼年动物注射生长介素能明显刺激动物生长，使其身长增高，体重增加。生长介素主要的作用是促进软骨生长，它除了可促进硫酸盐进入软骨组织外，还促进氨基酸进入软骨细胞，增强DNA、RNA和蛋白质的合成，促进软骨组织增殖与骨化，使长骨加长。

血液中的生长介素，绝大部分与生长介素结合蛋白结合，被运送到全身各处。除肝外，肌肉、肾、心与肺等组织也能产生生长介素，可能以旁分泌的方式，在局部起作用。

(2) 调节物质代谢：生长激素对代谢的影响较为广泛。生长激素可促进氨基酸进入细胞，并促进DNA和RNA的合成，从而加速蛋白质的合成；生长激素可加速脂肪的分解，增强脂肪酸氧化，使组织的脂肪含量减少。由于脂肪分解为机体提供了能量，所以外周组织摄取与利用葡萄糖减少，葡萄糖的消耗减少，血糖升高。因此，生长激素分泌过量可导致“垂体型糖尿病”。

2. 生长激素分泌的调节

(1) 下丘脑对生长激素分泌的调节：生长激素的分泌受到下丘脑释放的生长激素释放激素与生长抑素的双重调节。平时前者分泌占优势，而生长抑素则在应激等刺激生长激素分泌过多时，才显著抑制生长激素的分泌。血液中生长激素水平升高时，还可以通过负反馈作用抑制下丘脑生长激素释放激素和腺垂体生长激素的分泌。

(2) 睡眠的影响：人在觉醒状态下，生长激素分泌较少。进入慢波睡眠相后，生长激素分泌明显增加，在60分钟左右，血液中生长激素浓度达到高峰。转入快波睡眠相后，生长激素分泌减少。在慢波睡眠相生长激素分泌增多，对促进生长和体力恢复是有利的。50岁以后，生长激素这种分泌峰消失。

(3) 物质代谢因素的影响：血中糖、氨基酸与脂肪酸均能影响生长激素的分泌，其中以低血糖对生长激素分泌的刺激作用最强。

重点·考点·笔记

此外，运动、应激刺激、甲状腺激素、雌激素等均能促进生长激素分泌。运动后的生长激素空腹值高于基础值，剧烈运动可引起生长激素更明显的升高。所以，在临床上以快速爬楼梯运动作为筛选儿童生长激素缺乏症的标准试验（GH 兴奋试验）。在青春期，血中雌激素或睾酮浓度增高，可使生长激素分泌明显增加，引起青春期突长。

（二）催乳素

催乳素（prolactin，PRL）是一种含有 199 个氨基酸残基的蛋白质激素，其半衰期大约为 20 分钟。其化学结构与人类生长激素相似，所以二者的生理功能有一定交叉。平时血液中催乳素的水平较低，妊娠期和哺乳期则显著升高。

1. 催乳素的生理作用

（1）对乳腺的作用：PRL 引起并维持泌乳，故名催乳素。在女性青春期乳腺的发育中，雌激素、孕激素、生长激素、皮质醇、胰岛素、甲状腺激素及催乳素等协同作用。到妊娠期，催乳素、雌激素与孕激素分泌增多，使乳腺组织进一步发育，具备泌乳能力却不泌乳。这是因为血液中较高浓度的雌激素和孕激素与催乳素竞争受体，抑制了催乳素泌乳作用。分娩后，血中的雌激素和孕激素浓度大大降低，催乳素才能发挥其始动和维持泌乳的作用。

（2）对性腺的作用：在哺乳类动物体内，催乳素对卵巢的黄体功能有一定的调节作用。如在啮齿类动物体内，催乳素与黄体生成素配合，促进黄体形成并促进其分泌孕激素，但大剂量的催乳素又能使黄体溶解。催乳素对人类的卵巢功能也有一定的影响。实验表明，小剂量的催乳素对卵巢激素与孕激素的合成起允许作用，而大剂量的催乳素则有抑制作用。临床上患闭经溢乳综合征的妇女，表现为闭经、溢乳与不孕，患者一般都存在无排卵与雌激素水平低落，而血中催乳素浓度却异常增高。

男性在睾酮存在的条件下，催乳素可促进前列腺及精囊腺的生长，还可增强黄体生成素对间质细胞的作用，使睾酮的合成增加。

（3）催乳素参与应激反应：在应激状态下，血中催乳素浓度明显升高，而且往往与促肾上腺皮质激素和生长激素浓度的增高同时出现。可见，催乳素是也参与应激反应的重要激素之一。

2. 催乳素分泌的调节 腺垂体催乳素的分泌受下丘脑催乳素释放因子和催乳素释放抑制因子的双重控制，平时以催乳素释放抑制因子的抑制作用为主。哺乳时，婴儿吸吮乳头的刺激引起传入神经冲动，经脊髓上传至下丘脑，使 PRF 神经元发生兴奋，PRF 释放增多，促使腺垂体分泌催乳素增加，这是一个典型的神经内分泌反射。

三、神经垂体

神经垂体不含腺体细胞，本身不能合成激素。所谓的神经垂体激素是指在下丘脑视上核、室旁核产生而储存于神经垂体的抗利尿激素（血管升压素）与缩宫素（催产素）。在适宜的刺激下，这两种激素由神经垂体释放进入血液循环。

（一）抗利尿激素

抗利尿激素的生理浓度很低，几乎没有收缩血管升高血压的作用，对正常血压的调节作用较小。但在失血情况下，由于抗利尿激素释放较多，对维持血压有一定的作用。

（二）缩宫素

缩宫素具有促进乳汁排出和刺激子宫收缩的作用。由于缩宫素与抗利尿激素的化学结构相似，它们的生理作用有一定的交叉。

1. 对乳腺的作用　缩宫素是促进乳汁排出的关键。哺乳期乳腺不断分泌乳汁，储存于腺泡中，当腺泡周围具有收缩性的肌上皮细胞收缩时，腺泡压力增高，使乳汁经输乳管由乳头射出。射乳是一种典型的神经内分泌反射。乳头含有丰富的感觉神经末梢，吸吮乳头的感觉信息经传入神经传至下丘脑，使分泌缩宫素的神经元发生兴奋，神经冲动经下丘脑－垂体束传送到神经垂体，使储存的缩宫素释放入血，并作用于乳腺中的肌上皮细胞使之收缩，引起乳汁排出。在射乳反射过程，血中抗利尿激素浓度毫无变化。在射乳反射的基础上，很容易建立条件反射，如母亲见到婴儿或听到其哭声均可引起条件反射性射乳。缩宫素除引起乳汁排出外，还有营养乳腺的作用。

2. 对子宫的作用　缩宫素可促进子宫肌收缩，但这种作用与子宫的功能状态有关。缩宫素对非孕子宫的作用较弱，而对妊娠子宫的作用较强。雌激素能增加子宫对缩宫素的敏感性，而孕激素则相反。在临产和分娩时，子宫和阴道受到压迫和牵拉可反射性地引起缩宫素的分泌和释放，形成正反馈调节，促使子宫收缩加强，起到“催产”的作用，有利于分娩的进行。临床上，缩宫素主要用于诱导分娩，以及防止或减少产后出血。

第三节　甲状腺和甲状旁腺

甲状腺是人体最大的内分泌腺，平均重量为 20 ～ 25g。甲状腺内含有许多大小不等的圆形或椭圆形腺泡。腺泡是由单层的上皮细胞构成，腺泡腔内充满胶质。腺泡上皮细胞是甲状腺激素合成与释放的部位，腺泡腔的胶质是激素的储存库。在甲状腺腺泡之间和腺泡上皮细胞之间有滤泡旁细胞，又称 C 细胞，可分泌降钙素。

一、甲状腺激素

甲状腺激素主要有四碘甲腺原氨酸（T_4）和三碘甲腺原氨酸（T_3）两种，它们都是酪氨酸的碘化物（图 11–2）。在腺体或血液中 T_4 含量比 T_3 多，约占分泌总量的 90%。但是 T_3 的生物活性比 T_4 的生物活性高，约为后者的 5 倍，是甲状腺激素发挥生理作用的主要形式。

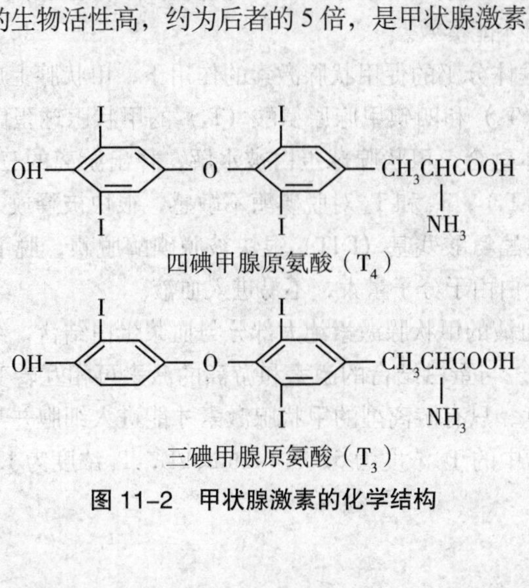

四碘甲腺原氨酸（T_4）

三碘甲腺原氨酸（T_3）

图 11–2　甲状腺激素的化学结构

重点·考点·笔记

（一）甲状腺激素的合成与代谢

甲状腺激素合成的原料有碘和酪氨酸。酪氨酸来源于腺泡上皮细胞分泌的甲状腺球蛋白，碘主要来源于食物。人每天从食物中摄无机碘 100 ~ 200μg，占碘量的 90%，其中 1/3 被甲状腺摄取。因此，甲状腺与碘代谢的关系极为密切。甲状腺激素的合成包括三步。

1. 甲状腺腺泡聚碘 由肠吸收的碘，以 I^- 的形式存在血液中，浓度为 250μg/L。甲状腺内 I^- 的浓度比血液高 20 ~ 25 倍，目前认为甲状腺泡上皮细胞的聚碘可能是由腺泡上皮细胞基底面的钠－碘转运体介导的继发性主动转运过程。临床上常通过测定甲状腺摄取放射性碘（^{131}I）的能力检测甲状腺功能。

2. I^- 的活化 甲状腺腺泡上皮细胞摄取的碘，在过氧化酶的催化下被活化成碘原子。I^- 的活化是碘取代酪氨酸残基上氢原子的先决条件。如果过氧化酶先天不足或缺乏，则 I^- 的活化就会发生障碍，导致甲状腺肿大。

3. 酪氨酸的碘化与甲状腺激素的合成 腺泡上皮细胞粗面内质网的核糖体，可合成一种由四个肽链组成的大分子糖蛋白，即甲状腺球蛋白（thyroglobulin，TG）。碘化过程就发生在甲状腺球蛋白的酪氨酸残基上，约 10% 的酪氨酸残基可被碘化。甲状腺球蛋白酪氨酸残基上的氢原子可被碘原子取代，首先合成一碘酪氨酸残基（MIT）和二碘酪氨酸残基（DIT）。然后，两个分子的二碘酪氨酸残基耦联生成四碘甲腺原氨酸（T_4），或一个分子的二碘酪氨酸残基（DIT）与一个分子的一碘酪氨酸残基（MIT）耦联生成三碘甲腺原氨酸（T_3）。上述酪氨酸的碘化和碘化酪氨酸的耦联，都是在甲状腺球蛋白分子上进行的，所在甲状腺球蛋白分子上既含有酪氨酸、碘化酪氨酸，也含有 MIT、DIT、T_4 及 T_3。在一个甲状腺球蛋白分子上，T_4 与 T_3 的比例为 20 ∶ 1，该比值常受碘含量的影响。当甲状腺内碘化活动增强时，DIT 增多，T_4 含量也相应增加；在缺碘时，MIT 增多，则 T_3 含量明显增加。

（二）甲状腺激素的运输和降解

1. 储存 甲状腺激素以胶质的形式储存于腺泡腔内，储存量大，可供机体使用 50 ~ 120 天，是人体内储存量最大的激素。因此，临床上应用抗甲状腺激素的药物时，需要较长的时间才能奏效。

2. 释放 在腺垂体分泌的促甲状腺激素的作用下，甲状腺上皮细胞将腺泡腔内含有三碘甲腺原氨酸（T_3）和四碘甲腺原氨酸（T_4）的甲状腺球蛋白胶质小滴吞饮入细胞内；随即与溶酶体融合，甲状腺球蛋白被水解，释出游离的三碘甲腺原氨酸（T_3）和四碘甲腺原氨酸（T_4）；T_3 和 T_4 对脱碘酶不敏感，很快被释放入血液；一碘酪氨酸残基（MIT）和二碘酪氨酸残基（DIT）很快被脱碘酶脱碘，脱下的碘大部分能被重复利用。甲状腺球蛋白由于分子量大，不易进入血液。

3. 运输 进入血液的甲状腺激素绝大部分与血浆蛋白结合，约占总量的 99%，呈游离状态的不足 1%。与蛋白结合的激素和游离的激素可相互转变，从而保证游离型激素在血液中的浓度。只有游离型的甲状腺激素才能进入细胞并与受体结合，从而发挥作用。正常人血清中的 T_4 浓度为 51 ~ 142nmol/L，T_3 浓度为 1.3 ~ 3.4nmol/L。

4. 代谢　血浆中的 T_4 半衰期为 7 天，T_3 半衰期为 1.5 天。20% 的 T_4 与 T_3 在肝内降解。脱碘是 T_4 和 T_3 降解的主要的方式。80% 的 T_4 在外周组织脱碘酶的作用下生成 T_3 和 rT_3；其余 15% ~ 20% 在肝内降解，与葡萄糖醛酸或硫酸盐结合后，随胆汁排入消化道经粪便排出体外。研究证明，硒可维持脱碘酶的活性。当硒缺乏时，T_4 脱碘转变为 T_3 的过程受阻，导致外周组织中的 T_3 含量降低。

二、甲状腺激素的生理作用

甲状腺激素的主要作用是促进物质与能量的代谢，促进生长和发育。机体未完全分化与已分化的组织，对甲状腺激素的反应不同；成年后，不同的组织对甲状腺的敏感性也有差别。甲状腺激素除了可与核受体结合影响转录过程外，在核糖体、线粒体及细胞膜上也发现了它的结合位点。甲状腺激素可能对转录后的过程、线粒体的生物氧化作用及膜的转运功能均有影响。因此，甲状腺激素的作用机制十分复杂。

（一）对代谢的影响

1. 产热效应　甲状腺激素可提高绝大多数组织的耗氧率，增加产热量。整体而言，1mg T_4 可使组织产热增加 4200kJ，基础代谢率提高 28%。给动物注射甲状腺激素后，需要经过一段时间的潜伏期才能出现生热作用，T_4 为 24 ~ 48 小时，而 T_3 为 18 ~ 36 小时。T_3 的生热作用比 T_4 强 3 ~ 5 倍，但持续时间较短。给动物注射 T_4 或 T_3 后，取出各种组织进行离体实验，结果表明，心、肝、骨骼肌和肾等组织耗氧率明显增加，但另一些组织如脑、肺、性腺、脾、淋巴结和皮肤等组织的耗氧率则不受影响。

甲状腺功能亢进时，产热量增加，基础代谢率上升，患者喜凉怕热，极易出汗，体温偏高；甲状腺功能低下时，产热量减少，基础代谢率降低，患者喜热恶寒，体温偏低。

2. 对物质代谢的影响

（1）蛋白质代谢：甲状腺激素对蛋白质代谢的影响是双重性的。生理剂量的甲状腺激素可促进蛋白质的合成代谢；而甲状腺激素分泌过多时，可加速蛋白质的分解代谢，使尿氮排出增多。因此，甲状腺功能亢进的患者常伴有肌肉消瘦，特别是骨骼肌消瘦。甲状腺机能低下的患者，由于蛋白质合成减慢，表现为肌肉无力，并伴有组织间的黏蛋白增多。黏蛋白结合了大量的离子和水，使皮下组织间隙的水蓄积，出现指压而不凹陷的水肿，称为黏液性水肿。

（2）糖代谢：甲状腺激素促进小肠黏膜对糖的吸收，增强糖原分解，抑制糖原合成，并能增强肾上腺素、胰高血糖素、皮质醇和生长激素升高血糖的作用。同时，甲状腺激素能增强外周组织对糖的利用，有降低血糖的作用。但是，总体上升糖效应大于降糖效应。故甲状腺功能亢进时，血糖常升高，甚至会出现糖尿。

（3）脂肪代谢：甲状腺激素可促进脂肪酸氧化，促进肝对胆固醇的降解；另一方面又可促进脂肪和胆固醇的合成。总体上，甲状腺激素促进分解的作用更强。甲状腺功能亢进的患者血液中胆固醇含量常低于正常人；而甲状腺机能低下的患者血液中的胆固醇含量高于正常人，易出现动脉硬化症。

重点·考点·笔记

甲状腺功能亢进时，由于蛋白质、糖和脂肪的分解代谢增强，所以患者常感饥饿，食欲旺盛，且明显消瘦。

（二）对生长发育的影响

甲状腺激素具有促进组织分化、生长与发育的作用。切除甲状腺的蝌蚪，生长与发育停滞，不能变态成蛙，若及时给予甲状腺激素，又可恢复生长发育。在人类和哺乳动物，甲状腺激素是维持正常生长发育不可缺少的激素，对骨和脑的发育尤为重要。甲状腺功能低下的儿童，常患有以智力迟钝、身材矮小为特征的呆小症（又称克汀病）。

人类胎儿生长发育11周之前的甲状腺不具备浓集碘和合成甲状腺激素的能力，因此这一阶段胎儿生长发育所需要的甲状腺激素必须由母体提供。11周之后，随着胎儿下丘脑与垂体结构的发育，甲状腺开始捕获碘，并不断分泌甲状腺激素。所以，在缺碘的地区，孕妇应注意在妊娠期补充碘，以预防呆小症的发生。治疗呆小症应抓住时机，在婴儿出生头4个月内及时补充甲状腺激素。过后再补充甲腺激素，会出现脑和骨骼生长发育迟缓现象，难以逆转。

（三）对神经系统的影响

甲状腺激素不但影响中枢系统的发育，对已分化成熟的神经系统活动也有作用。甲状腺功能亢进时，中枢神经系统的兴奋性增高，主要表现为注意力不易集中、多愁善感、喜怒失常、烦躁不安、失眠多梦及肌肉纤颤等。甲状腺功能低下时，中枢神经系统兴奋性降低，出现记忆力减退，说话和行动迟缓，淡漠及终日思睡等。甲状腺激素除了影响中枢神经系统活动外，还能兴奋交感神经系统，其作用机制还不十分清楚。

（四）对其他方面的影响

甲状腺激素对心脏的活动有明显影响，可使心率增快、心缩力增强、心排血量与心做功增加。甲状腺功能亢进的患者可出现心脏扩大、心房纤颤、心力衰竭等。

离体培养的心细胞实验表明，甲状腺激素可直接作用于心肌，增加心肌细胞膜上β受体的数量，促进肾上腺素刺激心肌细胞内cAMP的生成；还能促进心肌细胞肌质网释放Ca^{2+}，激活与心肌收缩有关的蛋白质，增强心肌收缩力。

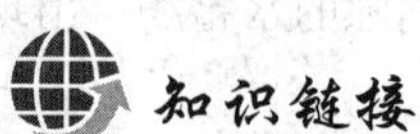

地方性克汀病

地方性克汀病又称地方性呆小病，多出现在严重的地方性甲状腺肿流行地区。患病率占甲状腺肿地区人口的1%～5%，严重地区可高达5%～10%。

地方性克汀病是由于某一地区自然环境中缺乏微量元素——碘，影响了甲状腺素的合成引起的，这种病多见于山区。母亲由于缺碘，致胎儿期甲状腺激素合成不足，影响了胎儿和新生儿的发育。

三、甲状腺激素分泌的调节

甲状腺激素的分泌活动主要受下丘脑与垂体的调节。下丘脑、垂体和甲状腺三者紧密联系，形成下丘脑－垂体－甲状腺轴。此外，甲状腺还可进行自身调节。

（一）下丘脑－腺垂体对甲状腺轴的调节

腺垂体分泌的促甲状腺激素（TSH）是调节甲状腺功能的主要激素，TSH 的作用是促进甲状腺激素的合成与释放。腺垂体分泌的促甲状腺激素受下丘脑分泌的促甲状腺激素释放激素（TRH）的调节。TRH 的分泌受环境因素（如寒冷、过度紧张）的影响，脑的高级中枢沿下传神经纤维释放单胺类递质调节 TRH 的释放。

当血液中游离的 T_3、T_4 浓度增高时，可对腺垂体和下丘脑产生抑制作用，使下丘脑释放 TRH 和腺垂体释放 TSH 的量减少，最终使血液中的甲状腺激素的浓度保持动态平衡。当食物中的碘含量不足时，常引起甲状腺腺泡过度增生，发生单纯性甲状腺肿。这是由于甲状腺合成和分泌甲状腺激素的量减少，对腺垂体的负反馈效应减弱，导致 TSH 分泌过多，引起甲状腺腺泡过度增生和肥大。

（二）甲状腺的自身调节

除了下丘脑－垂体对甲状腺的调节及甲状腺激素的反馈调节外，甲状腺本身还具有适应碘的供应变化，调节自身对碘的摄取及合成甲状腺激素的能力。在缺乏 TSH 或 TSH 浓度不变的情况下，这种调节仍能发生，称为自身调节。它是一个有限度的缓慢的调节系统。血碘浓度增加时，最初 T_4 与 T_3 的合成有所增加，当血碘升高超过一定限度后，反而会抑制碘的活化过程，使甲状腺激素合成减少。当血碘浓度超过 1mmol/L 时，甲状腺摄碘能力开始下降；当血碘浓度达到 10mmol/L 时，甲状腺聚碘作用完全消失，即过量的碘可产生抗甲状腺效应，称为 Wolff–Chaikoff 效应。相反，当血碘含量不足时，甲状腺对碘的利用率加强，甲状腺激素合成增多。临床上常用大剂量碘产生的抗甲状腺效应处理甲状腺危象或进行手术前准备。

（三）自主神经对甲状腺活动的影响

甲状腺受自主神经的支配，电刺激交感神经或副交感神经时，可分别促进或抑制甲状腺激素的合成和释放。目前认为，下丘脑－腺垂体－甲状腺分泌轴在维持甲状腺激素水平稳态中起主要作用，而自主神经是当机体的内环境发生急剧变化产生应激反应时，才对甲状腺功能起调节作用。

四、甲状旁腺与降钙素

甲状旁腺分泌的甲状旁腺激素（PTH）、甲状腺 C 细胞分泌的降钙素（CT），以及 1，25－二羟维生素 D_3 共同调节钙磷代谢，控制血浆中钙和磷的水平。

（一）甲状旁腺激素

甲状旁腺激素的生理作用主要是升高血钙和降低血磷，是调节血液中钙磷水平最重要的激素。将动物的甲状旁腺摘除后，其血钙浓度逐渐降低，血磷含量则逐渐升高，直至动物死亡。在人类，由于外科切除甲状腺时不慎，误将甲状旁腺摘除，可引起严重的低血钙。钙离子对维持神经和肌肉的正常兴奋性起重要的作用。当血钙浓度

重点·考点·笔记

降低时，神经和肌肉的兴奋性异常增高，可发生低血钙性手足搐搦，严重时可引起呼吸肌痉挛，造成窒息。

1. 甲状旁腺激素的生理作用

（1）对骨的作用：骨组织储存的钙，99% 以钙盐形式存在，甲状旁腺激素具有促进钙盐溶解并释放入血，升高血钙的作用。甲状旁腺激素在促进骨组织中钙盐入血的过程中，表现为快速效应和延缓效应两个时相。①快速效应：快速效应是在甲状旁腺激素作用数分钟后发生的，通过提高骨细胞膜对钙离子的通透性，使骨液中的钙离子进入细胞；同时使钙泵活动增强，钙离子经主动运转至细胞外液中，引起血钙升高。②延缓效应：在甲状旁腺激素作用 12 ～ 14 小时后出现，通常需要几天或数周才能使血钙的浓度达到高峰，此效应主要是通过增加破骨细胞的活动，加速骨组织的溶解，使钙、磷释放入血。两个效应相互配合，不仅能对血钙变化做出迅速应答，而且能使血钙长时间维持在一定水平。

（2）对肾的作用：甲状旁腺激素可促进远球小管对钙的重吸收，减少尿钙排出，使血钙升高。同时还抑制近曲小管对磷的重吸收，增加尿磷的排出，使血磷降低。

此外，甲状旁腺激素对肾的另一重要作用是激活 1α－羟化酶，使 25－羟维生素 D_3（25–OH–D_3）转变为有活性的 1，25－二羟维生素 D_3（1，25－（OH）2–D_3），促进小肠对钙和磷的吸收。

2. 甲状旁腺激素分泌的调节 甲状旁腺激素的分泌主要受血浆钙浓度变化的调节。血浆钙浓度轻微下降时，就可使甲状旁腺分泌甲状旁腺激素迅速增加，说明甲状旁腺对血钙浓度的降低非常敏感。血钙浓度降低可直接刺激甲状旁腺细胞释放甲状旁腺激素，促进肾对钙的重吸收，使血钙浓度迅速回升。相反，血钙浓度升高时，甲状旁腺激素分泌减少。长时间的高血钙，可使甲状旁腺发生萎缩；而长时间的低血钙，则可使甲状旁腺增生。

甲状旁腺激素的分泌还受其他一些因素的影响，如血磷升高可使血钙降低，从而刺激甲状旁腺激素的分泌；血 Mg^{2+} 浓度很低时，可使甲状旁腺激素分泌减少；另外，生长抑素也能抑制甲状旁腺激素的分泌。

（二）降钙素

降钙素（CT）是由甲状腺滤泡之间和滤泡上皮细胞之间的滤泡旁细胞分泌的，是由 32 个氨基酸残基组成的肽类激素，主要在肾降解并排出。

1. 降钙素的生理作用 降钙素的主要作用是降低血钙和血磷，其主要靶器官是骨，对肾也有一定的作用。

（1）对骨的作用：降钙素可抑制原始骨细胞转化为破骨细胞，抑制破骨细胞的活动及骨盐的溶解，同时增强成骨细胞的活动。这一反应发生的很快，大剂量的降钙素在 15 分钟内便可使破骨细胞活动减弱 70%。在给降钙素 1 小时左右，出现成骨细胞活动增强，持续几天之久。这样，降钙素减弱溶骨，增强成骨，使骨组织释放的钙磷减少，钙磷沉积增加，因而血钙与血磷含量下降。

成人降钙素对血钙的调节作用较小。这是因为降钙素引起的血钙浓度降低可强烈刺激甲状旁腺激素的分泌，甲状旁腺激素的作用较降钙素的强，抵消降钙素的效应。另外，成人的破骨细胞每天只能向细胞外液提供 0.8g 钙，抑制破骨细胞的活动对血钙的影响较小。然而，儿童骨的更新速度很快，破骨细胞的活动每天可向细胞外液提供5g 以上的钙，相当于细胞外液钙总量的 5 ～ 10 倍。因此，降钙素对儿童血钙浓度的调节非常重要。

(2) 对肾的作用：降钙素能抑制肾小管对钙、磷、钠及氯的重吸收，使这些离子从尿中排出增多。

2. 降钙素分泌的调节　降钙素的分泌主要受血钙浓度的反馈调节。当血钙浓度升高时，降钙素的分泌随之增加。降钙素与甲状旁腺激素对血钙的作用相反，共同调节血钙浓度。此外，胰高血糖素和某些胃肠道激素，如胃泌素、促胰液素等也可促进降钙素的分泌，其中以胃泌素的作用最强。

比较降钙素与甲状旁腺激素对血钙的调节作用，有两个主要的差别。①降钙素分泌启动较快，在 1 小时内即可达到高峰，而甲状旁腺激素分泌则需几个小时；②降钙素只对血钙水平产生短期调节作用，其作用很快被甲状旁腺激素作用所克服，后者对血钙浓度发挥长期调节作用。

第四节　肾上腺内分泌

肾上腺包括中央部的髓质和周围部的皮质两个部分，两者在起源发生、形态结构与功能上均不相同。由于髓质的血液供应来自皮质，二者在功能上有一定的联系。

一、肾上腺皮质激素

肾上腺皮质由外向内依次为球状带、束状带和网状带，分泌的皮质激素分为三类，即盐皮质激素、糖皮质激素和性激素。各类皮质激素是由肾上腺皮质不同层的上皮细胞分泌的：球状带细胞分泌盐皮质激素，主要是醛固酮；束状带细胞主要分泌糖皮质激素，主要是皮质醇；网状带细胞主要分泌性激素，如脱氢异雄酮和雌二醇，也能分泌少量的糖皮质激素。肾上腺皮质激素属于类固醇（甾体）激素。胆固醇是合成肾上腺皮质激素的原料，主要来自血液。

在实验中，人们发现摘除动物双侧肾上腺后，如不及时补充肾上腺皮质激素，动物 1 ～ 2 周即会死去；如仅切除肾上腺髓质，动物可以存活较长时间。这说明肾上腺皮质激素是维持生命所必需的。分析动物死亡的原因，主要有两个：一是机体水盐损失严重，血压降低，最终因循环衰竭而死，这主要是缺乏盐皮质激素引起的；二是糖、蛋白质、脂肪的代谢紊乱，机体对有害刺激的抵御能力降低，这主要是缺乏糖皮质激素引起的。

（一）糖皮质激素的生理作用

糖皮质激素因其对糖代谢有较强的调节作用而得名。人体血浆中糖皮质激素主要为皮质醇，其生物活性极强，每天分泌量约为 200mg。其次为皮质酮，皮质酮的含量仅为皮质醇的 1 / 20 ～ 1 / 10。

1. 对物质代谢的影响　糖皮质激素对糖、蛋白质和脂肪代谢均有作用。

(1) 糖代谢：糖皮质激素是调节机体糖代谢的重要激素之一，它可促进糖异生，升高血糖。这是由于它可促进蛋白质分解，有较多的氨基酸进入肝；同时可增强肝内与糖异生有关的酶的活性，使糖异生过程大大加强；此外，糖皮质激素有抗胰岛素作用，能降低肌肉与脂肪等组织细胞对胰岛素的反应性，使外周组织对于葡萄糖的利用减少，促使血糖升高。如果糖皮质激素分泌过多（或服用此类激素药物过多）可导致血糖升高，甚至出现糖尿；相反，肾上腺皮质功能低下的患者则会出现低血糖。

（2）蛋白质代谢：糖皮质激素促进肝外组织，特别是肌肉组织蛋白质的分解，加速氨基酸转移至肝，生成肝糖原。糖皮质激素分泌过多或长期应用糖皮质激素者，由于蛋白质分解增强，合成减少，可出现生长停滞、肌肉消瘦、骨质疏松、皮肤变薄、淋巴组织萎缩及创口愈合延迟等现象。

（3）脂肪代谢：糖皮质激素可促进脂肪分解，增强脂肪酸在肝中的氧化，有利于糖异生。全身不同部位的脂肪组织对于糖皮质激素的敏感度不同，四肢敏感度较高，面部、肩、颈、躯干部位敏感度较低。当糖皮质激素含量明显增高时，四肢的脂肪组织的分解增加，而躯干的脂肪组织合成增加。因此，当肾上腺皮质功能亢进或服用过量的糖皮质激素时，患者将呈现面如满月、背厚（水牛背）、四肢消瘦的“向中性肥胖”体征。

（4）对水盐代谢的影响：糖皮质激素有较弱的潴钠排钾作用，即对肾远曲小管和集合管重吸收钠和排出钾有轻微的促进作用。此外，糖皮质激素还可以降低肾小球入球血管阻力，增加肾小球血浆流量，使肾小球滤过率增加，有利于水的排出。肾上腺皮质功能不全的患者，排水能力明显降低，严重时可出现“水中毒”，若补充适量的糖皮质激素则可得到缓解。

2. 在应激反应中的作用 当机体受到各种有害刺激，如缺氧、创伤、手术、饥饿、疼痛、寒冷及精神紧张和焦虑不安等，血液中促肾上腺皮质激素（ACTH）的浓度会急剧增加，糖皮质激素也相应增多。导致血液中糖皮质激素分泌增加的各种刺激称为应激刺激，产生的一系列非特异性反应称为应激（stress）。实验表明，切除肾上腺髓质的动物可以抵抗有害刺激，不出现严重后果；可是当切除动物的肾上腺皮质时，其机体的应激反应减弱，对有害刺激的抵抗力大大降低，严重时可危及生命。

在应激反应中，除了下丘脑－腺垂体－肾上腺皮质轴的活动增加，交感－肾上腺髓质系统的活动也会增强，血中儿茶酚胺的含量相应增加。同时，还伴随有生长素、催乳素、胰高血糖素、抗利尿激素和醛固酮分泌的增加。这说明应激反应是由多种激素共同参与的使机体抵抗力增强的非特异性反应。

3. 对各组织器官的影响

（1）对血液系统的影响：糖皮质激素可使血液中的红细胞、血小板和中性粒细胞的数量增加，而使淋巴细胞和嗜酸性粒细胞数量减少，其原因各有不同。红细胞和血小板的增加，是由于骨髓造血功能增强；中性粒细胞的增加，可能是由于附着在小血管壁边缘的中性粒细胞进入血液循环增多所致；淋巴细胞减少，可能是由于糖皮质激素使淋巴细胞的 DNA 合成减弱，抑制胸腺与淋巴组织的细胞分裂。

（2）对循环系统的影响：糖皮质激素能增强血管平滑肌对去甲肾上腺素的敏感性，使儿茶酚胺的缩血管效应表现出来。另外，糖皮质激素可降低毛细血管壁的通透性，有利于维持有效的循环血容量。在实验中观察到，糖皮质激素对离体心脏具有强心作用。但在整体条件下，糖皮质激素对心脏的作用不明显。

重点·考点·笔记

糖皮质激素的作用广泛而复杂，以上仅简述了其主要作用。除上述作用外，糖皮质激素还有多方面的作用，如促进胎儿肺表面活性物质的合成，增强骨骼肌的收缩力，抑制骨的形成而促进其分解等。糖皮质激素促进胃酸与胃蛋白酶原的分泌，可诱发或加剧溃疡病，故消化性溃疡病患者一般不宜服用此类激素。还可提高中枢神经系统的兴奋性，因此长期大剂量服用糖皮质激素，可出现思维不集中，失眠、烦躁不安等现象。临床上使用大剂量的糖皮质激素及其类似物，可用于抗炎、抗过敏、抗毒和抗休克。

（二）糖皮质激素的分泌调节

糖皮质激素的分泌包括基础分泌和应激分泌两种形式，其分泌主要受下丘脑－腺垂体－肾上腺皮质分泌轴的调节（图 11–3）。

下丘脑分泌的促肾上腺皮质激素释放激素作用于腺垂体，促使腺垂体合成和释放促肾上腺皮质激素，促进肾上腺皮质合成和分泌糖皮质激素。腺垂体分泌的促肾上腺皮质激素对下丘脑具有负反馈调节作用，可抑制下丘脑释放促肾上腺皮质激素释放激素，维持血液中的糖皮质激素的浓度，这条反馈通路称为短反馈。另外，血液中糖皮质激素的浓度大于生理剂量时，可对下丘脑和腺垂体产生负反馈调节，该反馈通路称为长反馈。在应激反应时，这两条反馈通路可被抑制或暂时消失。

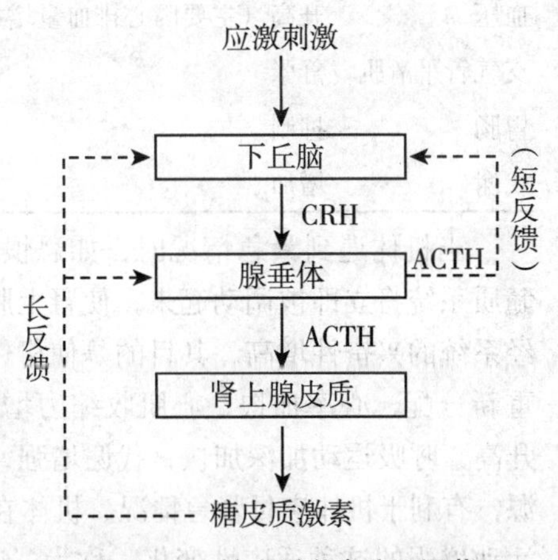

图 11–3 糖皮质激素分泌调节

（三）盐皮质激素

醛固酮是调节机体水盐代谢的重要激素，它可促进肾远曲小管及集合管重吸收钠、水和排出钾，即保钠、保水和排钾作用。当醛固酮分泌过多时，将使钠和水潴留，引起高血钠、高血压和血钾降低。相反，醛固酮缺乏时，则使钠与水排出过多，血钠减少，血压降低，而钾排出减少，血钾升高。关于醛固酮对肾的作用及机制，可参阅第八章。另外，盐皮质激素与糖皮质激素一样，可以增强血管平滑肌对儿茶酚胺的敏感性，且作用比糖皮质激素更强。

二、肾上腺髓质激素

肾上腺髓质位于肾上腺中心，其细胞质内含有可被铬盐染色成黄色的嗜铬颗粒，即嗜铬细胞，能合成和分泌肾上腺素（E）和去甲肾上腺素（NE），两者都属于儿茶酚胺类。肾上腺素与去甲肾上腺素一起储存在髓质细胞的囊泡内，等待释放。其中，肾上腺素占 80%，去甲肾上腺素占 20%。肾上腺髓质激素的合成与交感神经节后纤维合成去甲肾上腺素的过程基本一致，所需的原料均为酪氨酸。

（一）肾上腺髓质激素的生理作用

肾上腺髓质分泌的肾上腺素（E）和去甲肾上腺素（NE）的生理作用不完全相同，

其关键在于它们所调控的靶组织细胞膜上的受体不同。髓质与交感神经系统组成交感－肾上腺髓质系统，或称交感－肾上腺系统。肾上腺素和去甲肾上腺素对心血管系统、平滑肌组织及糖代谢与脂肪代谢均有重要作用，现列表总结如下（表 11–2）。

表 11–2　肾上腺素与去甲肾上腺素的生理作用比较表

	肾上腺素	去甲肾上腺素
心脏	心率增快，心肌收缩力增强，心排血量增加血压升高	离体心脏的心率增快；在体则心率减慢（减压反射的效应）
血管	皮肤、胃肠、肾等血管收缩；骨骼肌和肝血管舒张，总外周阻力变化不大	冠状血管、全身血管广泛收缩，总外周阻力显著增加
血压	升高（主要因心排血量增加）	显著增高（主要因外周阻力增大）
支气管平滑肌	舒张	舒张作用较弱
胃肠	抑制	抑制作用较弱
代谢	增加	稍增加

当机体遇到紧急情况时，如恐惧、失血、创伤、窒息、寒冷等，交感－肾上腺髓质系统将立即被调动起来，使肾上腺髓质激素的分泌活动明显增强，并伴有中枢神经系统的兴奋性增高。其目的是使机体处于警觉状态，反应灵敏。具体表现为：血液重新分配，心率加快，心肌收缩力增强，心排血量增加，肝糖原及脂肪分解，血压升高，呼吸运动加深加快，代谢增强，血糖浓度升高，为骨骼肌、心肌提供更多的能源，有利于机体应付紧急情况。机体在紧急情况时，所伴有的交感－肾上腺髓质系统活动增强的这种适应性变化，称为“应急反应”。上述引起应急反应的各种刺激也是引起“应激反应”的刺激，所以，这些刺激也将增加促肾上腺皮质激素与糖皮质激素的分泌。“应急”与“应激”两者既有区别又有联系，区别在于一个是交感－肾上腺髓质系统引起的，另一个则主要是下丘脑－腺垂体－肾上腺皮质系统引起的。两者相辅相成，共同提高机体抵御有害刺激的能力。

（二）肾上腺髓质激素分泌的调节

1. 交感神经的作用　肾上腺髓质直接受交感神经节前纤维的支配。因此，肾上腺髓质激素的生理作用与交感神经兴奋的效应相似，二者在结构和功能上有密切联系，构成交感－肾上腺髓质系统。

2. 促肾上腺皮质激素和糖皮质激素的作用　髓质激素分泌除了受交感神经调节以外，还受促肾上腺皮质激素和糖皮质激素的调节。动物摘除垂体后，其肾上腺髓质中酪氨酸氢化酶、多巴胺 β－羟化酶与苯乙醇胺氮位甲基转移酶（PNMT）的生物活性均降低。补充促肾上腺皮质激素能使这些酶的活性恢复，若给予糖皮质激素则仅可使多巴胺 β－羟化酶与 PNMT 活性的恢复。

3. 自身反馈性调节　当肾上腺髓质嗜铬细胞中去甲肾上腺素或多巴胺含量增多到一定水平时，可负反馈抑制酪氨酸羟化酶的活性。同样，当肾上腺素合成增多到一定程度时，也能负反馈抑制 PNMT 的活性，阻止儿茶酚胺的进一步合成。反之，当嗜铬细胞中儿茶酚胺的含量减少时，对上述合成酶的抑制作用被解除，使儿茶酚胺合成增加，从而保持激素合成的稳态。

重点·考点·笔记

第五节　胰岛内分泌

胰岛是散在于胰腺腺泡之间的一些岛屿状的内分泌细胞群。细胞之间有丰富的毛细血管分布，有利于胰岛细胞分泌的激素进入血液循环。人类的胰岛细胞按其染色和形态学特点分类，主要分为A细胞、B细胞、D细胞及PP细胞。A细胞约占胰岛细胞的20%，分泌胰高血糖素（glucagons）；B细胞占胰岛细胞的60% ~ 70%，分泌胰岛素（insulin）；D细胞约占胰岛细胞的10%，分泌生长抑素；PP细胞数量很少，分泌胰多肽（pancreatic polypeptide）。

一、胰岛素

胰岛素是含有51个氨基酸残基的小分子蛋白质，人类胰岛素的分子量为5808（图11–4）。1965年，我国生物化学家在世界上首先用化学方法合成了具有高度生物活性的胰岛素分子，这是人类历史上第一次人工合成生命物质（蛋白质），为揭示生命的本质做出了巨大贡献。

正常人空腹状态下血清胰岛素浓度为35 ~ 145pmol/L。在血液中，胰岛素以与血浆蛋白结合和游离的两种形式存在，二者之间保持着动态平衡，只有游离的胰岛素才有活性。人血中胰岛素半衰期仅为5分钟，主要在肝内被灭活，亦有少量胰岛素在肌肉与肾等组织中被灭活。

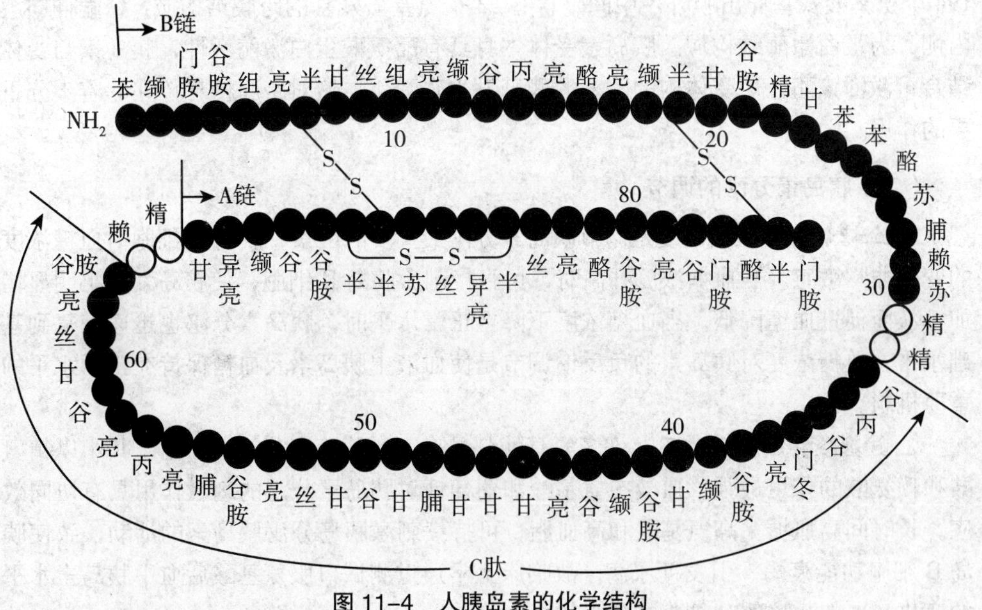

图11–4　人胰岛素的化学结构

（一）胰岛素的生理作用

胰岛素的主要作用是促进合成代谢，调节血糖稳定。胰岛素是维持机体正常代谢和生长不可缺少的激素之一。

1. 对糖代谢的调节　胰岛素具有降低血糖的作用，它是通过增加血糖的去路，减少血糖的来源而实现的。胰岛素降糖机制具体为：促进组织、细胞对葡萄糖的摄取和利用；促进肝糖原和肌糖原的合成，并抑制糖原的分解和糖异生；促进葡萄糖转变为脂肪酸，储存于脂肪组织，导致血糖水平下降。当胰岛素缺乏时，糖代谢发生相反的变化，使血糖水平上升，一旦超过肾糖阈，尿中可出现葡萄糖，导致糖尿。

2. 对脂肪代谢的调节 胰岛素促进脂肪的合成与储存，抑制脂肪分解氧化，使血液中游离的脂肪酸减少。当胰岛素缺乏时，可出现脂肪代谢紊乱，脂肪分解增强，血脂升高，引发动脉粥样硬化，进而导致心脑血管出现严重疾患。大量的脂肪分解，酮体生成增多，由于此时糖氧化过程存在障碍，不能很好地处理酮体，可出现酮血症和酸中毒，甚至昏迷。

3. 对蛋白质代谢的调节 胰岛素能加速细胞对氨基酸的摄取，促进蛋白质的合成，同时可抑制蛋白质的分解，故对机体的生长发育有促进作用。胰岛素必须与生长激素共同作用时，才能发挥明显的协同效应，单独作用时其效应不明显。当胰岛素缺乏时，蛋白质的分解增加而合成减少，血中氨基酸浓度升高，尿氮排出增加，呈负氮平衡。同时，糖原异生作用增强，大量的氨基酸转变为糖，使血糖升高。由于体内蛋白质减少，机体的抵抗力降低，伤口不易愈合，易并发感染。

近年的研究表明，体内几乎所有细胞的膜上都有胰岛素受体。胰岛素受体是由两个 α 亚单位和两个 β 亚单位构成的四聚体。α 亚单位由 719 个氨基酸残基组成，完全裸露在细胞膜外，是受体结合胰岛素的主要部位。α 与 α 亚单位、α 与 β 亚单位之间靠二硫键结合。β 亚单位由 620 个氨基酸残基组成，分为三个结构域：N 端 194 个氨基酸残基伸出膜外；中间是含有 23 个氨基酸残基的跨膜结构域；C 端伸向膜内侧，为蛋白激酶结构域。胰岛素受体本身具有酪氨酸蛋白激酶活性，胰岛素与受体结合可激活该酶，使受体内的酪氨酸残基发生磷酸化，这对跨膜信息传递起着十分重要的作用。

（二）胰岛素分泌的调节

1. 血糖浓度 血糖浓度是调节胰岛素分泌最重要的因素，胰岛 B 细胞对血糖浓度的变化非常敏感。当血糖浓度升高时，可直接刺激胰岛 B 细胞，使胰岛素分泌明显增加，从而促进血糖降低。当血糖浓度下降至正常水平时，胰岛素分泌也迅速恢复到基础水平。血糖浓度对胰岛素的负反馈调节是使血液中胰岛素及血糖保持在正常水平的重要机制。

2. 氨基酸和脂肪酸作用 许多氨基酸都具有刺激胰岛素分泌的作用，其中以精氨酸和赖氨酸的作用最强。血液中氨基酸和葡萄糖对胰岛素分泌的刺激作用具有协同效应。长时间高血糖、高氨基酸和高血脂，可持续刺激胰岛分泌胰岛素的活动，致使胰岛 B 细胞功能衰竭，引发糖尿病。故临床上常通过测试口服氨基酸后血中胰岛素水平的变化，来判断胰岛 B 细胞的分泌功能。

3. 激素作用 影响胰岛素分泌的激素主要有：①胃肠激素，如胃泌素、缩胆囊素和抑胃肽等都有促胰岛素分泌的作用。有人将胃肠激素与胰岛素分泌之间的关系称为肠 - 胰岛轴。这一调节作用具有重要的生理意义，使食物尚在肠道中时，胰岛素的分泌便已增多，为营养物质吸收后的细胞利用做好准备。②甲状腺激素、生长抑素、糖皮质激素、孕酮、雌激素等对胰岛素的分泌也有促进作用，而肾上腺素对胰岛素的分泌则有抑制作用。

4. 神经调节　胰岛受迷走神经和交感神经的双重支配。迷走神经兴奋时，可通过M受体直接刺激胰岛素分泌，还可通过刺激胃肠激素的释放间接促进胰岛素的分泌。交感神经兴奋时，可通过神经末梢释放的去甲肾上腺素与B细胞膜上的 α_2 受体结合，抑制胰岛素的分泌。

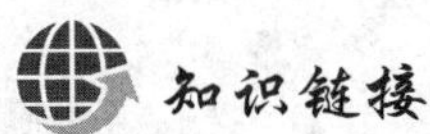

人工合成结晶牛胰岛素

1965年9月17日，中国科学院生物化学研究所等单位经过6年多的艰苦工作，第一次用人工方法合成了具有生物活性的蛋白质——结晶牛胰岛素。这是当时人工合成的具有生物活性的最大的有机化合物，实验的成功使中国成为第一个合成蛋白质的国家。

蛋白质研究一直被喻为破解生命之谜的关节点。因此，胰岛素的人工合成标志着人类在揭开生命奥秘的道路上又迈出了一步。

二、胰高血糖素

胰高血糖素是由29个氨基酸残基组成的直链多肽，分子量为3485。在血浆中的半衰期为5 ~ 10分钟，主要在肝内降解，部分在肾内降解。

（一）胰高血糖素的生理作用

与胰岛素的作用相反，胰高血糖素是一种促进分解代谢的激素。胰高血糖素具有很强的促进糖原分解和糖异生的作用，使血糖明显升高。糖异生增强是因为激素加速氨基酸进入肝细胞，并激活与糖异生有关的酶。胰高血糖素还可激活脂肪酶，促进脂肪分解，同时加强脂肪酸氧化，使酮体生成增多。胰高血糖素产生上述代谢效应的靶器官是肝，切除肝或阻断肝血流，这些作用便消失。

另外，胰高血糖素还可通过旁分泌促进胰岛B细胞、D细胞的分泌。

（二）胰高血糖素分泌的调节

1. 血糖和氨基酸水平的作用　影响胰高血糖素分泌的因素很多，血糖水平是调节胰高血压素分泌最主要的因素。血糖降低时，胰高血糖素分泌增加；血糖升高时，胰高血糖素分泌减少。饥饿可促进胰高血糖素的分泌，有利于维持血糖水平，保证脑的代谢和能量供应。

血中氨基酸增加时，在促进胰岛素分泌降低血糖的同时，还刺激胰高血糖素分泌而使血糖升高，防止低血糖的发生。

2. 激素的调节　胰岛内各激素之间通过旁分泌方式相互作用。胰高血糖素可促进胰岛素和生长抑素的分泌，而胰岛素和生长抑素则抑制胰高血糖素的释放。

重点·考点·笔记

3. **神经调节** 交感神经兴奋时，通过A细胞膜中的β受体促进胰高血糖素的分泌。迷走神经兴奋时，则通过M受体抑制胰高血糖素的分泌。

（陈雁容）

课后练习

A_1型题（单项选择题）

1. 下列不属于激素作用的特征的是（　　）

A. 信息传递　B. 特征性　C. 高效性　D. 相互作用　E. 广泛性

2. 下列激素不属于腺垂体分泌的是　（　　）

A. 促性腺激素　B. 促肾上腺皮质激素　C. 促甲状腺素

D. 缩宫素　E. 催乳素

3. 幼年时甲状腺激素分泌不足可导致（　　）

A. 侏儒症　B. 糖尿病　C. 佝偻病　D. 呆小症　E. 肢端肥大症

4. 向心性肥胖是由下列哪种激素分泌增多所致（　　）

A. 甲状腺激素　B. 甲状旁腺激素　C. 糖皮质激素

D. 肾上腺素　E. 胰岛素

5. 不属于胰岛素的生理作用是　（　　）

A. 促进组织细胞对糖的摄取、储存和利用　B. 促进脂肪的分解和利用

C. 促进蛋白质的合成　D. 促进K^+进入细胞内

E. 促进DNA、RNA的合成

第十二章　生殖

学习目标

1. 掌握　睾丸的功能及调节；睾酮的作用；卵巢的功能及调节；雌激素、孕激素的作用；月经周期。

2. 熟悉　月经周期的形成；妊娠过程。

3. 了解　性成熟和衰老。

案例引入

患者，女性，15岁。学生。13岁月经初潮，经期长短不一，经量多，月经周期紊乱。此次月经已14天，每天出血量约70ml，现仍有出血，心悸心慌伴神疲力乏。检查见面色、甲床、结膜苍白，体温36.5℃，呼吸20次/分钟，脉搏90次/分钟，血压90/60mmHg，红细胞3×10^{12}/L，血红蛋白90g/L。经B超、妇科检查及实验室检查，无全身及内外生殖器官的器质性病变。

病情诊断：青春期功能失调性子宫出血。

讨论分析：如何预防功能失调性子宫出血？

解析问题路径导航：

应普及青春期卫生知识，如锻炼身体、增强体质、提高健康水平、防止过度疲劳、避免精神刺激。

生物体生长发育到一定阶段后，能够产生与自己相似的子代个体，这种功能称为生殖（reproduction）。生殖是生命活动的四大基本特征之一。任何生物个体的寿命都是有限的，必然要衰老、死亡。一切生物都是通过产生新个体来延续种系的，所以生殖是动物绵延和繁殖种系的重要生命活动。在高等动物，生殖是通过两性生殖器官的活动实现的，生殖过程包括生殖细胞（精子和卵子）的形成、交配和受精，以及胚胎发育和分娩等重要环节。

第一节　男性生殖

男性的主性器官为睾丸，附属性器官包括附睾、输精管、精囊腺、前列腺、尿道球腺、阴茎等。

重点·考点·笔记

一、睾丸的功能

（一）睾丸的生精作用

1. 精子的生成 睾丸由曲细精管与间质细胞组成，曲细精管又由生精细胞和支持细胞构成。原始的生精细胞为精原细胞，从青春期开始，精原细胞分阶段发育形成精子。精子生成的过程为：精原细胞→初级精母细胞→次级精母细胞→精子细胞→精子，直至成熟精子脱离支持细胞进入管腔，随后移至附睾储存。从精原细胞发育成精子约需两个半月，一个精原细胞经过分裂可产生近百个精子。成年男性每天大约产生1.2亿个精子。

支持细胞为各级生殖细胞提供营养。相邻的支持细胞之间形成的紧密连接，可限制血液中大分子物质进入曲细精管，为生精细胞的分化发育提供合适的微环境，这种紧密连接称为血－睾屏障。血－睾屏障还可防止生精细胞的抗原物质逸出曲细精管进入血液循环而引起自身免疫反应。

精子生成需要适宜的温度，阴囊内温度较腹腔内温度低2℃左右，适于精子的生成。在胚胎发育期间，由于某种原因睾丸未降入阴囊而停留在腹腔内或腹股沟内，称隐睾症。隐睾症患者的曲细精管不能正常发育，也无精子产生。隐睾症是男性不育的原因之一。如果对发育成熟的动物睾丸进行加温处理，或施行实验性隐睾术，则可观察到生精细胞退化萎缩。

从青春期到老年期，睾丸都有生精能力。男性45岁以后，由于曲细精管的逐渐萎缩，生精能力逐渐减弱。此外，生精过程还受多种理化因素的影响。射线、微波、药物、内分泌失调、吸烟、酗酒等，都可直接或间接影响精子的生成，导致精子活力降低，畸形率增加，甚至少精或无精。

2. 精子的运输与获能 新生的精子释入曲细精管管腔内，本身并没有运动能力，而是靠曲细精管肌样上皮细胞的收缩和纤毛的摆动运行至附睾内。在附睾内精子进一步成熟，停留18～24小时后，才获得运动能力。

3. 精液的形成 附睾可储存少量的精子，大量的精子则储存于输精管壶腹部。在性活动中，输精管的蠕动把精子运送至后尿道。在后尿道，精子与精囊腺、前列腺和尿道球腺的分泌物混合形成精液，在性高潮时射出体外。射精的初级中枢在脊髓骶段。正常男子每次射出精液3～6ml，每毫升精液约含两千万到四亿个精子。若每毫升精液少于两千万精子，则不易使卵子受精，为男性不育的原因之一。

（二）睾丸的内分泌作用

睾丸的内分泌功能主要是睾丸间质细胞分泌雄激素，其次是支持细胞分泌抑制素。除睾丸外，肾上腺皮质和卵巢也可分泌少量的雄激素。

1. 雄激素 睾丸间质细胞分泌雄激素，主要为睾酮（testosterone，T）、脱氢表雄酮（dehydroiepiandrosterone，DHEA）、和雄酮（androsterone）等，以睾酮的生物活性最强。睾酮进入靶组织后可转变为活性更强的双氢睾酮（dihydrotestosterone，DHT）。

（1）睾酮的合成与代谢：正常男性在20～50岁，睾丸每日分泌4～9mg睾酮。50岁以上男性随年龄增长，睾酮的分泌量逐渐减少。睾酮的分泌呈年节律、日节律，一般清晨最高，傍晚最低。睾酮是类固醇激素。在间质细胞内，胆固醇经羟化、侧链裂解形成孕烯醇酮，再经 17β－羟脱氢酶催化，形成睾酮。睾酮在其靶器官（如附睾和前列腺）内，被 5α－还原酶还原为双氢睾酮，再与靶细胞内的受体结合而发挥作用。睾酮也可以在芳香化酶的作用下转变为雌二醇。

血液中 97%～99% 的睾酮与血浆蛋白结合，只有 1%～3% 睾酮是游离的。游离型和结合型之间可以相互转化，处于动态平衡。睾酮主要在肝内降解，由尿排出，少量经粪便排出。甲基睾酮可以口服，因为它不会被肝破坏。

（2）睾酮的生理作用：①维持生精作用：睾酮自间质细胞分泌后，经支持细胞进入曲细精管，与生精细胞的雄激素受体结合，促进精子的生成。②刺激并维持男性副性征或第二性征。③维持正常的性欲。④对代谢的影响：能促进蛋白质合成，特别是促进肌肉和生殖器官的蛋白质合成，同时还能促进骨骼生长、钙磷沉积、红细胞生成等。⑤影响胚胎分化：可诱导含 Y 染色体的胚胎向男性分化，促进内生殖器的发育。⑥促进男性附属性器官的生长发育：青春期前，男性附属性器官呈幼稚型，进入青春期后，由于睾酮分泌量的增加，使男性附属性器官快速发育为成熟型并维持其成熟状态。

2. 抑制素（inhibin） 是睾丸支持细胞分泌的糖蛋白激素，分子量约 32kD。抑制素对腺垂体 FSH 的分泌有很强的抑制作用，而同样生理剂量的抑制素对 LH 的分泌无明显影响。

二、睾丸功能的调节

睾丸曲细精管的生精过程和间质细胞的睾酮分泌均受下丘脑－垂体的调节（图 12–1）。下丘脑分泌的促性腺激素释放激素（gonadotropin releasing hormone，GnRH）经垂体门脉到达腺垂体，促进腺垂体促性腺激素细胞合成分泌卵泡刺激素（follicle–stimulatinghormone，FSH）及黄体生成素（luteinizing hormone，LH）。

（一）精子发生功能的调节

睾丸的精子发生功能主要受腺垂体分泌的 FSH 和 LH 的调节，还受抑制素、温度和光照等的影响。

1. FSH 的调节 青春期前，下丘脑 GnRH 神经元发育不完善，分泌的 GnRH 比较少，腺垂体分泌的 FSH 也极少，不足以启动睾丸曲细精管生精细胞的生精作用，故此期男子无生育能力。进入青春期后，下丘脑 GnRH 神经元发育成熟并开始分泌 GnRH，GnRH 使腺垂体开始分泌 FSH 和 LH，大量的 FSH 引发睾丸曲细精管生精细胞生精，使男子具备了生育能力。

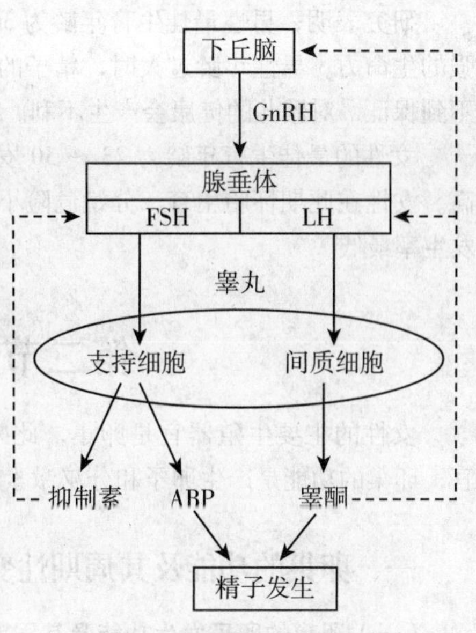

图 12–1 下丘脑－垂体－睾丸轴活动的调节

2. LH 的调节 LH 主要作用于间质细胞，调节间质细胞睾酮的合成与分泌，睾酮有促进生精作用。动物实验中，给未成年雄性大鼠注射FSH，大鼠的生精细胞数量增多，生精过程增强；成年大鼠摘除腺垂体后若注射睾酮，仍能维持生精功能；在幼年大鼠生精过程开始之前摘除垂体，成年后注射睾酮，仍然难以启动生精过程。FSH 对生精过程有启动作用，睾酮对生精有维持作用，二者互相配合，共同调节生精过程。

3. 抑制素的调节　抑制素对腺垂体 FSH 的分泌有很强的抑制作用，而同样生理剂量的抑制素对 LH 分泌无明显影响。FSH 可刺激支持细胞产生抑制素，而抑制素又可以通过负反馈抑制腺垂体分泌 FSH，保证睾丸的正常生精功能。

（二）激素分泌的调节

1. 腺垂体对睾丸内分泌功能的调节　睾丸的内分泌功能直接接受 LH 的调节。LH 到睾丸后，促进间质细胞分泌睾酮。

2. 睾丸激素对下丘脑－腺垂体分泌功能的反馈调节　血浆中睾酮对下丘脑和腺垂体的分泌功能具有负反馈调节作用。

3. 支持细胞对腺垂体分泌功能的调节　支持细胞分泌的抑制素对腺垂体分泌 FSH 有负反馈调节作用。

（三）睾丸内的局部调节

实验表明，在睾丸局部，特别是在支持细胞、间质细胞和生精细胞之间，存在着错综复杂的局部调节。例如，支持细胞内的芳香化酶可将睾酮转变为雌二醇，雌二醇可与间质细胞中的受体结合，使睾酮合成减少。

（四）最佳生育年龄

一般来说，女性的最佳生育年龄为 23 ～ 30 岁，男性为 30 ～ 35 岁。女性最好不超过 30 岁，男性不超过 35 岁。孩子的机体来自父母，并在母体内经历最初的生长阶段。因此，父母的年龄会对儿童的智力发育产生一定的影响，这主要取决于父母双方某些遗传素质的差异。

研究表明，男性最佳生育年龄为 30 ～ 35 岁。此时男子的精子的活力最好，有最强的生命力。男性年龄过大时，精子的基因突变率相应增高，精子的数量和质量都得不到保证，对胎儿的健康会产生不利。

女性的最佳生育年龄为 23 ～ 30 岁。这一时期女性全身发育完全成熟，卵子质量高。女性在此期怀胎生育，分娩危险小，胎儿生长发育好，早产、畸形儿和痴呆儿的发生率最低。

第二节　女性生殖

女性的主要生殖器官是卵巢，此外还有输卵管、子宫、阴道及外阴等附属性器官。卵巢的功能是产生卵子和分泌激素，卵巢是女性生殖系统的中心。

一、卵巢的功能及其周期性变化

（一）卵巢的卵子发生功能及其周期性变化

卵子的发育、成熟、排卵及黄体的形成是生殖过程的重要环节，这些过程都在卵巢中完成。卵巢的生卵功能是在下丘脑、腺垂体和卵巢本身分泌的激素调节下进行的。

青春期开始后，原始卵泡开始发育，卵巢的形态和功能发生周期性的变化，称卵巢周期。卵巢周期一般分为三个阶段，即卵泡期、排卵期、和黄体期。卵泡期和黄体期又分别称为排卵前期和排卵后期。

1. 卵泡期　卵泡期是卵泡发育成熟的时期。原始卵泡在发育过程中，历经初级卵泡、次级卵泡的不同发育阶段，最终发育成为成熟卵泡。在此过程中，卵泡发生一系列的形态变化。原始卵泡由一个初级卵母细胞和周围的单层卵泡细胞组成。随着卵泡的发育，初级卵母细胞逐渐增大，卵泡细胞也不断增殖，由梭形或扁平的单层细胞变成单层的颗粒细胞层，并分泌糖蛋白包绕卵母细胞形成透明带；同时，卵泡周围的间质细胞环绕在颗粒细胞外，分化增殖为内膜细胞和外膜细胞，颗粒细胞也由单层变为多层，形成次级卵泡。随后，颗粒细胞合成和分泌的黏多糖及血浆成分进入卵泡形成卵泡液和卵泡腔，将覆盖有多层颗粒细胞的卵细胞推向一侧，形成卵丘，最终变为成熟卵泡。从青春期开始，每个月经周期起初有 15 ～ 20 个原始卵泡同时开始生长发育，但是通常只有 1 个卵泡发育成为优势卵泡，最后发育成熟并排卵，其他卵泡均先后退化并形成闭锁卵泡。

2. 排卵期　成熟卵泡在 LH 分泌高峰的作用下，向卵巢表面移动，卵泡壁破裂，出现排卵孔，卵细胞与透明带、放射冠及卵泡液排出，此过程称为排卵（ovulation）。排出的卵细胞随即被输卵管伞捕捉送入输卵管中。

3. 黄体期（luteal phase）　排卵后便进入黄体期，残余的卵泡壁内陷，血液进入卵泡腔，形成血体。随着血液被吸收，颗粒细胞和内膜细胞增殖并黄体化，形成外观为黄色的黄体（corpus luteum）。若卵子受精成功，胚胎分泌的人绒毛膜促性腺激素（human chorionic gonadotropin HCG）使黄体发育为妊娠黄体，一直持续到妊娠 3 ～ 4 个月后，退化为白体。若排出的卵子未能受精，则在排卵后第 9 ～ 10 天黄体开始变性，并逐渐被结缔组织所取代，成为白体而萎缩溶解。

（二）卵巢的激素分泌功能及其周期性变化

1. 卵巢的激素分泌功能　卵巢分泌的雌激素主要为雌二醇（estradiol，E_2）、雌酮（estrone）、雌三醇（estriol，E_3）等，其中雌二醇分泌量最大，生物活性最强，雌三醇的活性最低。孕激素主要为孕酮（progesterone，P）。此外，卵巢还分泌少量雄激素。

（1）雌激素：雌激素主要的作用是促进女性生殖器官的发育和副性征的出现，并维持其正常功能。此外，雌激素对代谢也有明显的影响。

1）对生殖器官的作用：雌激素与卵巢、输卵管、子宫及阴道黏膜等靶器官的受体结合，引起细胞 DNA、RNA 和蛋白质合成增加，促进细胞分裂与生长，从而使上述这些靶器官生长发育，并维持其正常功能。如在青春期前雌激素过少，则生殖器官不能正常发育；若雌激素过多，则会出现早熟现象。

①卵巢：雌激素除了通过反馈调节经下丘脑－垂体间接影响卵巢活动外，对卵巢也有直接作用。实验证明，卵巢组织培养时，雌激素可加速其生长，雌激素可协同 FSH 促进卵泡发育。FSH 在雌激素的协同下，诱发并增加卵泡上的 LH 受体，从而使卵泡对 LH 的敏感性增加。可见，排卵前的雌激素高峰一方面通过正反馈诱导 LH 峰

重点·考点·笔记

的出现；另一方面协同 FSH 使卵泡上的 LH 受体增加，有利于 LH 与受体结合，并诱发排卵。因此，雌激素是卵泡发育成熟及排卵不可缺少的调节因素。

②输卵管：雌激素促进输卵管上皮细胞增生，使分泌细胞、纤毛细胞与平滑肌细胞活动增强，促进输卵管运动，有利于精子与卵子的运行。

③子宫：雌激素促进子宫发育，内膜发生增生期的变化。雌激素也促进子宫肌的增生，使肌细胞内肌纤蛋白和肌凝蛋白的含量增加。在雌激素的作用下，子宫肌的兴奋性增高，子宫肌对缩宫素的敏感性增高。

在雌激素的作用下，子宫颈分泌大量清亮、稀薄的黏液，有利于精子穿行。

④阴道：雌激素可使阴道黏膜基底细胞分裂周期缩短，上皮细胞增生，糖原含量增加，表浅细胞角化，黏膜增厚并出现皱褶。糖原分解使阴道呈酸性，利于阴道乳酸菌的生长，从而排斥其他微生物的繁殖，所以雌激素能增强阴道的抵抗力。随着月经周期的变化，阴道涂片所显示的黏膜脱落上皮细胞类型也出现周期性变化。在雌激素的作用下，涂片以表浅细胞为主，雌激素水平愈高，则表浅细胞的角化程度愈明显。

2）对乳腺和副性征的影响：雌激素刺激乳腺导管和结缔组织增生，促进乳腺发育，并使全身脂肪和毛发分布具有女性特征，维持女性第二性征。

3）对代谢的作用：雌激素对代谢的作用比较广泛，主要有：①雌激素刺激成骨细胞的活动，抑制破骨细胞的活动，加速骨的生长，促进钙盐沉积，并促进骨骺的愈合，因而在青春期早期女孩的生长较男孩为快，而最终身高反而较矮；②雌激素可降低血浆胆固醇与 β 脂蛋白含量，并促进肝内一些蛋白质的合成，如纤维蛋白原、CBG（皮质类固醇结合球蛋白）和 TBG（甲状腺结合球蛋白）等；③雌激素可使体液向组织间隙转移，由于血容量减少而引起醛固酮分泌，促进肾小管对水和钠的重吸收，从而导致水、钠潴留，有些女性经前期水肿可能与此有关。

（2）孕激素：孕激素主要作用于子宫内膜和子宫平滑肌，为受精卵着床做好准备，并维持妊娠。由于孕酮受体含量受雌激素调节，因此孕酮的绝大部分作用都必须在雌激素作用的基础上才能发挥。

1）安宫保胎，维持妊娠：孕酮促使在雌激素作用下增生的子宫内膜进一步增厚，并发生分泌期的变化，有利于受精卵在子宫腔的生存和着床。着床后，孕酮促进子宫基质细胞转化为蜕膜细胞，蜕膜细胞体积较大，胞质富含糖原颗粒，为胚泡提供丰富的营养物质。孕酮使子宫平滑肌对缩宫素的敏感性降低，防止子宫收缩，并可抑制母体的免疫排斥反应，因而有利于胚胎在子宫腔的生长发育。孕酮使宫颈黏液减少而变稠，黏蛋白分子弯曲，交织成网，使精子难以通过。孕激素缺乏可发生早期流产，故临床上常用孕酮治疗先兆流产。

2）促进乳腺腺泡的发育：在雌激素作用的基础上，孕激素主要促进乳腺腺泡发育，并在妊娠后和缩宫素等激素一起，为泌乳做好准备。

3）产热作用：女性基础体温在排卵前先出现短暂降低，在排卵后升高 0.5℃左右，并在黄体期一直维持在此水平。临床上常将这一基础体温的双相变化，作为判定排卵的标志之一。

（3）雄激素：女子体内有少量的雄激素，是由卵泡内膜细胞和肾上腺皮质网状带细胞产生。适量的雄激素配合雌激素可刺激阴毛及腋毛的生长。女子雄激素分泌过多

重点·考点·笔记

时，可引起男性化与多毛症。雄激素能增强女子的性欲，维持性快感，这可能是由于它促进阴蒂的发育并提高其敏感性，或是由于它对中枢神经系统的作用。

2. 卵巢激素分泌的周期性变化 青春期前，由于下丘脑 GnRH 神经元对卵巢激素反馈抑制作用的敏感性较高，而且 GnRH 神经元尚未发育成熟，所以 GnRH 的分泌很少，腺垂体 FSH 与 LH 分泌及卵巢的功能也相应处于低水平状态。至青春期，下丘脑 GnRH 神经元发育成熟，对卵巢激素反馈抑制作用的敏感性也明显降低，GnRH 的分泌增加，FSH 和 LH 的分泌也随之增加，卵巢功能开始活跃，卵巢激素分泌呈现周期性变化。

女性一般在 45 ～ 50 岁卵巢功能开始退化，对 FSH 和 LH 的反应性下降，卵泡停滞在不同发育阶段，雌激素分泌减少，孕激素分泌停止。

二、卵巢功能的调节

（一）下丘脑 – 腺垂体对卵巢功能的调节

下丘脑 GnRH 神经元合成和分泌的 GnRH 通过垂体门脉系统作用于腺垂体，刺激腺垂体分泌 FSH 和 LH，二者均可调节卵巢的功能。

1. FSH 的功能 FSH 的主要功能是刺激卵泡生长、发育、内分泌功能。具体表现为：促进颗粒细胞增生和分泌卵泡液；促进卵泡膜分化出内膜细胞；与 LH 协同作用使颗粒细胞分泌雌激素。

2. LH 的功能 LH 的主要功能是刺激月经黄体的形成、生长、发育、内分泌功能，以及刺激排卵。具体表现为：刺激排卵后的残余卵泡颗粒细胞黄体化，使残余卵泡转变为月经黄体并维持月经黄体的生长发育；刺激黄体细胞分泌孕激素；与 FSH 协同作用刺激黄体细胞分泌雌激素；LH 高峰引发排卵。

（二）卵巢功能的反馈调节

卵巢激素对下丘脑和腺垂体具有反馈调节作用，主要表现为：①雌激素和孕激素协同作用可抑制下丘脑分泌 GnRH，从而使 FSH 和 LH 的分泌减少（负反馈）；②卵泡期的雌激素高峰，可促使下丘脑分泌 GnRH，从而使 LH 大量分泌形成 LH 高峰，LH 高峰可引发排卵（中枢性正反馈）；③卵泡期血中雌激素逐渐增高可选择性抑制 FSH 的分泌，使血中的 FSH 水平下降，导致非优势卵泡退化形成闭锁卵泡（负反馈）。

三、子宫内膜及其周期性变化

女性从青春期开始，子宫内膜发生周期性脱落，伴有阴道流血，称月经。月经的周期性变化称为月经周期（menstrual cycle）。一个女人的初次月经被称为初潮，初潮的出现标志着女性已经步入了青春期。女性初潮时的平均年龄为 12 岁，8 岁至 16 岁初潮均属于正常现象。遗传、饮食与身体健康等多方面因素可以使初潮提前或者延后到来。月经的停止标志着女性已经迈入了绝经期，又称更年期。女性绝经的平均年龄为 51 岁，40 至 58 岁步入绝经期均属于正常现象。遗传、疾病、手术与医学治疗等多方面因素会使绝经期提前或者延后。绝经在 35 岁或之前到来被定义为早衰。

重点·考点·笔记

考点提示

月经：女性从青春期开始，子宫内膜发生周期性脱落，伴有阴道流血称月经，月经的周期性变化称为月经周期。

（一）月经周期中卵巢和子宫内膜的周期性变化

月经周期中卵巢和子宫内膜的形态和功能均出现周期性的变化。根据卵巢的变化将月经周期分为月经期、卵泡期、黄体期；根据子宫内膜的变化将月经周期分为增殖期、分泌期和月经期。

1. 增殖期 历时约10天，即月经周期第5～14天。此期由于卵泡生长，分泌的雌激素越来越多，使血液中雌激素水平逐渐升高，从而对子宫内膜产生修复作用，内膜逐渐生长增厚，子宫腺体也随之生长，但腺体还没有分泌。本期的主要特点是子宫内膜的显著增厚。卵泡到本期末才发育成熟并排卵，因此此期又称为排卵前期，相当于卵泡期。

2. 分泌期 历时14天左右，即月经周期第15～28天。这期是由于成熟的卵泡排卵后生成黄体，黄体所分泌的孕激素作用于子宫内膜的结果。孕激素能使已增厚的子宫内膜血管增生、充血，并使子宫腺体扩张弯曲而分泌黏液，这些内膜变化有利于受精卵着床（受孕）。本期的主要特点是子宫内膜的腺体出现分泌现象，故称为分泌期，又称排卵后期，相当于黄体期。

3. 月经期 月经周期的第1～4天，历时3～5天。如这次月经周期中未受孕，黄体由于得不到有关激素的支持而发生萎缩，就会停止分泌孕激素和雌激素。当血液中这两种性激素降到极低水平时，肥厚的子宫内膜由于失去激素的支持而发生坏死、出血和脱落，进入月经期。出血的第1天为月经周期的开始，两次月经第1天的间隔时间为一个月经周期。

（二）月经周期的形成机制

月经周期的形成主要是下丘脑－腺垂体－卵巢轴活动的结果。

1. 增生期的形成 女性进入青春期后，下丘脑GnRH神经元合成和分泌的GnRH增多，使腺垂体分泌的FSH与LH增多，FSH使卵泡生长、发育、成熟，与LH配合使卵泡细胞分泌雌激素。在雌激素的作用下，卵巢和子宫内膜发生增生期变化。约在排卵前1天，雌激素在血中的浓度达到高峰。

2. 分泌期的形成 排卵后，在LH的作用下，残余的卵泡细胞形成月经黄体，并接替卵泡继续分泌雌激素，同时开始大量分泌孕激素。

子宫内膜在雌激素作用的基础上又接受孕激素的刺激，内膜细胞体积增大，糖原含量增加，腺管由直变弯，分泌含糖原的黏液，使子宫内膜进入分泌期。在子宫的分泌期，一切为妊娠做好准备，“迎接”受精卵。

3. 月经期的形成 月经黄体在LH作用下不断生长发育，其所分泌的雌激素、孕激素也随之不断增多，于排卵后8～10天在血浆中的浓度达到高峰。这两种激素对下丘脑、腺垂体起到负反馈作用，抑制GnRH、FSH、LH的分泌。随着LH的减少，月经黄体开始萎缩、退化，其所分泌的雌激素、孕激素也迅速减少，至分泌末期降到最低，子宫内膜失去这两种激素的支持，形成月经。

随着月经黄体萎缩、退化，其所分泌的雌激素、孕激素也迅速减少，对下丘脑、腺垂体的反馈抑制作用解除。于是GnRH增多，腺垂体分泌的FSH和LH增多，在FSH的作用下，又有一批卵泡开始生长发育，进入下一个月经周期（图12-2）。

重点·考点·笔记

女性到50岁左右，卵巢功能退化，对FSH、LH的反应降低，卵泡停止发育，雌激素、孕激素分泌减少，月经停止，进入绝经期。

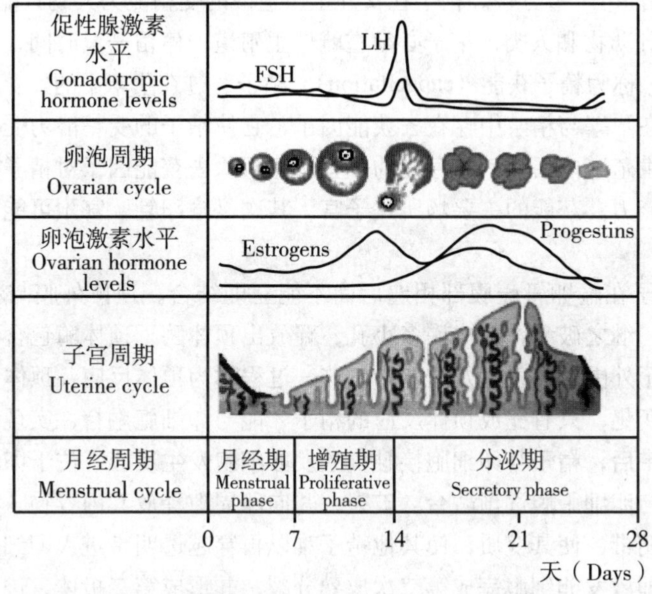

E_2：雌二醇　P：孕酮

图12-2　月经周期血中FSH、LH、E_2及P含量的变化

四、妊娠

妊娠是新个体产生的过程，包括受精、着床、妊娠的维持、胎儿的生长及分娩。

（一）受精

精子与卵子在输卵管壶腹部相遇而受精。精子与卵子相融合成为受精卵。每一个精子和卵子各含23条染色体，受精卵则含有23对染色体，因此具有父母双方的遗传特性。

射入阴道的精子进入输卵管与卵子相遇的过程比较复杂。精子的运动不完全依靠本身，宫颈、子宫和输卵管对精子的运动都起到一定的作用。精液射入阴道后穹隆后，很快（约1分钟）就变成胶冻样物质，使精液不易流出体外，并有暂时保持精子免受酸性阴道液破坏的作用。但是，阴道内的精子绝大部分被阴道内的酶杀伤而失去活力，存活的精子随后又遇到宫颈黏液的拦截。排卵前，在雌激素的作用下，宫颈黏液清亮、稀薄，其中的黏液蛋白纵行排列成行，有利于精子的穿行。排卵后的黄体期，在孕激素的作用下，宫颈黏液变得黏稠，黏液蛋白卷曲，交织成网，能阻止精子通过。宫颈作为精子在女性生殖道内要通过的第一个关口，在排卵时，会为精子的穿行提供最适宜的条件。精液中含有很高浓度的前列腺素，可刺激子宫发生收缩，收缩后的松弛造成宫腔内负压，可把精子吸入宫腔。一部分精子靠本身的运动及射精后引起的子宫收缩，进入子宫腔内。精子进入输卵管后，在其中的运行主要受输卵管蠕动的影响。排卵前，在雌激素的作用下，输卵管的蠕动由子宫向卵巢方向移行，推动精子由峡部运动至壶腹部。排卵后，黄体期分泌的大量孕酮能抑制输卵管的蠕动。一次射精虽能排出数以亿计的精子，但最后能到达受精部位的只有 15 ～ 50 个精子，到达的时间在性交后30 ～ 90分钟。精子在女性生殖道内的受精能力大约只能保持48小时。

大多数哺乳动物和人类，精子必须在雌性生殖道内停留一段时间，才能获得使卵子受精的能力，称为精子获能（capacitation）。精子经过在附睾中的发育，已经具备了受精能力，但在附睾与精浆中存在去获能因子，它使精子的受精能力受到了抑制。当精子进入雌性生殖道内后，其中存在的一些酶能解除去获能因子对精子的抑制，从而使其恢复受精能力。获能的主要场所是子宫，其次是输卵管，宫颈可能也有使精子获能的作用。

精子与卵子在输卵管壶腹部相遇后尚不能立即结合。顶体外膜与精子头部的细胞膜首先融合，继之破裂，形成许多小孔，释放出顶体酶，顶体酶包含多种蛋白水解酶，可溶解卵子外围的放射冠及透明带，这一过程称为顶体反应。顶体反应是精子在受精时的关键变化，只有完成顶体反应的精子才能与卵细胞融合，实现受精。在一个精子穿越透明带后，精子与卵细胞接触，激发卵细胞发生反应，位于卵细胞周边部的皮质颗粒包膜与卵细胞膜逐渐融合、破裂，并向卵周隙释放其内容物。有人认为，释放物作用于透明带，使其变质，使其他精子难以再穿越透明带进入卵细胞内。精子进入卵细胞后立即激发卵细胞完成第二次成熟分裂，并形成第二极体。进入卵细胞的精子，其尾部迅速退化，细胞核膨大形成雄性原核，随即与雌性原核融合，形成一个具有 23 对染色体的受精卵。

受精卵在输卵管的蠕动和纤毛的作用下，逐渐运行至子宫腔。受精卵在运行途中，一面移动，一面进行细胞分裂，发育为胚泡（blastocyst）。在受精后第 4 ～ 5 天，桑椹胚或早期胚泡进入子宫腔。胚泡在子宫腔内停留 1 ～ 2 天，此时胚泡外面的透明带变薄，胚泡可以直接从子宫内膜分泌的液体中吸收营养。

（二）着床

着床是胚泡植入子宫内膜的过程，经过定位、黏着和穿透三个阶段。着床成功的关键在于胚泡与子宫内膜的同步发育与相互配合。胚泡的分化与到达子宫的时间必须与子宫内膜的发育程度相一致。在着床过程中，胚泡不断地发出信息，使母体能识别妊娠发生并相应的变化。胚泡可产生多种激素和化学物质，如绒毛膜促性腺激素，它能刺激卵巢黄体转变为妊娠黄体，继续分泌妊娠需要的孕激素。近年发现，受精 24 小时的受精卵便可产生早孕因子（early pregnancy factor），它能抑制母体淋巴细胞的功能，使胚泡免遭母体排斥。检测早孕因子可进行超早期妊娠诊断。

子宫仅在一个极短的时期内允许胚泡着床，此时期为子宫的敏感期或接受期。在此时期内，子宫内膜受到雌激素与孕激素的协同作用，可能分泌某些物质，激活胚泡着床。引起子宫内膜着床反应的机制尚不十分清楚，可能与胚泡产生的某种激肽有关，或与胚泡分泌的蛋白水解酶及胚泡产生的 CO_2 有关。胚泡产生的 CO_2 扩散到子宫内膜，再进入子宫的微血管，在胚泡附近形成一个 CO_2 梯度场。CO_2 可使滋养层细胞和子宫内膜上皮细胞表面的黏蛋白黏性增高，在着床时使胚泡黏着并植入。此外，CO_2 还能刺激子宫内膜的基质发生蜕膜反应。

（三）妊娠的维持及激素调节

正常妊娠的维持有赖于垂体、卵巢和胎盘分泌的各种激素的相互配合。在受精与着床之前，在腺垂体促性腺激素的控制下，卵巢黄体分泌大量的孕激素与雌激素，导致子宫内膜发生分泌期的变化，以适应妊娠的需要。如未受孕，黄体按时退缩，孕激素与雌激素分泌减少，引起子宫内膜脱落流血；如果受孕，在受精后第 6 天左右，胚泡滋养层细胞便开始分泌绒毛膜促性腺激素，以后逐渐增多，刺激卵巢黄体变为妊娠黄体，继续分泌孕激素和雌激素。胎盘形成后，胎盘成为妊娠期一个重要的内分泌器官，大量分泌蛋白质激素、肽类激素和类固醇激素。

1. 人绒毛膜促性腺激素（human chorionic gonadotropin，HCG） HCG 是由胎盘绒毛组织的合体滋养层细胞分泌的一种糖蛋白激素，分子量为 45 ～ 50kD。HCG 分子由 α 亚单位与 β 亚单位组成。其 α 亚单位氨基酸残基的数量与序列几乎与 LH 相同，其 β 亚单位的氨基酸残基也有很大部分与 LH 相同，但在 β 亚单位的羧基端约有 30 个氨基酸残基序列是独特的。因此，HCG 与 LH 的生物学作用与免疫特性基本相似。

卵子受精后第 6 天左右，胚泡形成滋养层细胞，开始分泌 HCG，但其量甚少。妊娠早期形成绒毛组织后，由合体滋养层细胞分泌大量的 HCG，且分泌量增长很快。至妊娠 8 ～ 10 周，HCG 的分泌达到高峰，随后下降，在妊娠 20 周左右降至较低水平，并一直维持至妊娠末。如无胎盘残留，于产后 4 天血中 HCG 消失。在妊娠过程中，尿中 HCG 含量的动态变化与血液中相似。因为 HCG 在妊娠早期即出现，所以检测母体血中或尿中的 HCG，可作为诊断早孕的准确指标。

> **考点提示**
> 诊断早孕的准确指标：因为 HCG 在妊娠早期即出现，所以检测母体血中或尿中的 HCG，可作为诊断早孕的准确指标。

在早孕期，HCG 刺激卵巢黄体转变成妊娠黄体，妊娠黄体的寿命只有 10 周左右，以后便发生萎缩。与此同时，胎盘分泌孕激素和雌激素，逐渐接替妊娠黄体的作用。

2. 其他蛋白质激素和肽类激素 胎盘还可分泌人绒毛膜生长素（人胎盘催乳素）、绒毛膜促甲状腺激素、促肾上腺皮质激素，以及 β－内啡肽等。

人绒毛膜生长素（human chorionic somatomammotropin，HCS）为合体滋养层细胞分泌的单链多肽，含 191 个氨基酸残基，其中 96% 与人生长素相同，因此具有生长素的作用。可调节母体与胎儿的糖、脂肪与蛋白质代谢，促进胎儿生长。

3. 类固醇激素 胎盘本身不能独立产生类固醇激素，需要从母体或胎儿得到前身物质，再加工制成孕激素与雌激素。

（1）孕激素：由胎盘合体滋养层细胞分泌。胎盘能将自母体进入胎盘的胆固醇变为孕烯醇酮，再转变为孕酮；或将胎儿肾上腺合成的孕烯醇酮转变为孕酮。

在妊娠期间，母体血中孕酮浓度随着孕期的增长而稳步上升，在妊娠 10 周以后，胎盘代替卵巢持续分泌孕酮，血中孕酮迅速增加，至妊娠足月时达高峰。

（2）雌激素：由母体和胎儿肾上腺产生的脱氢异雄酮硫酸盐进入胎盘，最后转变为雌酮和雌二醇，但生成量极少。胎盘分泌的雌激素主要为雌三醇，其合成的途径是：胎儿肾上腺的脱氢异雄硫酸盐先在胎儿肝中羟化，形成 16α－羟脱氢异雄酮硫酸盐，然后随血液进入胎盘，在胎盘内脱去硫酸基，成为 16α－羟脱氢异雄酮，再经芳香化酶的作用，转化为雌三醇。由此可见，雌三醇的生成是胎儿、胎盘共同参与制造的，故把两者称为胎儿－胎盘单位。检测母体血中雌三醇含量的多少，可用来判断胎儿是否存活。

重点·考点·笔记

（四）分娩与授乳

有关分娩与授乳的主要生理内容已在讨论催乳素与缩宫素时有所述及，不再重复。

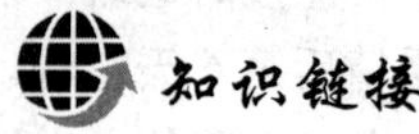

试管婴儿

试管婴儿就是采用人工方法使卵子和精子在体外受精，并进行早期胚胎发育，然后移植到母体子宫内发育而诞生的婴儿。试管婴儿是伴随体外授精技术的发展而来的，最初由英国产科医生帕特里克·斯特普托和生理学家罗伯特·爱德华兹合作研究成功。试管婴儿一诞生就引发了科学界的轰动，甚至被称为人类生殖技术的一大创举，也为治疗不孕不育症开辟了新的途径。做试管婴儿的最佳时间为春季，春季万物苏醒，人体功能往往处于比较好的状态。年龄最好是在35岁之前，这样成功率会更高。

第三节　性成熟和性行为

人体生长发育到一定年龄，生殖器官已经发育完全，生殖机能达到了比较成熟的阶段，基本具备了正常的繁殖功能，称为性成熟。

一、性成熟

人类的性成熟主要分为三步。

第一步是青春期带来的性生理和性心理的发育，即适应社会对性别特征的规范，以便确认自我在社会中的位置与功能。

第二步是通过处理自我性行为来学习社会对于性关系与性行为方式的具体规范，并将这些规范内化为个人的良心。

第三步也就是人类性成熟的最终标志是合格的性交合。它必须以传统性别角色为基础，以婚内为界限，以夫妻恩爱为调节，以生儿育女为唯一价值目标，以节欲保身为评判标准，而且不可言传。

（一）男性性成熟

男性一般在12岁左右睾丸开始增长，18岁左右已接近成人睾丸的容积。睾丸发育，容积增大，是青春期生长发育的重要特征。与此同时，男性13岁以后出现遗精，睾丸的间质细胞开始分泌出雄激素，会做性梦，阴茎常会勃起。随着雄激素在血浆中的浓度不断增加，男性生殖器官进一步发育成熟，并出现嗓音变粗，喉结突起，长出比较密集的胡须、腋毛、阴毛等。

男性一般在9～12岁，阴囊开始增大，伴以阴囊变红和皮肤质地的改变；

12 ～ 15 岁，阴茎的长度和周径增加，但周径增加较长度增加为缓，阴茎细长；15 ～ 18 岁，阴茎和阴囊进一步发育增大，阴囊的颜色深，阴茎周径变粗，阴茎头发育向前伸展，脱离阴茎包皮的覆盖，完全或大多数地暴露于包皮以外，接近成年型。

男性阴毛约从 12 岁开始生长，由稀疏、纤细逐步变成密集、黑，呈密集型分布。阴毛受睾丸和肾上腺所产生的雄激素的影响，大约 18 岁以后，男性阴毛呈尖顶三角形分布，其尖端通常达到小腹部，与成年男子的阴毛相似。

男孩子在青春期性发育的过程中，遇到以上情况不应惊恐，如果没有身体不适，可认为发育正常。

（二）女性性成熟

从青春期开始，女性除身高、体重迅速增长以外，最明显的身体变化是乳房开始发育，接着出现阴毛、月经来潮，然后是骨盆增宽。这些变化发生的时间因人而异，有时差别很大。

13 ～ 17 岁，女性乳腺发育，脂肪和血管增多，使整个乳房隆起，同时乳头四周棕色的乳晕逐渐扩大。大约有 80% 的女性到 16 ～ 19 岁时乳房发育接近成人。乳房发育除受激素影响外，遗传因素的影响也比较大。

女性在 14 岁以后，阴毛逐渐发育。阴毛生长要经历稀疏、浅色阴毛，到逐渐变深、变粗呈卷曲状，并由少量分布变为密集分布几个阶段，才达到成年女性的阴毛分布状态。典型的成年女性阴毛呈倒三角形状分布，但个体差异较大。

大多数女孩子会有月经初潮的体会，一般发生在 13 ～ 15 岁，但有的女孩子较早在 11 ～ 12 岁，也有的女孩子晚到 18 ～ 19 岁才开始。月经来潮由初期的不规则逐渐变为规则性。一般在初潮后的第一年里，月经周期常不规则，一般也不排卵，第二年后月经周期变得正常，每一个周期都可能排卵。

如同男孩子一样，除上述特征外，女孩子在性成熟期，尤其在接近成年人时，第二性征变得更加明显。骨盆变得宽阔，臀部脂肪进一步增多使臀部增宽，加之乳房的发育隆起等，使女孩子身体呈现出特有的曲线美。内外生殖器在性成熟期也进一步发育。

二、性兴奋和性行为

性兴奋是指性交前的生理准备，主要表现为互相触摸、爱抚、亲吻等行为。人类的性兴奋与其他哺乳动物相似，是性交的一种生理与心理上的准备过程。这种性刺激，会导致阴道扩张、湿润和阴茎勃起，使性交得以成功。

第四节　衰老

一、人体的衰老

衰老（ageing）指在正常状况下生物体发育成熟后，随年龄的增加，自身组织结构逐步发生退行性变化，机体器官的机能减退，内环境自稳能力减弱，对内外环境损伤因素的抵抗力降低，趋向死亡的自然现象。

（一）衰老的主要表现

人体衰老分三个阶段。

1. **轻度衰老（25岁～35岁）** 精力不旺、体力透支、萎蔫不振、易疲劳、记忆力下降、易感冒、睡眠不好、食欲缺乏、皮肤黯淡无光、出现色斑、免疫力下降、注意力不集中等。身体有某种不适或疼痛，但医生查不出问题。

2. **中度衰老（35岁～45岁）** 情绪波动、烦躁不安、焦虑、失眠、多疑、记忆力减退、月经紊乱、性欲减退、乳房萎缩、腹胀、严重色斑、皮肤干燥、弹性减退、毛孔粗大、皱纹加深，潮热出汗等。

3. **严重衰老（45岁～55岁）** 人体进入快速衰老期，机体全面老化，各种疾病缠身。女性45岁左右停经后，由于卵巢萎缩，雌激素分泌减少，皮肤失水起皱、乳房下垂、体型趋胖，容易引起心理焦虑、抑郁等心理疾病。

（二）人体衰老退化时间表

白发和皱纹是衰老的早期迹象。实际上，人体一些部位在我们外表变老之前就开始退化，以下就是人体一些器官的衰老退化时间表。

1. **大脑** 20岁开始衰老。随着年龄越来越大，大脑中神经细胞（神经元）的数量逐步减少。我们降临人世时神经细胞的数量为1000亿个左右，从20岁起开始逐年下降。到了40岁，神经细胞的数量开始以每天1万个的速度递减，从而对记忆力、协调性及大脑功能造成影响。英国伦敦帝国学院神经学家沃基特克·拉克威茨表示，事实上大脑细胞之间缝隙的功能退化对人体造成的冲击最大。

2. **肠** 从55岁开始衰老。健康的肠可以在有害和有益细菌之间起到良好的平衡作用。巴兹和伦敦医学院免疫学教授汤姆·麦克唐纳表示，肠内有益细菌的数量在我们步入55岁后开始大幅减少。结果人体消化功能下降，肠道疾病风险增大。随着年龄增大，胃、肝、胰腺、小肠的消化液流动开始下降，发生便秘的概率会增大。

3. **乳房** 从35岁开始衰老。人到了35岁，乳房的组织和脂肪开始丧失，大小和丰满度因此下降。从40岁起，女人乳房开始下垂，乳晕（乳头周围区域）急剧收缩。尽管随着年龄增长，乳腺癌发生的概率增大，但是同乳房的物理变化毫无关联。

4. **膀胱** 从65岁开始衰老。65岁时，我们有可能丧失对膀胱的控制。此时，膀胱会忽然收缩，即便尿液尚未充满膀胱。女性更易遭受膀胱问题，步入更年期，雌激素水平下降使得尿道组织变得更薄、更无力，膀胱的支撑功能因此下降。人到中年，膀胱容量一般只有年轻人的一半左右，这会引起上厕所的次数更为频繁。尤其是肌肉的伸缩性下降，使得膀胱中的尿液不能彻底排空，导致尿道感染。

5. **肺部** 从20岁开始衰老。肺活量从20岁起开始缓慢下降，到了40岁，一些人就出现气喘吁吁的状况。部分原因是控制呼吸的肌肉和胸腔变得僵硬起来，使得肺的运转更困难，同时还意味着呼气之后更多的空气会残留在肺里。

6. **声音** 从65岁开始衰老。随着年龄的增长，声音会变得轻声细气，且越来越沙哑。这是因为喉咙里的软组织弱化，影响声音的音质、响亮程度和质量。这时，女人的声音变得越来越沙哑，音质越来越低，而男人的声音越来越弱，音质越来越高。

重点·考点·笔记

7. 眼睛　从 40 岁开始衰老。随着年龄的增长，眼部肌肉变得越来越无力，眼睛的聚焦能力开始下降。

8. 心脏　从 40 岁开始老化。随着身体日益衰老，心脏向全身输送血液的效率也开始降低，这是因为血管逐渐失去弹性，动脉也可能变硬或者变得阻塞。45 岁以上的男性和 55 岁以上的女性心脏病发作的概率较大。

9. 肝　70 岁开始老化。肝似乎是体内唯一能挑战老化进程的器官。肝细胞的再生能力非常强大。如果人不饮酒不吸毒，且没有患过传染病，那么一个 70 岁老人的肝也可以移植给 20 岁的年轻人。

10. 肾　50 岁开始老化。肾过滤量从 50 岁开始减少。75 岁老人的肾过滤血量是 30 岁壮年的一半。

11. 骨骼　35 岁开始老化。35 岁骨质开始流失，进入自然老化过程。绝经后女性的骨质流失更快，可能会导致骨质疏松。骨骼大小和密度的缩减可能会导致身高降低，椎骨中间的骨骼会萎缩或者碎裂。

12. 牙齿　40 岁开始老化。随着年龄的增长，唾液的分泌量会减少。唾液可冲走细菌，唾液减少，牙齿和牙龈更易腐烂。牙周的牙龈组织流失后，牙龈会萎缩，这是 40 岁以上成年人常见的状况。

13. 肌肉　30 岁开始老化。30 岁以后，肌肉衰竭速度大于生长速度。过了 40 岁，人们的肌肉开始以每年 0.5% 到 2% 的速度减少。经常锻炼可能有助于预防肌肉老化。

14. 听力　在 55 岁左右开始老化。资料显示，60 多岁的人半数以上会因为老化导致听力受损，称为老年性耳聋，是因“毛发细胞”的缺失导致。

15. 皮肤　25 岁左右开始老化。随着生成胶原蛋白（充当构建皮肤的支柱）的速度减缓，加上能够让皮肤迅速弹回去的弹性蛋白弹性减小甚至发生断裂，皮肤从 25 岁左右开始自然衰老。

16. 前列腺　50 岁开始老化。前列腺常随年龄而增大，引发的问题包括小便次数的增加，这就是良性前列腺增生，困扰着半数 50 岁以上的男子。

17. 生育能力　35 岁开始衰退。由于卵巢中卵子的数量和质量开始下降，女性的生育能力从 35 岁开始衰退。子宫内膜可能会变薄，使得受精卵难以着床，也造成了一种抵抗精子的环境。男性的生育能力也在这个年龄开始下降。40 岁以后结婚的男性由于精子的质量下降，其配偶流产的可能性更大。

18. 味觉嗅觉　60 岁开始退化。一生中最初舌头上分布有约 10000 个味蕾，到老了之后这个数大约要减半。过了 60 岁，味觉和嗅觉逐渐衰退。

（三）衰老原因

衰老是人体机能变缓的直接表现，也是一种自然的过程，衰老的原因主要有以下几个方面。

1. 过度氧化　人体过度氧化的危害会加速衰老、疾病、死亡；导致肿瘤迅速生长；引发炎症、自身免疫反应而使身体健康遭受破坏；产生色素沉淀，色斑出现。

2. 细胞寿命　细胞的间隙被代谢废物充填会导致细胞衰老；细胞突变，染色体畸变也会诱发衰老，常见原因包括电离辐射、放射线危害等。

3. *精神因素* 精神打击，可让人突然衰老，说明大脑中枢对衰老有着巨大的影响。

4. *蛋白质老化* 蛋白质合成出现差错；核蛋白老化；异常基因导致蛋白质合成障碍，都可引起生命的衰老。

5. *内分泌功能减退* 有学者认为，性腺、甲状腺、肾上腺、脑垂体等功能的减退，会诱导人体迅速衰老。例如，有甲状腺疾病的患者很容易出现早衰。同时，胸腺萎缩可使衰老加剧的观点，也引起专家学者们的注意。

6. *微循环障碍* 由于人体大量代谢废物的沉积和病理性代谢产物的黏着，破坏了许多微血管系统，导致血管的管腔狭窄，甚至封闭，微循环、循环发生障碍，使生命代谢的交换活动受到限制，从而导致细胞的衰老。

二、抗衰老

抗衰老指增加生命的最高或平均寿命。抗衰老的方法主要包括实行健康的生活模式（如饮食均衡、做适量的运动、充足的睡眠、不吸烟、减少饮酒），服用抗衰老药物，以及饮食控制等。

（一）生活要有规律

生活规律，是指一天安排要形成良好的规律。如起居有常，早睡早起。一日三餐要定时，如早餐6点半，午餐12点，晚餐6点半应相对固定。可根据一年四季适当调整起居饮食时间，也就是中医所说的“顺应四时”。

（二）饮食要合理

随着人们生活水平的提高，物质极大丰富，工作、社会交往频繁，极易造成饮食的不合理。如暴饮暴食、食无定时、食无节制、挑食偏食，日久就会造成营养过剩，或营养素的不均衡，从而出现高血脂、高血压、糖尿病、肥胖等多种饮食不合理造成的疾病。可根据身体情况做到营养合理，荤素搭配，食量适度。人到中年后，要多吃蔬菜、水果、高蛋白（如牛奶、鸡蛋等）、低脂肪。这样可以预防心脑血管疾病或延迟一些中老年性疾病的发生。

（三）坚持适当运动

生命在于运动，适当的运动好处很多。如有益于消化系统；可提高心肺功能；可降低血压；还可以使人精力充沛、提高工作效率、改善睡眠质量等。

（四）积极预防疾病

影响人类寿命的个体因素中，以疾病最重要。一般认为生理性死亡应在100岁以后，大多数人的死亡都属于病理性的。当今占死因前三的疾病为心脑血管疾病、恶性肿瘤、糖尿病。如能控制这些疾病，人类的平均寿命将增加10余年。防治老年病应从青年、中年就开始，要定期检查身体，无病早防，有病早治，促进康复，增进健康。

（宋云梅　郑　丽）

课后练习

A_1 型题（单项选择题）

1. 睾酮的主要产生部位是（　　）

A. 睾丸生精细胞　　B. 睾丸间质细胞　　C. 睾丸支持细胞

D. 曲细精管上皮细胞　　E. 肾上腺皮质球状带细胞

2. 测定血中或尿中哪种激素有助于早孕诊断（　　）

A. 人绒毛膜促性腺激素　B. 孕激素　C. 黄体生成素　D. 促卵泡素　E. 雌激素

3. 下列哪个组织不能合成雌激素（　　）

A. 卵巢　　B. 黄体　　C. 胎盘　　D. 子宫　　E. 肾上腺皮质

4. 出现月经是由于血液中什么激素的浓度急剧下降所致（　　）

A. 生长素　　B. 雌激素　　C. 孕激素

D. 雌激素和孕激素　　E. 雌激素和生长素

5. 血液中哪种激素出现高峰可以作为排卵的标志（　　）

A. 雌激素　　B. 孕激素　　C. 黄体生成素

D. 卵泡刺激素　　E. 卵泡刺激素释放激素

生理学实验

实验一 反射弧的分析

【实验目的】

分析反射弧的五个组成部分；观察反射弧的完整性与反射活动的关系。

【实验原理】

反射弧包括感受器、传入神经、神经中枢、传出神经和效应器五部分。反射弧的结构和功能的完整是实现反射活动的必要条件，如果反射弧的任一部分受到破坏，则不能完成正常的反射活动。

【实验用品】

蟾蜍或青蛙、蛙类手术器械一套、铁支架、铁夹、电刺激器、刺激电极、棉球、培养皿、广口瓶和 H_2SO_4 溶液。

【实验步骤】

1. 破坏蟾蜍或青蛙的脑部，保留脊髓。用铁夹夹住青蛙下颌，悬挂在铁支架上。
2. 用培养皿盛放 H_2SO_4 溶液，将青蛙左后肢的趾尖浸于硫酸溶液中，观察有无屈腿反射。然后用盛有自来水的广口瓶洗去青蛙皮肤上的硫酸溶液。
3. 在青蛙左踝关节处的皮肤上做一环形切口，剥去左脚趾皮肤，重复步骤 2，观察结果有何变化?
4. 按步骤 2 的方法以硫酸溶液刺激右侧趾尖，观察并记录结果。
5. 在右侧大腿背侧剪开皮肤，分离股二头肌和半膜肌，找出坐骨神经，在坐骨神经上做两个结扎，在两结扎点之间剪断神经，重复步骤 4，观察并记录结果。
6. 重复电刺激右侧坐骨神经中枢端，观察对侧腿的反应。
7. 将浸泡 H_2SO_4 的纸片贴于蛙的皮肤上，观察四肢反应情况。
8. 破坏青蛙的脊髓，重复步骤 6，观察其反应。
9. 电刺激右侧坐骨神经外周端，观察青蛙同侧腿的反应。
10. 电刺激右侧腓肠肌，观察蛙的反应。

【注意事项】

1. 用硫酸液刺激的部位应仅限于脚趾，刺激后，应立即洗净。
2. 剥掉趾部皮肤时，趾尖不要留有皮肤，否则刺激时仍能引起反射。

【思考题】

1. 根据每项实验结果分别分析其产生的原因。
2. 解释上述各项实验结果哪些属于反射活动？哪些不属于反射活动？为什么？

实验二　影响血液凝固的因素

【实验目的】

学会加速、延缓和防止血液凝固的方法。

【实验原理】

血液凝固是一系列复杂的酶促反应，需要许多凝血因子参与。如果创造某种条件使凝血因子增多或活性增强，可加速血液凝固；相反，降低某些凝血因子的活性或去掉某些凝血因子，则能延缓或阻止血液凝固。

【实验用品】

家兔、10ml 注射器、试管、试管架、烧杯、恒温水浴、冰块、棉花、秒表、液状石蜡、肝素、枸橼酸钠、竹签。

【实验步骤】

1. 准备试管　取试管 8 支，按顺序编号，依次排列于试管架上，并按实验表 2–1 的条件分别在试管中放入所需实验物品备用。

2. 用注射器抽取 8ml 兔心血，记下开始时间并分别注入 8 支试管，每支试管 1ml。

3. 观察血液凝固现象。要求每 20 秒倾斜试管一次，观察试管内血液是否凝固（血液不随试管倾斜为凝固），准确记录凝固时间。

【实验结果及分析】

实验表 2–1　影响血液凝固的因素

试管编号	实验条件	凝血时间
1	干燥试管	
2	放入棉花少许	
3	放液状石蜡润滑试管内表面	
4	加血后将试管置于 37℃水浴箱中	
5	加血后将试管置于冰块中	
6	放肝素 8U，加血后摇匀	
7	放枸橼酸钠 3mg，加血后摇匀	
8	放血后用竹签不停搅动	

【注意事项】

1. 各试管内所加物品量要准确，以免影响实验结果。

2. 计时应从注射器针头拔离兔体开始，准确记录每支试管的凝血时间。

3. 试管粗细应一致，严禁手心紧握试管中加有血液的部分，以免手温影响实验结果。

4. 避免强烈振摇，以免损伤红细胞。

【思考题】

1. 简述血液凝固的基本步骤。
2. 在外科手术过程中如何止血?
3. 社会提倡义务献血，血液中心应如何保存收集到的血液?

实验三　ABO 血型的鉴定

【实验目的】

学会鉴定 ABO 血型的方法，熟练掌握血型分型的依据及鉴定的意义。

【实验原理】

根据红细胞的凝聚反应：A 凝集原 + 抗 A 凝集素→红细胞凝集；B 凝集原 + 抗 B 凝集素→红细胞凝集。即用已知的标准抗 A 和抗 B 血清，去测定受检者红细胞膜上未知的抗原，根据是否发生红细胞凝聚反应来确定血型。

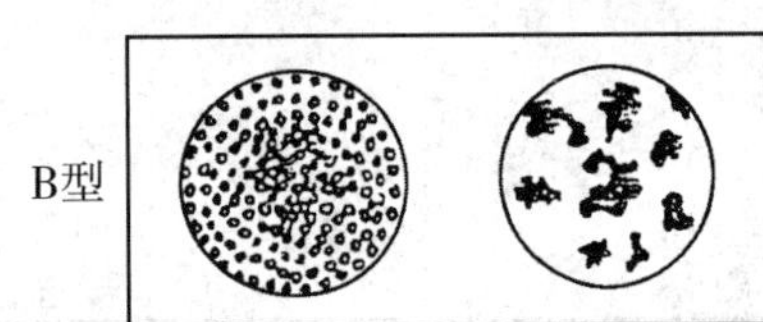

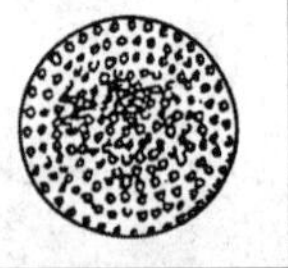

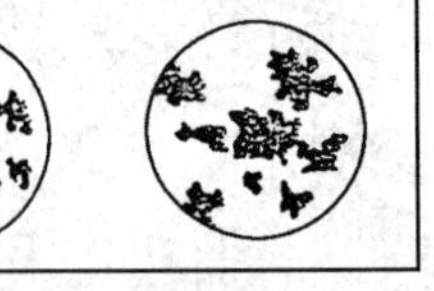

实验图 3–1　ABO 血型鉴定结果判断

【实验用品】

标准抗A和抗B血清一套、双凹玻片、采血针、滴管、小试管、牙签、生理盐水、75% 的酒精棉球、低倍显微镜。

【实验步骤】

1. 标记玻片　取干净双凹玻片一张，用玻璃蜡笔在玻片两端分别标明 A、B 字样。

2. 滴加血清　在玻片 A、B 两端分别滴加标准抗 A 和抗 B 血清各 1 滴，注意，二者不可混淆。

3. 消毒采血，配制红细胞混悬液　消毒耳垂或左手无名指指端后，用消毒过的采血针垂直刺入消毒处皮肤，取血 1 ~ 2 滴，加入盛有 1ml 生理盐水的小试管中混匀，配制红细胞混悬液。

4. 滴加红细胞混悬液　用吸管吸取红细胞混悬液，在玻片的标准抗 A 和抗 B 血清中各加 1 滴，分别用牙签将血液与血清混匀。注意，不可用一根牙签搅拌两侧血清。

5. 放置 10 ~ 15 分钟后，用肉眼观察有无凝集现象，肉眼不易分辨时用低倍镜观察。

6. 判断结果　根据有无凝集现象判定血型（实验图 3-1）。

【注意事项】

1. 采血针及皮肤必须严格消毒，以防感染。
2. 移动玻片时切勿将两种标准血清相混。滴加红细胞混悬液时，小试管尖不可与血清接触。
3. 注意区别凝集现象。若肉眼观察液面变清亮，散在有朱红色小颗粒为红细胞凝聚；如果液面混浊，则为未发生凝聚。

4. 有时加了红细胞混悬液的标准血清液面颜色深浅不一，可能为红细胞叠连所致，可用牙签轻轻搅拌，能散开的即为叠连。观察时要注意区分是红细胞凝聚还是红细胞叠连。

【思考题】

1. 什么叫血型?

2. ABO 血型如何分型?

3. 分析血型鉴定结果。

实验四　人体心音听诊

【实验目的】

熟练掌握人体心音的听诊方法；指出心音听诊的部位；初步学会辨认第一心音和第二心音。

【实验原理】

心音主要是由心肌收缩和心瓣膜关闭所产生的声音。将听诊器置于心前区的胸壁上，可在每一个心动周期中听见两个心音，即第一心音和第二心音。

【实验用品】

人、听诊器。

【实验步骤】

1. 准备，确定听诊部位

(1) 受试者安静 5 分钟，解开上衣，面向亮处静坐。检查者坐在对面。

(2) 确定心前区心音听诊区各个部位。二尖瓣听诊区：左锁骨中线第五肋间稍内侧（心尖部）；肺动脉瓣听诊区：胸骨左缘第二肋间；主动脉瓣听诊区：胸骨右缘第二肋间，胸骨左缘第三、四肋间为主动脉瓣第二听诊区（又称第五点），主动脉瓣关闭不全时，此处可听到杂音；三尖瓣听诊区：胸骨左缘第四肋间或剑突下。

2. 佩戴听诊器，按顺序听诊

(1) 检查者戴好听诊器，以右手的拇指、示指和中指轻持听诊器胸器，置于受试者胸壁上(不要过紧或过松)。

(2) 按二尖瓣、肺动脉瓣、主动脉瓣及三尖瓣听诊区顺次进行听诊。在胸壁任何部位均可听到两个心音。

3. 区分两个心音

(1) 听取心音的同时，可用手触诊心尖冲动或颈动脉搏动，与此搏动同时出现的心音即为第一心音。

(2) 根据心音性质（音调高低、持续时间、间隔时间)，仔细区分第一心音与第二心音，才能确定出收缩期和舒张期。

【注意事项】

1. 实验室内要保持安静；听诊器的橡皮管不得相互接触、打结或与其他物体接触，以免发生摩擦音，影响听诊。

2. 如果呼吸音影响心音听诊，可让被检查者暂停呼吸。

【思考题】

1. 心音听诊区的位置和解剖学心瓣膜体表投影是否一致?
2. 第一心音和第二心音怎样区别?

实验五　人体动脉血压测量

【实验目的】

熟练掌握人体动脉血压的测量方法（间接法）。

【实验原理】

测量人体动脉血压最常用的方法是间接测量上臂肱动脉的血压。即用血压计的袖带在肱动脉外加压，根据血管音的变化来测量血压。通常血液在血管内连续流动时没有声音。当将空气打入缠绕在上臂的袖带内，使其压力超过收缩压时，便可完全阻断肱动脉内的血流。此时，用听诊器在其远端听不见声音，如缓慢放气以逐渐降低袖带内压力，当外加压力稍低于肱动脉收缩压而高于舒张压时，血液可断续流过被压血管，形成涡流而发出声音，所听见的第一声为收缩压值。继续放气，当袖带内压力刚低于舒张压时，血管内的血流由断续变为连续，声音突然由强变弱或消失，此时的外加压力为舒张压值。

【实验用品】

血压计、听诊器。

【实验步骤】

1. 准备

（1）测量血压前让受试者静坐桌旁 5 分钟以上，脱去一臂衣袖（常取右上臂，右上臂的动脉血压常较左上臂的高出 5 ～ 10mmHg）。

（2）打开血压表的水银槽开关（对电子血压计则应打开电源开关，然后按启动按钮），松开血压计的橡皮球螺丝帽，驱出袖带内的残留气体后将螺丝帽旋紧。让受试者前臂平放于桌上，手掌向上，使上臂中心部与心脏位置同高（坐位时平第四肋间）。

（3）将袖带缠在该上臂，袖带下缘至少位于肘关节上 2cm。袖带松紧适宜，开启水银槽开关。将听诊器两耳器塞入外耳道，使耳器的弯曲方向与外耳道一致。在肘窝内侧先用手触及肱动脉脉搏所在部位，将听诊器放置其上。

2. 测量收缩压

（1）挤压橡皮球将空气打入袖带内，使血压表上水银柱逐渐上升到听诊器听不到肱动脉搏动声为止，一般打气至 180mmHg 左右。

（2）松开气球螺丝帽，缓缓放气，速度以每秒下降 2 ～ 5mmHg 为宜。在水银柱缓缓下降的同时仔细听诊，在听到“崩崩”样的第一声动脉搏动声时，血压表上所示水银柱的高度即代表收缩压。

3. 测量舒张压　使袖带继续缓缓放气，这时声音有一系列的变化，先由低而高，而后由高突然变低，最后完全消失。在声音由强突然变弱这一瞬间，血压表上所示水银柱的高度即代表舒张压；也可以声音突然消失时血压计所示水银柱的高度代表之。

【注意事项】

1. 室内保持安静。

2. 受检者心脏、上臂、血压计应保持同一水平面；袖带松紧度适宜；听诊器压在肱动脉搏动处，松紧度也要适宜。

3. 测量完毕，关好血压计。

【思考题】

影响动脉血压的主要因素有哪些?

实验六　人体心电图描记

【实验目的】

熟练掌握人体心电图描记与分析方法。

【实验原理】

在正常人体，由窦房结发出的兴奋传播到左、右心房，再传播到左、右心室，先后引起心房、心室收缩。每一个心动周期中，心脏各部分兴奋过程中出现的电变化传播方向、途径、次序和时间等都有一定的规律。这种生物电变化通过心脏周围的导电组织和体液（容积导体），反映到身体表面，使身体各部位在每一心动周期中也都发生有规律的电变化。将测量电极放置在人体表面的一定部位记录出来的心脏电变化曲线，就是临床上记录的心电图（ECG）。心电图反映心脏兴奋的产生、传导和恢复过程中的生物电变化，而与心脏的机械收缩活动无直接关系。心电图常被用于心动异常病例及心脏传导功能障碍的诊断。

【实验用品】

人、心电图机。

【实验步骤】

1. 准备

（1）让受试者安静、舒适平卧在检查床上，肌肉放松。将心电图机接好地线、导联线及电源线。接通电源，预热约 5 分钟。

（2）在前臂屈侧腕关节上方及内踝上方安放肢体导联电极（红色一右手，黄色一左手，绿色一左足，黑色一右足）。在相应部位安放胸导联电极 V_1（胸骨右缘第四肋间）、V_2（胸骨左缘第四肋间）、V_3（V_2 与 V_4 的中点）、V_4（左锁骨中线第五肋间）、V_5（腋前线 V_4 水平部位）、V_6（腋中线 V_4 水平部位）。

（3）准备安放电极的局部皮肤应先用酒精清洁，减少皮肤电阻，然后涂上导电膏（或垫一小块浸润生理盐水的纱布棉花），再将电极与皮肤固定，保证导电良好，以防干扰和基线漂移。

2. 校正　按动校正键，1mV 标准电压应使描笔振幅恰好为 10mm（记录纸上纵坐标 10 小格）。

3. 描记导联心电图

（1）用导联选择开关分别选择标准肢体导联Ⅰ、Ⅱ、Ⅲ，加压单极肢体导联 aVR、aVL、aVF，胸导联 V_1、V_2、V_3、V_4、V_5、V_6 等十二个导联进行描记。走纸速度为 25mm/s。

（2）在记录纸上注明各导联代号，被试者姓名、年龄、性别及记录日期。

4. 分析心电图 取下心电图记录纸，辨认 P 波、QRS 波群、T 波、P–R 间期、S–T 段及 Q–T 间期。

【注意事项】

1. 描记心电图时，受检者要保持呼吸平稳、均匀，肌肉放松，引导电极与皮肤应紧密接触，以防止基线干扰和飘移。

2. 记录完毕后，关闭心电图机，切断电源。

【思考题】

心电图各个波形的正常值及其生理意义是什么？

实验七　蛙心搏动观察及心搏起源分析

【实验目的】

1. 熟练进行蛙脑和脊髓的破坏，学会蛙心分离的实验技能。

2. 学会通过结扎阻断窦 – 房兴奋传导或房 – 室兴奋传导和局部温度的变化，观察蛙心起搏点和蛙心各部位的自律性高低。

3. 培养学生主动探索、勇于发现的科学精神，以及严谨的科学态度。

【实验原理】

心脏的特殊传导系统具有自律性，不同部位的自律细胞自律性不同。哺乳类动物窦房结自律性最高，房室交界次之，心肌传导细胞最低。窦房结主导整个心脏的节律性兴奋和收缩，称为正常起搏点。两栖类动物的心脏为两心房、一心室，心脏的正常起搏点是静脉窦，静脉窦的节律最高，心房次之，心室最低。正常情况下，两栖类动物心脏的活动节律服从静脉窦的节律。用丝线机械结扎的方法阻断兴奋向下的传导，以观察正常起搏点的部位、兴奋传导和比较不同部位自律性的高低。

由于两栖类心脏对环境的要求低，故常选作实验动物。

【实验对象】

蟾蜍（或蛙）。

【实验用品】

蛙类手术器械一套、蛙心夹、蛙板、滴管、小试管、试管夹、酒精灯、水温温度计、丝线、眼科镊及任氏液。

【实验步骤】

1. 暴露心脏 取蛙一只，用探针破坏脑和骨髓后，仰位固定在蛙板上。用粗剪刀剪开胸骨表面皮肤并沿中线剪开胸骨，形成 V 字形开口。将胸骨向两侧牵拉，充分暴露心包和心脏。此时可以见到心脏在心包内搏动。用眼科剪剪开心包膜，充分暴露心脏。

2. 观察及辨认蛙心结构 识别左心房、右心房、心室、动脉圆锥、主动脉干。心室右上角连着动脉干，动脉干根部膨大部分称为动脉圆锥。用玻璃分针从动脉干背面穿过，将心脏向上翻转，在背面可见心房、心室和位于两心房下端搏动的紫红色膨大部分即静脉窦。注意，在静脉窦与心房交界处有一半月形白线，即窦房沟（实验图 7–1）。

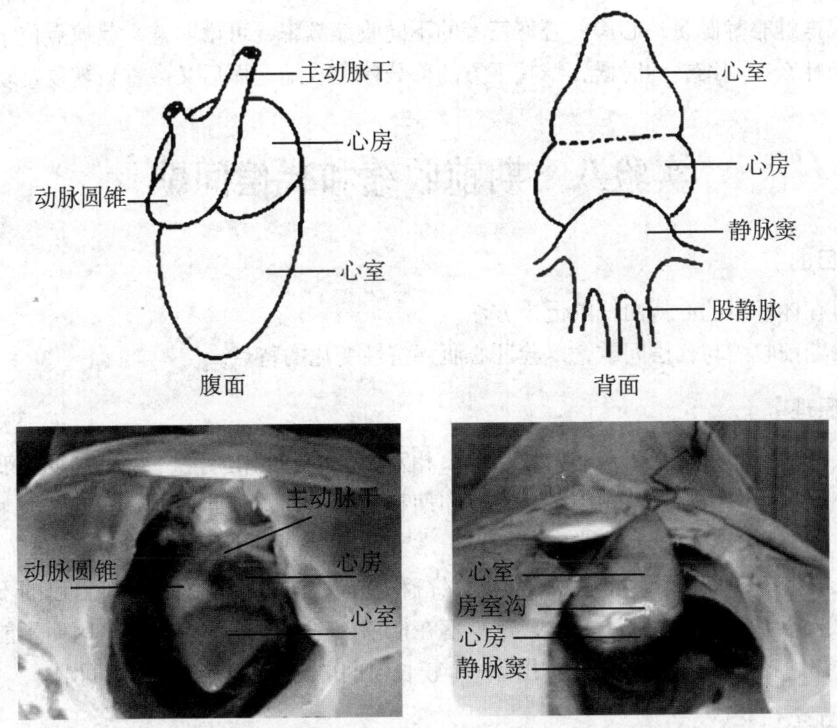

实验图 7–1　蟾蜍的心脏结构

【观察与记录】

1. 观察静脉窦、心房、心室的搏动顺序，并记录其搏动次数。

2. 用盛有 35 ~ 40℃热水的小试管依次接触心室、心房和静脉窦以提高它们的温度，同时分别观察记录搏动频率的变化。

3. 进行斯氏（Stannius）第一结扎，用眼科镊在主动脉干下穿一条线，准确沿窦房沟迅速结扎，以阻断静脉窦与心房之间的传导。心房与心室立刻停止搏动，而静脉窦继续搏动，记录其搏动频率，同时记录心房和心室从停跳到恢复起搏的时间及其搏动频率。

4. 进行斯氏第二结扎，在房室沟做第二次结扎。心房仍以原节律搏动，心室则停止搏动。经过一段时间后，心室恢复搏动，但节律更慢，观察记录心脏各部分活动的变化。

【注意事项】

（1）破坏中枢应彻底，防止上肢肌紧张，影响暴露视野。

（2）剪开心包应仔细，勿伤及心脏和大血管。

（3）实验中随时用任氏液润湿心脏表面。

（4）局部加温时温度不宜过高，以防损伤心肌。

（5）沿静脉窦边缘结扎时，扎线应尽量靠近心房端，以免损伤静脉窦或将部分静脉窦残留，影响实验结果。

（6）结扎后若心房和心室停搏时间过长，可用玻璃分针给心房和心室一机械刺激，或对心房、心室加温，促进心房和心室恢复搏动。

【思考题】

（1）根据蛙心静脉窦、心房、心室三者的不同收缩频率，可说明蛙心起搏点位于何处？

（2）为什么在刚结扎的时候，结扎下方的部分停止收缩，而后又会重新恢复跳动？

实验八　期前收缩和代偿间歇

【实验目的】

1. 学习在体标本的心搏曲线的记录方法。
2. 观察期前收缩与代偿间歇，以验证心肌兴奋性变化的特点。

【实验原理】

心肌兴奋后，其兴奋性经历有效不应期、相对不应期和超常期等一系列周期性变化，其主要特点是有效不应期特别长，相当于整个收缩期和舒张早期。在此期间，任何强大刺激均不能使心肌细胞产生动作电位。在舒张中晚期，正常节律性兴奋到达心室之前，给心脏施加有效刺激可引起一次扩布性兴奋和收缩，称为期前兴奋和期前收缩。期前兴奋也有自己的不应期，当下一次正常节律性兴奋到达心室之时，常常落在期前兴奋的有效不应期中，因而不能引起心室的兴奋和收缩。这样期前收缩后就会出现一个较长时间的舒张期，称为代偿间歇。

【实验用品】

蟾蜍；BL–420 生物机能实验系统、张力换能器、蛙类手术器械、蛙板、蛙心插管、蛙心夹、铁支架、双凹夹、小烧杯、滴管等。

【实验步骤】

1. **蟾蜍心脏标本的制备**　取一只蟾蜍，用探针破坏脑和脊髓后（注意要破坏完全），将蟾蜍仰卧固定在蛙板上。用剪刀剪开胸骨表面皮肤并沿中线剪开胸骨，可见心脏位于心包中。用小剪刀仔细剪开心包暴露心脏。参照实验图 8–1 识别静脉窦、心房和心室。

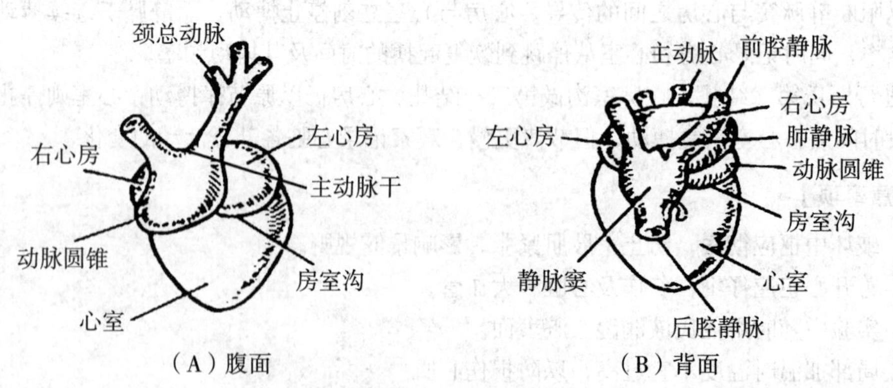

实验图 8–1　蛙心结构

2. 仪器及标本的连接

（1）把张力换能器固定在铁支架上，张力换能器的输入端连接于生物机能实验系统 CH1 通道。在心室舒张期将与张力换能器相连的蛙心夹夹在心尖上，张力换能器的连线应与地面垂直且松紧适宜。

（2）打开计算机，进入 BL–420 生物机能实验系统操作界面，点击实验项目→循环实验→期前收缩 – 代偿间歇→设置各项参数→确定。使蟾蜍心脏收缩曲线处于最好观察形态。

3. 实验项目

（1）记录一段正常的心搏曲线。

（2）分别在心室活动的舒张期、收缩期给予单个阈上刺激，观察能否引起期前收缩与代偿间歇。

【实验结果及分析】

描记实验结果并加以分析。

【注意事项】

1. 蛙心夹夹住心尖不要过多，否则影响其活动，也不得夹破心脏。

2. 随时滴加任氏液于心脏表面，使其保持湿润。

【思考题】

1. 何谓期前收缩和代偿间歇？简述其产生原因。

2. 心肌的有效不应期特别长，有何生理意义？

3. 心肌兴奋后兴奋性变化的主要特点是什么？有何生理意义？

实验九　哺乳动物动脉血压的调节

【实验目的】

1. 学习哺乳动物动脉血压的直接测量方法。

2. 以动脉血压为指标，观察颈迷走神经、减压神经、肾上腺素等神经及体液因素对心血管活动的影响。

【实验原理】

心脏和血管的活动受神经、体液和自身调节。神经调节是指中枢神经系统通过反射调节心血管的活动，各种感受器的传入信息进入心血管中枢后，经过中枢的整合处理，通过传出神经作用于心脏和血管，进而改变心排血量和外周阻力，使动脉血压得到调节。心血管的活动还受到许多体液因素的调节。体液调节的主要因素是肾上腺素和去甲肾上腺素，通过静脉注射，改变血液中肾上腺素和去甲肾上腺素的浓度，也会影响心血管活动，从而使血压发生改变。

【实验用品】

家兔；BL–420 生物机能实验系统、压力换能器、动脉插管、双凹夹、铁支架、刺激电极、兔手术台、哺乳动物手术器械、注射器（1ml，2ml，10ml）、有色丝线、纱布、脱脂棉、20% 氨基甲酸乙酯、0.5% 肝素生理盐水、0.9%NaCl、1 ∶ 10000 去甲肾上腺素、1 ∶ 10000 肾上腺素。

【实验步骤】

1. 手术

（1）麻醉：动物称重后，用 20% 氨基甲酸乙酯 5ml/kg 由兔耳缘静脉缓慢注入，注射过程中注意观察动物肌张力、呼吸频率、疼痛反射及角膜反射的变化，防止麻醉过深。麻醉完后将针头保留在耳缘静脉内，建立静脉输液通道（用 0.9%NaCl 不时注入，保持静脉通道通畅）。

（2）动物固定：将麻醉好的动物仰卧位固定于兔手术台上。尽可能暴露颈部，放正，必要时将颈部垫高，以利于手术。

（3）分离颈部血管和神经：颈部剪毛，做 5 ~ 7cm 的正中切口，分离皮下组织和浅层肌肉后，沿纵行的气管前肌和胸锁乳突肌间钝性分离，将胸锁乳突肌向外侧分开，即可见到深层位于气管旁的血管神经束（颈总动脉鞘）。仔细辨认三条神经，迷走神经最粗；交感神经较细；减压神经最细（如毛发粗细），且经常与交感神经紧贴在一起。小心分离左侧的迷走神经和减压神经（实验图 9–1），最后分离双侧颈总动脉，分离长度为 2 ~ 3cm（尽量向头端分离），穿不同颜色的湿丝线备用。

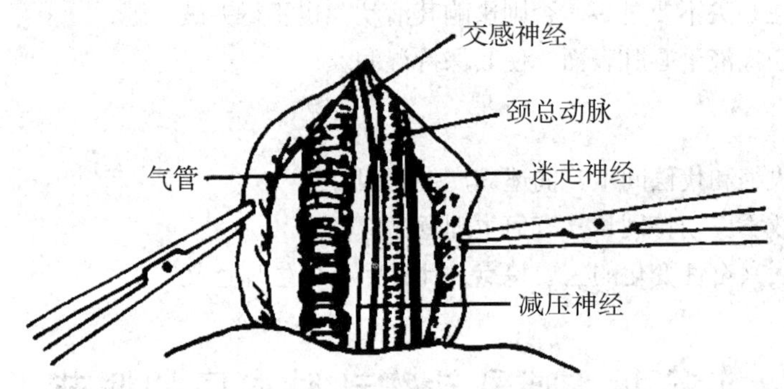

实验图 9–1　颈部血管神经分离

（4）动脉插管：将右侧颈总动脉的近心端用动脉夹夹闭，远心端用线扎牢。在结扎处的近端用眼科剪剪一 V 字形切口，向心脏方向插入已注满肝素生理盐水溶液的动脉插管（注意管内不应有气泡），用线将插管与动脉扎紧。

2. 仪器连接

（1）压力换能器及动脉插管的肝素化：用注射器抽取一定量的肝素生理盐水溶液，对压力换能器和动脉插管进行肝素化，并用止水夹夹紧充盈肝素生理盐水溶液的管道。

（2）打开 BL–420 生物机能实验系统，点击实验模块→循环系统实验→家兔动脉血压调节。

3. 实验项目

（1）描记正常血压曲线：放开动脉夹，记录动脉血压。动脉血压随心室的收缩和舒张而变化，心室收缩时血压上升，心室舒张时血压下降，这种血压随心动周期的波动称为“一级波”（心搏波），其频率与心率一致。此外，可见动脉血压随呼吸而变化，吸气时血压先是下降，继则上升；呼气时血压先是上升，继则下降，这种波动称为“二级波”（呼吸波），其频率与呼吸频率一致。有时还可见到一种低频率（几次到几十次呼吸为一周期）的缓慢波动，称为“三级波”，可能与心血管中枢的紧张性周期有关。兔颈总动脉血压曲线见实验图 9–2。

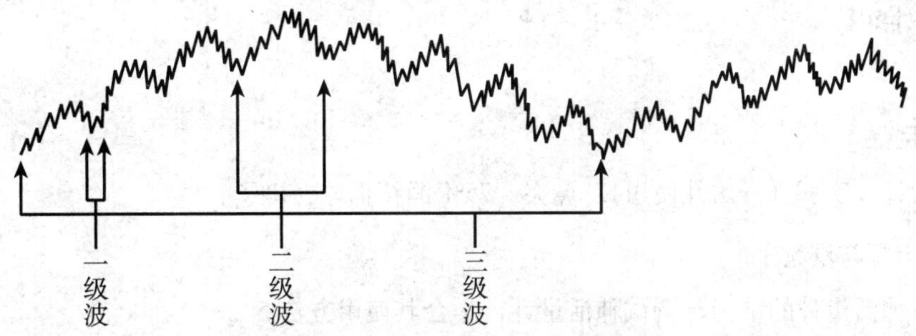

实验图 9-2　兔颈总动脉血压曲线

(2) 夹闭颈总动脉：用动脉夹夹闭左侧颈总动脉 6 ～ 10 秒，观察血压变化。

(3) 刺激减压神经：观察血压的变化。

(4) 刺激迷走神经：结扎并剪断左侧迷走神经，刺激其外周端，观察血压变化。

(5) 静脉注射肾上腺素：由耳缘静脉注射 1 ∶ 10000 去甲肾上腺素 0.2 ～ 0.3ml，观察血压变化。

(6) 静脉注射去甲肾上腺素：由耳缘静脉注射 1 ∶ 10000 肾上腺素 0.2 ～ 0.3ml，观察血压变化。

【实验结果及分析】

请在实验报告上描绘出实验结果，并用所学知识分析解释动物血压变化的原理。

【注意事项】

1. 麻醉动物注意保温和观察一般情况，以防意外死亡。

2. 本实验分离神经时应特别小心，不要过度牵拉而损伤神经，影响实验结果；动脉插管应始终保持与动脉的方向一致，防止动脉插管刺破血管壁。

3. 每项实验后，应等血压基本恢复并稳定后再进行下一项。

4. 每次注射药物后，应立即注射 0.5ml 左右生理盐水，以防止药液残留在针头内及局部静脉中，影响下一种药物的效应。

【思考题】

1. 试述减压神经在血压调节中的作用。

2. 肾上腺素和去甲肾上腺素的作用有何不同？为什么？

实验十　人体肺通气功能的测定

【实验目的】

学习肺活量计的使用方法，掌握肺通气功能的测定方法。

【实验原理】

肺通气是指肺与外界环境之间的气体交换，其功能可用交换气体量的多少来衡量，与肺容量有关。肺容量是指肺容纳气体的容积，其数值可用肺活量计测定。

【实验对象】

人。

【实验用品】

肺活量计、吹嘴（一次性使用）、鼻夹、75% 酒精棉球、镊子。

【实验步骤与观察】

1. 熟悉肺活量计的结构，调试肺活量计，学会其使用方法。

2. 连接吹嘴，用 75% 酒精棉球消毒吹嘴。

3. 测量潮气量　平静呼吸 30 秒，连续 3 次，呼气和吸气量的平均值即为潮气量。

4. 测量肺活量　受试者先练习做几次深呼吸运动（鼻吸气，口呼气），而后在尽力吸气之末，迅速捏鼻，向肺活量计吹嘴内做最大呼气，至不能再呼出气体时为止，此时指针所指的数值，即为肺活量。测量 3 次，以其中最大值为准。

5. 测量时间肺活量（用力呼气量）　受试者开始平静呼吸 5 秒，然后尽力做大力吸气，屏气 1 ~ 2 秒并以最快速度用力呼气，直至不能呼出为止。读出第 1、2、3 秒末所呼出的气量，计算各秒呼出气量占全部呼出气量（肺活量）的百分比。

【注意事项】

1. 测试前，了解测试指标与顺序。

2. 检查肺活量计是否完好。每进行一测量项目，都须将指针调整到“0”位。

3. 排气时，应先打开浮筒顶端活塞，下压浮筒速度不宜快，以免水从筒内外溢。

4. 测量时，受试者应立于肺活量计的正前方，勿使皮管扭转，保证气流畅通。

5. 防止实验时从鼻、口漏气。

【思考题】

为什么说时间肺活量是评价肺通气功能的较好的指标？ 与肺活量相比，它有何优点？

实验十一　呼吸运动的调节

【实验目的】

观察若干因素（某些神经、体液因素）对呼吸运动的影响，并学会观察呼吸运动的频率和幅度。理解呼吸运动调节中神经性反射、机械性反射和化学性反射的调节机制。

【实验原理】

呼吸运动是呼吸中枢节律性活动的反映。由于体内存在着完整的调节机制，体内外各种刺激可直接或间接影响呼吸运动，引起呼吸频率、节律和幅度的改变，以与机体代谢的需要相适应。

【实验对象】

家兔。

【实验用品】

BL–410/420 生物信号采集系统、张力换能器、刺激器、兔手术台、哺乳动物手术器械一套、气管插管、注射器、橡胶管、钠石灰、气囊、20% 氨基甲酸乙酯（或 3% 的戊巴比妥钠溶液）、3% 乳酸溶液、纱布及线等。

【实验步骤与观察】

1. 动物准备

（1）麻醉和固定动物：用 20% 的氨基甲酸乙酯溶液，按 4ml/kg（或 3% 的戊巴比妥钠溶液 1ml/kg）从兔耳缘静脉注入进行麻醉，然后仰卧固定于兔手术台上。

（2）剪去颈部兔毛，沿颈中线纵行切开皮肤，分离各层组织暴露气管，于气管与食管之间穿一丝线备用。在喉下呈倒 T 字形剪开气管，插入气管插管，用预留的线固定。再于颈两侧分别分离出颈动脉鞘，用玻璃分针分离出迷走神经，并在其下方穿线备用。

（3）用系有手术线的蛙心夹夹住兔剑突处皮肤，线另一端与张力换能器相连，张力换能器与生物的信号采集系统输入口相连，刺激器与刺激输出口相连。

2. 实验观察

（1）记录一段正常的呼吸运动曲线，观察呼吸幅度和频率。

（2）增加吸入气中的 CO_2：将气管插管开口侧连接 CO_2 气囊，打开 CO_2 气囊夹，使 CO_2 随着兔吸气进入肺，观察高浓度 CO_2 对呼吸运动有何影响。

（3）低氧：将气管插管开口侧通过一钠石灰瓶与盛有一定量空气的气囊相连，使呼出的 CO_2 被钠石灰吸收。随着呼吸进行，气囊内的 O_2 越来越少，观察呼吸运动的变化。

（4）增大无效腔：将气管插管开口侧连接一长约 50cm 的橡胶管，使无效腔增大，观察呼吸运动的变化。

（5）改变血液 pH：由兔耳缘静脉注入 3% 乳酸溶液 0.2ml，观察呼吸运动的变化。

（6）剪断迷走神经：先剪断一侧迷走神经，观察呼吸频率和深度的变化；再剪断另一侧，观察呼吸频率和深度的变化。

【注意事项】

1. 每项实验前都要有正常呼吸曲线作为对照。
2. 麻醉剂量要适度，尽量保持动物安静，以免影响正常呼吸运动曲线。
3. 耳缘静脉注射 3% 乳酸溶液时勿使其漏出血管外。
4. 插气管时要注意止血，保持呼吸道通畅。

【思考题】

血液中 CO_2、O_2 和 pH 的变化对呼吸有什么影响？

实验十二　消化道平滑肌的生理特性

【实验目的】

1. 观察哺乳动物小肠离体平滑肌的一般生理特性。
2. 某些理化因素对小肠平滑肌自律性活动和紧张性的影响。

【实验原理】

离体小肠平滑肌在适宜的环境中仍可保持其生理活性。通过改变理化因素，观察肠平滑肌运动的改变。

【实验对象】

家兔。

【实验用品】

哺乳动物手术器械一套、麦氏浴槽、RM6240 多道生理信号采集分析系统、L 型通气管、大烧杯、酒精灯、棉线、火柴、金属钩、温度计、张力换能器、生理盐水、台式液、1 ∶ 10000 肾上腺素溶液、1 ∶ 10000 乙酰胆碱溶液、1 ∶ 1000 盐酸阿托品。

【实验步骤】

1. 用木槌猛击兔的头部，将其击昏，然后迅速剖开腹腔找到胃，以胃和十二指肠交界为起点，剪取 20 ～ 30cm 肠管。将肠内容物用台式液冲净，放入 35℃左右的台式液中。当肠管活动明显时，将其剪成 2 ～ 3cm 长的小段，两端用穿线的小钩穿起，一端固定在通气管的挂钩上，另一端则系于张力换能器的弹性悬梁臂上。

2. 往麦氏浴槽中加入台氏液，将增氧泵与 L 形通气管相连，为台氏液供氧。将浴槽放入盛有水的烧杯内，在烧杯下方用酒精灯为其加热，观察浴槽中的温度计，台氏液的温度应保持在 38 ～ 39℃。

3. 将平滑肌标本置于麦氏浴槽中，调节张力换能器的高度，让其与平滑肌标本间连线的松紧度合适，但标本和连线应悬于浴槽中央，不能与浴槽壁接触。

4. 连接计算机，开启生理信号采集分析系统。

5. 观察项目

（1）正常收缩曲线，注意观察其基线水平、收缩幅度和节律。

（2）在麦氏浴槽中加入 1 ∶ 10000 乙酰胆碱溶液 1 ～ 2 滴，观察肠段收缩活动的变化及收缩曲线的改变。

（3）当肠管的收缩活动恢复正常后，再加入 1 ∶ 10000 肾上腺素溶液 1 ～ 2 滴，观察肠段收缩活动的变化。

（4）将浴槽中的台氏液换成 25℃，观察肠段收缩活动的变化。然后逐渐加温至 38℃和 42℃，分别观察肠段收缩活动的变化。

【实验结果】

描记正常收缩曲线及在各种因素影响下收缩曲线的变化。

【注意事项】

1. 每次实验效果明显后，应立即更换掉浴槽内的台式液，并冲洗 3 次。

2. 浴槽内温度应保持在 38℃，不能过高或过低。

【思考题】

1. 分析肾上腺素、乙酰胆碱和阿托品对小肠平滑肌收缩活动的影响机制。

2. 温度变化对小肠平滑肌收缩活动的影响机制是什么？

实验十三　人体体温测定

【实验目的】

学会人体体温的测量方法，观察正常人体温及体温的生理变异。

【实验原理】

水银体温计有腋表、口表和肛表三种，均由标有刻度的真空玻璃毛细管和下端装有水银的玻璃球组成。腋表的球部长而扁，口表的球部细而长，肛表的球部粗而短。水银受热膨胀后，沿着毛细管上升。在球部和管部连接处，有一狭窄部分，可防止上升的水银遇冷下降。

【实验对象】

人。

【实验用品】

水银体温计（腋表、口表）、酒精棉球、干棉球。

【实验步骤】

1. **实验准备**　将浸泡于0.1%升汞液中消毒的体温计取出，用酒精棉球擦拭，并将水银柱甩至35℃以下。注意检查体温计是否完好无损。

2. **测量体温**

（1）测量口腔温度：受检者静坐数分钟，检查者将口表水银端斜放于受检者舌下，令其闭口静坐，用鼻呼吸，勿用牙咬体温计，5分钟后取出、读数、记录。

（2）测量腋窝温度：受检者静坐数分钟，擦干其腋下汗水，检查者将体温计水银端放于受检者腋窝深处，令受检者屈臂紧贴胸壁，夹紧体温计，10分钟后取出、读数、记录。

（3）测量运动后体温：受检者原地运动5分钟，立即测量其口腔和腋下温度，记录结果，比较同一人的同一部位运动前后体温有何变化。

（4）测量昼夜体温：

测量时间（点）	2	4	6	8	10	12	14	16	18	20	22	24
口腔												
腋窝												

【实验结果】

将人体腋温昼夜变动，以时间为横坐标，体温为纵坐标，绘出体温昼夜节律曲线。

【注意事项】

1. 甩体温计时不可触及其他物体，防止损坏体温计。
2. 忌用牙咬体温计，腋表要直接接触皮肤，并夹紧。
3. 测量时间要足够。

【思考题】

正常人体体温是如何维持稳定的，影响体温的因素有哪些？

实验十四 影响尿液生成的因素

【实验目的】

学习从输尿管和膀胱引流尿液的方法，观察分析各种因素对尿生成的影响。

【实验原理】

尿的生成过程包括肾小球的滤过、肾小管和集合管的重吸收及分泌、排泄三个主要阶段。凡能影响上述过程的因素都可影响尿的生成，引起尿量的改变。

【实验用品】

哺乳动物手术器械、兔手术台、输尿管插管、纱布、丝线、棉绳、塑料烧杯 2 个、玻璃分针、培养皿、注射器（1ml、2ml、20ml）及头皮静脉针、25% 乌拉坦溶液、20% 葡萄糖溶液、1 ： 10000 去甲肾上腺素、0.1% 酚红、20% 甘露醇、10%NaOH、呋塞米（速尿）、生理盐水。

【实验对象】

家兔。

【实验步骤】

（一）麻醉与固定

由兔耳缘静脉注射 25% 乌拉坦溶液（4ml/kg）进行麻醉，然后将兔仰卧固定于兔手术台上。

（二）常规行输尿管插管术

1. 腹部剪毛，在耻骨联合上方正中做 3 ～ 5cm 长的切口，沿腹白线切开腹壁，将膀胱向尾侧移出体外，暴露出膀胱三角。

2. 确认输尿管后，分离输尿管约 2cm。

3. 于输尿管下方穿两根丝线，将近膀胱端的输尿管结扎，另一丝线备用。也可从膀胱引流尿液。

4. 用左手小指挑起输尿管，用眼科剪于结扎线处剪切一斜行切口；将充满生理盐水的细塑料管向肾方向插入输尿管内，用丝线结扎固定。

5. 调整并固定插管，让其与输尿管始终保持同一走向，防止插管尖端翘起成夹角，以免影响尿液流出。手术结束后，用浸有 38℃生理盐水的纱布覆盖创面。

（三）静脉穿刺

在一侧耳缘静脉安置好头皮静脉针，用胶布固定并由专人负责。缓慢推入少量生理盐水，速度以针头不被堵塞为宜，为下面各项实验注射备用。

（四）观察项目

1. 正常尿量。

2. 由耳缘静脉快速注射 37℃生理盐水 20ml（1 分钟内注射完），观察尿量的变化。

3. 由耳缘静脉注射 20% 甘露醇 5ml，观察尿量的变化。

4. 由耳缘静脉注射 1 ： 10000 去甲肾上腺素 0.3ml，观察尿量的变化。

5. 由耳缘静脉注射 20% 葡萄糖 5ml，观察尿量的变化。

6. P.S.P 实验：由耳缘静脉注射 0.1% 酚红 0.5ml，观察并记录从注射开始到家兔尿液中出现酚红的时间（为能清楚观察到酚红，可在收集尿液的培养皿中加 10%NaOH 1 ~ 2 滴，以呈现玫瑰红色作为指示）。

7. 由耳缘静脉注射呋塞米（5mg/kg），5 分钟后开始观察尿量的变化，连续观察 5 ~ 7 分钟。

【实验结果】

记录正常尿量及各种因素对尿量的影响。

【注意事项】

1. 对照实验，在尿量基本稳定的基础上才可以进行实验的观察，以排除其他因素对实验结果的影响。

2. 实验中需要多次进行静脉注射，应注意保护耳缘静脉，从耳尖开始，逐步向耳根移行。

【思考题】

1. 静脉注射各种药品对尿量有何影响？其机制是什么？

2. 静脉快速注射生理盐水对尿量和血压有何影响？其机制是什么？

实验十五　瞳孔对光反射和瞳孔近反射

【实验目的】

学会直接观察瞳孔的对光反射和眼看近物时瞳孔的近反射。

【实验原理】

瞳孔对光反射是瞳孔可根据光线的强弱而缩小或扩大，以调节进入眼内光线的数量，瞳孔对光反射的中枢在中脑。人眼视近物时，发生瞳孔近反射，其意义在于减少折光系统造成的球面像差和色像差。

【实验对象】

人。

【实验用品】

手电筒、指示棒、遮光板。

【实验步骤】

1. 瞳孔对光反射

（1）观察受试者的双侧瞳孔是否等大，瞳孔边缘是否整齐，是否是正圆形。

（2）在光线较暗处，用手电照射一侧眼，观察被照射侧瞳孔是否缩小，停止照射后，观察瞳孔是否还原。

(3) 在光线较暗处，用遮光板在鼻梁上遮住一侧眼，用手电照射一侧眼，观察两侧瞳孔是否同时缩小。

2. 瞳孔近反射 让受试者注视指示棒，将指示棒由远移近，观察瞳孔直径有无变化，双眼是否向鼻侧靠近。

正常人瞳孔直径 2.5 ~ 4.0mm（可变动范围 1.5 ~ 8.0mm）。

【实验结果与分析】

1. 结果记录

姓名________，性别____，年龄________。

2. 分析瞳孔双侧反射的原因。

【注意事项】

受试者应注视远处，不可注视灯光，否则会影响检查结果。

实验十六　视力测定

【实验目的】

学会使用视力表测定视力（视敏度）。

【实验原理】

眼能分辨的两点最小距离决定于这两点在视网膜形成的像必须兴奋两个感光细胞。因此，这个距离相当于视网膜中央凹处一个视锥细胞的平均直径。在标准对数视力表上 5.0 行的 E 字符号，在距 5m 处看，其每一笔画的宽度和每两笔画间空隙的宽度各形成 1 分度。所以，能正确辨认这一行的字符，就表明此时能分辨的视角等于 1 分度，具有正常视力。

【实验对象】

人。

【实验用品】

标准视力表、指示棒、皮尺、遮眼罩。

【实验步骤】

1. 视力表挂在光线充足面均匀的墙上，表上第 10 行（5.0）与受试者的眼在同一高度。

2. 受试者站在离视力表 5m 远处，用遮眼罩遮住一只眼，测定另一只眼的视力。被测者说出或用手指出字符缺口的方向，由大到小，直到完全不能辨别。受试者能看清楚的最小一行字符的数字即为受试者的视力。

3. 用同样的办法去测试另一只眼。

【实验结果与分析】

1. 结果记录

姓名________，右眼视力________，左眼视力________。

2. 分析造成近视的原因，讨论保护视力的措施有哪些。

【注意事项】

1. 受试者与视力表的距离要准确。

2. 检查时从上到下，遇到不易辨别时多重复几次，以确定是否能看清。

实验十七　色觉检查

【实验目的】

学会使用色盲检查图检查人的色觉。

【实验原理】

视网膜的视锥细胞具有色觉，含不同的感光色素，因而分别对红、绿、蓝三种颜色的光波敏感。当受到不同波长的光线刺激时可发生不同程度的兴奋，从而可分辨各种不同的颜色。缺乏这三种感光细胞的任何一种，称为色盲。临床上以红色盲和绿色盲为多见。色盲多是先天的，绝大多数是遗传性的，患者以男性多见。色弱是指对三种原色反应能力下降。色弱不是由于缺乏某种视锥细胞，而是由于某种视锥细胞的反应能力比正常人低，多是后天引起的。用配色恰当，印刷严格的色盲检查图，可鉴别出各种色盲和色弱。

【实验对象】

人。

【实验用品】

色盲检查图。

【实验步骤】

在明亮而均匀的自然光线下，检查者逐页翻开色盲检查图，被检者应尽可能快地回答图上的图形或数字，每次时间不能超过 30 秒。当出现错误时翻阅色盲检查图中的说明，查看被检者属于哪类色盲。

【实验结果与分析】

1. 结果记录

姓名________，性别____，色觉是否正常__________，若有色盲属何类型__________。

2. 分析色盲形成的原因。

【注意事项】

1. 检查应在明亮、均匀的自然光下进行，不宜在直射日光或灯光下检查，以免影响检查结果。

2. 读图速度越快越好，速度太慢影响结果，导致色弱不易检出。

【思考题】

临床上最常见的色盲类型有哪些？

实验十八　人体腱反射检查

【实验目的】

1. 熟悉几种人体腱反射的检查方法。
2. 加深理解牵张反射的作用机制。

【实验原理】

牵张反射是最简单的躯体运动反射，包括肌紧张和腱反射两种类型。腱反射是指快速牵拉肌腱时发生的牵张反射。腱反射是一种单突触反射，其感受器是肌梭，中枢在脊髓前角，效应器主要是肌肉收缩较快的快肌纤维成分。腱反射的减弱或消退，常提示反射弧的传入、传出通路或脊髓反射中枢的损害或中断；腱反射的亢进，则提示高位中枢的病变。因此，临床上常通过检查腱反射来了解神经系统的功能状态。

【实验用品】

人，叩击锤。

【实验步骤】

1. 受试者应予以充分配合，避免精神紧张和意识性控制，四肢保持对称、放松。如果受试者精神或注意力集中于检查部位，可使反射受到抑制。此时，可用加强法予以消除。最简单的加强法是让受试者主动收缩所要检查反射以外的其他肌肉。

2. 肱二头肌反射　受试者端坐位，检查者用左手托住受试者右肘部，左前臂托住受试者的前臂，并以左手拇指按于受试者右肘部肱二头肌肌腱上，然后用叩击锤叩击检查者自己的左手拇指。正常反应为肱二头肌收缩，表现为前臂呈快速的屈曲动作（实验图 18–1A）。

3. 肱三头肌反射　受试者上臂稍外展，前臂及上臂半屈成 90°。检查者以左手托住受试者右肘部内侧，然后用叩击锤轻叩尺骨鹰嘴上方 1 ~ 2 cm 处的肱三头肌肌腱。正常反应为肱三头肌收缩，表现为前臂呈伸展运动（实验图 18–1B）。

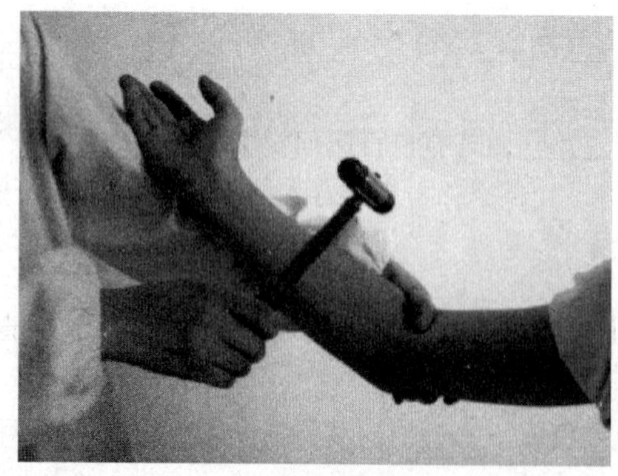

A. 肱二头肌反射

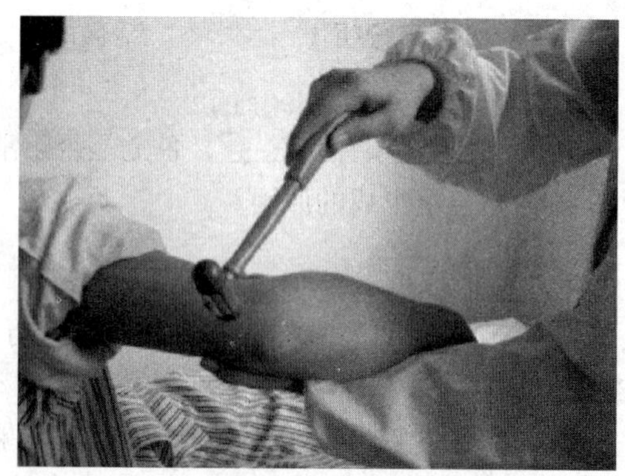

B. 肱三头肌反射

实验图 18–1　肱二头肌反射和肱三头肌反射的检查方法

4. 膝反射 受试者取坐位，双小腿自然下垂悬空；卧位时在受试者腘窝处托起其下肢，使其髋关节、膝关节均稍屈曲。检查者以右手持叩击锤，轻叩膝盖下方的股四头肌肌腱。正常反应为小腿伸直动作（实验图 18–2A）。

5. 跟腱反射 受试者跪于椅子上，下肢于膝关节部位呈直角屈曲，踝关节以下悬空。检查者以叩击锤轻叩跟腱。正常反应为腓肠肌收缩，足向跖面屈曲（实验图 18–2B）。

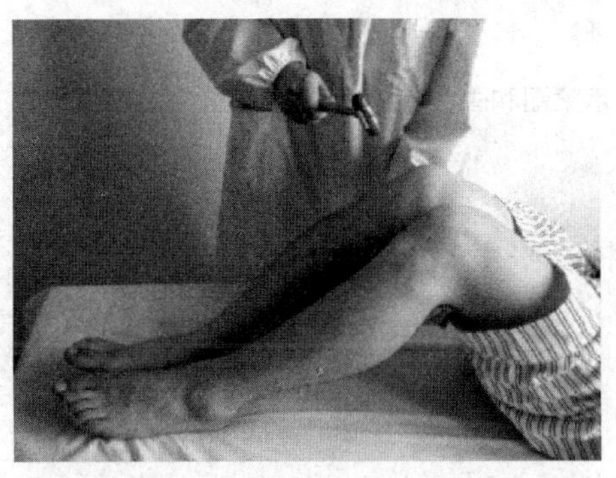

A. 膝反射

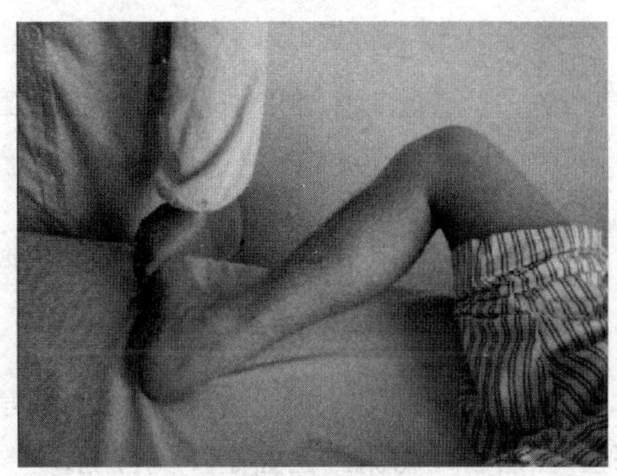

B. 跟腱反射

实验图 18–2 膝反射和跟腱反射的检查方法

【实验结果及分析】

记录测定反射的结果，分析牵张反射形成的原理。

【注意事项】

1. 检查者动作轻缓，消除受检者紧张情绪。
2. 受检者不要紧张，四肢肌肉放松。
3. 每次叩击的部位要准确，叩击的力度要适中。

【思考题】

以膝反射为例，说明从叩击股四头肌肌腱到引起小腿伸直动作的全过程。

实验十九　去大脑僵直

【实验目的】

1. 学习动物去大脑的方法。
2. 观察去大脑僵直现象。

【实验原理】

中枢神经系统对伸肌的紧张有易化和抑制作用。正常情况下，通过这两种作用使骨骼肌保持适当的紧张度，以维持身体的正常姿势。如果在动物的上、下丘之间横断脑干，则屈肌的肌紧张减弱，而伸肌的肌紧张相对地增强。动物表现出四肢僵直，头尾昂起，脊柱硬挺，角弓反张的僵直现象（实验图 19–1）。

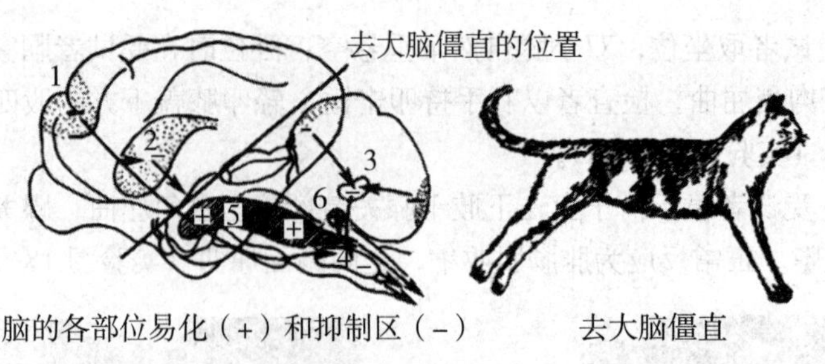

实验图 19–1　去大脑僵直位置示意图和去大脑僵直现象

【实验用品】

家兔，哺乳动物手术器械一套、骨钻、咬骨钳，20% 氨基甲酸乙酯溶液，骨蜡。

【实验步骤】

1. 麻醉　从兔耳缘静脉缓慢注入 20% 氨基甲酸乙酯溶液，剂量为 3ml/kg（注意麻醉不宜过深），然后将动物俯卧位固定于兔台上。

2. 剪去颈部的毛，自颈正中线切开皮肤，暴露气管，插入气管插管。

3. 横切脑干　可用两种方法横切脑干。

（1）方法 1：将动物改为仰位固定，剪去头部的毛，由两眉间至枕部将头皮纵行切开，再沿中线切开骨膜，以刀柄剥离肌肉，推开骨膜。仔细辨认冠状缝、矢状缝和人字缝，找到前囟和后囟。用钢尺测量前囟和后囟之间的距离，将前囟和后囟之间分成三等份，在中后三分之一的交点处旁开 5mm 做一记号，该点即为横切脑干的进针部位。在此处将颅骨钻透，左手托起动物的头，右手将探针垂直插向颅底，同时向两边拨动，将脑干完全切断。

（2）方法 2：将动物俯位固定后，切开头皮，刮去骨膜。用颅骨钻在顶骨两侧各钻一孔，用咬骨钳沿孔咬去骨块，扩大创口。至两侧大脑半球表面基本暴露时，用薄而钝的刀柄伸入矢状窦与头骨内壁之间，小心分离矢状窦，然后钳去剩余的颅骨，在矢状缝的前后两端各穿一线并结扎之。用小镊子夹起脑膜，并仔细剪开。去除硬脑膜，暴露出大脑皮层。左手将动物头托起，右手用手术刀柄从大脑半球后轻轻翻开半球，露出四叠体（上丘较粗大，下丘较小）。用手术刀刀背在上下丘之间，略向前倾斜切向颅底，同时向两边拨动，推压，将脑干完全切断。

4. 松开动物四肢，用双手分别提起动物的背部和臀部皮肤，然后将动物侧卧。可见到动物的躯体和四肢慢慢变硬伸直，头后仰，尾上翘，呈角弓反张状态，即出现去脑僵直现象。

【实验结果及分析】

记录动物去大脑后的表现情况，分析其产生的机制。

【注意事项】

1. 动物麻醉宜浅，麻醉过深不易出现去大脑僵直现象。

2. 切断脑干的部位要准确无误。过低，会伤及延髓，引起呼吸停止；过高，不能出现去大脑僵直现象。

【思考题】

1. 去大脑僵直产生的机制是什么？

2. 脑干网状结构是怎样调节肌紧张的？

实验二十　胰岛素引起低血糖的观察

【实验目的】

1. 通过观察过量胰岛素引起的低血糖效应，说明胰岛素的生理作用，分析其作用机制，从而加深理解。

2. 培养学生主动探索、勇于发现的科学精神，以及严谨的科学态度。

【实验原理】

胰岛素是胰岛 B 细胞分泌的一种激素，主要生理功能是调节代谢。胰岛素既能增强血糖的去路，又能减少血糖的来源，可使血糖浓度降低；同时对脂肪和蛋白质代谢也有调节作用。小鼠静脉注射胰岛素，数分钟内血糖浓度即显著降低，若剂量较大，可导致低血糖休克，发生精神不安、搐搦。静脉注射葡萄糖溶液或肾上腺素溶液后，小鼠能很快恢复正常。

【实验对象】

1. 选取 20 ~ 25g 之间的健康小鼠若干只作为实验对象，雌雄对半。

2. 实验前小鼠禁食 6 小时，不禁水。

【实验用品】

生理盐水、胰岛素针剂、大烧杯、镊子、20% 葡萄糖溶液、纱布、注射针头、注射器、鼠笼、小鼠固定器等。

【实验步骤】

1. 将 6 只老鼠分为两组，每组 3 只。第 1 组为实验组，第 2 组为对照组。

2. 向实验组小白鼠注射 0.3ml 胰岛素溶液，并向对照组小白鼠注射等量生理盐水。

3. 一段时间后，观察并比较两组小白鼠神态、姿势及活动状况。

4. 待第 1 组小白鼠出现反应后，向其注射 0. 3ml 配置好的葡萄糖溶液，观察小白鼠的反映。

【注意事项】

1. 如动物注射后 1 小时不出现抽搐，可轻轻敲打动物促使其抽搐。

2. 注意胰岛素的用量。严密观察低血糖反应、痉挛出现时间及表现形式。痉挛多表现为前后肢僵直性抽搐，同时伴有躯体旋转运动。

3. 如动物发生低血糖反应，立即注射 20% 葡萄糖溶液或肾上腺素溶液进行解救，再观察其变化。

4. 注射的部位要相同，且进针要准确。

5. 稀释胰岛素的生理盐水要偏弱酸性。

【思考题】

胰岛素的作用机制是什么？

综合模拟测试一

1. 下列以单纯扩散方式跨膜转运的物质是（　　）

A. Na^+　　B. Ca^{2+}　　C. O_2 和 CO_2　　D. 葡萄糖　　E. 氨基酸

2. 下列物质转运方式中，细胞膜需要消耗能量的为（　　）

A. 单纯扩散　　B. 易化扩散　　C. 载体转运　　D. 通道转运　　E. 主动转运

3. 人体在受凉或抵抗力下降时，咽部细菌大量繁殖导致局部炎症反应，是下列何种刺激引起的（　　）

A. 物理性刺激　B. 化学性刺激　C. 生物性刺激　D. 社会心理性刺激　E. 温度性刺激

4. 不能引起组织发生反应的刺激是（　　）

A. 阈刺激　　B. 阈上刺激　　C. 阈下刺激　　D. 有效刺激　　E. 阈上电刺激

5. 血浆与血清的主要区别是血清中缺少（　　）

A. 清蛋白　　B. 球蛋白　　C. 纤维蛋白原和某些凝血因子　　D. 水　　E. 维生素 K

6. 临床上用于强心的药物是（　　）

A. 糖皮质激素　　B. 乙酰胆碱　　C. 肾上腺素　　D. 去甲肾上腺素　　E. 胰岛素

7. 组织液与血液之间进行物质交换主要发生在（　　）

A. 迂回通路　　B. 直捷通路　　C. 动静脉短路　　D. 小动脉　　E. 动静脉吻合

8. 将红细胞加入 0. 9% 氯化钠溶液中，红细胞的形态将（　　）

A. 变大　　B. 变小　　C. 不变化　　D. 先变大后变小　　E. 细胞膜破裂引起溶血

9. 心电图上反映左右心室肌去极化电位变化的波是（　　）

A. P 波　　B. QRS 波群　　C. T 波　　D. U 波　　E. PR 间期

10. 机体主要的排泄器官是（　　）

A. 肺　　B. 肾　　C. 皮肤　　D. 消化道　　E. 骨骼肌

11. 原尿来自于血浆，其与血浆的区别在于原尿中无（　　）

A. 蛋白质　　B. 无机盐　　C. 维生素　　D. 非蛋白含氮有机物　　E. 激素

11. 重吸收能力最强的部位是（　　）

A. 近端小管　　B. 远端小管　　C. 细段　　D. 集合管　　E. 肾小球

12. 临床上诊断无尿的标准是 24 小时尿量（　　）

A. 大于 500ml　　B. 500 ~ 100ml　　C. 少于 100ml　　D. 0ml　　E. 大于 2500ml

13. 一侧眼受强光照射时，不会出现的现象为（　　）

A. 同侧瞳孔变小　　B. 对侧瞳孔变小　　C. 两侧瞳孔同时变小

D. 对侧瞳孔不变化　　E. 对侧瞳孔变小称间接对光反射

14. 在暗适应过程中暗视觉功能逐渐恢复（　　）

A. 与视紫红质合成增多有关　　B. 与视紫红质合成无关　　C. 视紫红质浓度不变

D. 视紫红质减少　　E. 视紫红质浓度降低

15. 鼓膜穿孔或听骨链破坏可引起（　　）

A. 全聋　　B. 感音功能部分降低　　C. 感音功能增强

D. 骨传导功能降低　　E. 气传导功能降低

16. 婴幼儿时期甲状腺激素分泌不足将导致（　　）

A. 呆小症　B. 侏儒症　C. 巨人症　D. 肢端肥大症　E. 甲状腺功能亢进症

17. 糖类吸收的主要形式（　　）

A. 淀粉　B. 多糖　C. 麦芽糖　D. 蔗糖　E. 单糖

18. 在反射弧分析实验中，捣毁青蛙的脊髓后（　　）

A. 反应，反射都消失　B. 反应，反射都存在　C. 反应消失，反射存在

D. 反射消失，反应存在　E. 反应，反射没变化

19. 细胞膜两侧钠钾离子分布不均的原因是（　　）

A. 膜对钠钾离子通透性不同　B. 钠钾泵的作用　C. 依靠载体转运的结果

D. 依靠离子通道转运的结果　E. 依靠入胞和出胞的作用

20. 调节胰岛素分泌最重要的因素是（　　）

A. 血氨　B. 血脂　C. 血糖　D. 氨基酸　E. 自主神经

21. 子宫内膜脱落引起月经的原因（　　）

A. 血中雌激素浓度高　B. 血中孕激素浓度高

C. 血中雌激素、孕激素浓度高　D. 雌激素、孕激素浓度低

E. 与血中雌激素、孕激素浓度没有关系

22. 育龄妇女排卵日（　　）

A. 月经周期的 1 ~ 5 天　B. 月经周期的第 14 天左右　C. 月经周期的 5 ~ 14 天

D. 月经周期的 8 ~ 10 天　E. 月经周期的第 28 天左右

23. 有关静息电位的叙述，错误的是（　　）

A. 由 K^+ 外流所形成　B. 膜内电位较膜外负

C. 各种细胞的静息电位数值是不相同的　D. 是指细胞安静时，膜内外电位差

E. 各种细胞的静息电位数值相等

24. 细胞膜内电位由 +30mV 变成 −90mV 的过程是（　　）

A. 去极化　B. 极化　C. 复极化　D. 超极化　E. 反极化

25. 细胞兴奋的标志是（　　）

A. 阈电位　B. 局部电位　C. 动作电位　D. 静息电位　E. 反应

26. 骨髓受到 X 线损伤时将患（　　）

A. 缺铁性贫血　B. 再生障碍性贫血　C. 营养性贫血

D. 溶血性贫血　E. 巨幼红细胞性贫血

27. 等容舒张期（　　）

A. 房内压 > 室内压 < 动脉压，房室瓣开，动脉瓣关

B. 房内压 < 室内压 < 动脉压，房室瓣关，动脉瓣关

C. 房内压 > 室内压 > 动脉压，房室瓣开，动脉瓣开

D. 房内压 < 室内压 > 动脉压，房室瓣关，动脉瓣开

E. 房内压 > 室内压 > 动脉压，房室瓣开，动脉瓣关

28. 射血期（　　）

A. 房内压 > 室内压 < 动脉压，房室瓣开，动脉瓣关

B. 房内压 < 室内压 < 动脉压，房室瓣关，动脉瓣关

C. 房内压 > 室内压 > 动脉压，房室瓣开，动脉瓣开

D. 房内压 < 室内压 > 动脉压，房室瓣关，动脉瓣开

E. 房内压 > 室内压 > 动脉压，房室瓣开，动脉瓣关

29. 心肌兴奋性的有效不应期，兴奋性（　　）

A. 低于正常　B. 超过正常　C. 为 0　D. 等于正常　E. 都不对

30. 心肌兴奋性的超常期，兴奋性高于正常，（　　）刺激可引起反应。

A. 阈上刺激　B. 阈下刺激　C. 阈刺激

D. 任何刺激无反应　E. 任何刺激可反应

31. 心室舒张，血压降低，最低值称（　　）

A. 舒张压　B. 收缩压　C. 脉搏压　D. 平均动脉压　E. 脉压

32. 形成动脉血压的前提条件是（　　）

A. 外周阻力　B. 足够的循环血量充盈　C. 大动脉的弹性

D. 血流动力　E. 以上都是

33. 影响心排血量的因素错误的是（　　）

A. 心肌的前负荷相当于心室舒张末期的充盈血量

B. 一定范围内，心率加快，心排血量减少

C. 临床输液要控制输液量和速度，防止心肌前负荷过大而出现急性心力衰竭

D. 心肌的后负荷是心肌收缩时遇到的阻力，即动脉血压

E. 同等条件下，心肌收缩性增强，搏出量增多

34. 关于动脉血压的说法，正确的是（　　）

A. 舒张压是心室收缩时动脉压升到的最高值

B. 心室舒张时动脉血压降低到最低值称为收缩压

C. 大动脉弹性是形成动脉压的前提

D. 心射血产生的动力和血液遇到的外周阻力，是形成动脉血压的 2 个基本因素

E. 足够的血量对动脉血压具有缓冲作用

35. 心电图纸上，每一横格代表______，每一纵格代表______（　　）

A. 0.04s，0.1mV　B. 0.01s，0.4mV　C. 0.2s，0.1mV

D. 0.04s，0.2mV　E. 0.1s，0.04mV

36. 心室收缩，血压升高，最高值称（　　）

A. 舒张压　B. 收缩压　C. 脉搏压　D. 平均动脉压　E. 脉压

37. 心血管活动的中枢在（　　）

A. 脊髓　B. 大脑皮质　C. 脑桥　D. 延髓　E. 都不是

38. 关于减压反射的叙述，错误的是（　　）

A. 属于正反馈　B. 属于负反馈

C. 通过反射活动可使动脉血压降低　D. 防止或缓冲动脉血压的搏动

E. 能维持动脉血压相对稳定

39. 以下叙述，错误的是（　　）

A. 心交感中枢可使心率加快，血压升高

B. 心迷走中枢可使心率减慢，血压降低

C. 交感缩血管中枢可使血管收缩，血压升高

D. 交感神经可使心率加快，血压升高

E. 迷走中枢可使心率加快，血压升高

40. 吸气末肺内压（　　）

A. 大于大气压　B. 等于大气压　C. 等于胸内压　D. 小于大气压　E. 小于胸内压

41. 肺泡通气量是指（　　）

A. 每次吸入或呼出的气体量　B. 每分钟进或出肺的气体量

C. 用力吸入的气体量　D. 每分钟进入肺泡的新鲜气体量

E. 尽力做深快呼吸，每分钟所能吸入或呼出的最大气量

42. 内脏器官对以下哪些刺激不敏感（　　）

A. 牵拉　B. 痉挛　C. 缺血　D. 炎症　E. 切割烧灼

43. 人类区别与动物主要是（　　）

A. 第一信号系统　B. 第二信号系统　C. 有条件反射　D. 有非条件反射　E. 没有区别

44. 左侧中央前回受损将导致（　　）

A. 左侧肢体运动障碍　B. 右侧肢体运动障碍　C. 左侧感觉障碍

D. 右侧感觉障碍　E. 都没有障碍

45. 非特异投射系统的功能是（　　）

A. 产生特定的感觉　B. 激发大脑皮质发放神经冲动　C. 产生内脏感觉

D. 使大脑皮质维持觉醒状态　E. 产生运动功能

46. 人体维持姿势主要靠（　　）

A. 骨骼肌收缩　B. 骨骼肌舒张　C. 与骨骼肌无关　D. 腱反射　E. 肌紧张

47. 维生素 A 缺乏将导致（　　）

A. 色盲　B. 色弱　C. 夜盲症　D. 近视　E. 远视

48. 参与生理性止血的血细胞是（　　）

A. 红细胞　B. 白细胞　C. 血小板　D. 淋巴细胞　E. 单核细胞

49. 消化能力最强的消化液（　　）

A. 胃液　B. 胰液　C. 胆汁　D. 唾液　E. 小肠液

50. 不含消化酶的消化液（　　）

A. 唾液　B. 胃液　C. 胰液　D. 胆汁　E. 小肠液

51. 肠鸣音主要由下列何种运动引起（　　）

A. 肠管紧张性收缩　B. 肠蠕动　C. 分节运动　D. 容受性舒张　E. 与肠运动无关

52. 正常情况下机体能量主要来自于何种物质的氧化（　　）

A. 糖类　B. 蛋白质　C. 脂类　D. 维生素　E. 无机盐

53. 影响能量代谢的因素中最重要的为（　　）

A. 骨骼肌的活动　B. 环境温度　C. 食物的特殊动力效应

D. 精神活动　E. 气温高低

54. 测定基础代谢率时，基础状态不包括（　　）

A. 清晨　B. 清醒　C. 静卧　D. 睡眠　E. 室温控制在 18 ~ 22℃

55. 用酒精给高热患者擦浴进行物理降温是何种散热方式（　　）

A. 辐射　B. 传导　C. 对流　D. 蒸发　E. 以上都不是

56. 胸内压正常为（　　）

A. 低于大气压为负压　B. 高于大气压为正压　C. 等于大气压

D. 等于 760mmHg　E. 以上都不是

57. 初级排尿中枢与大脑皮质之间失去联系将会出现（　　）

A. 尿频　B. 尿急　C. 尿失禁　D. 尿潴留　E. 蛋白尿

58. 快速牵拉肌腱时发生的牵张反射（　　）

A. 肌紧张　B. 腱反射　C. 屈肌反射　D. 伸肌反射　E. 对光反射

59. 肺通气效率最高的呼吸形式是（　　）

A. 平静呼吸　B. 浅快呼吸　C. 浅慢呼吸　D. 深快呼吸　E. 深慢呼吸

60. 肾小管吸收能力最强的部位是（　　）

A. 近球小管　B. 髓袢细段　C. 髓袢升支粗段　D. 远曲小管　E. 集合管

61. 抗利尿激素的主要作用是（　　）

A. 提高近曲小管对蛋白质的通透性

B. 提高远曲小管对水的通透性

C. 提高近曲小管和集合管对尿素的通透性

D. 提高远曲小管和集合管对水的通透性

E. 提高集合管对水的通透性

62. 急性肾小球肾炎出现蛋白尿的原因（　　）

A. 肾血流量减少　B. 有效滤过压降低　C. 滤过膜的滤过面积减少

D. 抗利尿素分泌增加　E. 滤过膜的通透性增大

63. 有关视力和视角的关系，错误的是（　　）

A. 视力是眼分辨两点间最小距离的能力　B. 视角越小，视力越好

C. 视角越大，视力越好　D. 正常人眼能分辨的两点最小视角为 1 分角

64. 由于晶状体调节能力降低而视物不清称（　　）

A. 近视　B. 散光　C. 老视　D. 远视

65. 有关视野的描述，错误的是（　　）

A. 颞侧大于鼻侧　B. 上侧大于下侧　C. 白色大于红色　D. 蓝色大于绿色

66. 当眼视近物时（　　）

A. 晶状体变凸，瞳孔缩小，双眼球会聚　B. 晶状体变凸，瞳孔扩大，双眼球会聚

C. 晶状体变薄，瞳孔扩大，双眼球会聚　D. 晶状体变薄，瞳孔缩小，双眼球会聚

67. 慢波睡眠中，哪种激素分泌明显增加（　　）

A. 促肾上腺皮质激素　B. 生长激素　C. 糖皮质激素　D. 醛固酮

68. 快波睡眠的生物意义是（　　）

A. 促进生长和体力恢复　B. 促进记忆和幼儿神经系统成熟

C. 促进食欲和消化　D. 促进脑电图同步化

69. 躯体感觉的大脑皮质投射区主要分布在（　　）

A. 中央前回　B. 中央后回　C. 枕叶皮质　D. 皮质边缘

70. 维持躯体姿势最基本的反射活动是（　　）

A. 腱反射　B. 屈肌反射　C. 对侧伸肌反射　D. 肌紧张

71. 脊髓的最后通路为（　　）

A. α 运动神经元　B. 运动神经元

C. 大脑皮质运动区大锥体细胞　D. 小脑浦肯野细胞

72. EPSP 的产生是由于突触后膜提高了对下列哪种离子的通透性（　　）

A. Na^+、K^+、Cl^-，尤其是 Na^+　B. Ca^{2+} 和 K^+

C. Na^+、K^+、Cl^-，尤其是 K^+　　D. Na^+、K^+、Cl^-，尤其是 Cl^-

73. IPSP 的产生，是由于突触后膜对下列哪种离子通透性的增加（　　）

A. Na^+　B. Ca^{2+}　C. K^+ 和 Cl^-，尤其是 Cl^-　D. Na^+、K^+ 和 Cl^-，尤其是 K^+

74. EPSP 是（　　）

A. 动作电位　B. 阈电位　C. 静息电位　D. 局部去极化电位

75. 关于肾上腺素的作用，错误的是（　　）

A. 提高心排血量　B. 使全身小动脉收缩　C. 促使糖原分解

D. 使支气管平滑肌舒张　E、增加组织的耗氧量和产热量

76. 食物中长期缺碘可引起（　　）

A. 甲状腺功能亢进　B. 甲状腺组织萎缩　C. 单纯性甲状腺肿

D. 腺垂体功能减退　E. 神经垂体功能减退

77. 月经血不会发生凝固是因为（　　）

A. 雌激素阻止血液凝固　B. 孕激素阻止血液凝固

C. 子宫内有大量的肝素　D. 子宫内有丰富的纤溶酶原激活物

E. 子宫分泌大量的前列腺素抑制血凝

78. 结扎输卵管的妇女（　　）

A. 不排卵，有月经　B. 不排卵，无月经　C. 仍排卵，有月经

D. 副性征存在，附性器官萎缩　E. 副性征消失，附性器官正常

79. 分泌雄激素的细胞是（　　）

A. 睾丸生精细胞　B. 睾丸支持细胞　C. 睾丸间质细胞

D. 精原细胞　E. 精子细胞

80. 妊娠时维持黄体功能的主要激素是（　　）

A. 雌激素　B. 孕激素　C. 卵泡刺激素

D. 黄体生成素　E. 绒毛膜促性腺激素

81. 促性腺激素释放激素来源于（　　）

A. 下丘脑　B. 腺垂体　C. 卵巢　D. 子宫　E. 胎盘

82. 绒毛膜促性腺激素来源于（　　）

A. 下丘脑　B. 腺垂体　C. 卵巢　D. 子宫　E. 胎盘

83. 产生精子的部位（　　）

A. 精囊　B. 附睾　C. 间质细胞　D. 输精管　E. 曲细精管

84. 女子基础体温随月经周期变化相关的激素是（　　）

A. 孕激素　B. 雌激素　C. 卵泡生成素　D. 黄体生成素　E. 孕激素和雌激素

85. 睾丸的主要功能是（　　）

A. 储存精子　B. 使精子成熟　C. 输送精子　D. 产生精子，分泌雄激素

86. 一般情况下，一次月经周期中两个卵巢发育成熟的卵泡有（　　）

A. 2 个　B. 1 个　C. 20 ~ 30 个　D. 30 个以上　E. 10 多个

87. 睾丸间质细胞的生理功能是（　　）

A. 支持和营养生殖细胞　B. 产生精子　C. 产生雄激素

D. 起血－睾屏障作用　E. 分泌雄激素结合蛋白

88. 精子的发育过程正确的是（　　）

A. 精原细胞→初级精母细胞→次级精母细胞→精子细胞→精子

B. 初级精母细胞→精原细胞→次级精母细胞→精子细胞→精子
C. 精原细胞→初级精母细胞→精子细胞→次级精母细胞→精子
D. 精原细胞→精子细胞→初级精母细胞→次级精母细胞→精子
E. 精原细胞→次级精母细胞→精子细胞→初级精母细胞→精子

89. 维持机体稳态的最重要的调节过程是（ ）
A. 神经调节 B. 体液调节 C. 自身调节 D. 正反馈调节 E. 负反馈调节

90. 下列生理过程中，属于正反馈调节的是（ ）
A. 体温调节 B. 排尿反射 C. 肺牵张反射
D. 血糖浓度的调节 E. 动脉压力感受性反射

91. 关于内环境稳态的叙述，错误的是（ ）
A. 内环境的理化性质保持绝对平衡的状态
B. 有机体内部各种调节机制维持的动态平衡过程
C. 维持内环境理化性质的相对稳定状态
D. 机体一切调节活动最终的生物学意义在于维持内环境的相对稳定
E. 负反馈调节是维持内环境稳态的重要途径

92. 兴奋－收缩耦联的关键离子是（ ）
A. Na^+ B. Cl^- C. K^+ D. A^- E. Ca^{2+}

93. 患者，男性，41 岁，被诊断为巨幼红细胞贫血，可能是由于缺乏（ ）
A. 铁 B. 促红细胞生成素 C. 维生素 B_{12} 和叶酸
D. 蛋白质 E. 雄激素

94. 患者，男性，20 岁，淋雨受寒后出现寒战、高热、咳嗽、咳铁锈色痰，X 线胸片示大叶肺炎，查血常规：明显增高的血细胞是（ ）
A. 中性粒细胞 B. T 淋巴细胞 C. 嗜碱性粒细胞
D. 嗜酸性粒细胞 E. 单核细胞

95. 心室肌细胞动作电位的主要特征表现在（ ）
A. 4 期 B. 3 期 C. 2 期 D. 1 期 E. 0 期

96. 心脏的正常起搏点在（ ）
A. 窦房结 B. 房室交界区 C. 浦肯野纤维 D. 左心室 E. 右心室

97. 窦房结称为心脏的起搏点的原因（ ）
A. 0 期去极化速度快 B. 动作电位无明显平台期 C. 3 期复极化快
D. 动作电位幅值小 E. 4 期自动去极化快

98. 呼吸的基本中枢位于（ ）
A. 脑桥 B. 脊髓 C. 延髓 D. 中脑 E. 下丘脑

99. 对机体能量代谢影响最大的因素是（ ）
A. 环境温度 B. 肌肉活动 C. 精神活动
D. 食物的特殊动力效应 E. 食物的热价

100. 体温调节的基本中枢在（ ）
A. 脊髓 B. 延髓 C. 脑桥 D. 中脑 E. 下丘脑

综合模拟测试二

1. 人体生理学的任务是为了阐明（　　）

A. 人体细胞的功能　B. 人体与环境之间的关系　C. 正常人体功能活动的规律

D. 人体化学变化的规律　E. 细胞的生物电现象

2. 维持机体稳态的重要调节途径是（　　）

A. 神经调节　B. 体液调节　C. 正反馈　D. 负反馈　E. 细胞外液

3. 刺激引起机体反应需要具备三个基本条件分别是（　　）

A. 神经调节、体液调节和自身调节　B. 反应、反射和反馈

C. 阈刺激、阈上刺激和阈下刺激　D. 兴奋、抑制和反应

E. 刺激强度、刺激作用的时间和刺激强度－时间变化率

4. 在反射弧分析实验中，捣毁青蛙的脊髓以后（　　）

A. 反射、反应都消失　B. 反应存在，反射消失　C. 反射存在，反应消失

D. 反应、反射均存在　E. 无任何反应

5. 神经调节的特点是（　　）

A. 调节幅度小　B. 反应速度慢　C. 作用广泛和持久

D. 调节的敏感性差　E. 作用迅速、准确和短暂

6. 需要耗能的生理过程是（　　）

A. 静息状态下 K^+ 外流　B. 动作电位上升相　C. 动作电位下降相

D. 复极后 Na^+、K^+ 转运　E. 单纯扩散和易化扩散

7. 生理情况下，机体内骨骼肌收缩形式主要是（　　）

A. 单收缩　B. 强直收缩　C. 等张收缩

D. 等长收缩　E. 既有等长收缩也有等张收缩，是混合形式的强直收缩

8. 通常所说的血型是指（　　）

A. 红细胞膜上特异性受体类型　B. 血浆中特异性凝集原类型

C 血浆中特异性凝集素类型　D. 红细胞膜上特异性凝集原类型

E. 红细胞膜上特异性凝集素类型

9. 新生儿溶血性贫血可能发生在（　　）

A. Rh 阳性母亲所生 Rh 阳性婴儿　B. Rh 阳性母亲所生 Rh 阴性婴儿

C. Rh 阴性母亲所生 Rh 阳性婴儿　D. Rh 阴性母亲所生 Rh 阴性婴儿

E. Rh 阴性父母亲所生 Rh 阳性婴儿

10. 血型鉴定时某人的红细胞只被抗 B 抗体凝集，其血型是（　　）

A. A 型　B. B 型　C. AB 型　D. O 型　E. Rh 阳性

11. 枸橼酸钠的抗凝作用是去除血浆中的哪种凝血因子（　　）

A. Ⅱ因子　B. Ⅳ因子　C. Ⅶ因子　D. Ⅷ因子　E. Ⅹ因子

12. 促进红细胞成熟的因子是（　　）

A. 雄激素　　B. 内因子　　C. 蛋白质和铁

D. 促红细胞生成素　　E. 叶酸和维生素 B_{12}

13. 生活在高原地区居民红细胞数量增多的原因是（　　）

A. 铁吸收增多　　B. 蛋白质食物增多　　C. 促红细胞生成素增多

D. 维生素 B_{12} 增多　　E. 内因子分泌增多

14. 关于正常人心排血量的说明，错误的是（　　）

A. 左心室排血量较右心室多　　B. 一侧心室每次的射血量称搏出量

C. 搏出量乘以心率等于心排血量　　D. 静脉回流量与搏出量维持动态平衡

E. 心率在一定范围增快，心排血量增多

15. 心室肌细胞动作电位的主要特点是（　　）

A. 0 期去极化缓慢　　B. 形成 2 期平台　　C. 4 期自动去极化

D. 无明显 1 期　　E. 4 期为静息期

16. 生理情况下，维持动脉血压相对稳定的主要反射是（　　）

A. 牵张反射　　B. 颈动脉体和主动脉体化学感受性反射

C. 心肺感受器反射　　D. 颈动脉窦和主动脉弓压力感受性反射

E. 容量感受器反射

17. 心肌不会产生强直收缩的原因是（　　）

A. 心肌是功能上的合胞体　　B. 心肌肌质网不发达，Ca^{2+} 储存少

C. 心肌的有效不应期较长　　D. 心肌有自律性，会自动节律收缩

E. 心肌呈“全或无”收缩

18. 心室肌有效不应期较长，一直持续到（　　）

A. 收缩期开始　　B. 收缩期中间　　C. 舒张期早期

D. 舒张中后期　　E. 舒张期结束

19. 有关中心静脉压的叙述，错误的是（　　）

A. 是指腔静脉和右心房内的血压　　B. 可反映心脏射血能力和静脉回心血量

C. 正常值为 4 ~ 12kPa　　D. 可作为临床控制补液量和补液速度的观察指标

E. 正常值为 4 ~ 12cmH_2O

20. 下列因素中主要影响收缩压的是（　　）

A. 搏出量　　B. 心率　　C. 外周阻力　　D. 大动脉管壁弹性　　E. 循环血量

21. 维持胸内负压的必要条件是（　　）

A. 呼吸道内存在一定压力　　B. 吸气肌收缩　　C. 呼气肌收缩

D. 胸腔膜密闭　　E. 肺内压低于大气压

22. 下列变化主要通过中枢化学感受器兴奋呼吸中枢的是（　　）

A. 血中 H^+ 浓度增加　　B. 血中二氧化碳分压升高　　C. 血中氧分压降低

D. 脑脊液中 H^+ 浓度减少　　E. 血中二氧化碳分压升高

23. 下列血中化学因素变化可兴奋呼吸的是（　　）

A. CO_2 降低　　B. O_2 轻度降低　　C. H^+ 浓度降低

D. CO_2 过高　　E. 严重缺 O_2

24. 关于通气 / 血流比值的描述，错误的是（　　）

A. 正常值为 0.84　　B. 比值增大，换气效率增大

C. 比值减小，换气效率降低　　D. 比值增大，造成肺泡无效腔增加

E. 比值减小，造成功能性动静脉短路

25. 胸膜腔负压形成的主要原因是（　　）

A. 胸廓的扩张　　B. 肺的扩张　　C. 肺的回缩力

D. 呼吸肌的收缩力　　E. 大气的压力

26. 对副交感神经作用的叙述，错误的是（　　）

A. 末梢释放的递质主要是乙酰胆碱　　B. 使胃肠蠕动加强加快

C. 使胃液、胰液分泌增加　　D. 使胆囊及奥迪括约肌收缩

E. 使胃肠内容物推进速度加快

27. 支配胃肠道的交感神经节后纤维释放的神经递质主要是（　　）

A. 乙酰胆碱　　B. 肾上腺素　　C. 去甲肾上腺素　　D. 多巴胺　　E. 5- 羟色胺

28. 唾液中的消化酶主要是（　　）

A. 凝乳酶　　B. 淀粉酶　　C. 溶菌酶　　D. 麦芽糖酶　　E. 肽酶

29. 关于内因子的叙述，正确的是（　　）

A. 由主细胞分泌　　B. 是一种胃肠激素

C. 能与食物中的维生素 B_6 结合　　D. 能与食物中的维生素 B_{12} 结合

E. 能与食物中的维生素 E 结合

30. 内因子促进下列哪一种物质的吸收（　　）

A. 铁　　B. 钙　　C. 维生素 K　　D. 维生素 B_{12}　　E. 胆盐

31. 全胃切除术后，患者最可能出现的障碍是（　　）

A. 糖类消化和吸收　　B. 脂类消化和吸收　　C. 蛋白质消化和吸收

D. 维生素 B_{12} 吸收　　E. 铁和钙吸收

32. 消化管内含有消化酶最多的部位是（　　）

A. 胃　　B. 口腔　　C. 十二指肠　　D. 空肠　　E. 回肠

33. 基础代谢率的错误叙述是（　　）

A. 在基础状态下测定　　B. 反映基础状态下的能量代谢

C. 反映人体最低水平的能量代谢　　D. 正常值为 ±15%

E. 临床上有助于某些内分泌疾病的诊断

34. 体温是指（　　）

A. 舌下温度　　B. 腋下温度　　C. 机体皮肤的平均温度

D. 机体深部组织的平均温度　　E. 直肠温度

35. 体温生理性变动的正确叙述是（　　）

A. 肌肉活动使体温下降　　B. 昼夜温度变化相差 1.5℃左右

C. 女子排卵后体温常下降　　D. 儿童体温常低于成年人的体温

E. 清晨 2 ~ 6 时体温最低，午后 1 ~ 6 时最高

36. 通过肾小球滤出的葡萄糖，重吸收的部位在（　　）

A. 髓袢降支细段　　B. 髓袢升支细段　　C. 近端小管　　D. 远球小管　　E. 集合管

37. 正常情况下，肾血流量保持相对稳定，主要靠（　　）

A. 负反馈调节　　B. 自身调节　　C. 神经调节　　D. 体液调节　　E. 正反馈调节

38. 正常情况下，成人的肾小球滤过率是指每分钟（　　）

A. 两侧肾生成的超滤液量　　B. 每侧肾生成的超滤液量　　C. 两侧肾生成的血浆流量

D. 两肾生成的终量　　E. 每侧肾生成的终尿量

39. 下列各项中，属于渗透性利尿的是（　　）

A. 饮大量茶水　　B. 饮大量清水　　C. 静脉注入生理盐水

D. 静脉注入 20% 甘露醇 250ml　　E. 静脉注入呋塞米

40. 醛固酮的主要作用是（　　）

A. 保 Na^+、保 K^+　　B. 保 Na^+、排 K^+　　C. 保 K^+、排 Na^+

D. 保 Na^+、保水　　E. 保 Na^+、排 Ca^{2+}

41. 阈上刺激作用于单根神经纤维时，刺激强度增加一倍，动作电位的幅度（　　）

A. 增加一倍　　B. 减少一半　　C. 增加两倍　　D. 增加半倍　　E. 不变

42. 将骨骼肌细胞膜的电位变化和肌细胞的收缩过程耦联起来的关键部位是（　　）

A. 横管系统　　B. 纵管系统　　C. 肌质　　D. 终池　　E. 三联管

43. 易化扩散不同于单纯扩散的是（　　）

A. 逆浓度差　　B. 顺浓度差　　C. 需要膜蛋白帮助

D. 需要 ATP 酶　　E. 耗能

44. 下列关于钠泵功能的叙述，哪一项是正确的（　　）

A. 将细胞内的 K^+ 转运出去　　B. 将细胞外的 Na^+ 转运入细胞

C. 转运等量的 Na^+ 和 K^+　　D. 维持细胞内外 Na^+、K^+ 浓度梯度

E. 活动增强导致细胞膜发生去极化反应

45. 患者，女性，24 岁，过敏性哮喘急性发作期，查血常规：白细胞分类百分比明显增加的是（　　）

A. 淋巴细胞　　B. 单核细胞　　C. 嗜酸性粒细胞

D. 嗜碱性粒细胞　　E. 中性粒细胞

46. 长期少量失血将发生（　　）

A. 巨幼红细胞性贫血　　B. 再生障碍性贫血　　C. 营养性贫血

D. 溶血性贫血　　E. 缺铁性贫血

47. 患者，男性，56 岁，肝硬化晚期，抽血查肝功能：血浆清蛋白与球蛋白比值倒置，其血浆渗透压主要表现为（　　）

A. 胶体渗透压降低　　B. 晶体渗透压降低　　C. 胶体渗透压升高

D. 晶体渗透压升高　　E. 血浆渗透压正常

48. 充盈期（　　）

A. 房内压 > 室内压 < 动脉压，房室瓣开，动脉瓣关

B. 房内压 < 室内压 < 动脉压，房室瓣关，动脉瓣关

C. 房内压 > 室内压 > 动脉压，房室瓣开，动脉瓣开

D. 房内压 < 室内压 > 动脉压，房室瓣关，动脉瓣开

E. 房内压 > 室内压 > 动脉压，房室瓣开，动脉瓣关

49. 心室肌的后负荷是指（　　）

A. 心室舒张末期容积　　B. 射血期心室内压　　C. 等容收缩期室内压　　D. 等容舒张期室内压　　E. 动脉血压

50. 在一个心动周期中，收缩期与舒张期的关系是（　　）

A. 房缩期长于室缩期　　B. 整个心动周期中，收缩期长于舒张期　　C. 收缩期与舒张期相等　　D. 整个心动周期中，舒张期长于收缩期　　E. 心室舒张长于心房舒张期

51. 动脉血压相对稳定的意义是（　　）

A. 保持血管充盈　　B. 保持静脉回流　　C. 防止血管硬化　　D. 保证器官的血液供应　　E. 减轻心肌前负荷

52. 微循环的总闸门是指（　　）

A. 微动脉　　B. 后微动脉　　C. 毛细血管前括约肌　　D. 真毛细血管网　　E. 微静脉

53. 微循环的后闸门是指（　　）

A. 微动脉　　B. 后微动脉　　C. 毛细血管前括约肌　　D. 真毛细血管网　　E. 微静脉

54. 组织液生成的有效率过压，正确的是（　　）

A. 有效滤过压 =（毛细血管血压 + 血浆胶体渗透压）－（组织液胶体渗透压 + 组织液静水压）

B. 有效滤过压 =（组织液静水压 + 组织液胶体渗透压）－（血浆胶体渗透压 + 毛细血管血压）

C. 有效滤过压 =（毛细血管血压 + 组织液胶体渗透压）+（血浆胶体渗透压 + 组织液静水压）

D. 有效滤过压 =（毛细血管血压 + 组织液胶体渗透压）+（血浆胶体渗透压 + 组织液静水压）

55. 关于中心静脉压的叙述，错误的是（　　）

A. 是指右心房和大静脉的血压　　B. 可反映心脏的射血能力　　C. 可反映静脉回流速度　　D. 是临床控制输液速度和量的指标　　E. 正常值为 4 ~ 12mmHg

56. 等容收缩期（　　）

A. 房内压 > 室内压 < 动脉压，房室瓣开，动脉瓣关

B. 房内压 < 室内压 < 动脉压，房室瓣关，动脉瓣关

C. 房内压 > 室内压 > 动脉压，房室瓣开，动脉瓣开

D. 房内压 < 室内压 > 动脉压，房室瓣关，动脉瓣开

E. 房内压 > 室内压 > 动脉压，房室瓣开，动脉瓣关

57. 心室肌的前负荷是指（　　）

A. 心室舒张末期容积　　B. 射血期心室内压　　C. 等容收缩期室内压　　D. 等容舒张期室内压　　E. 动脉血压

58. 心排血量是（　　）

A. 一次心搏由两侧心室射出的血液量　　B. 每分钟由两侧心室输出的血量　　C. 每分钟由一侧心室收缩射出的血量　　D. 女性比同体重男性的心排血量大　　E. 麻醉情况下心排血量增加

59. 肺泡表面活性物质减少，将导致（　　）
A. 肺难于扩张　　B. 肺弹性阻力减小　　C. 肺顺应性增大
D. 肺泡内表面张力降低　　E. 肺膨胀
60. 影响气道阻力的主要因素是（　　）。
A. 气道长度　B. 肺的弹性阻力　C. 气体黏滞度　D. 气道口径　E. 气流形式
61. 正常情况下，维持呼吸中枢兴奋性的最有效刺激是（　　）。
A. 一定程度的缺氧　　B. 血 H^+ 升高　　C. 一定浓度的 CO_2
D. 血 H^+ 降低　　E. 以上全错
62. 排尿反射的初级中枢位于（　　）
A. 大脑皮质　B. 中脑　C. 延髓　D. 骶髓　E. 脑桥
63. 肾糖阈是指（　　）
A. 尿中开始出现葡萄糖时的血糖浓度　　B. 肾小球开始滤过葡萄糖时的血糖浓度
C. 肾小球开始滤过葡萄糖的尿糖的浓度　　D. 肾小管吸收葡萄糖的最大能力
E. 尿中开始出现葡萄糖时的尿糖浓度
64. 引起基底膜顶部产生最大振幅的声波是（　　）
A. 高频声波　B. 中频声波　C. 低频声波　D. 一切声波
65. 鼓膜穿孔或听骨链破坏可引起（　　）
A. 气传导降低　B. 骨传导降低　C. 感音功能消失　D. 耳全聋
66. 有关近视的叙述，错误的是（　　）
A. 眼球前后径过长　B. 眼的折光力过强　C. 成像于视网膜之后　D. 用凹透镜矫正
67. 有关远视的描述，错误的是（　　）
A. 眼球前后径过短　　B. 折光系统曲率过小　　C. 成像于视网膜之后
D. 用柱面镜矫正　　E. 常见于眼球的发育不良
68. 下述哪项不是小脑的功能（　　）
A. 管理平衡　B. 调节肌紧张　C. 发动随意运动　D. 使随意运动更准确
69. 人在紧张状态时脑电活动主要表现是（　　）
A. 出现 α 波　B. 出现 β 波　C. 出现 θ 波　D. 出现 δ 波
70. 躯体运动的大脑皮质代表区主要分布于（　　）
A. 中央前回　B. 中央后回　C. 枕叶　D. 皮质边缘叶
71. 能使汗腺分泌增多的自主神经是（　　）
A. 交感神经释放 ACh 作用于 N 受体　　B. 交感神经释放去甲肾上腺素作用于 M 受体
C. 交感神经释放 ACh 作用于 M 受体　　D. 躯体运动神经释放 ACh 作用于 M 受体
72. 乙酰胆碱与 M 受体结合不出现（　　）
A. 骨骼肌收缩　B. 支气管平滑肌收缩　C. 消化腺分泌加速　D. 骨骼肌血管舒张
73. 副交感神经节后纤维的递质是（　　）
A. 乙酰胆碱　B. 去甲肾上腺素　C. 5- 羟色胺　D. 多巴胺
74. 去甲肾上腺素存在于（　　）
A. 自主神经节前纤维　　B. 神经 - 肌肉接头
C. 副交感神经节后纤维末梢　　D. 大部分交感神经节后纤维末梢

75. 决定反射时间长短的主要因素是（　　）

A. 神经纤维传导速度　　B. 感受器兴奋性

C. 中枢突触数目的多少　　D. 刺激强度的高低

76. 对脑干网状上行激动系统不正确的叙述是（　　）

A. 维持和改变大脑皮质的兴奋状态　　B. 受到破坏时，机体处于昏睡状态

C. 是一个多突触接替的上行系统　　D. 不易受药物的影响

77. 能使血糖水平降低的激素是（　　）

A. 生长激素　B. 甲状腺激素　C. 肾上腺素　D. 糖皮质激素　E. 胰岛素

78. 能刺激红细胞生成增多的激素是（　　）

A. 雌激素　B. 缩宫素　C. 孕激素　D. 睾酮　E. 黄体生成素

79. 女性基础体温在排卵后升高 0.5℃左右，并在黄体期维持在此水平。基础体温的升高与下列哪种激素有关（　　）

A. 雌激素　B. 孕激素　C. 卵泡刺激素　D. 黄体生成素　E. 甲状腺激素

80. 排卵发生在（　　）

A. 月经期　B. 增生期　C. 增生期末　D. 分泌期　E. 分泌期末

81. 大多数哺乳动物和人类，精子必须在雌性生殖道内停留一段时间方能获得使卵子受精的能力，这种现象称为（　　）

A. 受精　B. 着床　C. 顶体反应　D. 精子获能　E. 精子去获能

82. 黄体生成素来源于（　　）

A. 下丘脑　B. 腺垂体　C. 卵巢　D. 子宫　E. 胎盘

83. 肺泡表面活性物质减少，可能导致（　　）

A. 肺膨胀　B. 肺萎陷　C. 肺泡表面张力减小　D. 气通阻力增大

84. 下列食物在胃中排空速度由快到慢依次是（　　）

A. 糖类 > 蛋白质 > 脂肪　　B. 糖类 > 脂肪 > 蛋白质

C. 脂肪 > 糖类 > 蛋白质　　D. 蛋白质 > 脂肪 > 糖类

85. 只在回肠吸收的物质是（　　）

A. 葡萄糖　B. 氨基酸　C. 维生素 B_{12}　D. 无机盐

86. 与脂肪消化和吸收有关的消化液主要为（　　）

A. 唾液和胃液　B. 胃液和胰液　C. 胰液和胆汁　D. 小肠液和唾液

87. 正常情况下，一昼夜中人体温最高的时间一般是（　　）

A. 清晨 2 ~ 6 时　B. 上午 8 ~ 10 时　C. 午后 1 ~ 6 时　D. 晚 8 ~ 10 时

88. 实验中，给家兔注射 20% 的葡萄糖 5ml，尿量增多，是由于（　　）

A. 小管中溶质浓度升高　　B. 血浆渗透压升高

C. ADH 释放减少　　D. 肾小球滤过增多

89. 肾小球肾炎患者出现蛋白尿、血尿的原因是（　　）

A. 肾小球有效滤过压改变　　B. 肾小球滤过膜通透性的改变

C. 肾小球滤过面积的改变　　D. 肾小管重吸收功能的改

90. “尿崩症”是由于何种激素减少（　　）

A. 糖皮质激素　B. 醛固酮　C. ADH　D. 肾上腺素

91. 时间肺活量的第 1 秒应为（　　）

A. 90%　　B. 83%　　C. 73%　　D. 80%　　E. 96%

92. 评价肺通气功能，下列哪个指标较好（　　）

A. 用力呼气量　　B. 肺活量　　C. 潮气量　　D. 深吸气量　　E. 最大随意通气量

93. 胆汁中促进消化吸收的成分主要是（　　）

A. 胆色素　　B. 胆固醇　　C. 消化酶　　D. 胆盐　　E. 辅酯酶

94. 机体安静时，最主要的产热器官是（　　）

A. 脑　　B. 肾　　C. 骨骼肌　　D. 皮肤　　E. 内脏

95. 近球小体的生理功能是（　　）

A. 分泌血管紧张素　　B. 分泌肾素　　C. 分泌醛固酮　　D. 分泌前列腺素

D. 反应速度慢　　E. 调节的敏感性差

96. 视紫红质分解、合成过程中需补充（　　）

A. 维生素 A　　B. 维生素 B_1　　C. 维生素 C　　D. 维生素 B_6

97. 有关内脏反射中枢的叙述错误的是（　　）

A. 排便、排尿中枢在脊髓　　B. 摄食中枢在下丘脑

C. 血管张力反射中枢在延髓　　D. 瞳孔对光反射中枢在中脑

98. 正常人在闭目安神时，脑电波主要是（　　）

A. α 波　　B. β 波　　C. θ 波　　D. δ 波

99. 人类新小脑损伤所特有的症状是（　　）

A. 静止性震颤　　B. 意向性震颤　　C. 肌张力增强　　D. 偏瘫

100. 以下激素能“升高血钙，降低血磷”的是（　　）

A. 甲状腺激素　　B. 胰岛素　　C. 甲状旁腺激素

D. 肾上腺皮质激素　　E. 生长激素

参考答案

课后练习

第一章　绪论	1—5　D E C C B
第二章　细胞的基本功能	1—5　E B D D D
第三章　血液	1—5　E D B B A
第四章　血液循环	1—5　A B E E A
第五章　呼吸	1—5　A D B A B
第六章　消化和吸收	1—5　E B C D B
第七章　能量代谢与体温	1—5　C C B E D
第八章　肾的排泄功能	1—5　A B E C B
第九章　感觉器官的功能	1—5　A B B D B
第十章　神经系统的功能	1—5　B B C D C
第十一章　内分泌	1　5　B D D C D
第十二章　生殖	1—5　B A D D A

综合模拟测试一

1—5　C E C C C　　6—10　C A C B B　　11—15　A C D A E
16—20　A E D B C　　21—25　D B E D C　　26—30　B B D C B
31—35　A B B D A　　36—40　B D A E B　　41—45　D E B B D
46—50　E C C B D　　51—55　B A A D D　　56—60　A C B E A
61—65　D E C C B　　66—70　C B B B D　　71—75　A A C D B
76—80　C D C C B　　81—85　A E E A D　　86—90　B C A B C
91—95　A A E A C　　96—100　A E C B E

综合模拟测试二

1—5　C D E B E　　6—10　D E D C B　　11—15　B E C A B
16—20　D C C A A　　21—25　D B B B C　　26—30　D C B D D
31—35　D C C D E　　36—40　C B A D B　　41—45　E E C D C
46—50　E A A E D　　51—55　D A E C E　　56—60　B A C A D
61—65　C D A A A　　66—70　C B C B A　　71—75　C A A D C
76—80　D E A B C　　81—85　A B B A C　　86—90　C C A B C
91—95　B A D E B　　96—100　A C A B C

参考文献

[1] 朱大年 . 生理学 [M]. 8 版 . 北京：人民卫生出版社，2013.
[2] 王庭槐 . 生理学 [M]. 北京：高等教育出版社，2008.
[3] 白波 . 生理学 [M]. 北京：人民卫生出版社，2010.
[4] 姚泰 . 生理学 [M]. 6 版 . 北京：人民卫生出版社，2005.
[5] 徐丰彦，张镜如 . 人体生理学 [M]. 北京：人民卫生出版社，1989.
[6] 田仁，李弋 . 生理学 [M]. 西安：第四军医大学出版社，2011.
[7] 晏廷亮，李珍珠 . 生理学 [M]. 西安：第四军医大学出版社，2015.

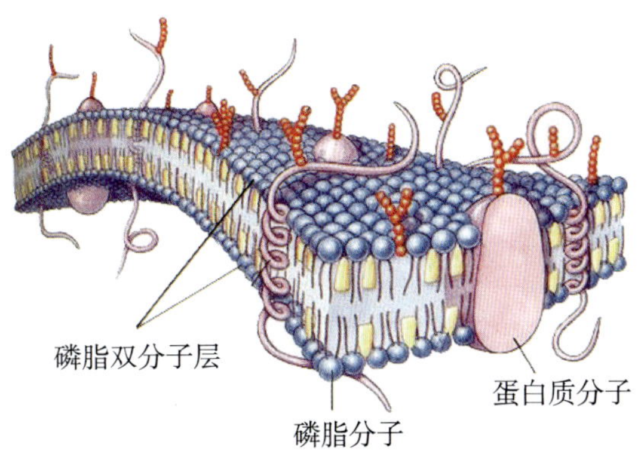

图 2-1　细胞膜的液态镶嵌模型

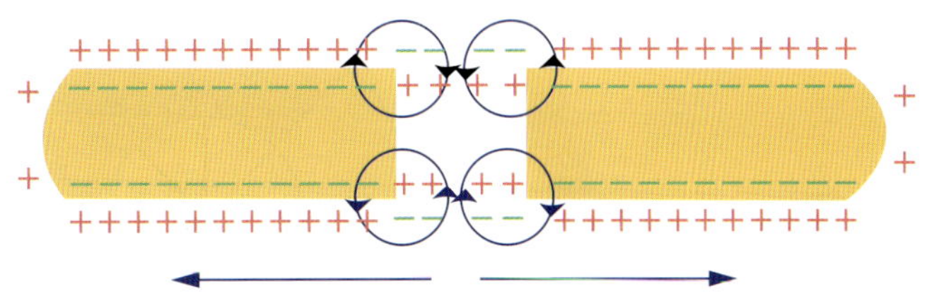

说明：黄色区域代表静息部位，白色区域代表兴奋部位弯箭头代表局部电流流动的方向，直箭头代表兴奋传导的方向

图 2-7　局部电流学说

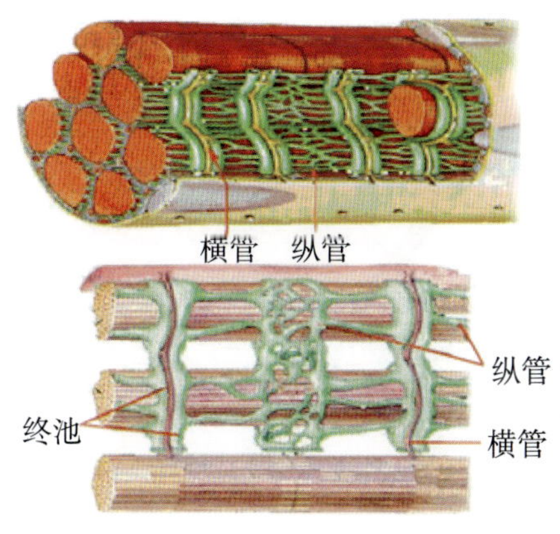

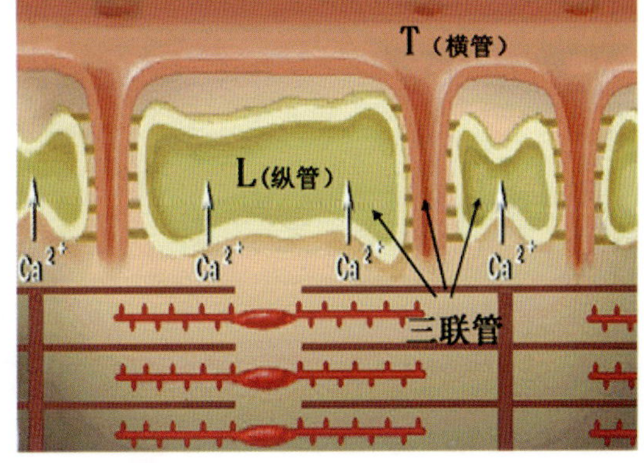

图 2-9　肌管系统

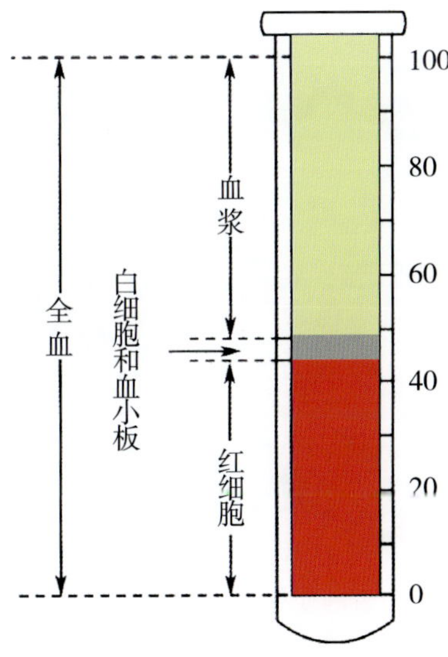

图 3-1　血液的组成

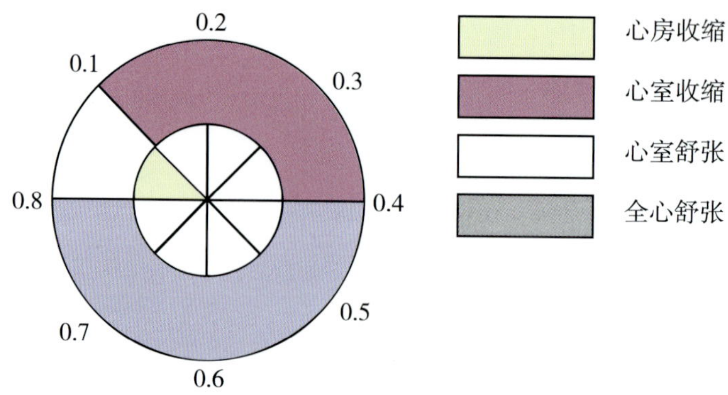

图 4–8　心动周期中心房和心室活动的顺序和时间关系

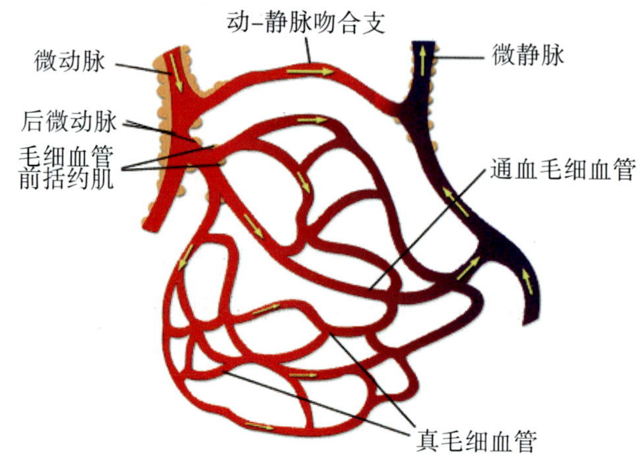

图 4–14　肠系膜微循环

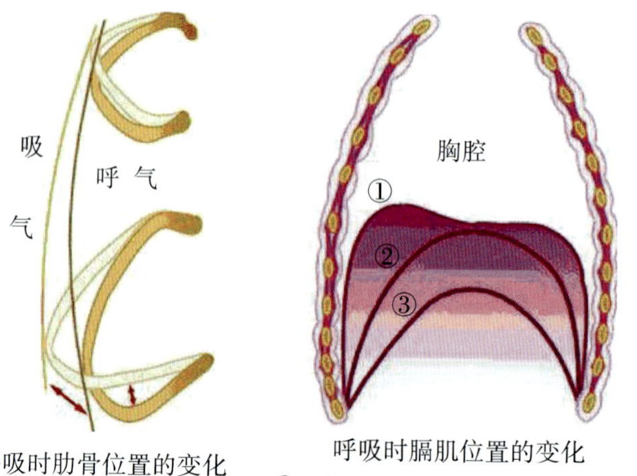

图 5–2　肋间肌的运动